ザ・クインテッセンス編集部・編

次世代を担う新進気鋭の歯科医師30名によるジャンルを超えた総合症例集

21世紀の歯科臨床を読む

若手臨床家ケースプレゼンテーション 30

クインテッセンス出版

発刊によせて

　歯科医療は現在，"エビデンスに基づく"という考え方を重視する医療として構築されつつあると同時に，新しい治療法，術式，材料，補綴製作手段により，その姿を大きく変えようとしています．

　たとえばGBRやエムドゲイン®をはじめとする再生療法は，かつては不可能であった硬軟組織の再生を可能にしました．また，オッセオインテグレーテッド・インプラントは，インプラント治療に「科学性」「予知性」を持ち込むと同時に，多くの埋入・補綴オプションを生んでいます．

　さらに，接着歯学関連材料の発達は，保存修復治療を「Minimal Intervention」という概念で塗り替えたほか，歯内治療，支台築造の領域にまで変化をもたらすに至りました．補綴領域においても，オールセラミックスなどの新しい材料の開発，レジンの発達によって，侵襲が少なく，かつ審美性の高い修復物の製作が歯周形成外科の併用とともに可能となっています．

　また，CTなどに代表される三次元的診断機器，マイクロスコープなどの治療補助用具は，診査・診断をより確定的なものへと近づけました．さらにはCAD/CAMなどの光学的手段の登場は補綴製作過程をシンプル化し，質の均一化に貢献しているといってよいでしょう．

　これら各種術式・材料，機器の進化により，歯科臨床はよりバラエティに富み，シンプルかつ高度化したものへと変貌しています．臨床医は今やこれらを活用することによって患者にさまざまな治療オプションを提供することができ，なおかつより高い治療結果をだすことができる時代にあるのです．そこに21世紀の歯科臨床の姿があるのかもしれません．

　『21世紀の歯科臨床を読む　若手臨床家ケースプレゼンテーション30』では，このような時代に活躍する日本全国の若手臨床家の仕事をケースプレゼンテーション集としてまとめ，さまざまな治療分野，総合臨床における新しい歯科臨床を浮き彫りにしてみたいと考え，企画されました．若手臨床家の繊細かつ力強い症例は，きっと明日の歯科臨床に新風を吹き込むことでしょう．

2006年6月
ザ・クインテッセンス編集部

21世紀の歯科臨床を読む
若手臨床家ケースプレゼンテーション 30

5 発刊によせて

10 咬合崩壊した重度歯周炎に対し，機能回復を行った症例
藍　浩之

18 臼歯部咬合崩壊に対し，補綴主導型のインプラント修復により咬合再構成を行った一症例
相原英信

26 独断的な治療の反省から，チーム医療に参加して
青井良太

34 歯周病と咬合異常の口腔内において機能および審美を回復した症例
秋山勝彦

42 オーバーデンチャーとパーシャルデンチャーを用いた機能と審美性の回復
飯沼　学

50 再生療法を用いた骨縁下欠損改善への取り組み
伊古野良一

58 歯周再生療法とインプラントを用いて行った全顎症例について
石井肖得

目 次

66 天然歯か？ インプラントか？
　　　　　　　　　　　　　　　　　　　　　　　梅原一浩

74 包括的歯科治療における合理的治療手順の重要性に
　　　気づかされた一症例
　　　　　　　　　　　　　　　　　　　　　　　浦川　剛

82 多数歯欠損症例における治療オプションの選択
　　　　　　　　　　　　　　　　　　　　　　　小川洋一

90 審美と咬合の改善を目指した一症例
　　　　　　　　　　　　　　　　　　　　　　　甲斐康晴

98 基礎疾患を有する患者に対するインプラント治療の一例
　　　　　　　　　　　　　　　　　　　　　　　久保田　敦

106 残存天然歯を保存する治療を目指して
　　　　　　　　　　　　　　　　　　　　　　　小松智成

114 咬合再構成に機能歯の移植を用いた一症例
　　　　　　　　　　　　　　　　　　　　　　　澤田雅仁

122 審美修復治療における補綴前処置を考える
　　　　　　　　　　　　　　　　　　　　　　　重田幸司郎

130	重度歯周病患者にスカンジナビアンアプローチで対応した一症例	菅野　宏
138	インプラントによる審美，機能修復を行った一症例	鈴木玲爾
146	下顎両側遊離端欠損にインプラントを用いた症例	添島義樹
152	下顎前歯部中間欠損症例	高井基普
160	インプラントを応用した咬合の再構築	高橋徹次
168	咬合育成への取り組み	谷　昌樹
176	顎位の修正を行い二態咬合を改善した一症例	栃原秀紀
184	歯周疾患に罹患した部分欠損症例におけるインプラント治療の応用	殿塚量平

目 次

192 残根の挺出による歯牙保存の可能性と歯周組織の変化
豊田真基

200 重度歯周病患者へのオクルーザルリコンストラクション
林　美穂

208 超音波による骨再生療法の臨床応用
藤井秀朋

216 インプラントと矯正的圧下，
そしてエムドゲイン®を用いた咬合再構成
藤本　博

224 MI時代のインプラント治療
桝屋順一

234 包括的歯科治療とオーラル・リハビリテーション
松田　哲

242 骨欠損における前歯部審美修復
渡辺昌孝

249 著者略歴

21世紀の歯科臨床を読む
若手臨床家ケースプレゼンテーション 30

咬合崩壊した重度歯周炎に対し，機能回復を行った症例

予知性の高い永続性のある治療を目指して

藍　浩之
あい歯科

[著者紹介]
患者は重大な問題が存在していたとしても，不都合がなければ認識していない場合が多いことから，すべての問題点を説明して認識してもらい，その問題を解決するための理想的プランを提示するよう心がけている．またそのプランを実現するためには，科学的根拠に基づいた予知性の高い治療方法を選択し，実行するように努める．それこそが永続性のある治療結果へ導くという信念のもと，日々の診療に臨んでいる．1988年，大阪歯科大学卒業．

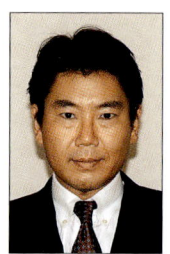

はじめに

　40歳以上の80％が歯周病に罹患し，そしてその年代における歯の喪失原因でもっとも多いのが歯周病である．歯をとりまく問題点をいかに解決するか，これは歯周治療において大きなテーマである．浅い口腔前庭・角化歯肉が少ない薄い歯肉・歯の位置異常など，もともと抱えていた形態的問題が清掃不良を招き，それが歯周病を進行させる大きな要因になる場合が多い．今日，インプラント治療の予知性が高まるにつれ，歯の喪失後の部分欠損に対しインプラント治療を行う頻度が高くなった．その際，残存歯に対しての歯周治療の重要性はいうまでもない．
　さて，予知性の高い歯周治療を行うには，歯の保存に対する診査・診断の基準を明確にして治療計画の立案を行い，そして歯を支える歯周組織の問題点に対して最適な治療方法を選択し，それを実行することが大切である．その結果，永続性のある治療が施せるようになるのではないだろうか．
　そこで今回，重度歯周炎により咬合崩壊したケースに対し，予知性の高い歯周治療を行い，上顎は可撤性義歯，下顎はインプラントを用いた固定性ブリッジにより機能回復を行った症例について述べる．

患者の基本データ

　患者は55歳の女性．1か月程前より出現した上顎左側臼歯部の持続性鈍痛および咬合痛を主訴に来院した．図1，2からわかるとおり，全顎的な歯周病の進行，多数の不良補綴物が存在する．患者は見た目も気にしているとのことだった．10年ほど前に受けた歯科治療にて，上下顎右側欠損部に部分床義歯を製作したが，痛くてまったく使用できずに現在まで至っているという．その治療以来，まったく歯科治療を受けていないとのことだった．

連絡先：〒477-0033　愛知県東海市高横須賀町6-107

咬合崩壊した重度歯周炎に対し，
機能回復を行った症例

初診時の状態

初診時の患者プロファイル

初診日：2003年1月27日
初診年齢，性別：55歳，女性．
主訴：上顎左側第二大臼歯の咬合痛．
全身的既往症：内科的既往歴はない．歯科治療は，10年程前に全顎的な処置を受け現在に至る．非喫煙者．

初診時の所見：|7 は早期接触し垂直的な動揺があり，咬み合わせることができず，食事がしづらい．全顎的に歯周病が進行し，動揺歯も多数存在するほか，不良補綴物が多数存在している．

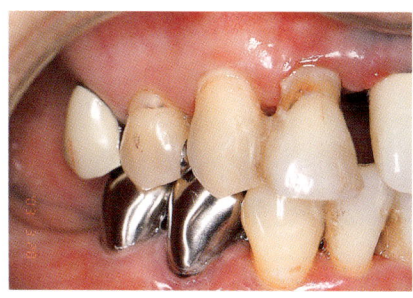
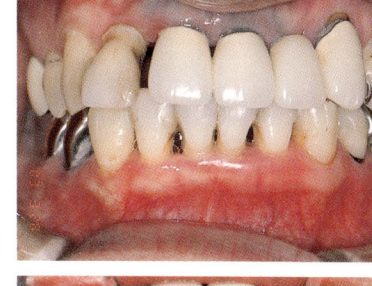
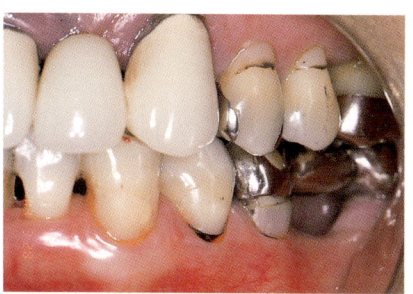
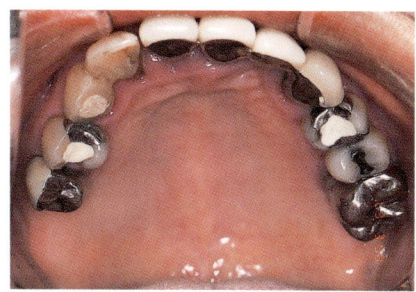
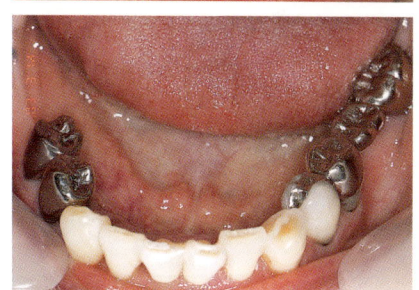

図 1a〜e 全顎的に歯周病が進行し，歯肉退縮および歯冠長の延長を認め，歯肉の発赤・腫脹も顕著である．右側上下顎大臼歯の欠損および左側臼歯部の支持骨の喪失により咬合高径が低下，下顎前歯の突き上げにより上顎前歯にフレアーアウトを認める．また多数の不良補綴物および歯頸部う蝕が存在する．

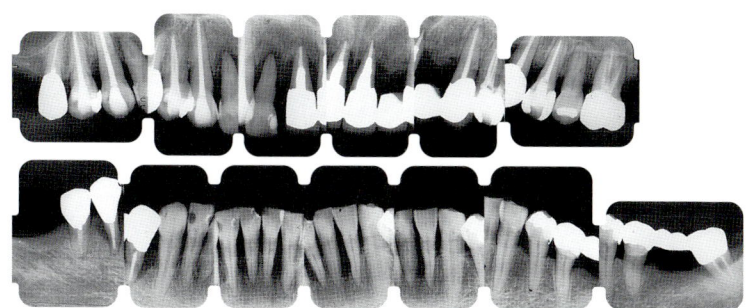

図2 上下顎前歯部および下顎右側臼歯部に，根尖付近に到達する垂直性骨吸収像を認める．また全顎的な歯槽骨の吸収による歯冠‐歯根比の悪化がみられるほか，歯根膜空隙の肥厚も顕著に認められる．

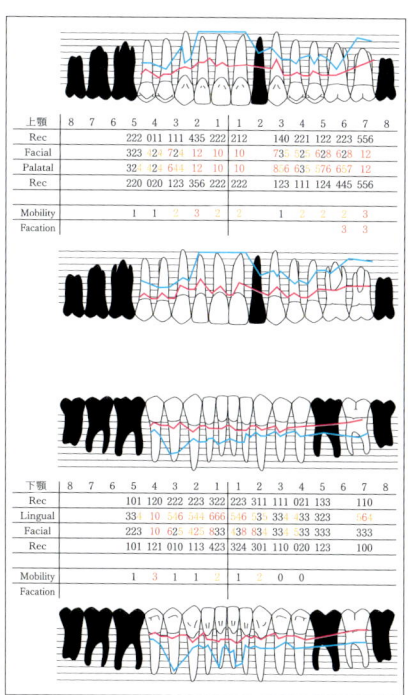

図3 全顎的に付着の喪失と深い骨縁下ポケットを認める．2 1|1 7 および 4 1|1 2 は根尖付近まで歯周ポケットが到達し保存不可能．歯の動揺は，特に上顎に顕著に認められる．また|6 は根分岐部病変Ⅲ度，|5 および|7 もかなり深い歯周ポケットが存在する．

本症例の着眼点

本症例の問題点と理想的な治療目標

初診時の診査・診断により抽出された情報を整理すると，以下に示す項目が本症例における問題点としてピックアップされた．

- 臼歯喪失による咬合高径の低下と，それにともなう上顎前歯のフレアーアウト
- 全顎にわたる深い歯周ポケットと骨の形態異常および付着の喪失
- 歯肉退縮とそれにともなう根面う蝕
- 不適合補綴物
- 歯の動揺
- 審美性の低下

これらピックアップされた問題点の解決には，以下に示す項目が必須であると考える．

- 歯周ポケットの改善および付着の獲得
- 残存歯の維持・安定
- 固定性補綴物による臼歯部咬合支持の確立
- 安定した機能咬合の獲得
- 審美性の向上

患者の選択した治療とそれに応じた治療目標・治療計画

「安心してしっかり咬めるようになりたい」「見た目も美しくなりたい」「矯正治療は避けたい」というのが，患者の治療に対する希望であった．本来なら，上下顎ともにインプラントを用いた固定性修復が咬合支持の確立という観点では有利だが，費用・治療期間の問題，そして上顎前歯部をインプラント治療で審美的に解決できるかという問題により，今回患者が選択した治療は，上顎が残存歯の支持によるオーバーレイタイプの総義歯，下顎はインプラントを用いた固定性の修復となった．

治療の目標は，咀嚼機能の回復と審美性の改善，そしてその治療結果の永続性である．そこで，①歯周ポケットの除去および付着歯肉の獲得，②残存歯の維持・安定，③臼歯部咬合支持の確立，④安定した機能咬合の獲得，⑤審美性の向上，の5項目を目標として治療計画を立案した．

治療過程における処置のポイント

歯周治療の目的は，失われた機能と審美を回復し，患者の清掃性そして術者のメインテナンスしやすさを確立することである[1]．本症例では，「残存歯の長期的な維持と安定」と「機能時における上顎総義歯の安定」の2つを重視した．

上記の歯周治療の目的を達成するためには，重度歯周炎に罹患した歯に対し骨の形態異常の改善（歯槽骨頂の平坦化）と歯周ポケットの除去および失われた付着歯肉の獲得を行うことである．

「機能時における上顎総義歯の安定」だが，総義歯の場合，片側性平衡咬合を付与することが機能時の安定に有利と筆者は考えている．総義歯では，一側で食塊を噛みしめたときに対側義歯床が転覆しないようにしなければならない．食塊を噛みしめている人工歯にかかる力の方向と，義歯床が安定するための力の方向が一致することが望ましい．つまり，正常な咬合関係の場合，上顎歯槽頂の直上かその口蓋側に上顎臼歯の人工歯を排列することで，咀嚼時の上顎義歯は安定する．これは義歯の安定を図るための機能的な咬合関係であり，空口時における義歯の安定を図る咬合関係とは区別する必要がある．本症例では，残存歯に維持装置を設けることで義歯の安定が可能である．しかし短い臨床歯根の歯を用いて義歯床を支えていくには，歯に水平な付加をかけないほうが予知性は高まるだろう．そこで片側性平衡咬合を付与し機能時の義歯の安定を図り，できるかぎり残存歯に負担がかからない設計を目指した．

しかし正常咬合で片側性平衡咬合を与えるには，中心位にて上顎歯槽頂が下顎歯列の機能咬頭頂に対し直上かその外側に位置していなければならない．重度歯周炎が進行した本症例の場合，できる限り上顎の歯を保存しなければ，上顎歯槽頂は骨吸収に伴い下顎歯列の機能咬頭頂より舌側に位置することとなり，片側性平衡咬合を与えるのが困難となる．

咬合崩壊した重度歯周炎に対し，
機能回復を行った症例

【機能時における上顎総義歯の安定】

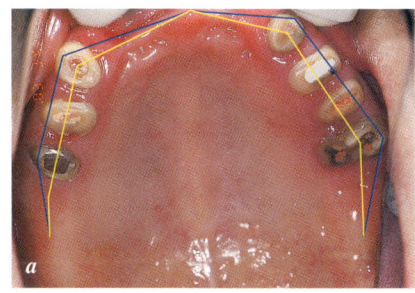 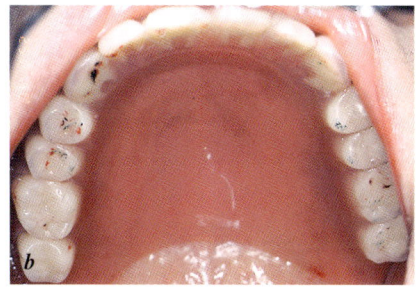 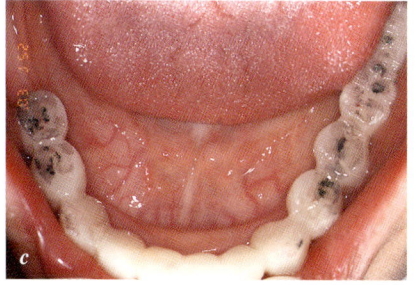

図4a～c　上顎即時義歯および下顎のプロビジョナルレストレーションを製作．a：5̱4̱3̱|, |3̲4̲5̲6̲を保存することができれば，上顎の歯槽頂ラインは青線のようになり，下顎プロビジョナルレストレーションと片側性平衡咬合をとることができる．しかし保存できなければ黄線のようになり，正常咬合において片側性平衡咬合をとることは困難になる．b, c：上下顎にプロビジョナルレストレーションを装着．安定して咬むことができ，患者は機能的および審美的に満足してこの治療計画を受け入れた．しかし上顎義歯の装着感が気になるようで，最終補綴では無口蓋義歯にすることでその問題を解決することにした．

【6̲|4̲へのインプラント手術】

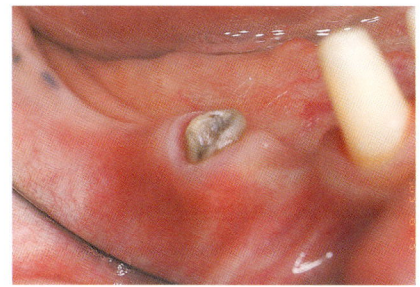 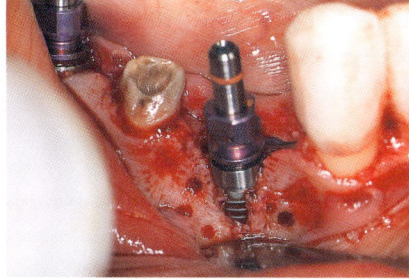 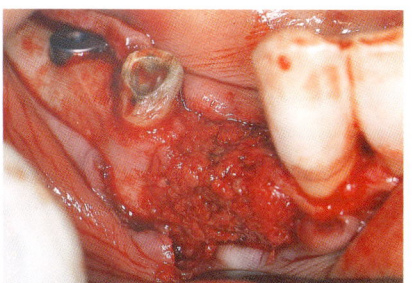

図5a	図5b	図5c
図5d

図5a～d　6̲|4̲インプラント一次手術．右側の咬合支持の確立を優先し，|5̲がプロビジョナルレストレーションを支えている間に6̲|4̲にインプラントを埋入．4̲は垂直性骨欠損が存在したため，自家骨および吸収性メンブレンを用いて同時にGBRを行う．6̲は骨の深さが浅いため，スープラクレスタルプレースメントにてインプラントを埋入した．

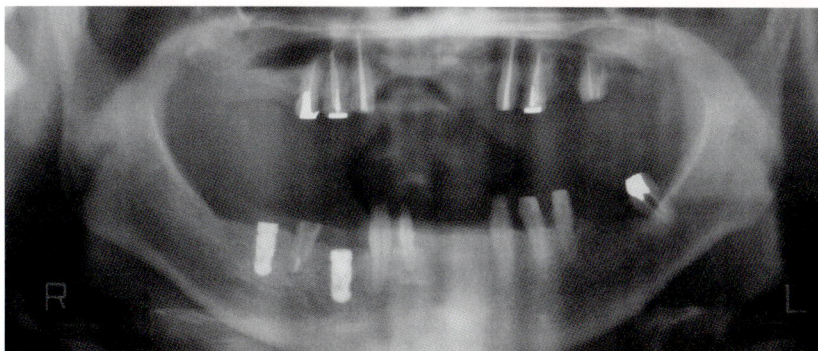

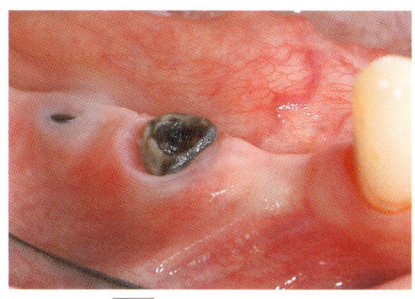 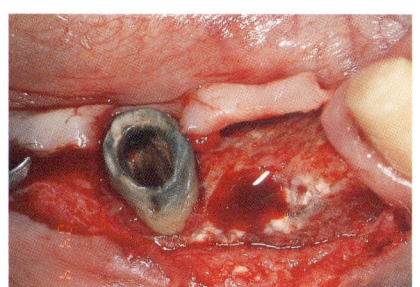 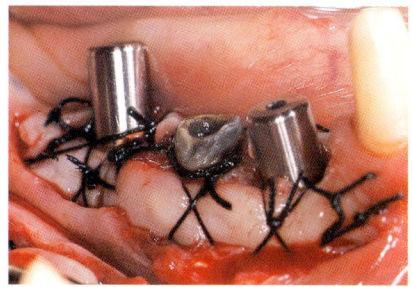

図6a～c　6̲|4̲インプラント二次手術．a：口腔前庭は狭く，また歯槽頂付近のみ角化歯肉が存在する．6̲インプラントは埋入深度を浅くしたためカバースクリューが露出している．b：部分層弁にて歯肉弁を開いたところ，4̲インプラント周囲は完全に組織で満たされている．c：可動性の粘膜内にインプラントを植立した場合，インプラントと接合上皮の界面が破壊され，炎症が波及しやすい[2]．インプラント周囲にも，天然歯と同様に少なくとも5 mm幅の角化歯肉が必要である[3]．そこでテンポラリーアバットメント装着時に，同側口蓋部より移植片を採取し，頬側は7̲－4̲部に口腔前庭拡張と同時に遊離歯肉移植を行い，舌側は歯肉弁根尖側移動術にて歯槽頂部の角化歯肉を根尖側へ移動してインプラント周囲の環境を改善する．　図6a｜図6b｜図6c

【上顎への歯周外科処置】

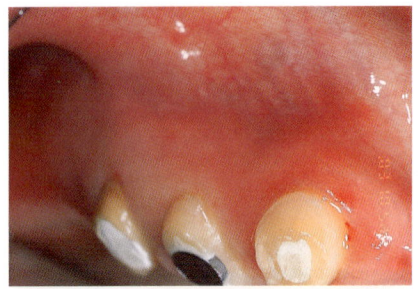
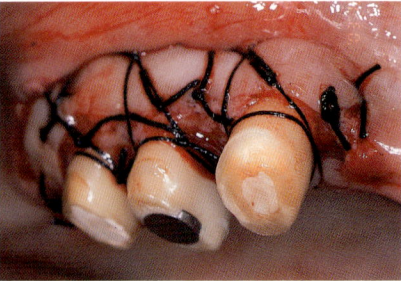
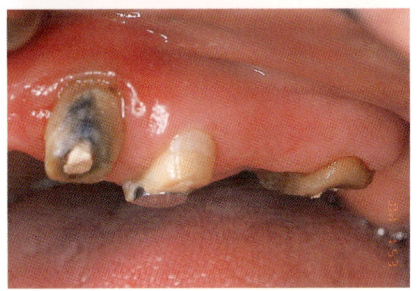
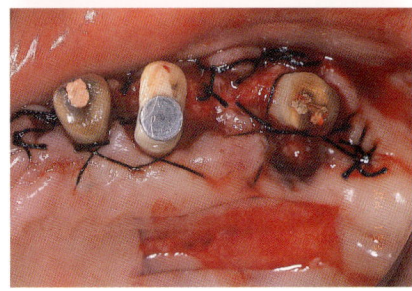

図7a │ 図7b
図7c │ 図7d

図7a〜d 歯周治療においては，主病因の除去とともに歯周組織の環境づくりが重要な役割を果たす．骨外科処置を行うことで生理的な歯肉の形態を維持し[4]，また適度な付着歯肉の厚みと幅を得ることでメインテナンスしやすさが向上[5]，そして生物学的幅径を獲得することで長期的な歯周組織の安定を図ることができ[6]，その結果予知性をもった補綴処置が可能になる．a, b：5 4 3|頬側は角化歯肉の幅が不足している．そこで骨外科処置と同時に同側口蓋部より移植片を採取し遊離歯肉移植を行う．c, d：|3 4 6は同様に骨外科処置後，|3は遊離歯肉移植，|4 6は歯肉弁根尖側移動術にて付着歯肉の獲得を行う．|6口蓋根は抜歯する．

【下顎前歯部顎堤の増大】

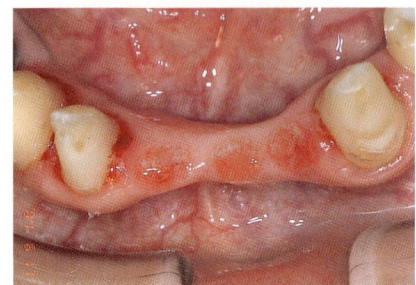
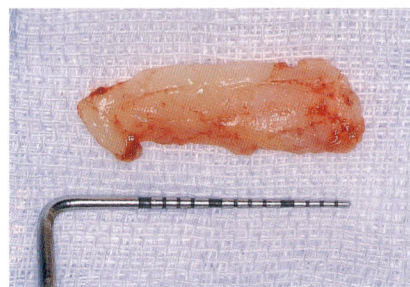
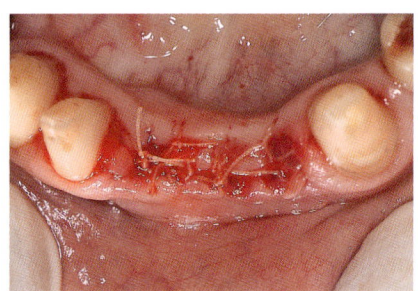

図8a〜c 1|1 2欠損部顎堤は，歯の喪失により高さと幅が減少している．メインテナンスのしやすさを考慮したポンティック形態を考えて，軟組織による歯槽堤増大術を行う．左側口蓋部より上皮付結合組織片を採取し，パウチ法で欠損部顎堤の水平的顎堤増大を図る．

図8a │ 図8b │ 図8c

【下顎左側への遊離歯肉移植】

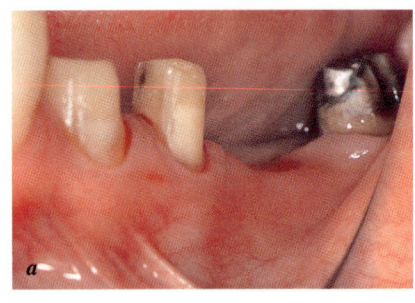
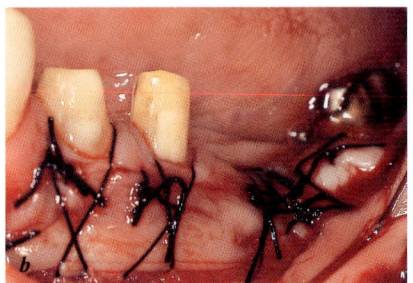

図9a, b 付着歯肉の幅や厚みが十分でない部位で，修復物のマージンを歯肉縁下に設定した場合，プラークが停滞しやすく付着の喪失を起こす可能性が高い．口腔前庭が広く，抵抗性のある十分な付着歯肉が存在するほうが歯肉退縮は起こりにくい[5]．|4 5のポケットは浅く，また生活歯なので骨外科処置は行わず，補綴処置後の歯肉退縮およびメインテナンスしやすさを考慮して，|4−7部の口腔前庭拡張および同側口蓋部より移植片を採取して遊離歯肉移植を行う．

本症例の考察

治療成功のキーはどこにあるか

まず患者のモチベーションが高く，治療に対して非常に協力的であったことがあげられる．プラークコントロールも良好で，積極的に治療に参加してもらえたことは大きい．

治療内容では，上顎総義歯の機能時における安定を図れたことである．それは機能回復にとって重

咬合崩壊した重度歯周炎に対し，
機能回復を行った症例

【上下顎プロビジョナルレストレーションの形態修正】

図 10a		
図 10b	図 10c	図 10d

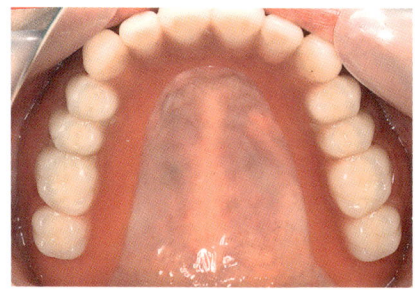

図 10a〜d　審美性を考慮した人工歯排列で，最終義歯に準じて再度上顎のプロビジョナルレストレーションを製作し，それに合わせて下顎プロビジョナルレストレーションを修正する．機能時の咬合の安定および下顎の清掃性を確かめながら，形態修正を行う．

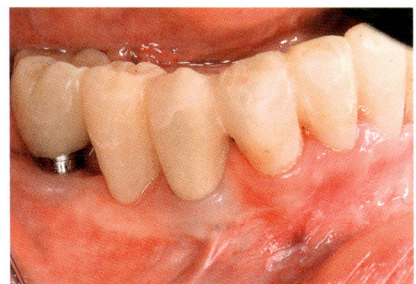
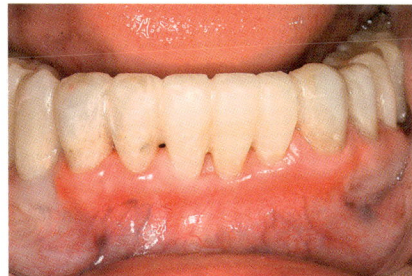
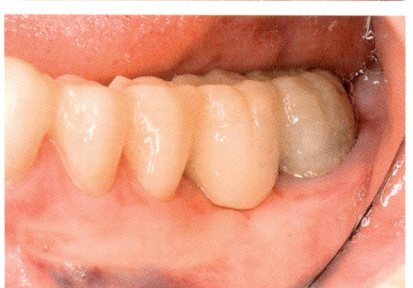

【最終補綴物装着前の口腔内状況】

図 11a	図 11b
図 11c	図 11d

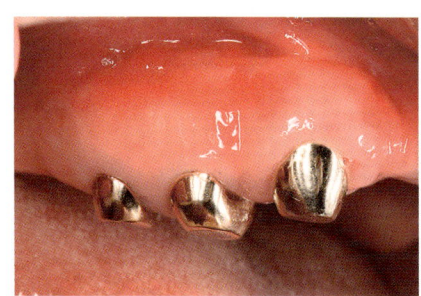
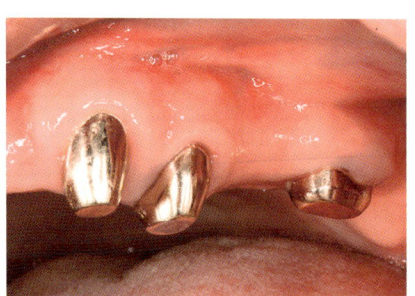
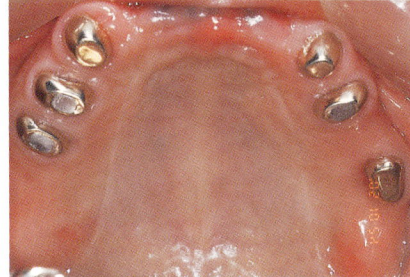
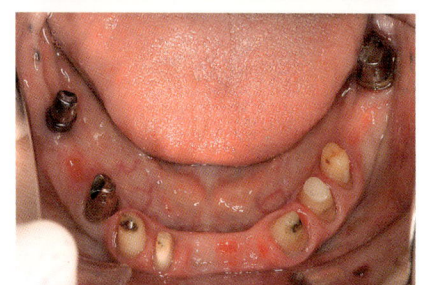

図 11a〜d　最終補綴物装着前の口腔内状況．全顎的に角化歯肉が獲得され安定している．清掃状態も良好で，歯肉に炎症は認められない．

治療終了時の状態──1

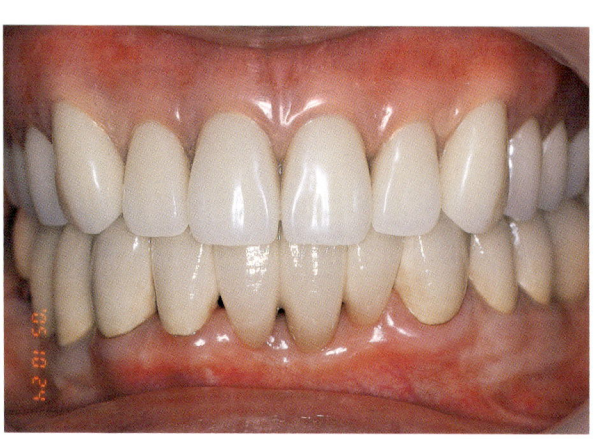

図 12a　最終補綴物装着．機能的に問題なく，安定して嚙むことができる．審美的にも改善し，患者は満足している．

21世紀の歯科臨床を読む
若手臨床家ケースプレゼンテーション 30

治療終了時の状態——2

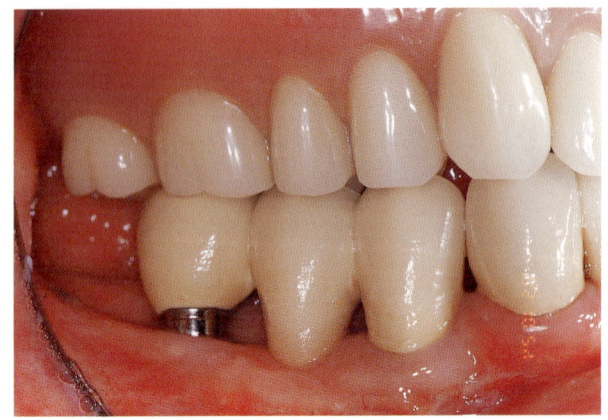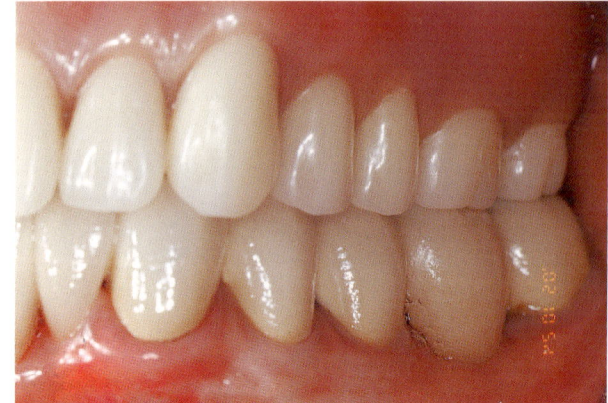

図12b, c　付着歯肉を獲得し，清掃状態も良好．歯肉に炎症もなく安定している．　　　　　　　　図12b｜図12c

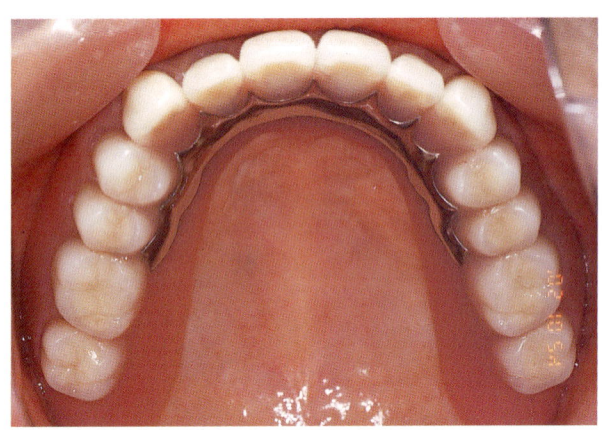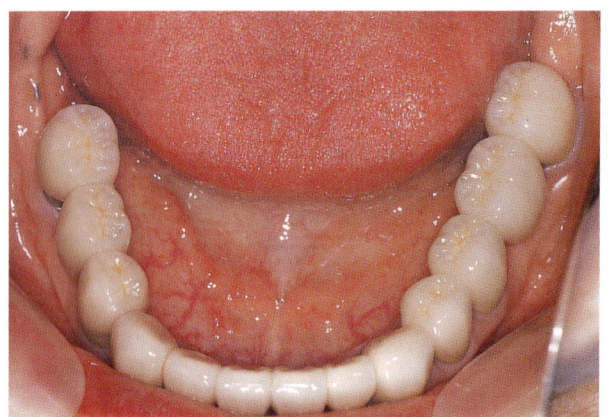

図12d, e　機能的に問題なく，安定して咬むことができる．審美的にも改善し，患者は満足している．　図12d｜図12e

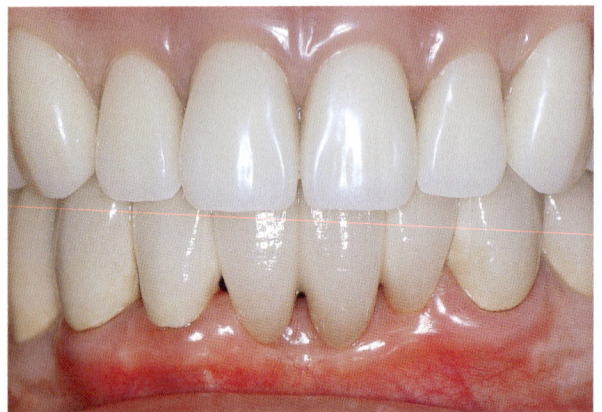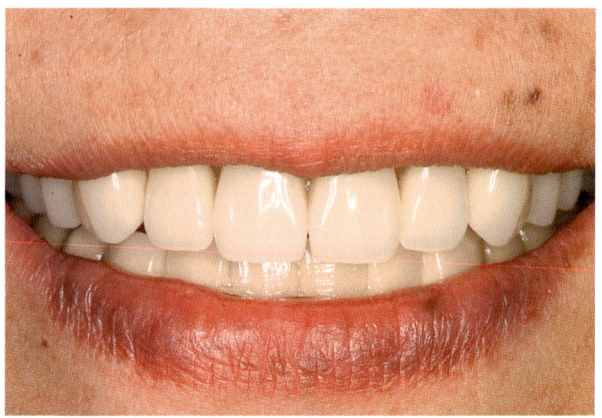

図12f　正面観強拡大．1|1 顎堤に陥凹が生じた．　　　　図12g　スマイル時の状態．自然感が獲得されている．

要なポジションにインプラントを埋入できたこと，そして残存歯に対し予知性の高い歯周治療を行い 5 4 3|3 4 6 および |7 の保存を可能にしたことが，機能的に満足のいく結果を生みだしたと考える．
　また，上顎前歯部の人工歯排列と歯肉形態を自然な仕上がりに再現できたので，審美性も向上し患者の満足を得る結果となった．

本症例における課題

　1|1 2 欠損部に水平的顎堤増大を目的とした軟組

16

治療終了時の状態——3

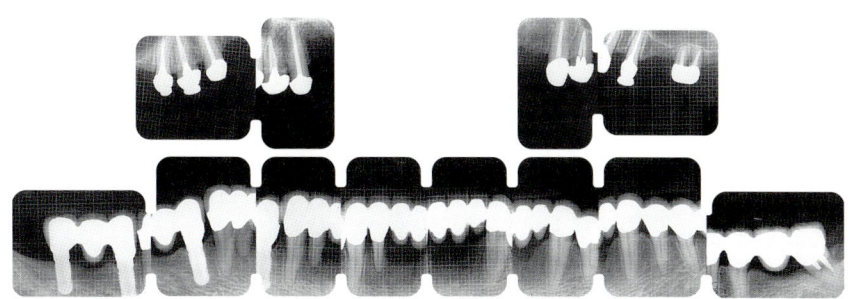
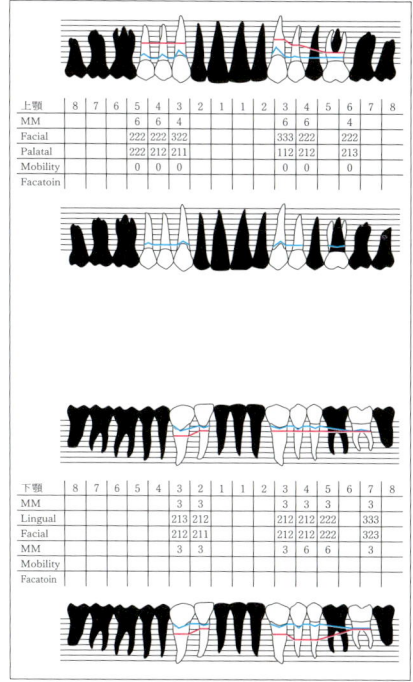

図13　全顎的に垂直性骨欠損は改善され，骨の平坦化を達成している．

図14　歯周ポケットの改善と付着の獲得を達成している．そして上顎残存歯の動揺も安定している．

織による歯槽堤増大術を行ったが，1|1 に陥凹を生じる結果となった．3 2|3 はポケットも浅く，唇側に3mmほどの角化歯肉が存在し，また生活歯なのであえて歯周外科処置を行わなかったが，欠損部顎堤の形態修正および歯冠修復後の歯肉退縮という観点から，3|3 に遊離歯肉移植を行ったほうが予知性の高い結果を得ることができたかもしれない．

歯肉弁根尖側移動術や遊離歯肉移植を行った部位は，安定して5mm以上の幅の角化歯肉を獲得できた．治療結果の永続性という観点では，より積極的に全顎にわたる角化歯肉の獲得を行ったほうがよかったと思われる．

謝辞

歯周治療という日常的な臨床で，「治療結果の永続性」は大きなテーマです．そのテーマを達成するうえで「科学的根拠に基づいた予知性の高い歯周治療」は，私の臨床を大きく変えたとても魅力的なものです．その治療へと導いてくださいました小野善弘先生に感謝いたします．そして，日々ご指導頂いております船登彰芳先生，石川知弘先生をはじめとするJIADSの諸先生方に深く感謝いたします．

参考文献

1. 小野善弘，畠山善行，宮本泰和，松本徳雄．コンセプトをもった予知性の高い歯周外科処置．東京：クインテッセンス出版，2001．
2. Schroeder A, van der Zypen E, Stich H, Sutter F. The reactions of bone, connective tissue, and epithelium to endosteal implants with titanium-sprayed surfaces. J Maxillofac Surg 1981；9（1）：15-25.
3. Maynard JG Jr, Wilson RD. Physiologic dimensions of the periodontium significant to the restorative dentist. J Periodontol 1979；50（4）：170-174.
4. Schlugar S. Osseous resection-a basic principle in periodontal surgery. Oral Surg 1949；2：316-325.
5. Steler KJ, Bissada NF. Significance of the width of keratinized gingival on the periodontal status of teeth with submarginal restorations. J Periodontol 1987；58(10)：696-700.
6. Nevins M. Attached gingival-mucogingival therapy and restorative therapy. Int J Periodontics Restorative Dent 1986；6（4）：9-27.

21世紀の歯科臨床を読む
若手臨床家ケースプレゼンテーション 30

臼歯部咬合崩壊に対し，補綴主導型のインプラント修復により咬合再構成を行った一症例

適正なインプラントポジショニングによる歯間乳頭の再生

相原英信

練馬春日町デンタルクリニック

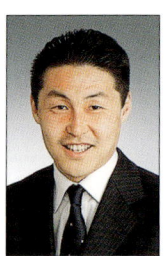

[著者紹介]

めまぐるしく変化を遂げている歯科医療において，物を噛むという機能的な美しさはいうまでもなく，審美にも重点をおいて，患者の口腔の健康と美をサポートすることを目指す．1992年，日本歯科大学卒業．

はじめに

昨今，歯科医療におけるトレンドとして，①予防歯科，②インプラント治療，③金属を用いない修復治療が着目されており，さまざまなセミナー・講演会などが各地で行われている．そのような状況下で，これらの言葉のみが先行しているようにも思われる．

実際の歯科治療においては，患者からさまざまな情報を収集し，病態を科学的に分析をすることが肝要である．そして総合診断を行い，綿密な治療計画を立案した上で，順序立てた治療を行うことが重要であると考える．そのうえで治療の Step by Step での再評価は必要不可欠であり，治療が後戻りすることも考慮に入れ，つねに治療のゴールをイメージしながら患者・歯科医師・歯科衛生士・歯科技工士によるチームアプローチが必要となっているのが，歯科医療における現状ではないだろうか．

患者の基本データ

患者は26歳の女性．若年者でありながら，上下左右の臼歯部が多数歯にわたりう蝕による残根状態を呈している．

初診時は，2̲前装冠脱離にて来院し，カリエスコントロール，根管治療，テンポラリークラウンの製作などの応急処置を行った．その後1年間来院せず，勤務医の退局により筆者が引き継ぐこととなった．図2のパノラマエックス線写真からも，若年者であるにもかかわらずなぜこのような口腔内になってしまったのかと考えさせられる．

現症と照らし合わせるために患者を問診したところ，小さいころ歯科医院に通院した際に痛みという恐怖で歯科医院を遠ざけるようになり，現在に至っ

連絡先：〒164-0012 東京都練馬区春日町6-5-15 メディカル春日
ラ・セリーゼⅠ 1F

臼歯部咬合崩壊に対し，補綴主導型のインプラント修復により咬合再構成を行った一症例

初診時の状態

初診時の患者プロファイル

初診日：2002年5月14日（すでに勤務医が治療済み）
初診年齢，性別：26歳，女性．
主訴：半年前に仮歯が取れた，壊れた．
全身的既往症：特記事項なし．

初診時の所見：長い間仮歯のままで放置していたためにセメントがウォッシュアウトし，歯牙は二次う蝕の状態である．また残根状態の歯も放置したままである．

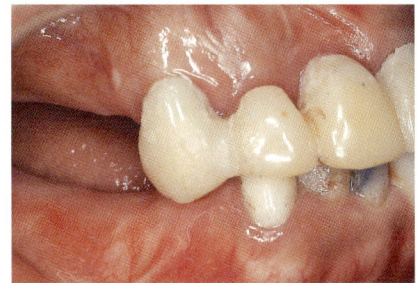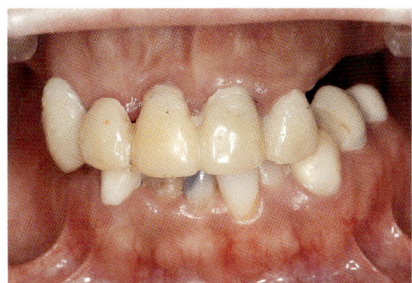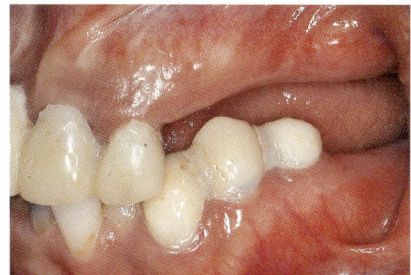
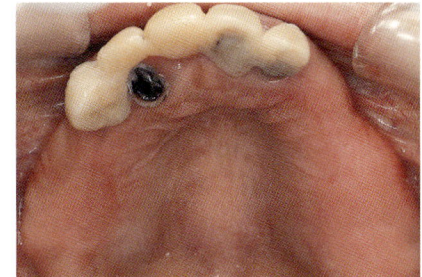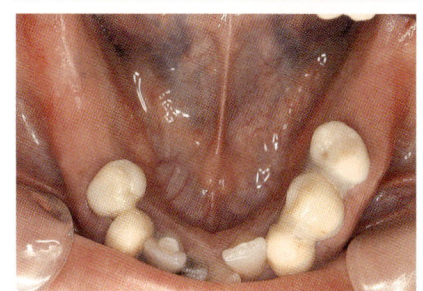

| 図1a | 図1b | 図1c |
| 図1d | 図1e |

図1a〜e 初診時は，2̲前装冠脱離にて来院．そのときは勤務医が応急処置のみを行った．その後1年間来院せず，勤務医の退局により筆者が引き継ぐ．写真は引き継ぎ後，再診査時である．

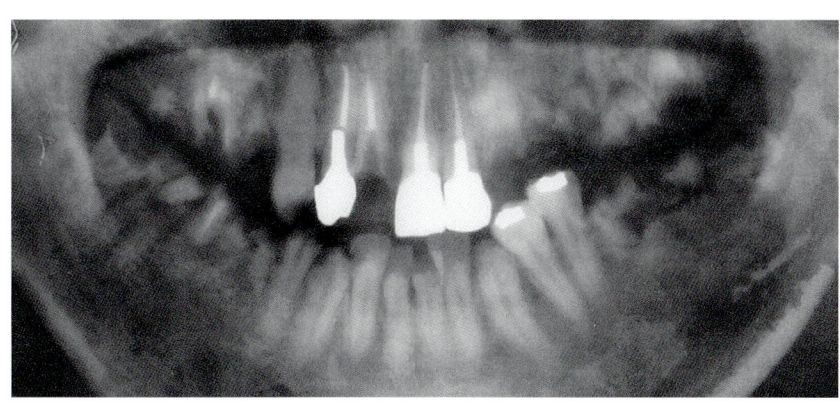

図2 初診時のパノラマエックス線写真．

図3 再初診時の歯周チャート．

【診断用ワックスアップ】

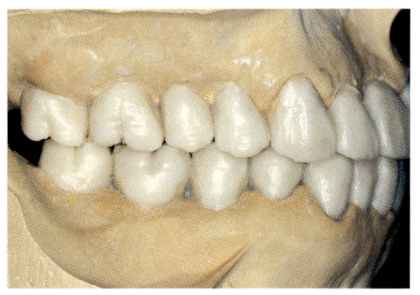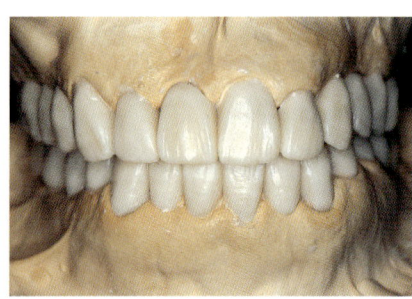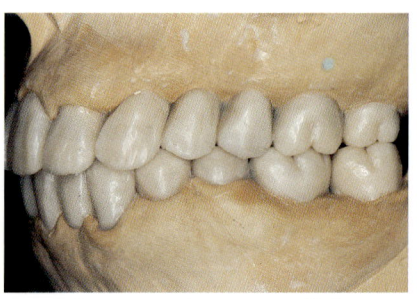

図4a～c フルカウンターの診断用ワックスアップを行い，綿密な治療計画の立案のもとインプラントのポジションを決定する．

図4a｜図4b｜図4c

【プロビジョナルレストレーションによる評価1】

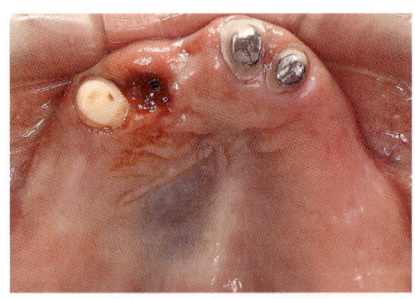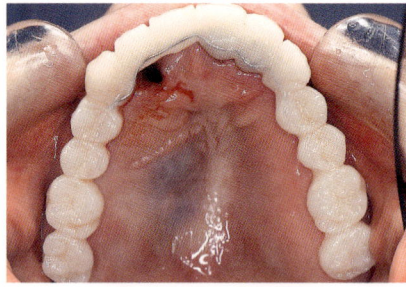
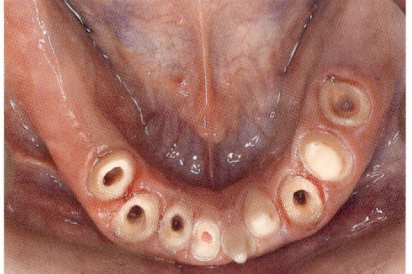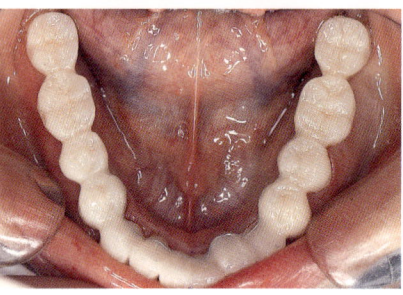

図5a｜図5b
図5c｜図5d

図5a～d 初期治療を行い，根管治療，予後不良歯の抜歯などを行い，診断用ワックスアップに基づいたプロビジョナルレストレーションを装着し，顎位の模索をする．

たという．$\overline{45}$の歯牙の挺出をみても，長期にわたり歯科医院に通院していないことがわかる．

本症例の着眼点

本症例の問題点と理想的な治療目標

　過去に製作したプロビジョナルレストレーションが脱離ならびに壊れ，セメントもウォッシュアウトし二次う蝕が進行している．上顎においては4本の前歯のみ，下顎では，小臼歯から前方の歯のみが存在し，咬合高径ならびにアンテリアガイダンスおよびバーティカルストップ（サポート）も失われている．そのため，水平的および垂直的に咬合高径を定め，確固たる臼歯部のサポートを確立し，咬合再構成が必要である．

　理想的な治療目標としては，まず口腔内の環境改善として初期治療を行い，ブラッシングによるプラークスコアの改善およびスケーリング・ルートプレーニングにより歯周組織の改善を図る．また，う蝕の存在も見逃すことができず，徹底的にカリエスコントロールを行い，必要であれば根管治療も行う．そのうえで診断用ワックスアップを行い，今後の綿密な治療計画の立案を行う（図4）．この段階では，中心位にて上下顎の模型を咬合器にマウントし，さまざまな口腔内の情報をリストアップする．そして診断を行いワックスアップからプロビジョナルレス

【サージカルガイドによるインプラントポジションの決定】

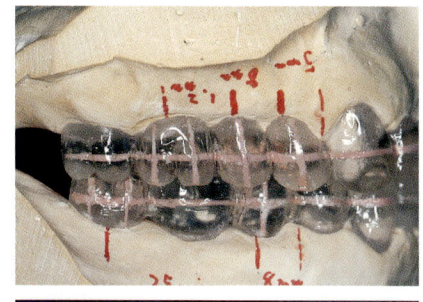 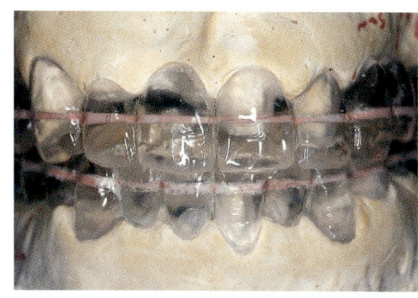 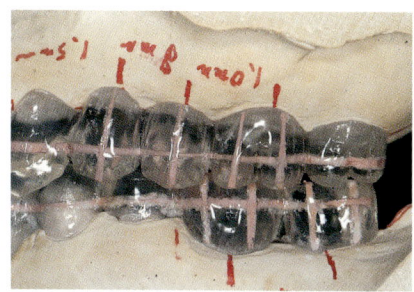
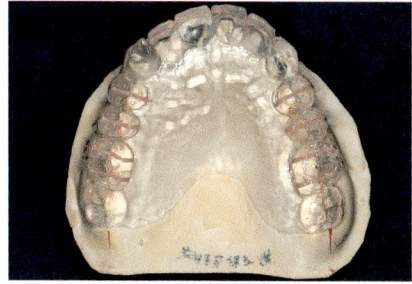 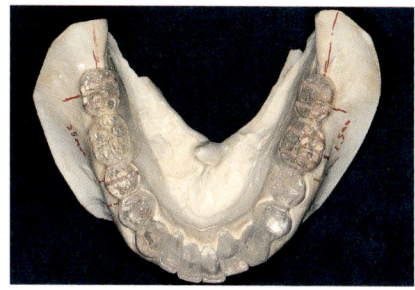 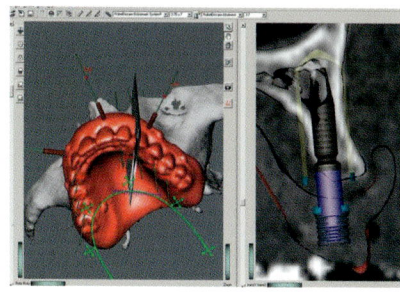

図6a〜f サージカルガイドを製作し，CTを撮影，Nobel guide等のシミュレーションソフトを用いてインプラントの理想的なポジションを三次元的に決定する．

図6a	図6b	図6c
図6d	図6e	図6f

トレーションを製作して口腔内に装着し，咬合高径ならびにアンテリアガイダンスおよびバーティカルサポートの状態を確認して，トゥースポジションおよびアレンジメントの評価を行う．

また，的確なインプラントポジションの確保，歯肉縁下う蝕の治療および生物学的幅径を再構築するための歯冠長延長術を行ううえでのサージカルガイドステントを製作するために，再度綿密な治療計画を立案する．ここでは，確定的な歯周外科を行ううえでの必要な情報を，細部に至るまでインプットする．

これらを踏まえ，最終的な治療のゴールを設定する．今回の治療においては，上顎臼歯部においてはバイラテラルの上顎洞底挙上術を行い，ステージドアプローチにてインプラントの埋入を行う．同じく下顎臼歯部にもバーティカルサポートを得るためにインプラントの埋入を行い，オッセオインテグレーションが得られたうえで上下犬歯のⅠ級関係を獲得する．そしてインプラントでサポートされた良好な臼歯部のディスクリュージョンを得るために，インプラントアンカーによる矯正治療を行う．最終的な治療のゴールの設定としては，機能回復はもちろんのこと審美的にも修復治療を行うことである．ブラックトライアングルのない歯間乳頭の再生が行えれば理想的である．

患者の選択した治療とそれに応じた治療目標・治療計画

インプラントアンカーによる矯正治療のみ患者は受け入れなかったが，先述の綿密な治療計画に基づいた順序立てた治療を遂行することに同意された．

治療過程における処置のポイント

理想的なゴールを実現するためには，下記の9点が術上のポイントとなる．

①咬合高径の決定と診断用ワックスアップによる治療のゴールの設定(図4)．
②診断用ワックスアップにより製作されたプロビジョナルレストレーションを口腔内に装着し，トゥースポジション・アレンジメントの確認をし，評価を行う(図5)．
③初期治療のうえで①②の評価を行い，再度綿密な

【インプラントの埋入】

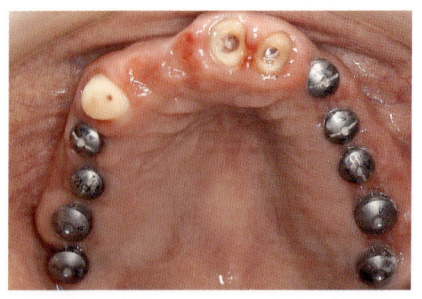 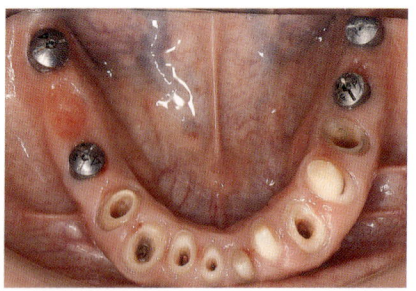

図7a | 図7b

図7a, b 埋入されたインプラント．三次元的に診断どおりに埋入できた．写真は二次手術後の状態．

【プロビジョナルレストレーションによる評価2】

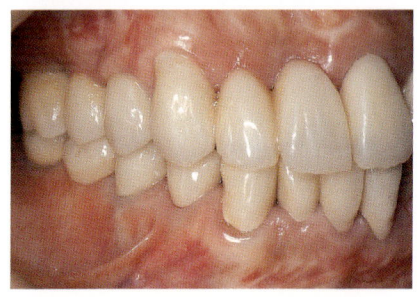 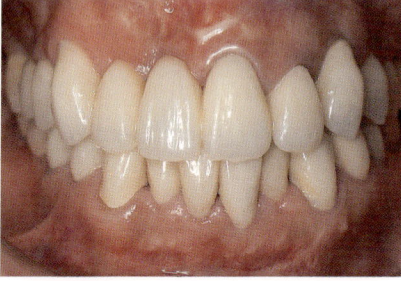 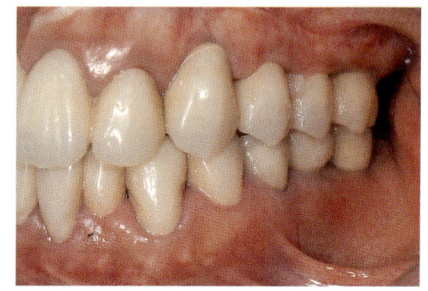

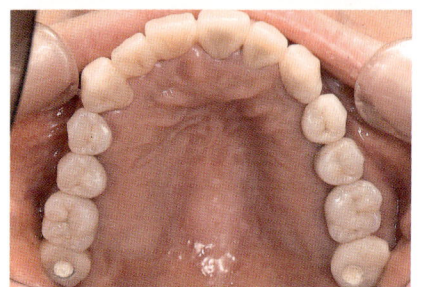 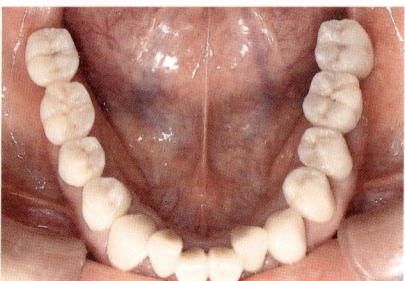

図8a | 図8b | 図8c
図8d | 図8e

図8a〜e プロビジョナルレストレーションを口腔内に装着し，歯肉および咬合のコントロールを行う．インプラントも三次元的に診断どおり埋入が行われているため，インプラント間の歯間乳頭も再生されている．

治療計画を立案し，最終的な治療計画を立案する．

④適切なインプラントポジションと生物学的幅径を再構築するための歯冠長延長術を行うため，サージカルガイドプレートを製作する（図6）．

⑤ステージドアプローチによるバイラテラルの上顎洞底挙上術を行い，適切なインプラントポジションならびに深度に留意して，三次元的にインプラントの埋入を行う（図7）．

⑥生物学的幅径を再構築するうえで確実に歯周形成外科を行う（診断用ワックスアップから得られたサージカルガイドステントを用いて正確に骨の削除を行い，審美的な歯肉ラインを再構築する）．

⑦オッセオインテグレーションが得られた後，審美修復治療を行うために，最終修復物のブループリントとしてプロビジョナルレストレーションを装着，再評価を行う（図8）．

⑧歯間乳頭を再生するために，インプラントのアバットメントは歯肉に親和性の高いセラミックアバットメントを選択する（二次外科手術からアバットメントの装着時期および形態に留意する）．

⑨適材適所な最終修復物のマテリアル選択．エステティックゾーンではオールセラミックによる修復物を製作し，インプラント部のアバットメントにはもっとも歯肉に対して親和性の高いジルコニアによるアバットメントを接合してオールセラミックによる修復とする（図9）．

臼歯部咬合崩壊に対し，補綴主導型のインプラント修復により咬合再構成を行った一症例

【アバットメント／コーピングの製作ならびに装着】

図9a｜図9b

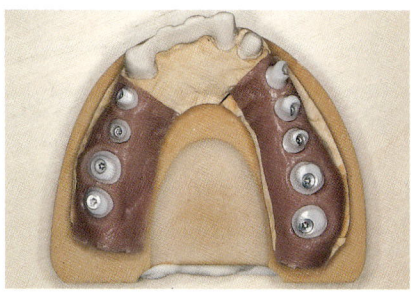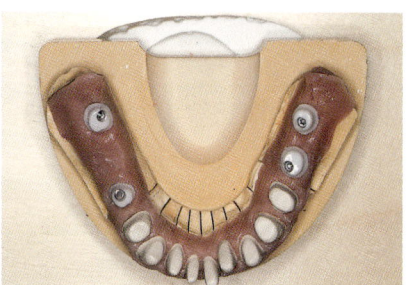

図 9a, b　ナノテクノロジーを応用したジルコニアによる修復物の製作．

図9c｜図9d

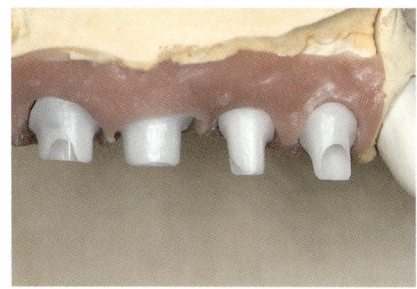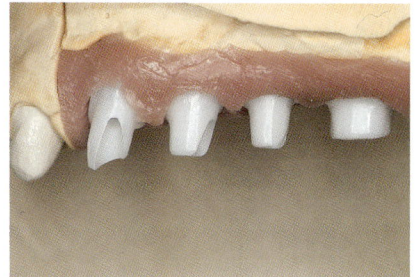

図 9c, d　歯間乳頭を考慮に入れたアバットメントの製作を図る．

図9e｜図9f

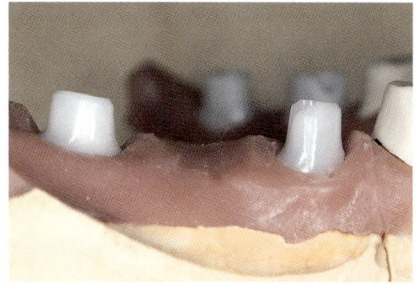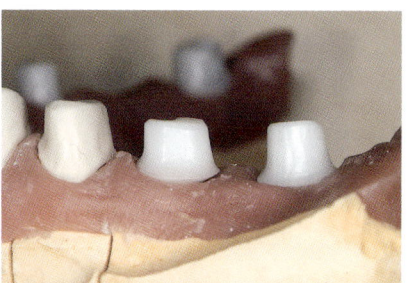

図 9e, f　プロセラオールジルコニアアバットメント．

図9g｜図9h

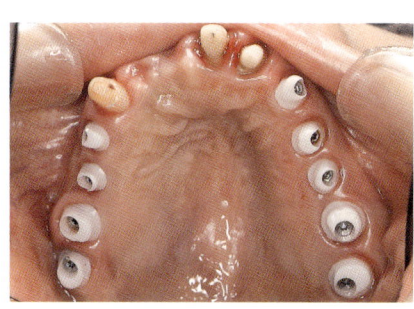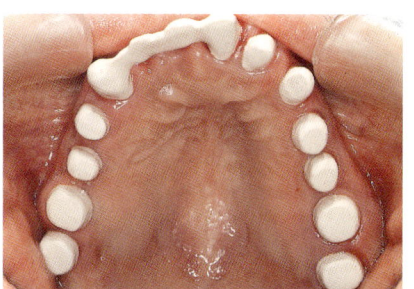

図 9g, h　ジルコニアアバットメントとジルコニアコーピングの試適．上顎．

図9i｜図9j

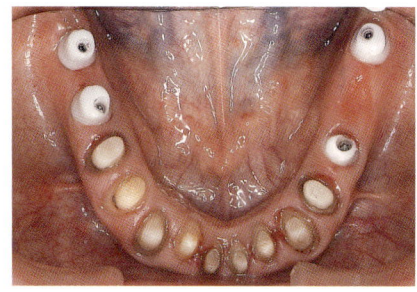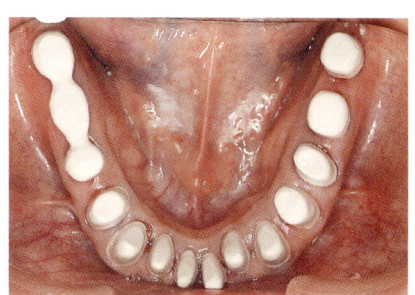

図 9i, j　同，下顎．

【ファイナルプロビジョナルレストレーションによる評価】

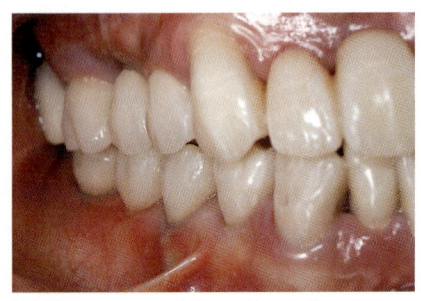 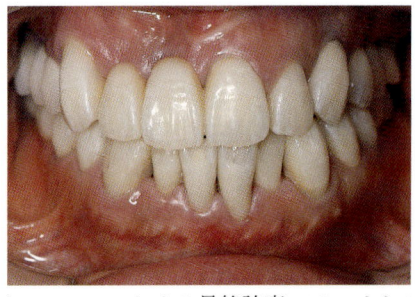 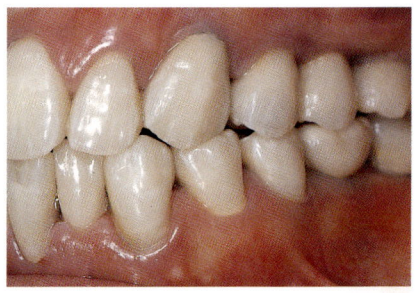

図10a〜c　ファイナルプロビジョナルレストレーションによる最終診査．ファイナルプロビジョナルレストレーションの試行錯誤により，顔貌，口唇，歯列，歯牙などの調和を再評価する．特にインプラント部の歯間乳頭の再生が行われているか，骨頂とコンタクトポイントの距離を精密にチェックする．

図10a｜図10b｜図10c

治療終了時の状態——1

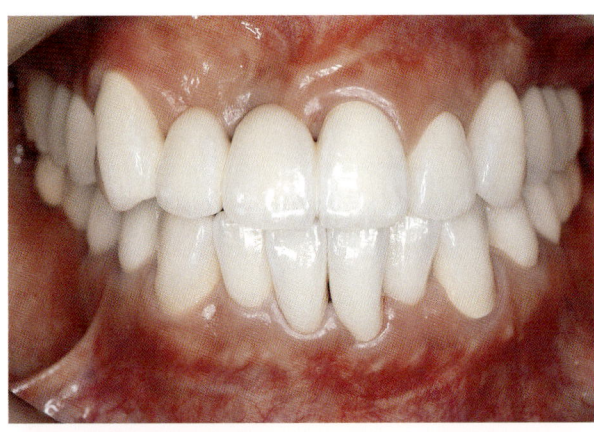

図11a
図11b｜図11c

図11a〜c　最終補綴物装着．インプラント間の歯間乳頭は再生されている．

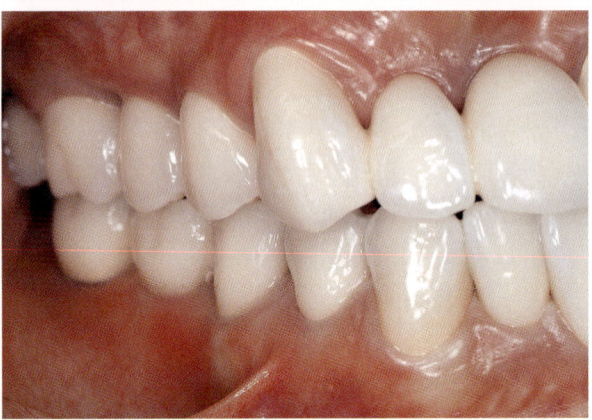 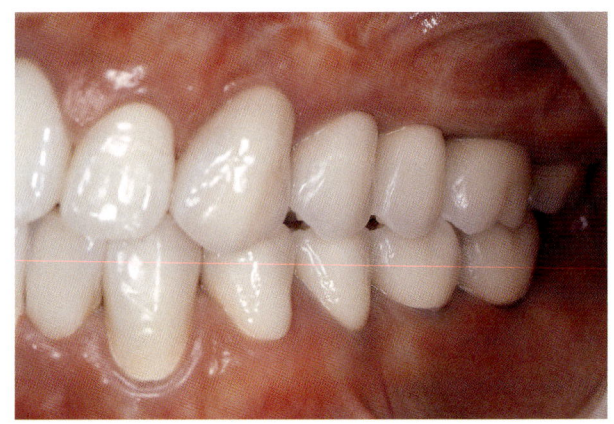

本症例の考察

治療成功のキーはどこにあるか

　本症例においては，多数歯の欠損を長期間に渡り放置したためにさまざまな障害が口腔内に存在していたので，的確な診査・診断を行い問題点を列記して，綿密な治療計画を行ったことが成功のキーである．すなわち，適切な中心位による治療咬合を与え，アンテリアガイダンスおよびバーティカルサポートを確立したことにある．また，審美修復治療に必要かつ十分な治療を順序立てて遂行したこともキーである．さらに最新のマテリアルにも留意して修復物を製作したこともキーとなろう．

臼歯部咬合崩壊に対し，補綴主導型のインプラント
修復により咬合再構成を行った一症例

治療終了時の状態——2

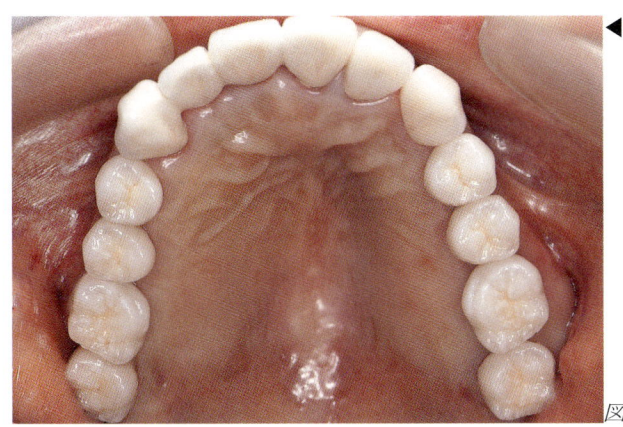
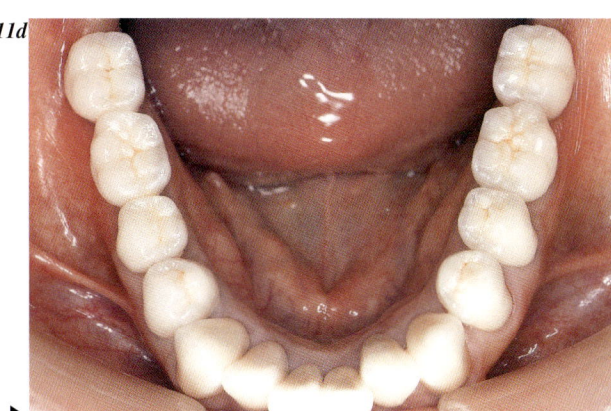

◀図11d
図11e▶

図11d, e 最終補綴物装着．咬合面観．インプラントポジションが正確なので補綴主導型のインプラントによる歯冠修復物が口腔内で調和している．

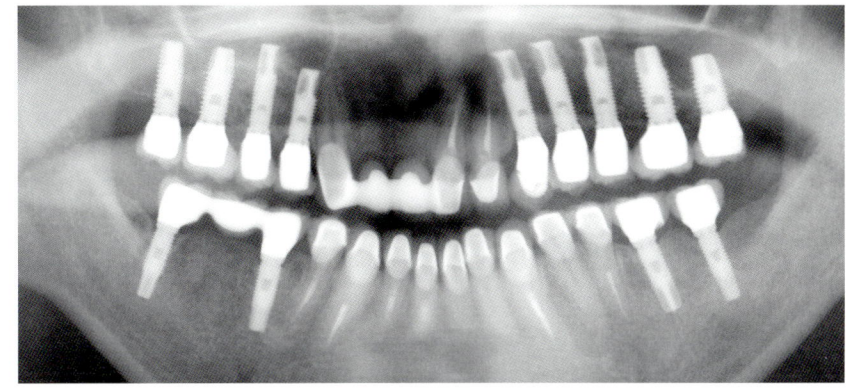

図12 最終補綴物装着時のパノラマエックス線写真．

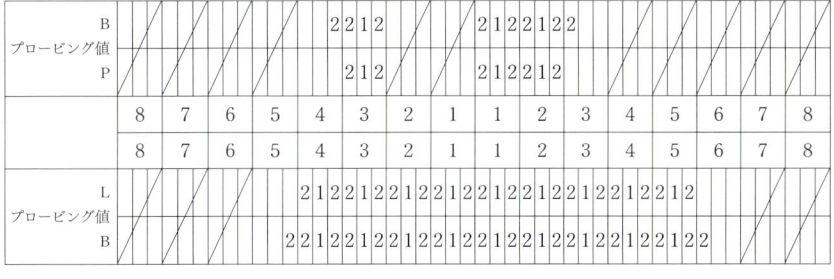

図13 メインテナンス時の歯周チャート．

本症例の治療全般を通じていえることは，患者はもちろんのこと術者だけでなく歯科衛生士・歯科技工士が，術前の治療計画立案に際し，カンファレンスにて詳細なディスカッションを行い，それぞれが患者をはさんで治療のゴールを明確に共有できたことが成功に繋がっているということである．それが本当のチームアプローチといえるだろう．

本症例における課題

天然歯における Dento-Gingival Complex と，インプラント周囲における生物学的幅径の生物学的配慮，そしてインプラント審美修復治療におけるさまざまなファクターを考慮しつつ，インプラントを三次元的に適切な位置に埋入できたかどうかである．

生体の抵抗性については個体差があり，その特徴を把握するうえで，過去から現在までの全身状態および口腔内の状態の推移を知ることは，きわめて重要である．今回は臨床心理士によるカウンセリングを行い，今回の治療の重要性を患者に話し，理解していただいた．今後，このような対応は多かれ少なかれ，必要になってくることであろう．

21世紀の歯科臨床を読む
若手臨床家ケースプレゼンテーション 30

独断的な治療の反省から，チーム医療に参加して

青井良太
貴和会歯科
銀座ペリオインプラントセンター

[著者紹介]
　歯科医師2年目の冬に阪神・淡路大震災に被災，歯科ならではの復旧活動として往診に従事．以来精力的に患者への貢献を果たすべく努力を重ねるが，再発・やり変えの連続に「気持ちだけでは貢献できない」ことを痛感する．コンセプトに基づいた知識と技術の習得を目指しJIADSのコース受講，中村公雄先生，小野善弘先生に師事．長期的に機能する歯科医療を実践し，患者の本心から「ありがとう」と言われるような歯科医を志す．1994年，朝日大学卒業．

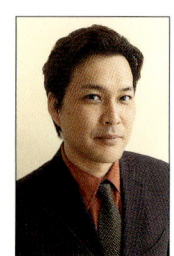

はじめに

　近年，インプラント治療や審美治療が注目されている．筆者も患者の要求に応えるべくこれらの治療を行ってきたが，欠損があればその部位しか目に入らずにインプラントを埋入し，一時的に"咬める"状態を作っていた．しかし，術後5年以上の経過を見ていると，インプラントに隣接する歯が歯周病で抜歯になったり，対合歯に根尖病変が再発したり，インプラントが喪失したりとトラブルが多く生じてきた．どこに問題があったのかを考えてみると，基本となる根管治療，歯周治療が欠けており，一口腔一単位として口腔内を捉えていなかったように思う．
　各分野からみた総合的な診断，治療の大切さを学ぶにつれ，どのような治療を行うにしても，残存歯をあらゆる観点から厳密に診断し，その歯の口腔内における予後を確実にする処置をひとつひとつ積み上げていくことの重要性を痛感するに至った．
　今回は総合的な治療を行った一例を提示したいと思う．

患者の基本データ

　患者は2か月前に義歯を他医院にて製作したが，異物感が強く，入れられないとのことであった．時間は十分取れる主婦で，治療には協力的である．しかし，以前に治療をした部位については費用もかけていたことなどから，当初は主訴である欠損部に対するインプラント治療のみを希望された．

連絡先：〒104-0061 中央区銀座6-9-8 銀座UKビル7階

独断的な治療の反省から，
チーム医療に参加して

初診時の状態

初診時の患者プロファイル

初診日：2002年10月
初診年齢，性別：46歳，女性．
主訴：入れ歯が合わない．インプラント希望．

全身的既往歴：特記事項なし．
初診時の所見：5̅ 6̅は15年前に抜歯．4̅は2か月前にう蝕にて抜歯．性格は温厚で，非喫煙者である．

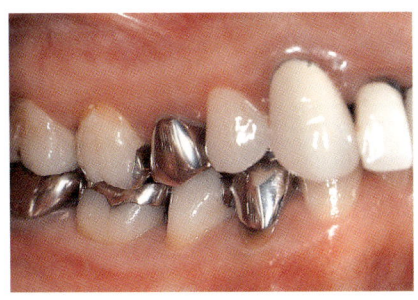
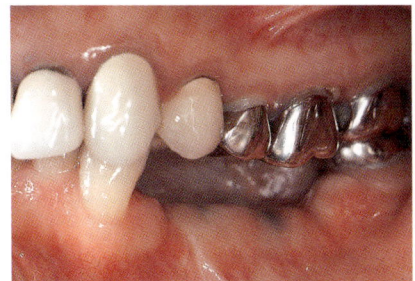
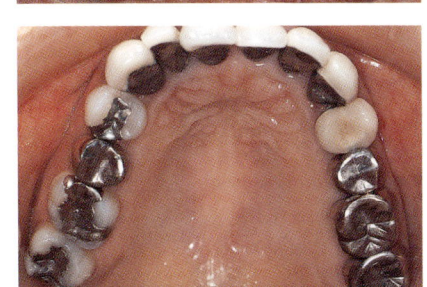
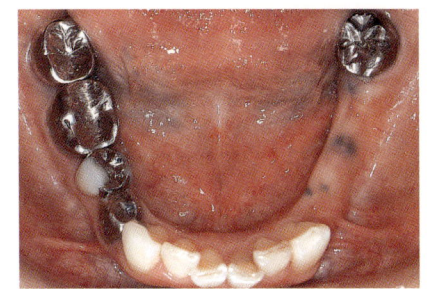

図1a	図1b	図1c
図1d	図1e	

図1a〜e 不良補綴物，二次う蝕，咬合平面の乱れ，辺縁隆線の不一致などが認められる．上顎頬側歯肉辺縁部の歯肉の発赤，2̅根尖部にフィステルが認められる．下顎前歯部の叢生，アングル2級咬合が認められる．

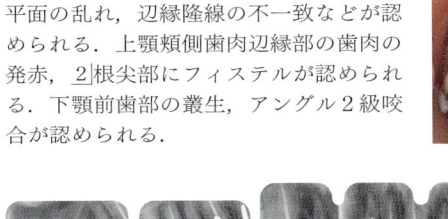
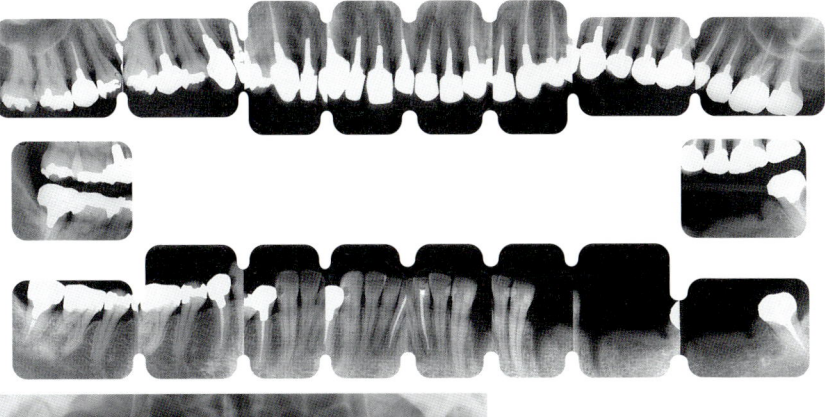
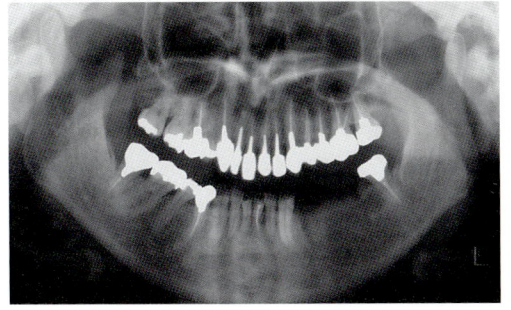
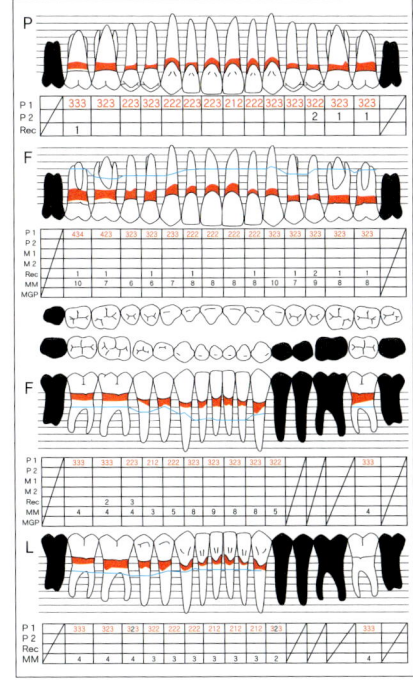

図2a, b エックス線写真からは，歯石の沈着，5̅3̅2̅1̅|1̅2̅3̅5̅6̅7̅および7̅|4̅|7̅に根管治療の不備，2̅1̅|1̅2̅5̅には根尖病変が認められる．6̅近心根にはファイルの破折片が確認できる．不適合補綴物が多く認められ二次う蝕の進行も認められる．不適合メタルコアもあり，根管内う蝕も疑われる．

図3 垂直的な骨欠損は認められないものの，プロービング時の出血がほとんどの歯に認められる．

【初期治療】

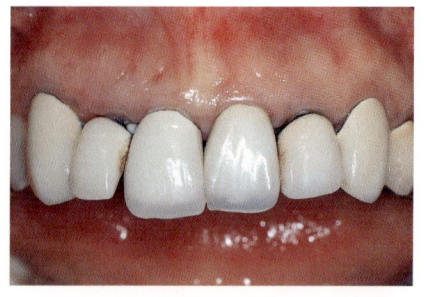 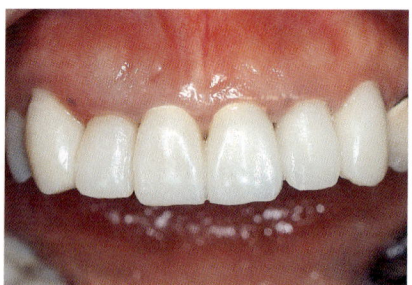

図4a｜図4b

図4a, b 不適合補綴物を除去し，審美性・機能性・清掃性のよいプロビジョナルレストレーションを装着した[1]．

【4̲5̲6̲へのインプラント埋入】

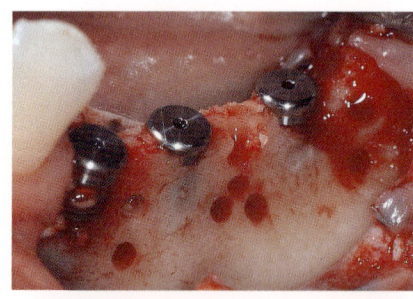 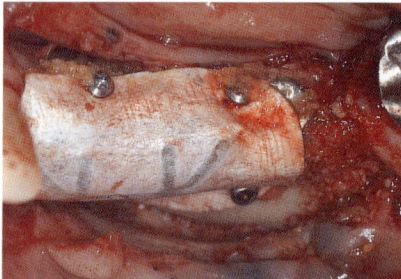

図5a｜図5b

図5a, b インプラント埋入頬側部の骨の厚みが不足していたため，Dicortication後，骨移植材＋GTR膜＋ピンによりGBRを行った．

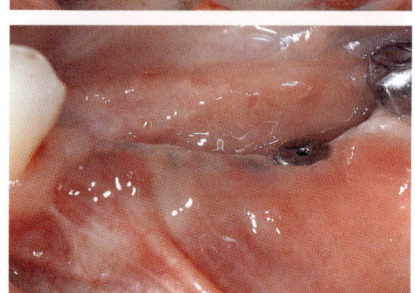 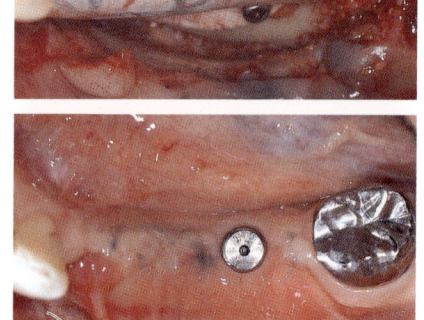

図5c｜図5d

図5c 膜の露出を認めたため，インプラント埋入1か月後GTR膜を除去した．除去後3週，カバースクリューの露出を認める．
図5d ソフトブラシによるプラークコントロールを指示．

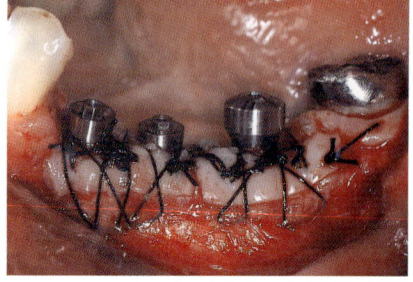 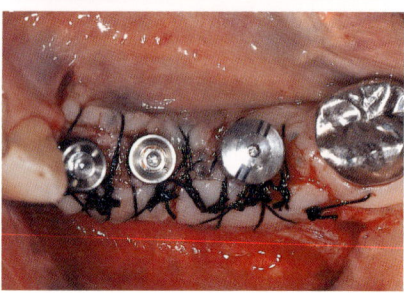

図5e｜図5f

図5e, f インプラント埋入およびGBR処置後6か月における二次手術時の状態．インプラント周囲の角化歯肉獲得のためFree Gingival Graftを行った．

本症例の着眼点

本症例の問題点と理想的な治療目標

下顎前歯部以外は修復処置がされているが，二次う蝕が認められる．また無髄歯のほとんどに不適合補綴物が装着されており，根管治療の不備により根尖病変が確認される．特に上顎前歯部は縁下う蝕が認められ，2̲1̲は大きな根尖病変が存在する．左側下顎臼歯部の欠損の放置による対合歯の挺出が認められ，咬合平面に乱れが生じている．辺縁隆線の不一致，前歯部の叢生，アングル2級咬合が認められる．顎関節症状は認められなかった．また，不適合補綴物により清掃性が低下し，患者のプラークコン

【再根管治療】

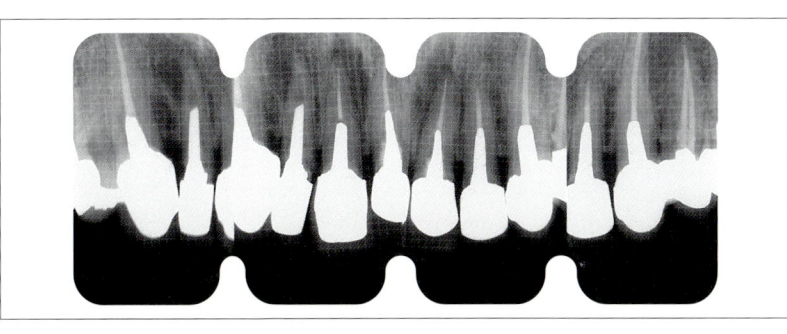
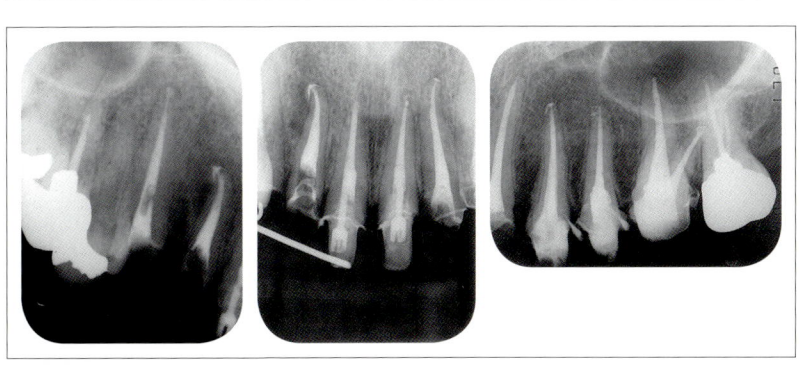

図6a
図6b

図6 根管内う蝕の有無，根尖病変の反応を確認するために，一歯一歯再根管治療を行いながら保存の可否を判断する．
図6a 初診時．
図6b 再根管治療後．

トロールをさらに悪化させている医原性疾患の傾向が強いと思われる．根管治療・歯周治療が十分になされておらず，局所的な治療が繰り返されてきたことがうかがわれる．

すべての症例において共通ではあるが，本症例においては一口腔一単位の治療を行い，特に根管治療・歯周治療などを確実に行っていく治療が求められる．また，患者の理解・協力が成功のキーポイントと考える．

左側下顎臼歯の欠損部はインプラント治療が適応と考える．3 2 1|の治療についてはインプラント治療か歯牙支持による補綴治療か意見の分かれるところである．また，2級咬合や下顎前歯部の叢生に対して矯正治療を行い，理想的な1級咬合を確立させ，長期的にみた咬合の安定や清掃性を獲得することも必要であると考える．

臼歯部の咬合回復（機能回復）と合わせて，効率的に治療を進める必要がある．

患者の選んだ治療とそれに応じた治療目標と治療計画

矯正治療については，矯正装置をつけることに対して抵抗感があり，受け入れてはもらえなかった．患者は自分の歯をできることなら残したいという希望もあり，診査・診断の結果，上顎前歯部については天然歯支台によるブリッジを選択した．根管治療・歯周治療を適切に行って，補綴に取り掛かれる環境をしっかり整備し，適合（物理的，生物学的，機能的，審美的）のよい修復を行うことが目標となる．

本症例は，特に再根管治療が必要となる歯が多く，残存歯質の量や歯根破折，病変の再発などを考慮すると，歯内療法学的な観点から厳しい目で診断する必要があろう．

治療過程における処置のポイント

デンタルエックス線写真より，残存歯24歯に対して17歯に根管治療が行われており，上顎前歯部には

【3|の挺出処置】

図 *7a* | 図 *7b*
図 *7c* | 図 *7d*

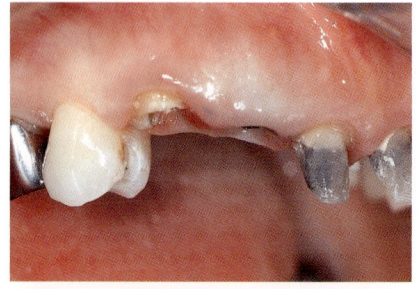

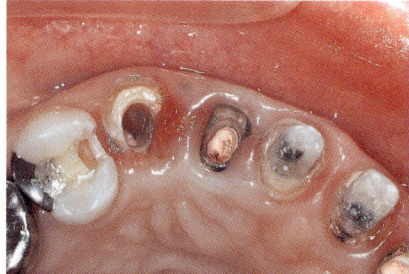

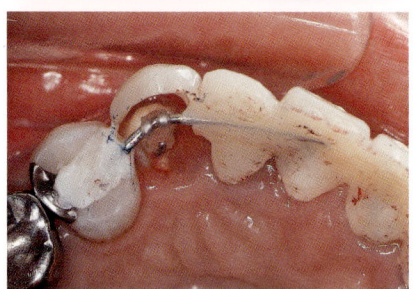

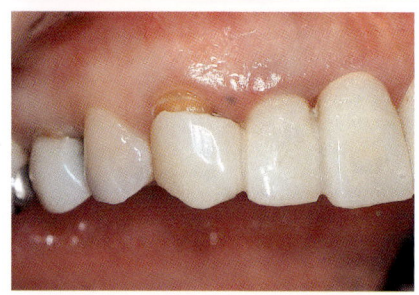

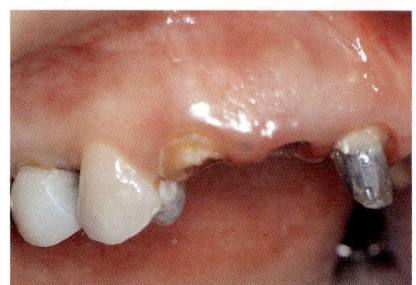

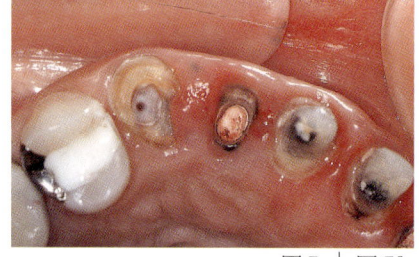

図 *7a～d*　3|挺出前．4|近心面にう蝕が認められたため，インレーの咬合面と近心面を除去し，ワイヤーを埋め込むような形でセメント合着し，2 1|のプロビジョナルレストレーション内にワイヤーを埋め込むことによって，挺出期間中の審美的な面も配慮できた．

図 *7e, f*　3|挺出後の状態．

図 *7e* | 図 *7f*

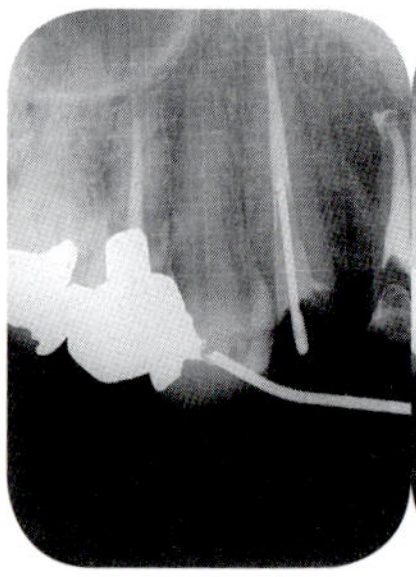

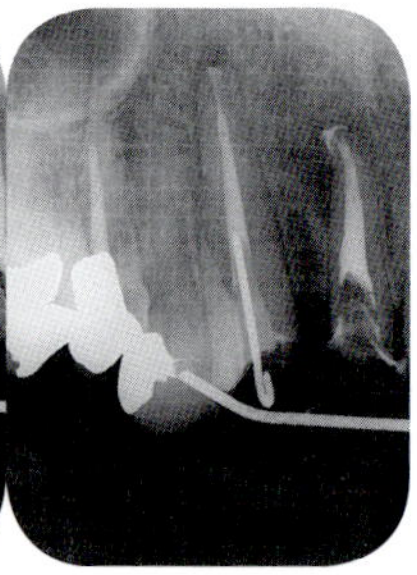

図 *7g, h*　3|挺出前後の比較．約 3 mm の挺出を行った．

図 *7g* | 図 *7h*

【歯周外科処置】

図 *8a* | 図 *8b*

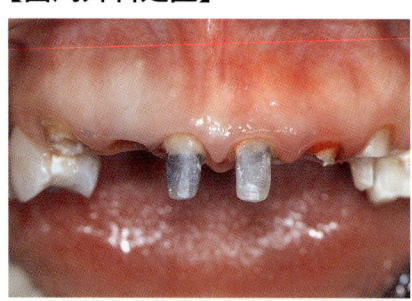

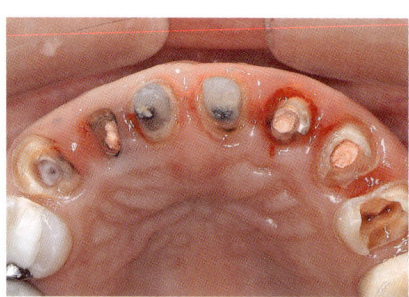

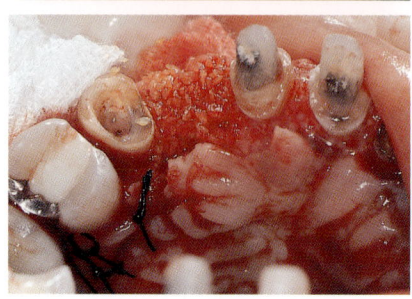

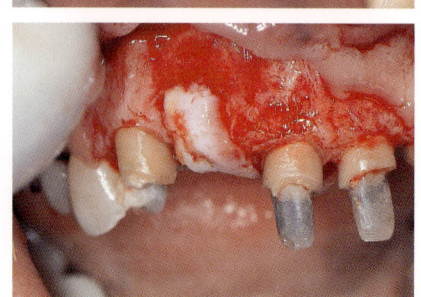

図 *8a*　術前．上唇小帯高位付着が認められる．
図 *8b*　歯肉の厚みは厚い．

図 *8c* | 図 *8d*

図 *8c, d*　2|抜歯後，骨移植材と結合組織移植による Ridge Preservation を行った．

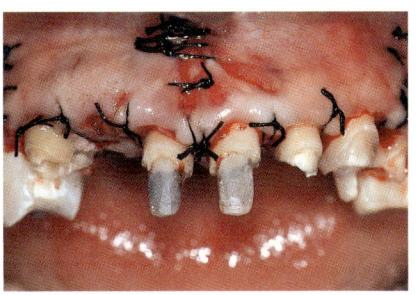
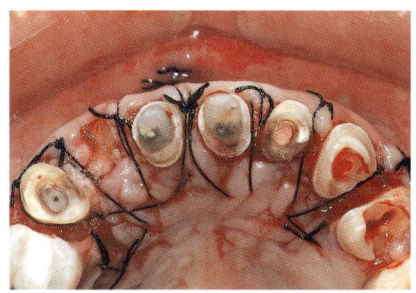

図 *8e*, *f* 縫合終了時．上唇小帯の除去と Biologic width の獲得のため，縁下う蝕に対して Apically Positioned Flap にて対応した[3]．

図 *8e* | 図 *8f*

【印象採得】

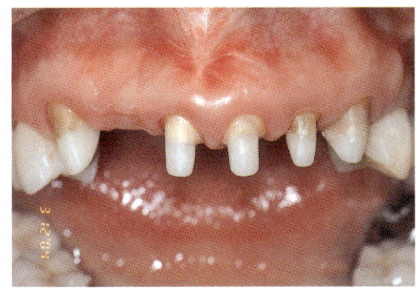
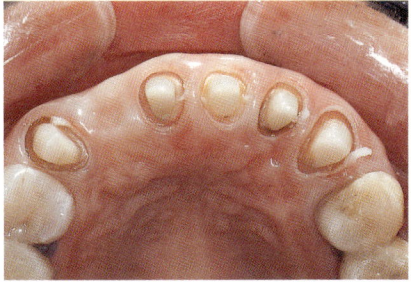
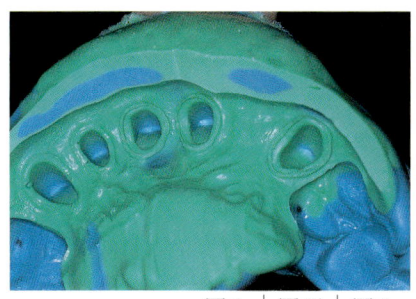

図 *9a*〜*c* 歯周環境が整備されているため印象採得は容易である．

図 *9a* | 図 *9b* | 図 *9c*

太く長いメタルコアが装着されている．根管内う蝕の有無，根尖病変の反応を確かめるためメタルコアを除去し再根管治療を行った（図 *6a*, *b*）．リトルジャイアントなどの器具を工夫して使うことで，このようなメタルコアでも除去が可能である．

　上顎前歯部，特に 2| は縁下う蝕，根管内う蝕が大きく，残存歯質も少ないことから将来的に破折の可能性が高いため，保存不可能と診断した．しかし，大きい根尖病変を残したまま抜歯すると歯槽堤の陥凹が生じることがある．よって歯槽堤の陥凹を避けるため，根尖病変の縮小を目的に根管治療を行った．

　また，3 1|1 2 3 の再根管治療歯については保存可能と診断したが，|3 は縁下う蝕も深く，そのまま骨外科処置を行うと 4 3| 間の支持組織の喪失は避けられない．また，|4 の近心根面部の concave が露出する可能性が高くなり，清掃性が低下する危険性がある．|3 の骨外科処置に伴う 4 3| 間の支持組織の喪失と，|4 近心部面部の concave の露出に対しては，|4 と抜歯予定である 2| をアンカーにして |3 を挺出さ

せ，最小の骨外科処置で行えるよう，また最終補綴物の歯冠が長くならないよう考慮した（図 *7a*〜*f*）．

本症例の考察

治療成功のキーはどこにあるか

　本症例のキーポイントは，以下の 2 点であろう．
① コンプライアンスの確保

　主訴である欠損部位のみの治療を希望された患者であったが，目標を達成する上で，初期治療段階での歯内療法学的診断，プロビジョナルレストレーションによる清掃性・機能性・審美性を考慮した補綴学的診断，縁下う蝕に対する歯周病学的診断などの基礎的要素に十分に時間をかけたこと，特に直視できない歯内療法の問題に対してコンサルテーションを行ったことにより，患者の歯科治療への意識の改善がなされ，全顎的治療，いわゆる一口腔単位の治療を行うことへのコンプライアンスを得られたことが成功のポイントと思う．

治療終了時の状態──1

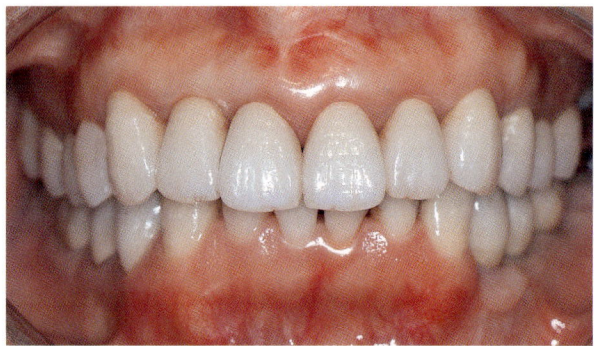

図 10a
図 10b 図 10c
図 10d 図 10e

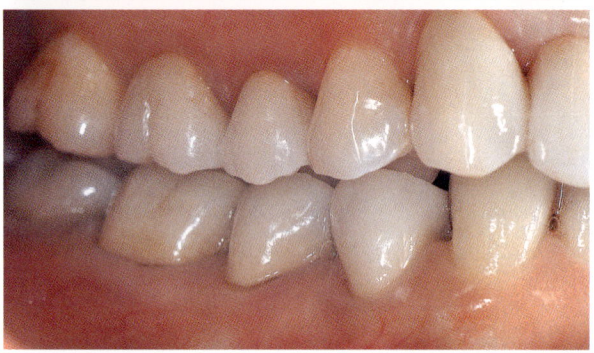 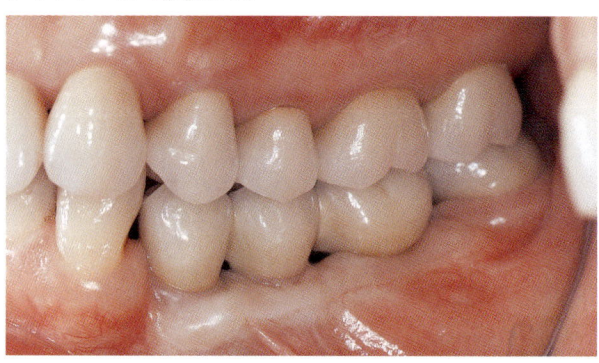

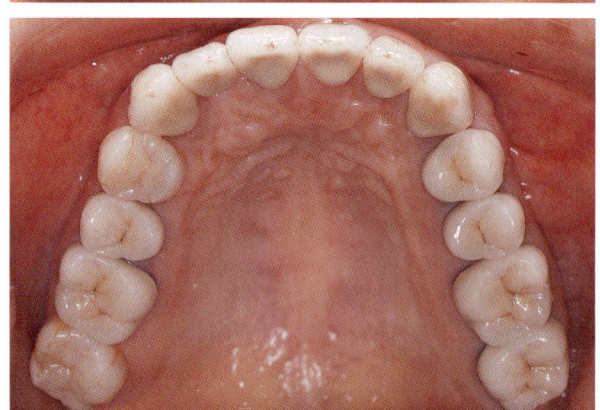 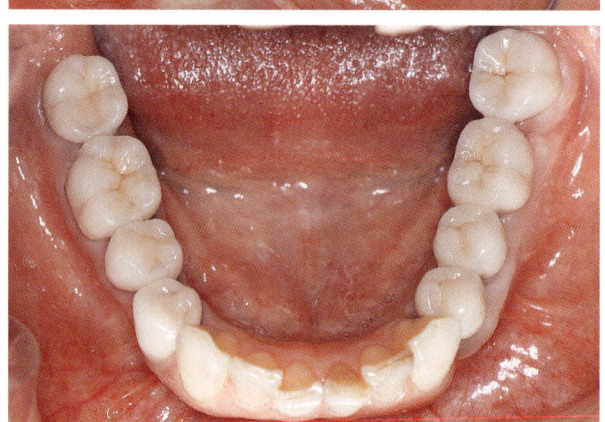

図10a～e ③②①はオールセラミックブリッジにて修復．｜①②③はオールセラミッククラウンにて修復．⑥⑤｜④⑤⑥⑦，⑦⑥⑤④｜⑦，｜④⑤⑥のインプラントの上部構造はメタルボンドクラウンにて修復した．⑦｜④はセラミックインレーにて修復した．

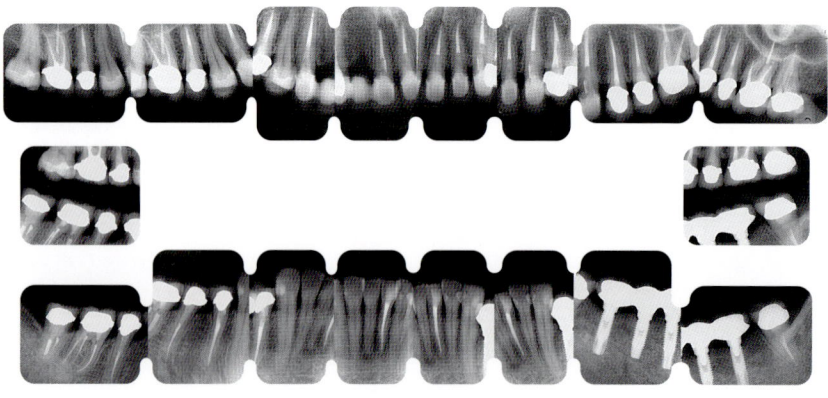

図11 ⑤③①｜①②③④⑤⑥⑦，⑦④｜①⑦は再根管治療を行った．⑥｜，⑥⑤｜は二次う蝕が大きかったため抜髄処置を行った．｜①を除いたすべての根管治療を行った歯にはファイバーコアによる支台築造を行った[3]．歯槽頂部に歯槽硬線が認められ，歯根膜腔の拡大もなく，安定した咬合関係が確認できる．

治療終了時の状態──2

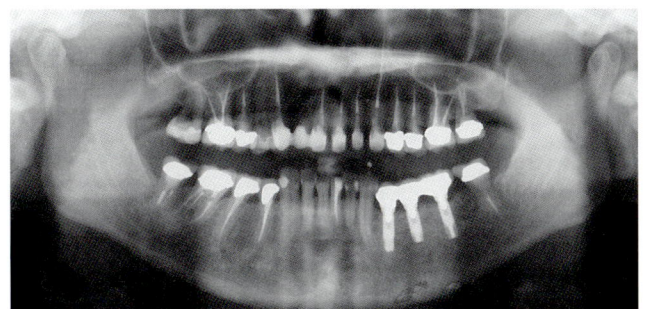

図12 治療終了時のパノラマエックス写真．

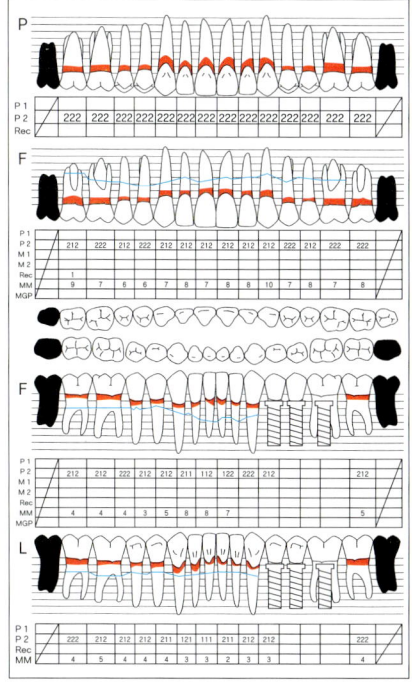

図13 歯周ポケットもなく，歯肉の出血も認められない．この状態でメインテナンスに移行できると考える．

②チームアプローチによる治療

治療において，綿密な診査・診断と説明によってコンプライアンスが確立された後に，同じコンセプトを持った専門医が専門性を生かし，連携して治療を進められたことも成功のポイントと考える．

本ケースにおける課題

矯正治療を受け入れてもらえず，アングル2級咬合，下顎の叢生の改善が行えなかった．抜歯予定の 2| に対しては Ridge Preservation（図 *8c, d*）を行ったが，やや歯冠長が長くなった．歯周外科処置前に挺出を行い，歯槽骨と歯肉を増大させてから抜歯を行い[4]，抜歯後に陥凹が残れば，その陥凹に対して Ridge Augmentation を行うことで，より一層の審美的結果が得られたのではないかと考える．

注目されているインプラント治療や審美治療を行う上で，まず歯を確実に残すことのできる知識・技術を持ち，コンセプトを持った予知性のある治療を行うことを念頭におき，今後も実践していきたいと考える．

謝辞

いつもご指導をいただいている中村公雄先生，小野善弘先生，ならびに貴和会歯科の先生方やスタッフに深謝します．また，執筆にあたり多大なアドバイスを頂いた船登彰芳先生，石川知弘先生に厚くお礼申し上げます．

参考文献

1. 中村公雄，宮内修平，森田和子，多田純夫，藤井康伯，重村宏．現代の歯冠補綴．歯周治療をふまえた補綴治療．東京：クインテッセンス出版，1998；55-86．
2. 小野善弘，畠山善行，宮本泰和，松井徳雄．コンセプトを持った予知性の高い歯周外科．東京：クインテッセンス出版，2001；95-105．
3. 青井良太，宮前守寛，中村公雄．21世紀の支台築造──ファイバーコアポストを用いた支台築造．In：別冊 the Quintessence YEAR BOOK 2005．現代の治療指針．全治療分野と欠損補綴．東京：クインテッセンス出版，2005；24-27．
4. Salama H. Prosthodontics, periodontics, and orthodontics: a multidisciplinary approach to implant dentistry-Part I. Dent Implantol Update 1995；6(9)：65-68．

歯周病と咬合異常の口腔内において
機能および審美を回復した症例

清掃性を考えたインプラント埋入前の骨の造成と天然歯を削らずに審美回復を目指したオーラルリハビリテーション

秋山勝彦
秋山歯科医院

[著者紹介]
歯周形成外科の術式は未開発な部分が多いことから，かねてより歯周形成外科に高い関心を抱く．将来の目標は歯周形成外科の専門家．1985年，東京歯科大学卒業．

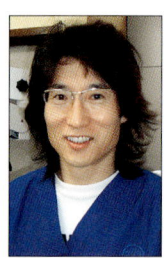

はじめに

歯科治療のゴールは当然高い機能，審美，永続性が求められる．ゴールへの道のりはさまざまであり，術者の技量，考え方でその行程はまったく異なったものとなるであろう．現時点での筆者の実力でできる範囲で，患者の希望をできるだけ叶えてあげたいと思い治療した．

患者の基本データ

58歳の女性で，非喫煙者．内科的に特記すべき事項なし．ご主人が義歯なので義歯を入れたくないとのことであった．

連絡先：〒400-0601 山梨県南巨摩郡鰍沢町1217

本症例の着眼点

本症例の問題点と理想的な治療目標

側方運動で大臼歯がガイドしているので，アンテリアガイダンスを回復する必要がある．下顎大臼歯根分岐部病変はⅢ度であり，大きな骨吸収が認められるため，長期的な予後が望めない．ましてこれだけアブフラクションがある過酷な口腔内ではなおさらである．そこで下顎大臼歯部はインプラント治療を選択した．7|が抜歯になるので，インプラントは|6と|6 7の3本となる．その際に問題となるのは，小臼歯部の骨に比べて明らかに両下顎大臼歯部の骨吸収がひどく，このまま抜歯した場合，小臼歯部と大臼歯部に大きな骨の段差ができ清掃性が悪くなるうえ，エマージェンスプロファイルの不利なインプラント選択，もしくはインプラントが埋入できない可能性である．今回，幸運にも両側に第三大臼歯があるので，これを利用して下顎大臼歯を矯正的に

初診時の状態──1

初診時の患者プロファイル

初診日：2003年7月14日
初診年齢，性別：58歳，女性
主訴：奥歯で食べ物が噛みにくい，歯肉退縮がひどく，このまま歯が抜けてしまいそうで不安である．隙間だらけで恥ずかしくて笑えない．歯の色も黄色くて気になる．治療したところばかり悪くなるので，もうこれ以上健康な歯を絶対に削りたくない．
全身的既往歴：特記事項なし．
初診時の所見：顎位，顎関節，筋肉の異常は認められない．Angle class Ⅰ の咬合で，アンテリアガイドがなく側方運動では臼歯部がガイドしている．臼歯部の補綴物マージンはすべてあまく，二次う蝕になっており，その咬合面形態はフラットで解剖学的な形態からはほど遠い．大臼歯部のすべてに根分岐部病変がある．全顎的に歯肉退縮と歯間乳頭が消失している．歯頸部にアブフラクションと思われる楔状の欠損があり，レジンが充填してあるが歯頸部は剥離している．

患者は，これまで何度も上下左右の奥歯の歯肉が腫れ，そのたびに歯科医院にて膿を出してもらって薬を飲んでいたが，全顎的に計画を立てて治療をした事はなく，いずれは総義歯になるのではと不安を抱いていた．

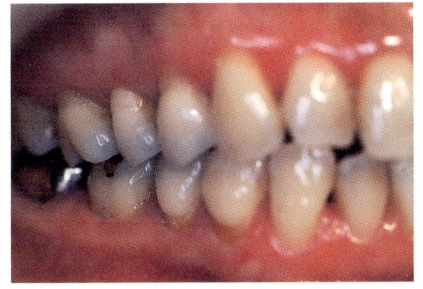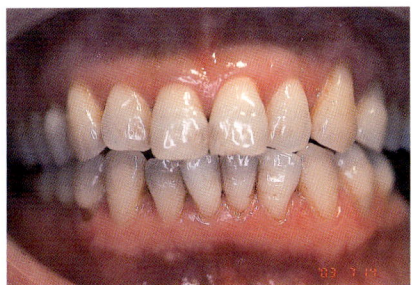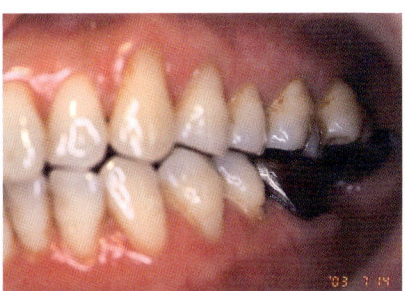

図1a｜図1b｜図1c
図1d｜図1e

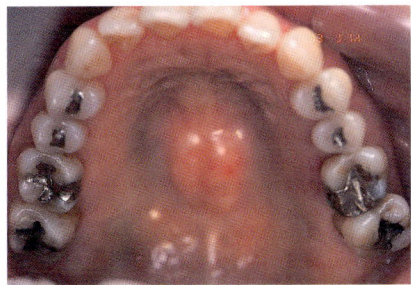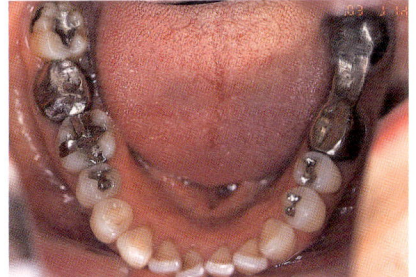

図1a〜e　咬合状態で犬歯同士が離開している．そのうえ，6|6の遠心頬側咬頭が咬合平面より大きく下がっているため，咬頭干渉が疑われる．臼歯部はアブフラクションと歯肉退縮がひどいため，前歯からのガムラインが大きく乱れている．76543|はMiller classⅣ，|34567はMiller classⅢ，下顎はMiller classⅠだが，歯冠部の膨らみが大きいうえにアブフラクションによる凹みも大きく，しかも歯頸部がう蝕になっている．大臼歯の補綴物は不適合で二次う蝕があり，咬合面の形態はフラットで解剖学的な形態からはほど遠い．

挺出することで硬・軟組織を垂直的に増多できれば，清掃性が高くエマージェンスプロファイルの有利なインプラントが埋入できる．

65|と|67は，骨が水平的に吸収し硬組織の再生が困難であることから，エムドゲイン®による再生療法を選択し，付着の獲得を目指すことにした．

歯肉退縮に対する対応は，全顎的な歯周処置後に行う．6543|の歯肉退縮はMiller classⅣで，

初診時の状態——2

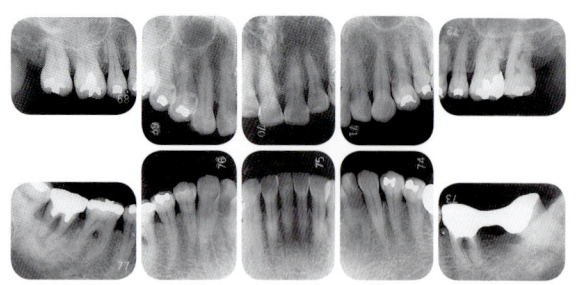
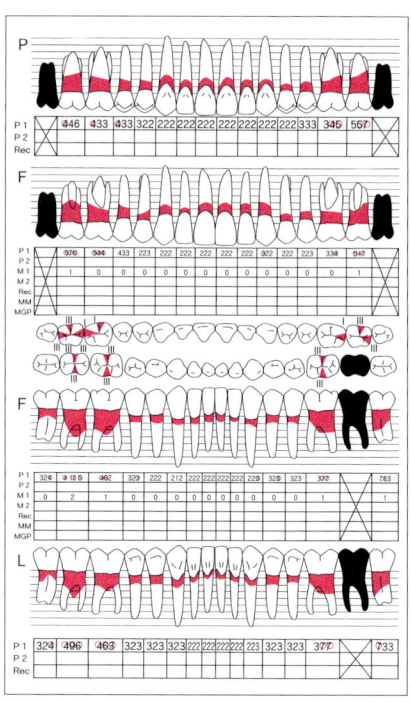

図2 |7は根尖まで骨吸収が進んでいるうえに根が近接している．|6の遠心と|5の遠心には骨吸収像があり，|7は根分岐部を越える骨吸収像がある．|6の遠心は骨の吸収がみられるうえ，二次う蝕になっている．下顎においては，|7は根尖まで骨吸収像がみられ，|6根分岐部の骨吸収像もかなり進行している．|6についても根分岐部の骨吸収像はかなり進行しており，|8近心にも骨吸収が認められ，しかもその骨吸収像は|6の遠心にまで及んでいる．全体的に補綴物の適合が悪く，二次う蝕になっている．

図3 |7は頬側に7mmのポケットがあり，根分岐部病変III度である．|6は頬側と遠心にI度の根分岐部病変，|7は遠心に7mmのポケットがあり，根分岐部病変III度である．下顎においては，|7の頬側に10mmのポケットがあり根分岐部病変III度，|6の頬舌側は6mmのポケットがあり根分岐部病変III度，|6の頬舌側は7mmのポケットがあり分岐部病変III度，|8の近心には7mmのポケットがある．

|3456もMiller classIIIの退縮であることから根面被覆はかなり難しいと考えられるが，健康な歯を削りたくないという患者の希望もあることから，補綴処置で問題を解決するのはなるべく避けたい．|54|45の歯肉退縮はMiller classIだが，歯冠部の膨らみが大きいうえにアブフラクションによる歯根の凹みとう蝕のため，その回復は困難をきわめる．歯周形成外科の選択となるが，できれば歯肉に瘢痕を残したくないことから，上顎はトンネリングテクニックを，下顎はエンベロープテクニックを使い根面被覆を行う．

なお，歯の色に対しては漂白にて対応することが最善と考えた．

患者の選択した治療とそれに応じた治療目標・治療計画

1）患者の要求

患者の望みは，できるだけ自分の歯を残したうえで思い切り笑えるようになりたいということである．しかし，審美治療のために健康な歯を削りたくないため，歯肉退縮と歯間乳頭の消失への対応は，できるかぎり歯を削ることなく歯周形成外科にて対応してほしいとのことであった．また，|7の抜歯への同意は得たが，|65と|67はできるだけ残す治療方針とした．

下顎は，大臼歯についてはできるだけ長持ちするように治療したいという希望があり，インプラントによる治療ならびにインプラント埋入前の矯正的挺出による硬・軟組織の増多に同意された．さらに|7相当部に可能ならば歯を入れてほしいとの希望もあった．歯の色に関しては漂白してほしい，とのことであった．

2）治療計画

Miller classIII，IVの歯肉退縮と歯間乳頭の消失はスタンダードな術式が存在しないのが現状である．今回の症例については，歯を削りたくないという強

【インプラント治療前の診断用ワックスアップ】

図4a　図4c
図4b

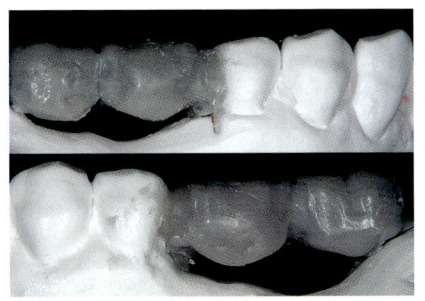 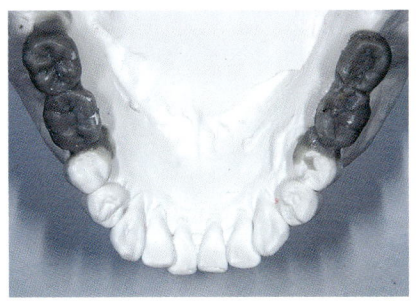

図4a〜c　診断用ワックスアップにて，そのまま抜歯すると理想的な埋入位置と比べるとかなり硬・軟組織が落ち込む事がわかる．

【7 6|の矯正的挺出】

図5　図6

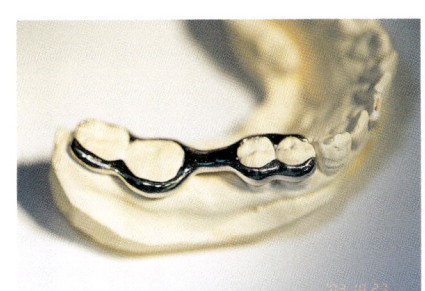 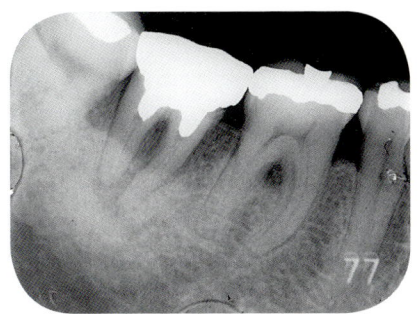

図5　矯正装置は鋳造鉤が8 7 5 4|4 5　8にかかるように設計し，ある程度咬合できるようにした．

図6　小臼歯部と大臼歯部の骨レベルの差がひどく，特に7|は根尖まで骨が吸収している．

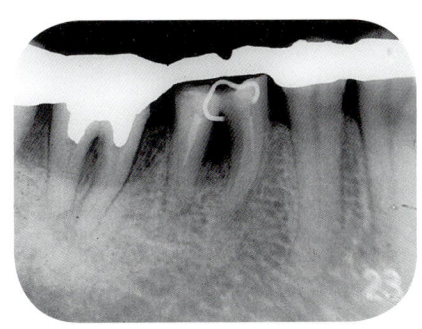 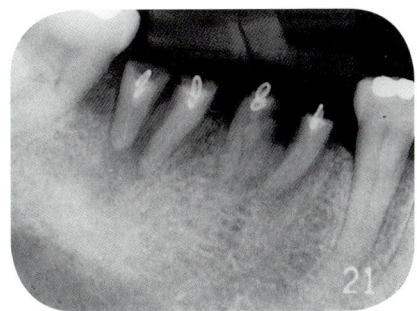 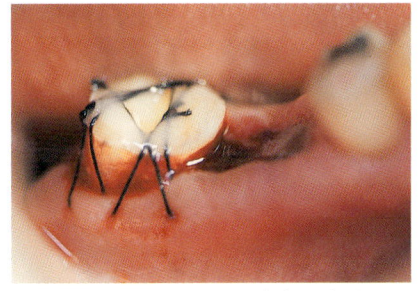

図7　挺出する歯の歯冠を削り落とし，0.16インチ矯正用ワイヤーを曲げてゴムを通して根管のなかに光重合レジンで固定した．歯が挺出して矯正装置と接触した後，3週間待って削合し，同じ事を繰り返す．6か月かけてゆっくり挺出させた．

図8　7|は途中から挺出に加えた．6か月後，明らかに骨の造成が認められる．エックス線写真ではわからないが，硬組織のみでなく軟組織も造成に成功している．

図9　右側は6番までの咬合予定だったが，患者はハイスマイルラインでとくに小柄な方であるので，話しているときに7|7までよく見える．そのため患者の希望で，7 6|の抜歯時に8|を7|に移植した．

い要望があったとこから歯周形成外科にて対応するが，完全な回復は不可能であることについて，患者と十分なコンセンサスを得た．

最終的な治療計画は以下のとおりである．

・アンテリアガイダンスの回復．
・7|抜歯．
・6 5|と6 7|のエムドゲイン®による再生療法．
・7 6|と|6の矯正的挺出と|6 6 7へのインプラントの埋入，7|への|8の移植．|8はインプラント補綴処置後抜歯．
・6 5 4 3|と|3 4 5 6の歯間乳頭の再建と根面被覆．
・5 4|4 5の根面被覆．
・漂白．

治療過程における処置のポイント

はじめにアンテリアガイダンスを回復することにより，外傷的な力が臼歯部にかかるのを防ぐ．上顎

【6⏋へのインプラント埋入】

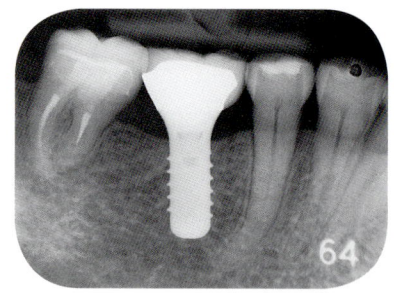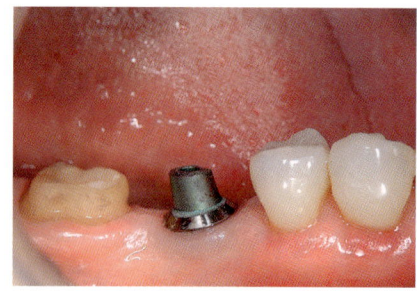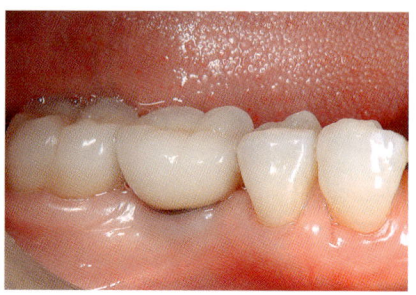

図10a～c インプラントの埋入は，抜歯後軟組織の治癒を1か月待って行った．6⏋のインプラントは直径4.8mm，長さ10mmのワイドネックインプラントを埋入し，6週間の治癒期間を待ってからメタルボンドで，移植した歯はEmpress 2で補綴した．歯頸部がきれいにそろっているのがよくわかる．とくに大臼歯部のインプラントと補綴物とのマージンは，0.5mm縁上にくるように埋入した．

図10a｜図10b｜図10c

【⏋67へのインプラント埋入】

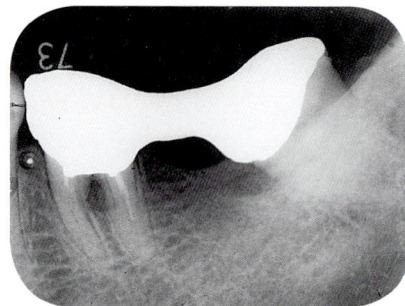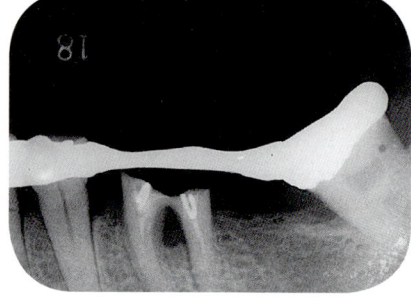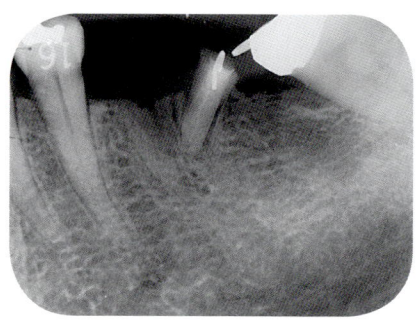

図11a｜図11b｜図11c
図11d｜

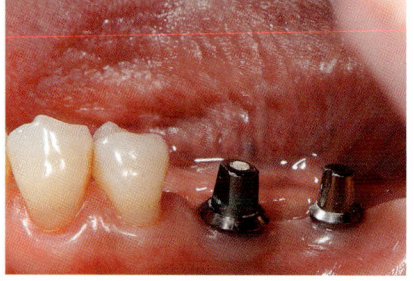

図11a～d a：左の挺出については3か月遅れで開始した．理由はどちらかで噛めるようにするためである．b：根分岐部の骨がかなり吸収しているのがわかる．c：垂直的に骨を増多した後，遠心根のみを⏋8を利用して遠心に引っ張る事により，⏋7部の骨を造成した．d：⏋8は近心が⏋7と咬合していたので，インプラントがオッセオインテグレーションするまで残しておいた．⏋6のインプラントは直径4.8mm長さ10mmのワイドネックインプラント，⏋7は直径4.1mm長さ10mmのスタンダードインプラントを埋入した．エックス線写真上で明らかに骨レベルがそろっているのがわかる．

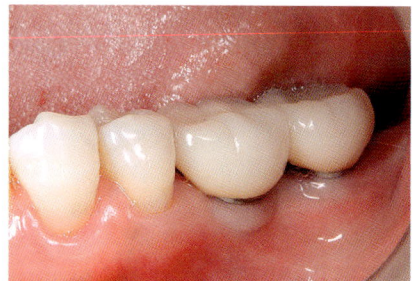

図12a｜図12b

図12a，b インプラントと天然歯との歯頸部がそろっている．

の骨はフラットであることから，再生療法にて付着の獲得を目指す．根面被覆と歯間乳頭再建は，先述のとおり完全な再建は難しい．できるだけ歯冠側に歯肉をロールアップできるように縫合を工夫する．下顎大臼歯の矯正的挺出は，硬・軟組織をより増多するため，ゆっくり挺出させる．

本症例の考察

治療成功のキーはどこにあるか

簡単に抜歯をせずに矯正的に挺出することにより硬・軟組織を垂直的水平的に増大させたので，条件

歯周病と咬合異常の口腔内において
機能および審美を回復した症例

【6543 の歯間乳頭の再建と根面被覆】

図13│図14

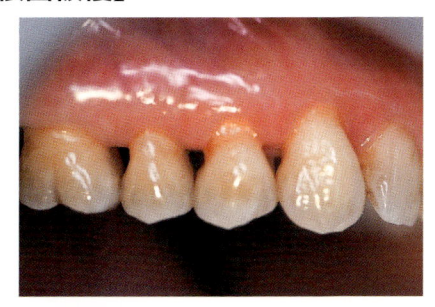

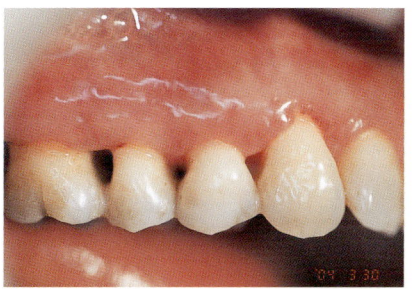

図13 歯頸線が完全にフラットになっている，Miller class Ⅳである．この状態から根面被覆し，歯間乳頭も再建するのは難しい．

図14 1回目の手術後の状態．まだまだ大きな隙間が歯間部に残っている．いかにたくさんの組織が失われているのかよくわかる．

図15│図16

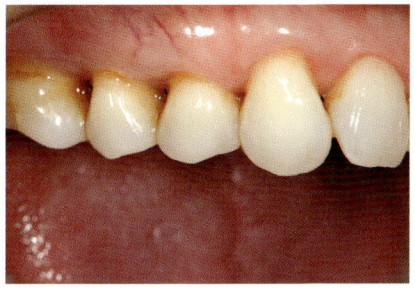

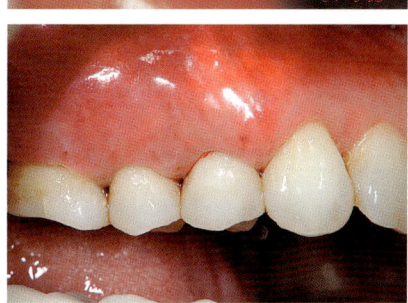

図15 2回目の手術後の状態．かなり歯間部の隙間が埋まってきたが，まだ隙間は存在する．

図16 3回目の手術後の状態．歯肉が完全に隙間を埋めているのがわかる．

【3456 の結合組織移植による根面被覆】

図17a│図17b

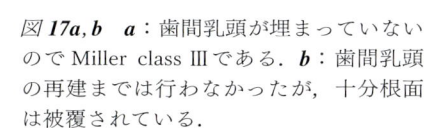

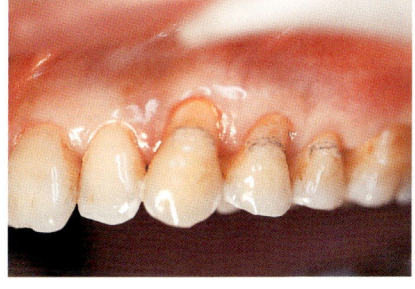

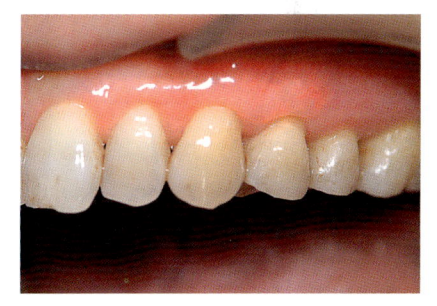

図17a, b *a*：歯間乳頭が埋まっていないのでMiller class Ⅲである．*b*：歯間乳頭の再建までは行わなかったが，十分根面は被覆されている．

【54 の結合組織移植による根面被覆】

図18a│図18b

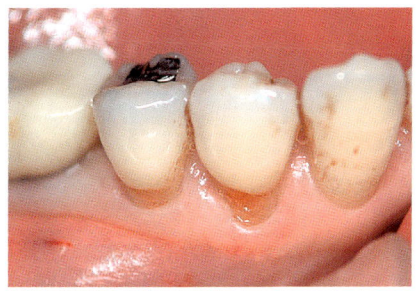

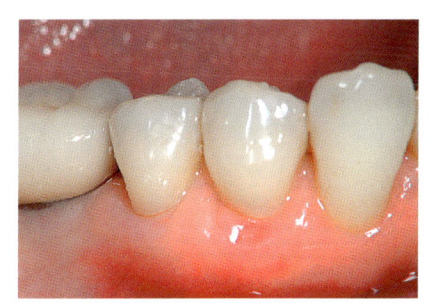

図18a, b *a*：Miller class Ⅰだが，歯肉より歯冠の豊隆がきついため根面被覆が困難である．*b*：術後．きれいにガムラインがそろっている．

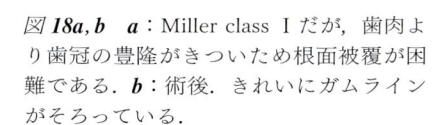

【45 の結合組織移植による根面被覆】

図19a│図19b

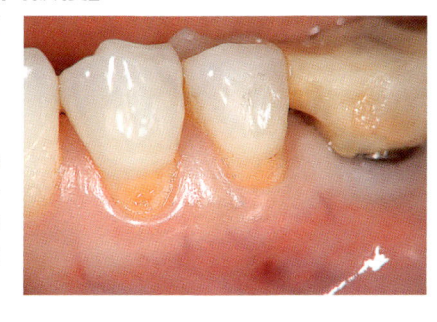

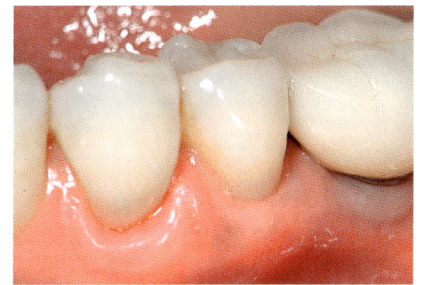

図19a, b *a*：Miller class Ⅰだが，歯肉より歯冠の豊隆がきついため，根面被覆が難しい．*b*：歯頸部の段はコンポジットレジンにて充填した．術後，ガムラインがきれいにそろっているのがわかる．歯肉の厚みや付着歯肉が増大している．

治療終了時の状態 ── 1

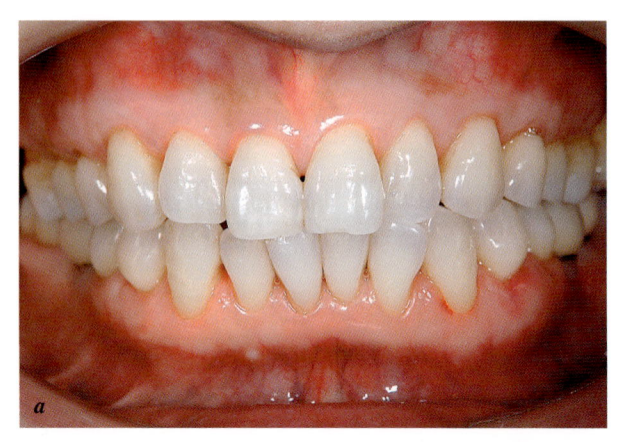

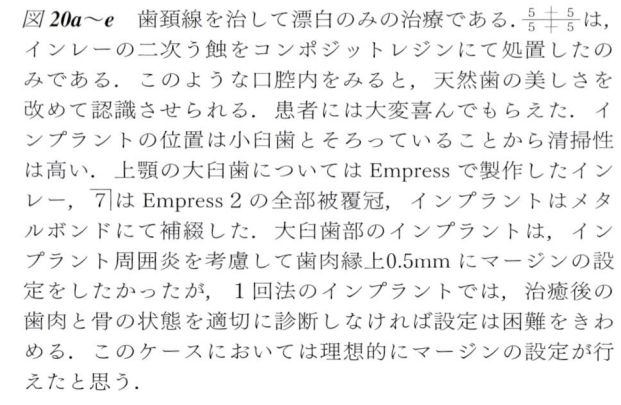

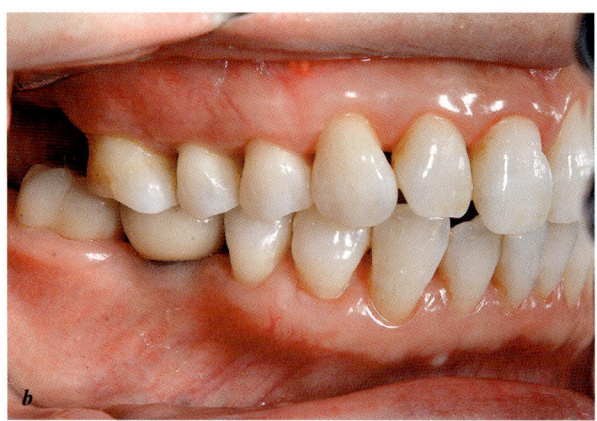

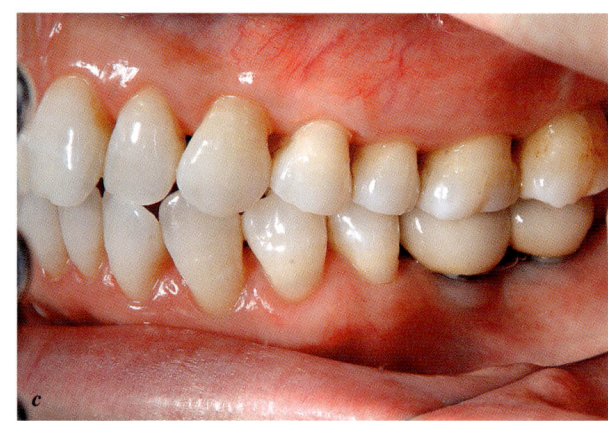

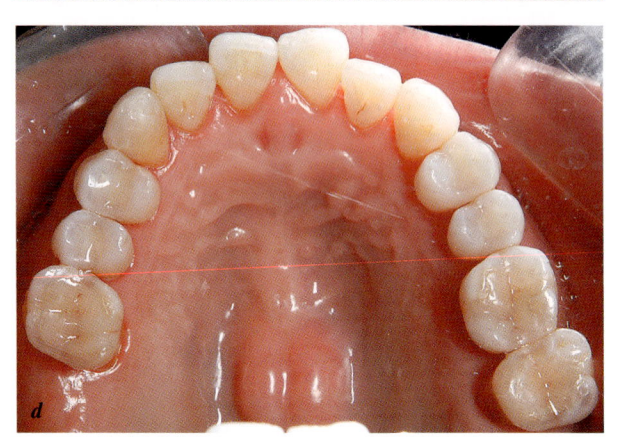

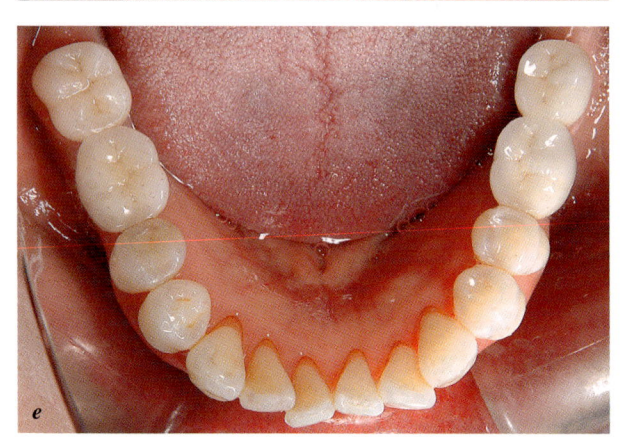

図20a〜e 歯頸線を治して漂白のみの治療である。$\frac{5}{5}|\frac{5}{5}$は，インレーの二次う蝕をコンポジットレジンにて処置したのみである。このような口腔内をみると，天然歯の美しさを改めて認識させられる。患者には大変喜んでもらえた。インプラントの位置は小臼歯とそろっていることから清掃性は高い。上顎の大臼歯については Empress で製作したインレー，$\overline{7}|$ は Empress 2 の全部被覆冠，インプラントはメタルボンドにて補綴した。大臼歯部のインプラントは，インプラント周囲炎を考慮して歯肉縁上0.5mmにマージンの設定をしたかったが，1回法のインプラントでは，治癒後の歯肉と骨の状態を適切に診断しなければ設定は困難をきわめる。このケースにおいては理想的にマージンの設定が行えたと思う。

のよいインプラント埋入が可能になったことがこのケースの成功の鍵だと考える．

本症例における課題

　本症例の問題点は，咬合崩壊，歯周病，歯肉退縮，アブフラクションなど多岐にわたるが，もっとも大きい要因はアンテリアガイダンスの欠如だと思われる．既存の歯を削りたくないので，口蓋側に対摩耗性の高いコンポジットレジンで足す咬合調整にて対応し，また臼歯部の咬頭を補綴時にできるだけ解剖学的に正常な状態に回復して咬合の垂直化を図った．今後，患者の口腔内がこの状態を受け入れてくれる

歯周病と咬合異常の口腔内において
機能および審美を回復した症例

| 治療終了時の状態——2 |

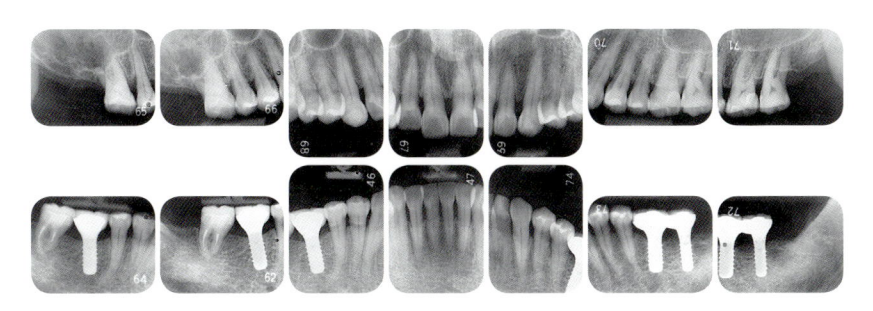

図21 エムドゲイン®による再生療法を行った6 5|の骨の吸収像は，再生した硬組織によりフラットになり，歯槽硬線がみえる．|7は根分岐部病変Ⅲ度だったが，エックス線上では硬組織で根分岐部が埋まっているようにみえる．インプラント周囲の骨の状態も良好で，小臼歯との骨レベルはきれいに移行的であり，全体的に良好な状態である．

図22 治療前の問題点である上顎の根分岐部病変と深いポケットは，すべて浅いポケットになったのがチャートから読み取れる．また根面被覆をしているので付着歯肉が増えている事も，今後のプラークコントロールをしやすくするはずである．明らかに歯周組織の炎症のコントロールがうまく処置された事が読み取れる．これからのメインテナンスがとくに重要になってくる．

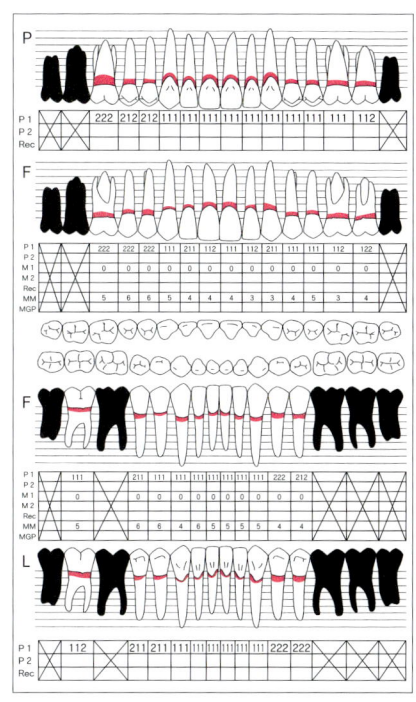

かは慎重にフォローアップする必要がある．

　上顎の歯肉退縮については，段階的に歯肉の増多を図ったため，それぞれ3回の歯周外科を行った．患者に負担をかけたので，可能ならば1回の手術で対応できればよかったと思う．とくに歯間乳頭の再建については，長期間にわたる維持が困難であることについて十分コンセンサスを得ているが，慎重に経過をみていきたい．

　昨年の11月，ボストンのハーバード大学歯学部において，本症例をインプラント科教授であるH.P. Weber先生の前で発表する機会を得た．そのときWeber教授から，|7はなぜインプラントを選択しなかったのかという質問があった．本症例では，|7がないため|6までの治療予定だったが，患者はハイスマイルラインでしかも小柄であり，7|7まで簡単に見えてしまうと本人から言われていたため，|7までの歯列の再建を選択した．この場合，確かに移植よりインプラントのほうが成功する確率は高いと思われる．しかし，患者はできるだけ自分の歯を残したいという希望が強かったため|8を移植したのだが，米国と日本の考え方の違いを感じさせられた．幸いそれ以外については大変ほめていただき，またケースプレゼンテーションアワードを受賞することができた．

謝辞

　今回ご推薦いただいた，くれなゐ塾の内藤正裕先生に感謝申し上げます．

参考文献
1．内藤正裕．臨床のヒント1．考える補綴．東京：アースワークス，2004．
2．内藤正裕．臨床のヒント2．変化する補綴．東京：アースワークス，2005．
3．小野善弘，畠山善行，宮本泰和，松井徳雄．コンセプトをもった予知性の高い歯周外科処置．東京：クインテッセンス出版，2001．

21世紀の歯科臨床を読む
若手臨床家ケースプレゼンテーション 30

オーバーデンチャーとパーシャルデンチャーを用いた機能と審美性の回復
義歯を有効に機能させるためのインプラントと磁性アタッチメントの活用

飯沼　学

北大塚歯科

[著者紹介]
　行った治療が患者の口腔内で長期にわたり機能し，維持され，その結果として患者の満足と信頼を得ることをつねに臨床で心がけている．しっかりとした診査に基づいた診断・治療計画を立案した後に治療を行うようにしている．なかでも重要なのは炎症と力のコントロールであり，さらに偏った考え方に陥らずさまざまな角度から考察することだと考えている．1992年，北海道大学歯学部卒業．

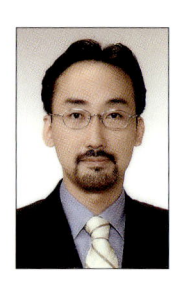

はじめに

　一般的にオーバーデンチャーやパーシャルデンチャーというとコンプリートデンチャーへの通過点，あるいは暫間的なものといったイメージをもっている方も多いのではないだろうか．たしかに十分に機能していないものや，とても審美的とは思えないようなものをよく目にすることは否定できない．

　しかし，必要な条件を整え，きちんとしたステップを踏んでいけばオーバーデンチャーやパーシャルデンチャーといえども，機能と審美性を十分に達成することができると筆者は考えている．

　そこで，オーバーデンチャーやパーシャルデンチャーの機能と審美性を達成するために整えるべき条件とは何なのか，それにはどのような術式をとればよいのか，筆者が行った症例をとおして述べてみたい．

患者の基本データ

　患者は初診時62歳の女性．主訴は現義歯では咀嚼困難なため，新義歯製作希望であった．現在装着している義歯は上下顎とも約5年前に製作し，下顎義歯は約2年前に破折し修理を行った．修理後から左側顎堤粘膜部に疼痛を覚え，咀嚼困難になってきたとのことであった．

　また，上下顎に不良修復物や残根歯，さらに残存歯周組織に炎症がみられた．上下顎欠損部顎堤の吸収も確認できる．

本症例の着眼点

本症例の問題点と理想的な治療目標

　本症例の問題点としてもっとも重要なのは，上下顎の残存歯のポジションすなわち残存歯の対咬関係がすれ違い咬合になっていることである．このまま

連絡先：〒170-0004 東京都豊島区北大塚2-29-8 西島ビル2F

オーバーデンチャーとパーシャルデンチャーを
用いた機能と審美性の回復

初診時の状態

初診時の患者プロファイル

初診日：2004年5月27日
初診年齢，性別：62歳，女性．
主訴：新しい義歯を作りたい．
全身的既往症：特記事項なし．

初診時の所見：5｜，｜4 は残根状態．6｜6，｜4 には不良修復物が，上下顎には不良なパーシャルデンチャーが装着されている．残存歯の歯肉に炎症がみられる．

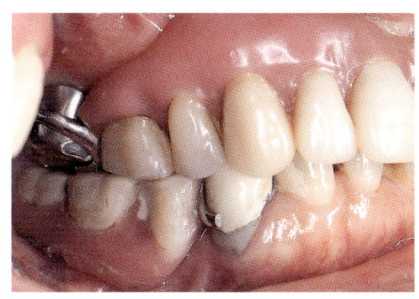

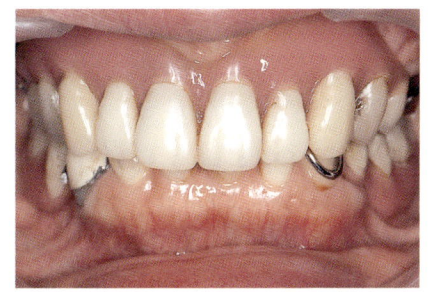

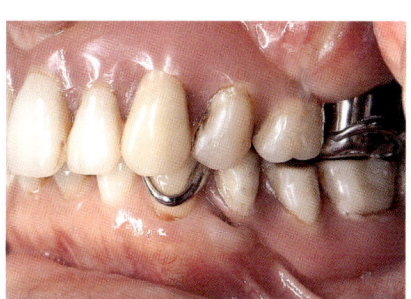

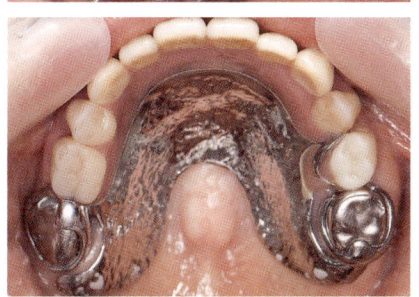

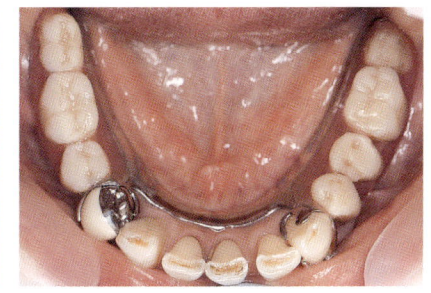

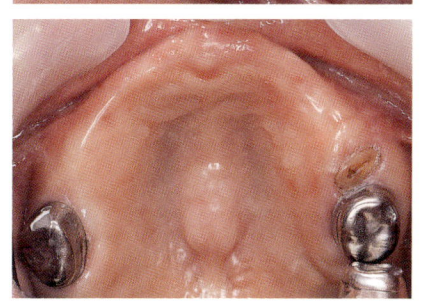

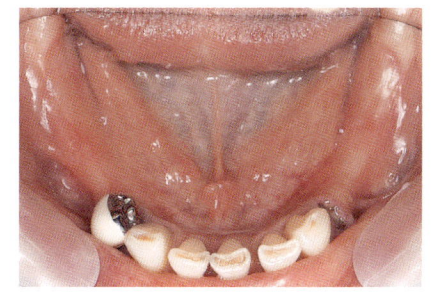

| 図1a | 図1b | 図1c |
| 図1d | 図1e | 図1f |
| 図1g |

図1a〜g　初診時口腔内写真．5｜，｜4 が残根状態である．6｜6，｜4 には不良修復物が装着されている．上下顎にはキャストパーシャルデンチャー（金属床義歯）が装着されているが，マウスプレパレーション等が不適切であり維持・安定が得られていないようにみえる．残存歯周組織に炎症がみられ，上下顎欠損部顎堤の吸収も進んでいる．

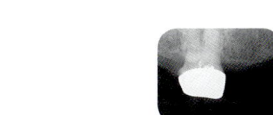

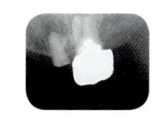

図2　5｜，｜4 には根尖病巣が確認でき，6｜6，｜4 は根管充填が不良と考えられる．残存歯支持骨の吸収がみられ，歯肉縁下歯石も確認できる．

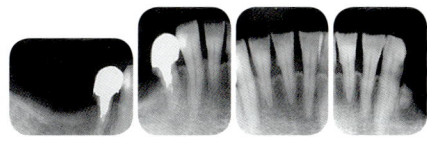

図3　不良なクラウンが装着されている 6｜6 の周囲歯肉の炎症が著しく，プロービング深さも深い．下顎前歯のプロービング深さは浅いが歯肉退縮がみられる．

【すれ違い咬合】

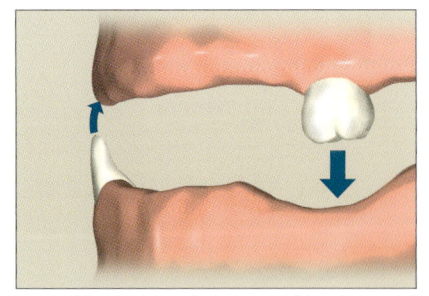

図4 上下顎対咬関係と咬合力の関係．上下顎残存歯はいわゆる"すれ違い咬合"の状態にあり，このまま支台歯として残すことにより上下顎の顎堤に著しい骨吸収をきたすと考えられる．

初診時のような設計でパーシャルデンチャーを装着しても，図4にあるように上下顎対咬関係の問題で良好な予後は期待できない．さらにいうと残存歯を図4のように温存することにより，顎堤の吸収をさらに進行させてしまうと思われる．これらのことを踏まえ，理想的な治療を行うべく以下の3つの治療計画を立て，患者に提示した．

①患者が固定性補綴物を希望した場合は残存歯に適切な処置を行い，他の欠損部位にはインプラントを用いる．この場合，残存顎堤がかなり吸収をきたしているため，多くの骨移植を行う必要がある（図7参照）．

②患者が可綴性補綴物を許容しインプラント処置の併用も承諾した場合は，対咬関係において不利になってしまう部位，すなわち上顎前歯部や下顎臼歯部にインプラントを用いたコーピングを設置し，オーバーデンチャーあるいはパーシャルデンチャーにて処置する．

③患者が可綴性補綴物は許容するがインプラント処置の併用には承諾しない場合，上顎はコンプリートデンチャー，下顎はパーシャルデンチャーまたはオーバーデンチャーにより処置する．

上顎大臼歯に関しては，さまざまな考え方があるだろう．ひとつには，6|6を術前のようにパーシャルデンチャーの支台歯としてマウスプレパレーションを施したり，コーヌスデンチャーの支台歯としたりして強固な維持力を期待する方法であるが，この方法だと6|6の残存歯質が脆弱なため，早期に歯根破折や抜歯に至る可能性が大きい．その場合，義歯の維持力低下や再製作は免れない．あるいは6|6をコーピングにして残存させた場合では，6|6を支点として義歯の沈下に極端な差ができ，前歯部顎堤に過度の吸収が起こると考えられる．そのため筆者は，6|6を抜歯しフルデンチャーを選択したいと考えた．

患者の選択した治療とそれに応じた治療目標・治療計画

当患者は固定性補綴物には固執しなかった．しかし，義歯であっても将来大きな問題を起こさず，良好に機能することを希望した．そこで話し合いの結果，前述②の計画を用いることとなった．

1）上顎の補綴設計

6|6は残存歯質の状態も万全ではなく，根管治療後コーピングにして残すのが適切と判断．また，その際歯の挺出がみられるため，歯周外科処置も行うこととした．2|2の歯槽骨の吸収が著しいためインプラントは4 3|3 4部に埋入し，磁性アタッチメントを用いて支持とともに維持力も得る計画とした．

2）下顎の補綴設計

4|は残存歯質の問題から根管治療後コーピングにすることとした．インプラントは6|4 6部に埋入し，上顎同様，磁性アタッチメントを用いて支持とともに維持力も得る計画とした．また，下顎前歯部は空隙歯列であったため，矯正処置後クラウンブリッジによる歯列弓の改善を試みることとした．

治療過程における処置のポイント

1）トリートメントデンチャーの装着

6|6，4|はクラウン除去後，残根にして上顎はオーバーデンチャー，下顎は3|3を支台歯にしたパーシャルデンチャーの形態のトリートメントデンチャーを装着した（図5a〜c）．この際，支台歯にレストシートがないとトリートメントデンチャーが安定しないため，3|3に図6a, bのようなシェルを用いてコンポジットレジンによるレストシートを付与した．

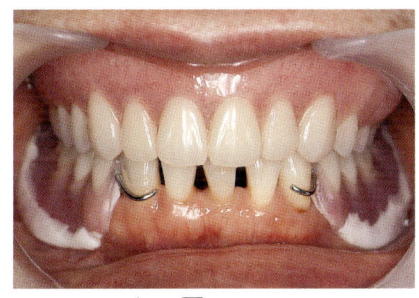

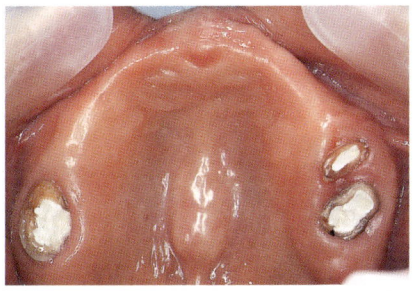

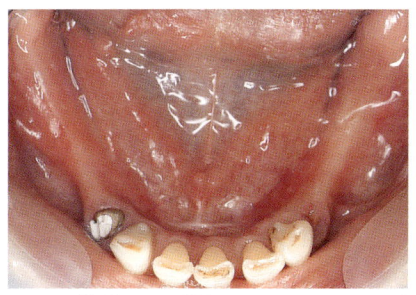

【トリートメントデンチャーの装着】

図5a〜c 6|6, |4のクラウン除去後, 残根状態にして上下顎にトリートメントデンチャーを装着した. |4はトリートメントデンチャー装着前に抜歯した.

図5a | 図5b | 図5c

【トリートメントデンチャー装着のためのレストシート】

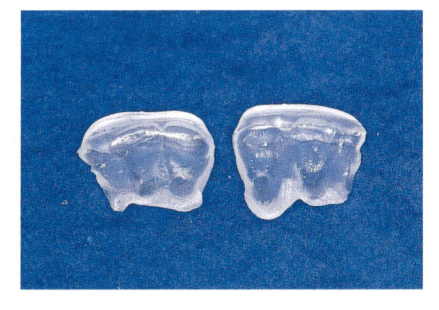

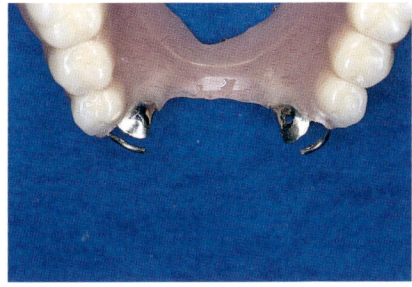

図6a | 図6b

図6a, b ラボサイドで, 3|3の舌側にあらかじめワックスアップして製作した透明シェルを用いて, 基底結節レスト状のレストシートをコンポジットレジンにて築盛した. レストはその形態に適合するようにつくられている.

【SIM/Plantによる手術計画の立案】

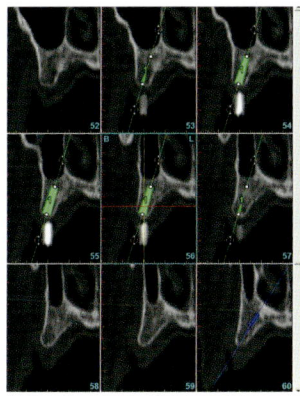

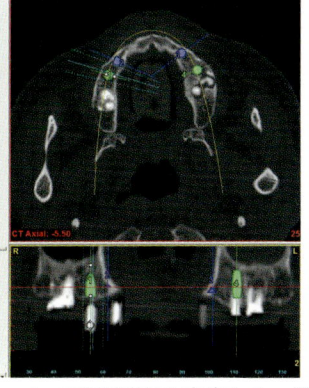

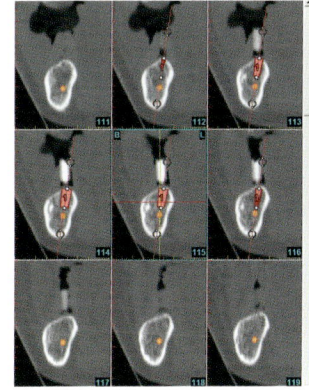

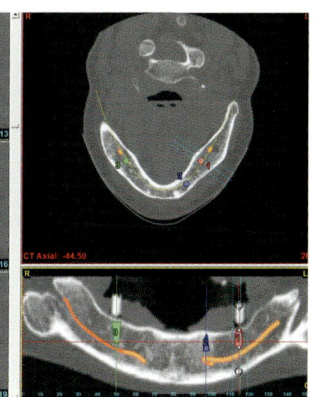

図7a, b CT撮影後, SIM/Plantにて手術計画を立案した. 撮影されたCT画像において, やはり上下顎ともに部分的に骨吸収が著しいことが確認できた. よって図4にみられるような対咬関係を改善する埋入ポジションを選択した.

図7a | 図7b

2）歯周外科処置

6|6は初期治療後もプロービング深さが深く, 口腔内やスタディーモデル等の診査から歯の挺出も認められた. 炎症の除去と挺出の改善を図るため, 歯周外科による歯肉弁根尖側移動術を行った.

3）インプラント埋入

上下顎トリートメントデンチャーから診断用テンプレートを製作し, パノラマエックス線写真やCT撮影を行い, SIM/Plantにて手術計画を立てた（図7a, b）. その後, 残存歯とインプラント部に磁性アタッ

チメントのキーパーを装着した（図8a, b）.

4）矯正処置（図9a, b）

下顎トリートメントデンチャーに磁性アタッチメントを取り付け維持力に問題ないことを確認後, クラスプを切断し下顎前歯部の矯正処置を行った. 上下顎がII級関係（上顎前突）にあるため, 下顎前歯部はスペースクローズでなくオープンコイルを用いてポンティックスペースをつくるような方法をとった.

5）最終印象採得

矯正処置が終了し, 支台歯形成を行った後, 上顎

【インプラント埋入後】

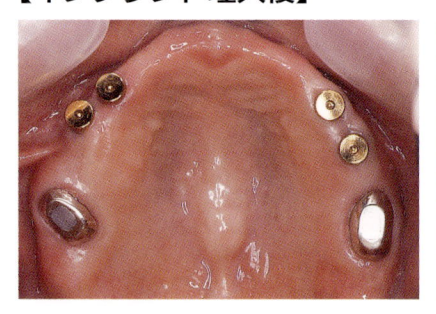

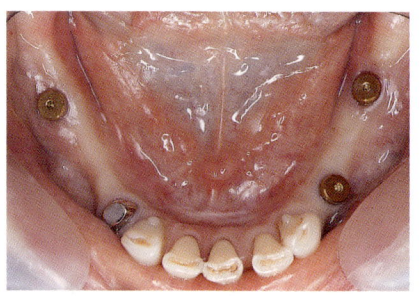

図8a | 図8b

図8a, b　インプラント埋入後の上下顎口腔内．ほぼ計画したとおりのポジションに埋入できた．インプラント部には磁性アタッチメントのキーパーを装着してある（ASTRAインプラント使用）．

【矯正処置の開始】

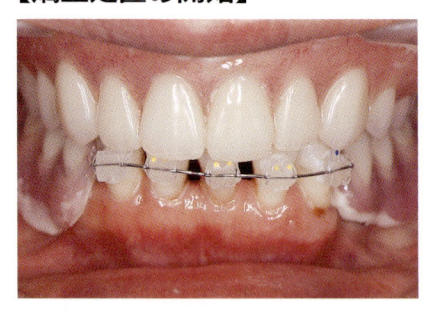

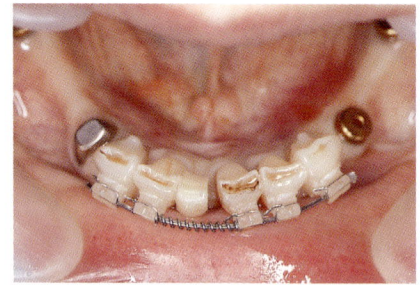

図9a | 図9b

図9a, b　下顎トリートメントデンチャーに磁性アタッチメントを取り付け，クラスプを切断し矯正処置を開始した．オープンコイルを用いて，ポンティックスペースを設けるように歯の移動を行った．

【最終印象採得】

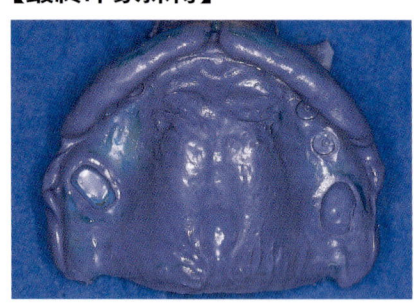

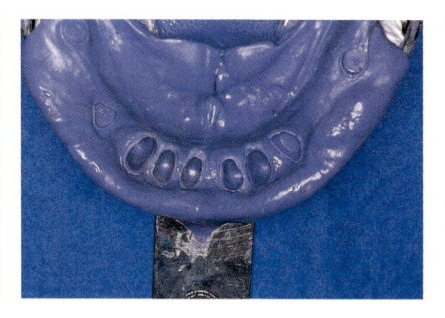

図10a | 図10b

図10a, b　上顎オーバーデンチャーと下顎クラウンブリッジの最終印象採得（3M社製インプレガム ペンタ ソフト使用）．

オーバーデンチャーと下顎支台歯の最終印象採得を行った（図10a, b）．

6）咬合採得，人工歯排列（図11〜13）

　上顎にはコンプリートデンチャーと同様に咬合床（ろう堤）を製作し，咬合高径やリップサポート等を確認し1回目の咬合採得を行った．続いて上顎前歯部の人工歯排列を行い，2回目の咬合採得としてゴシックアーチトレーサーを用いてセントリックバイト（水平的顎関係）を採得した．

7）下顎キャストフレームの製作，最終咬合採得（最終リマウント，図14〜16）

　上顎オーバーデンチャーの人工歯排列をもとに，下顎前歯部のクラウンブリッジを製作した．3|3にはマウスプレパレーションが施されている．クラウンブリッジを仮着し，下顎キャストフレームの印象採得を行った．下顎キャストフレーム完成後，上下顎にゴシックアーチトレーサーを設置して最終咬合採得（最終リマウント）を行い，最終補綴物を完成させた．

本症例の考察

治療成功のキーはどこにあるか

　可撤性補綴物といえども，上下顎対咬関係と咬合力の関係を無視して治療を進めることはできない．本症例の場合，インプラントを用いて上下顎の力のバランスと上顎下顎それぞれの左右のバランスをコントロールできたことが成功のキーであると考えている．また，偏った考え方に陥らず，術前の診査・診断から得られた資料をあらゆる角度から考察し，治療計画を導き出したことも重要であったであろう．

【人工歯排列，咬合採得】

図11｜図12

図11 トリートメントデンチャーを参考にリップサポート等を考慮して上顎前歯部の人工歯排列を行い，同時に垂直的顎関係を咬合採得した．
図12 フェイスボウトランスファーを行い咬合器にマウントした．

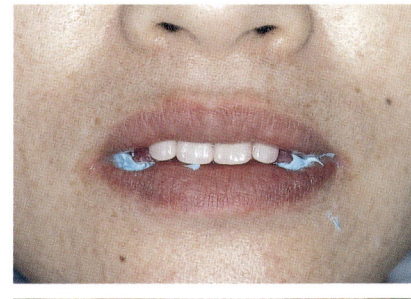

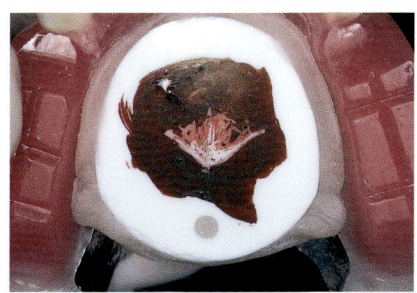

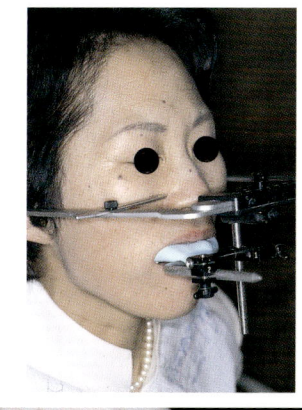

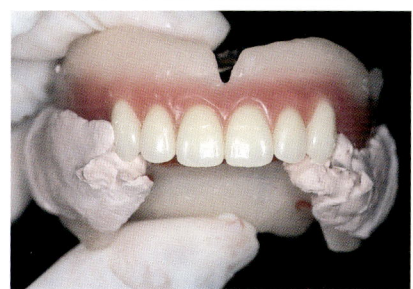

図13a｜図13b

図13a, b ゴシックアーチを描記させ，セントリックバイト（水平的顎関係）を採得した．この場合はアペックスを採用した．

【下顎キャストフレームの製作】

図14a｜図14b

図14a, b 製作された下顎前歯部のクラウンブリッジを仮着し，下顎キャストフレーム製作のための印象採得を行った（3M社製インプレガム ペンタ ソフト使用）．

図15a｜図15b

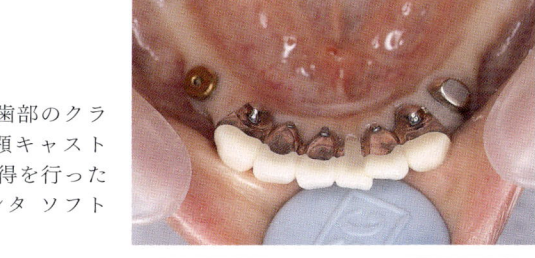

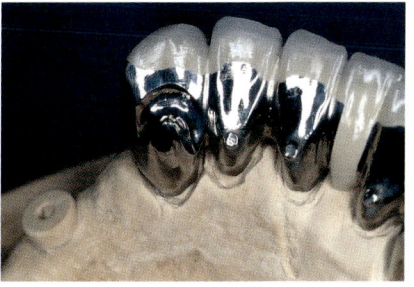

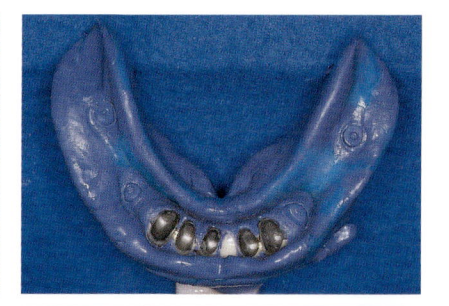

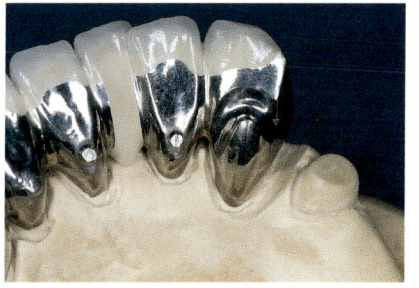

図15a, b 3|3 にはマウスプレパレーションが施されている．基底結節レストとガイドプレーン（プロキシマルプレート）が適切に形成されているのが確認できる．

【最終咬合採得（最終リマウント）】

図16a｜図16b

図16a, b 完成した下顎キャストフレームにゴシックアーチトレーサーを設置し，最終咬合採得（最終リマウント）を行った．3|3 クラスプは暫間的に付与してある．採得された左右側方チェックバイトとセントリックバイト（上下顎キャストフレームの製作は川島哲氏による）．

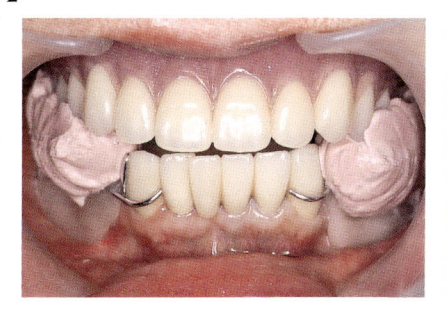

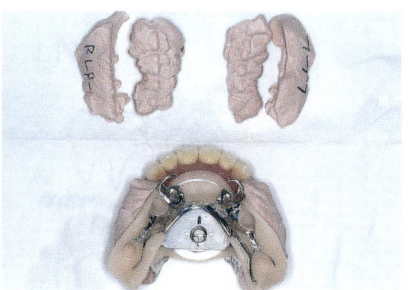

治療終了時の状態――1

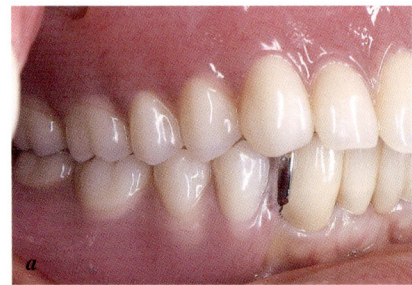

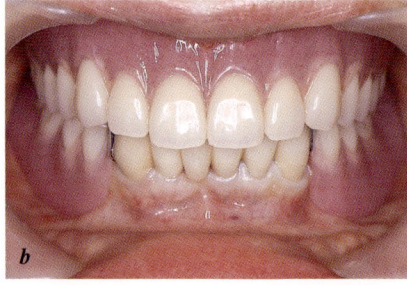

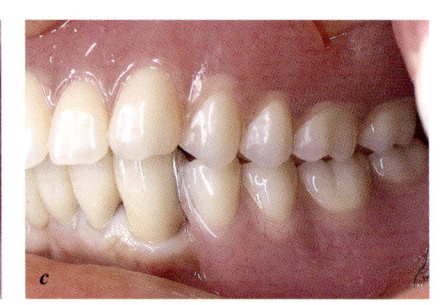

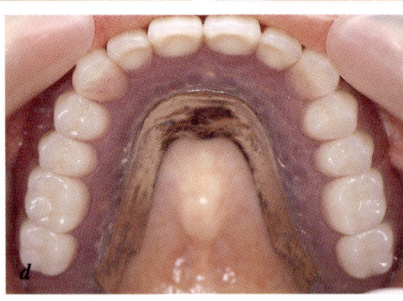

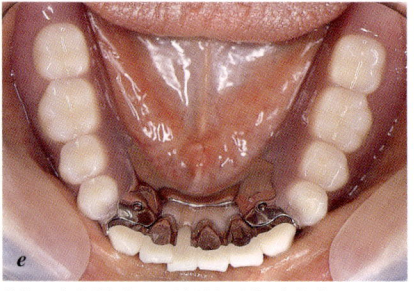

図17a〜e　治療終了時の口腔内写真．**a, c**：治療終了時左右側方面観．咬合様式は両側性平衡咬合（bilateral balanced occlusion）を与えた．**b**：治療終了時正面観．上顎オーバーデンチャーの前歯部はリップサポートを配慮して配列したため，適切なプロファイルを獲得できた．下顎パーシャルデンチャーは，磁性アタッチメントの応用により $\overline{3|3}$ のクラスプを省いても十分な維持力を得ることができ，審美的にも良好である．$\overline{1|1}$ の正中は顔貌の正中と一致させたため，上下顎前歯正中に若干のズレが生じた（キャストフレーム以外の補綴物製作は狩野敦志氏による）．

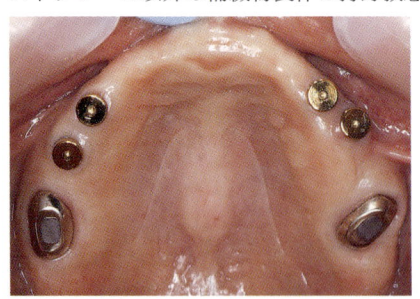

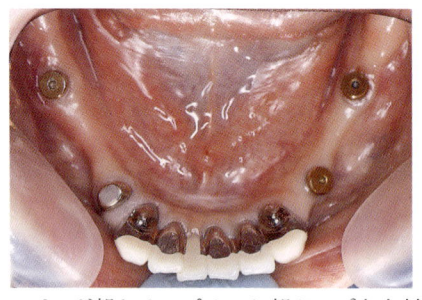

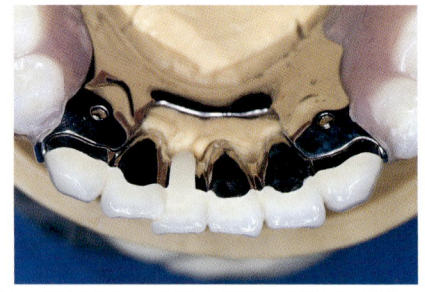

図18　治療終了時上顎咬合面観．残存歯コーピング部とインプラント部がほぼ左右対称に配置され，支持と維持に優位な状態にすることができた．そのためオーバーデンチャーのメタルフレームは口蓋隆起を避けるデザインにできた．

図19　治療終了時下顎咬合面観．上顎同様，残存歯コーピング部とインプラント部がほぼ左右対称に配置され，支持と維持に優位な状態にすることができた．そのためクラスプを省くことができ，審美的にも良好になった．適切なマウスプレパレーションと適合のよいキャストフレームにより，クラウンブリッジとパーシャルデンチャーを一体化させることができた．筆者はパーシャルデンチャーであってもアーチインティグリティーは重要であると考えている．

図20　マウスプレパレーションが施されたクラウンブリッジとパーシャルデンチャーの関係．パーシャルデンチャーのガイドプレーンはわずかに唇側に回り込み，基底結節レストと相対するように設計し一体感をもたせた．

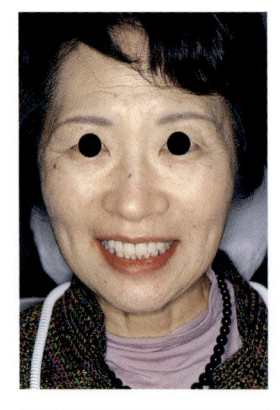

図18 ｜ 図19 ｜ 図20

図21　治療終了時の顔貌写真．リップサポートは適切に付与され，スマイル時の前歯も顔貌に調和し審美性も達成できたと考えている．また，下顎パーシャルデンチャーのクラスプを省くことによって，さらに審美性が向上した．

治療終了時の状態——2

図22　残存歯やインプラント周囲の支持骨は安定していると考えられる．6|6の根管が狭窄し，根尖部に到達できなかった．今後，注意深く予後を確認していきたい．

図23　プロービングデータは，すべて3mm以内に収まっており，歯周組織に著明な炎症もみられない．しかし，オーバーデンチャーのコーピングはブラッシングがうまくできない場合もあるため，清掃指導を徹底させたい．

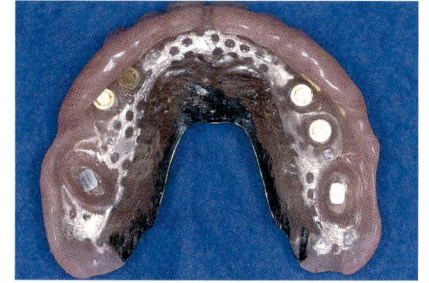

図24a, b　上下顎義歯粘膜面．インプラント部の磁性アタッチメントはクッション性を有するタイプを選択した．
図24a｜図24b

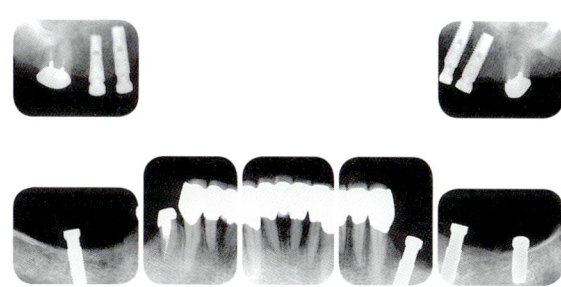

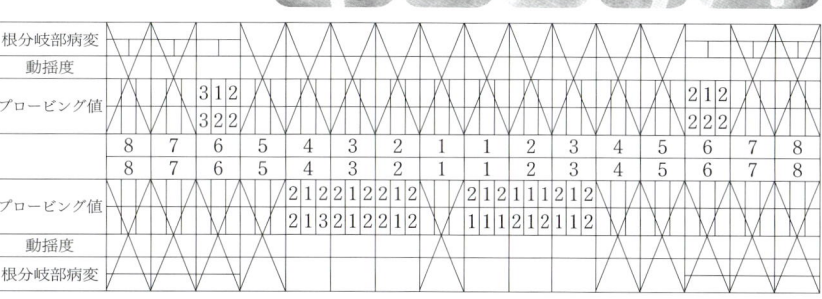

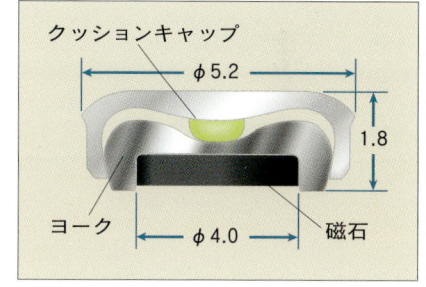

図25　磁性アタッチメント・クッションタイプの模式図．磁性体とクッションキャップによって構成されている（愛知製鋼製マグフィット）．

本症例における課題

　筆者の場合，義歯の支持や維持にインプラントと磁性アタッチメントを用いた症例の経験はそれほど多くなく，アタッチメントの選択に関しては，いろいろ考えさせられることが多い．とくに今回のように，パーシャルデンチャーにインプラントを用いた場合，義歯の沈下や側方への動きにどのように対応するのかが未知数であり，インプラントそのものの予知性や義歯の予後を注意深く観察していく必要があると考えている．

参考文献

1. 寺西邦彦，狩野敦志．マウス・プレパレーション．デンタルダイヤモンド増刊号 1999；24(14)：29-38．
2. 寺西邦彦，堀内信，秋山浩美．ビジュアル・セミナー臨床総義歯学入門．東京：クインテッセンス出版，1998．
3. 寺西邦彦．中間欠損症例（含む単独歯欠損）の適応症例を考える（力学的考察を中心に）．Quintessence Dent IMPLANT 2000；7(2)：15-32．
4. 寺西邦彦．寺西邦彦臨床セミナー R.P.D. コースシラバス．2004．
5. 川島哲．1週間でマスターするキャストパーシャル〈上〉．東京：医歯薬出版，1990．
6. 川島哲．バイオ・キャストパーシャル．東京：医歯薬出版，2000．
7. 富澤直基，寺西邦彦．コンピューターシミュレーションどおりのテンプレート（New Twin Tube System）製作法―診断用から外科用への誤差のない移行を目指して―PART1．Quintessence Dent IMPLANT 2005；12(4)：67-72．
8. 富澤直基，寺西邦彦．コンピューターシミュレーションどおりのテンプレート（New Twin Tube System）製作法―診断用から外科用への誤差のない移行を目指して―PART2．Quintessence Dent IMPLANT 2005；12(5)：65-70．
9. 飯沼学．多数歯欠損症例における診査・診断とその臨床―パーシャルデンチャーを有効に用いるための臨床的考察―（第1回）．QDT 2004；29(8)：85-97．
10. 飯沼学．多数歯欠損症例における診査・診断とその臨床―パーシャルデンチャーを有効に用いるための臨床的考察―（第2回）．QDT 2004；29(9)：37-50．
11. 飯沼学．多数歯欠損症例における診査・診断とその臨床―パーシャルデンチャーを有効に用いるための臨床的考察―（第3回）．QDT 2004；29(10)：73-87．

21世紀の歯科臨床を読む
若手臨床家ケースプレゼンテーション 30

再生療法を用いた骨縁下欠損改善への取り組み

残存歯の予知性向上を目指して

伊古野良一
いこの歯科クリニック

[著者紹介]

さまざまな患者さんのニーズに応えることのできる診療の実現と，患者さんと末永く付き合いながら，健康な人生を送っていただくお手伝いのできるホームデンティストを目指している．処置方針の決定では，複数の選択肢からそのメリット，デメリット，リスクを十分説明し，専門家としてのアドバイスを加えて，選択してもらうシステムを採用している．1989年，九州大学歯学部卒業．

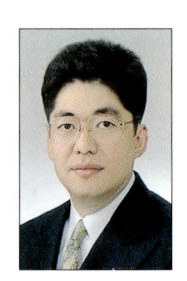

はじめに

近年，インプラント治療の進歩にともない，予後不安な歯を抜歯してインプラントを埋入することで，より高い予知性を得ることが可能となった．しかしその一方で「たとえ予後不安であっても，自分の歯はなるべく抜きたくない」という患者も多い．歯科医師としても，患者が望むのであれば，予知性は高くなくとも患者固有の器官である歯の保存にこだわるべきであり，保存するからには，その歯の予知性の向上に最大限の努力を払うべきである．

さて，そのような残存歯の予後に影響を及ぼす問題のひとつとして，骨縁下欠損があげられる．従来より当院では，骨縁下欠損への対応として歯周外科や挺出を応用してきたが，再生療法の概念，材料が紹介されるに至り，その対応が変わりつつある．

現時点では再生療法は，歯周組織の完全な再生が可能なわけではない．しかし骨欠損を有する歯の予知性を高め，よりメインテナンスしやすい歯周環境の構築ができること，そして前歯部では審美性を考慮した歯周治療が行えることから，再生療法の術式，材料は有効であると考える．そこで今回は，当院での再生療法を用いて骨縁下欠損の改善を試みた症例を提示する．

患者の基本データ

患者は40歳，女性（主婦）である．初診時の状態を図1〜3に示す．口腔内所見は，下顎前歯に若干の叢生があり，上顎前歯は歯の変色と歯肉の退縮による審美障害がある．プラークコントロールはおおむね良好であり，一見すると歯肉の炎症は軽度であるようにみえる．しかしながら，エックス線写真所見で上顎前歯と左右臼歯部に重度の骨縁下欠損を認め，部位によっては6〜10mmの歯周ポケットが存在す

連絡先：〒800-0047 福岡県北九州市門司区藤松3-1-9

再生療法を用いた
骨縁下欠損改善への取り組み

初診時の状態

初診時の患者プロファイル

初診日：2001年1月10日
初診年齢，性別：40歳，女性．
主訴：充填物脱離，歯周治療希望．
全身的既往症：特記事項なし．

初診時の所見：下顎前歯は水平性骨吸収であるが，その他の部位は咬合に起因すると思われる，重度の骨縁下ポケットが存在する．

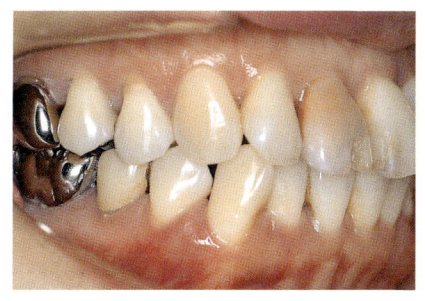

図1a	図1b	図1c
図1d	図1e	

図1a〜e 上顎前歯部は歯肉の退縮と歯の変色による審美障害を認める．スタディモデルは嵌合状態での側方面観である．左右4番は緊密な咬合であるが，補綴部位はややルーズなようである．これらが外傷性咬合になっていると思われる．

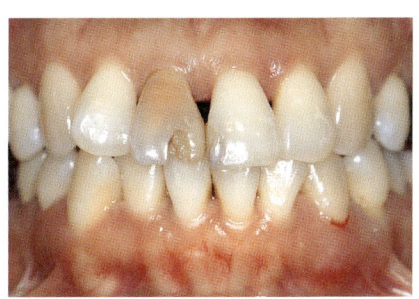

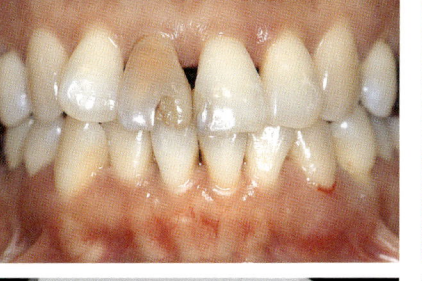

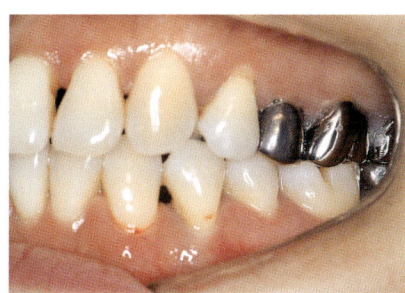

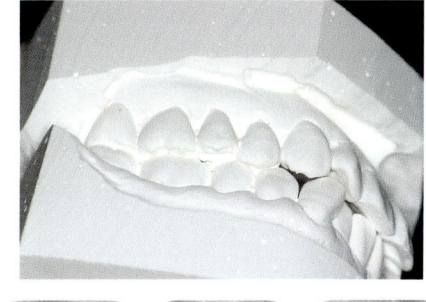

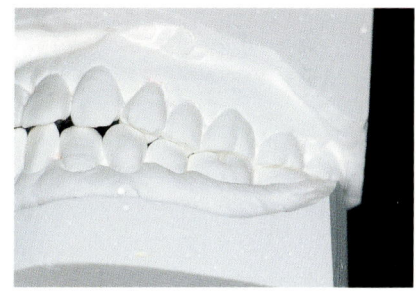

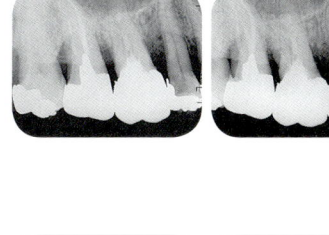

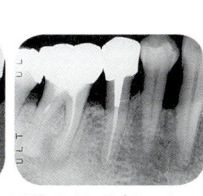

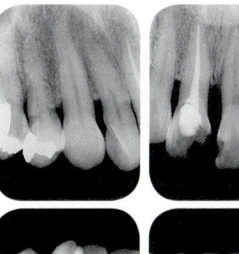

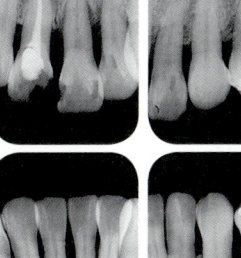

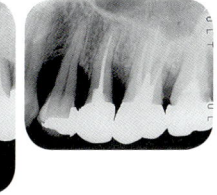

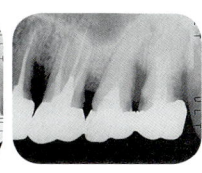

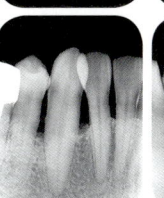

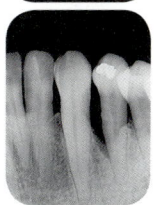

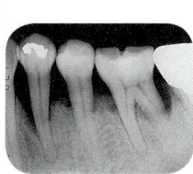

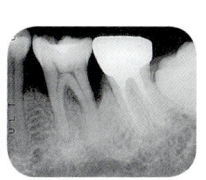

図2 下顎前歯は水平的な骨吸収であるが，それ以外の部位は全顎的に骨縁下欠損が存在する．特に|4 6, |1 2 4 5 7, |7 6 5|に重度の骨縁下欠損を認める．

図3 プロービング時に全顎的に出血を認め，部位によっては6〜10mmの歯周ポケットが存在する．上下左右4番は付着歯肉が喪失している．上顎の歯に外傷性咬合に起因すると思われる動揺を認めるが，犬歯には動揺を認めなかった．

Bleeding Index	+	+	+	+	+	+	+	+	+	+	+	+	+	+	+	+
Furcation		D1												M1	M1D1	
Mobility			M1	M1	M1				M2	M2		M1	M1			M1
Muco-Ging. Involv.				+							+	+				
Recession					+	+	+									
Facial	8	4	3	6	2	6	5	2	8	7	2	8	7	2	5	6	2	3	2	2	3	3	2	5	8	2	10	2	10	4	1	7	9	1	8	5	6	10	7	3	12	4	12	10	10	6	4
Lingual	4	3	5	10	6	6	6	4	8	9	7	9	8	5	6	7	4	3	3	2	4	2	5	6	8	6	7	6	5	2	6	8	6	7	4	7	8	4	3	8	4	7	6	4	6	4
	1	2	3	4	5	6	7	8	9	10	11	12	13	14	15	16
	32	31	30	29	28	27	26	25	24	23	22	21	20	19	18	17
Lingual	8	4	6	8	7	6	6	3	4	8	8	7	6	4	2	2	3	2	3	2	2	2	2	2	4	10	6	8	5	6	8	4	10	6	4	3
Facial	6	3	3	6	3	7	6	3	6	4	4	9	8	3	7	3	3	3	3	2	3	3	2	4	7	6	4	12	2	9	8	2	8	8	2	8	4	2	7
Recession																
Muco-Ging. Involv.					+		+				+					
Mobility												M2				
Furcation												L1				
Bleeding Index		+	+	+	+	+			+	+	+	+	+	+	+	

51

る．これらは補綴物の咬合面形態と残存天然歯の咬合面の不調和，咬合干渉などの外傷性咬合に起因すると思われる．

本症例の着眼点

本症例の問題点と理想的な治療目標

患者に提示した治療計画は以下の3つである．
①充填物が脱離した1や6の修復と歯周基本治療のみでメインテナンスに移行．
②上記①に加え既存の補綴物の再製と，歯周外科を含めた歯周治療でメインテナンスに移行．
③上記②に加え，天然歯の補綴も含めて積極的に介入し，前歯部の審美性の回復と咬合の再構築を行い，メインテナンスに移行．

1）積極的な介入時期と，介入の範囲

どの時期にどのような形で介入をしていくかは，歯科医師のポリシー，技量と患者の希望によって決定される．患者には上記の選択肢を提示したが，術前の診査から筆者は次のように考えた．

現在の状態はメインテナンスのみで維持できる範囲を超えている．そして，天然歯を補綴するのは大きなデメリットではあるが，積極的に介入し，咬合関係の改善，歯周組織の改善を図り，メインテナンスが容易な環境整備を行うことのメリットは，そのデメリットを上回る．また，患者も前歯部の審美性に不満を抱いていることから，現段階で天然歯を補綴してでも積極的に介入すべきである．問題は必要十分な介入範囲の決定である．

2）挺出か再生療法か

挺出（矯正的挺出を含む）のメリットは，術式が簡単で咬合のコントロールが容易な点である．デメリットは，時間がかかること，補綴治療が前提となり，場合によっては抜髄も余儀なくされること，しかも付着レベルに高低差が大きいと挺出に限界があるという点である．

一方，再生療法は，適応症を誤らなければ歯槽骨や歯を削らずに骨縁下欠損の改善が期待できる点が，最大のメリットである．しかし，完全閉鎖創にすることが難しく，つねに患部に外力が加わる環境の中で，歯肉，歯根膜，セメント質，歯槽骨から成る組織群を完全に再生させることはほぼ無理であると考える．また水平性の骨吸収のような場の確保が難しいケースでは適応できない．

患者の選択した治療とそれに応じた治療目標・治療計画

患者は下顎前歯叢生の改善は望まなかったが，その他の再生療法を含む全顎的な治療を希望された．

本症例のような場合，現在の当院のレベルでは，最初から補綴範囲を確定することは不可能である．初期治療，歯周外科という治療の流れの中で，そのつど再評価を行い，歯周組織の反応，改善具合，咬合，審美性を診査しながら補綴範囲と設計を決定している．術前の計画として，犬歯は動揺もなく比較的健全であるので，ブロック単位の対応をする．その際，場合によっては上顎前歯，左右臼歯部に関してはすべて補綴する可能性があることを患者には了承していただいた．

治療過程における処置のポイント

1）初期治療のステージ

この段階では，最小限の介入で，時間をかけて歯周基本治療を行い，歯周組織の反応をみる．すなわち細菌由来の病原性因子と咬合由来の外傷性因子の可及的除去である．結果，歯根膜を安静にすることで炎症が軽減し，健全な歯根膜と汚染根面の区別が明瞭になり，歯周外科も容易になる．そのうえで再評価を行い，歯周外科の部位や補綴設計を絞り込んでいく．

2）歯周外科処置のステージ

- 2|2：エムドゲイン®（1 2骨補填材併用）（図4）
- |4：自然挺出後に骨補填材＋吸収性メンブレン（図5）
- 7654|，|6：骨補填材＋吸収性メンブレン（図6）
- |4567：自然挺出と歯周外科

先述のとおり，再生療法は困難な環境で応用しな

【2┼2への歯周外科】

図 4a 歯周外科前．4前歯はテンポラリークラウンに置き換えて，咬合をフリーにして外傷性因子を排除し，歯周組織の安静をはかる．

図 4b 歯周外科前．┃1 2 は初期治療の段階で自然挺出を行い，その過程で抜髄になった．ルートプレーニングと外傷性因子の除去により炎症が軽減し，健全な歯根膜と汚染根面が明瞭になり，歯周外科を行う環境が整った．

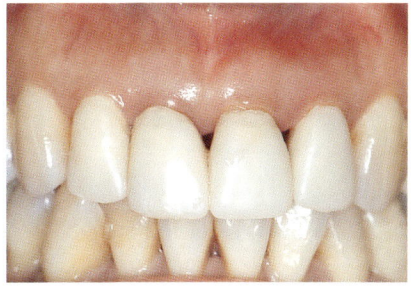

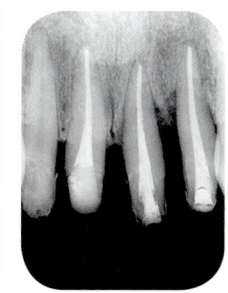

図 4c, d 歯周外科時．┃1 2 の口蓋側に骨縁下ポケットが存在した．歯肉溝内切開を行い，歯間部の歯肉にダメージを与えないよう注意深く弁を反転，エムドゲイン®を塗布後骨補填材を填入した．縫合は歯間部歯肉弁にテンションがかからないように大きく歯肉をひろって歯肉弁を固定する縫合と，歯間部の弁と口蓋歯肉を接合するための縫合を行っている．

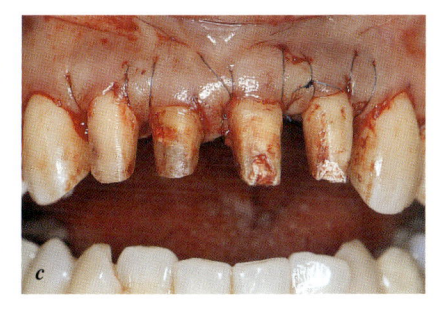

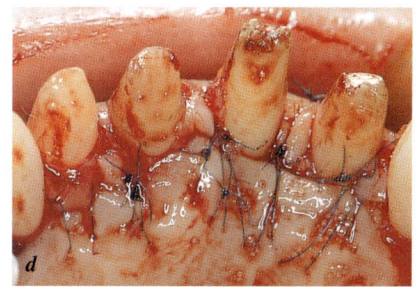

図 4e 1年3か月後．3回目のテンポラリークラウン．この状態からマージン設定とカウントゥアを調整してゆく．
図 4f 同時期のエックス線写真．┃1 2 の骨縁下ポケットはやや改善している．

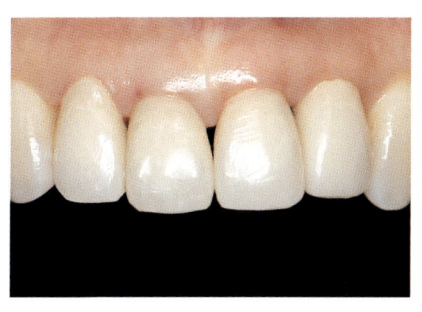

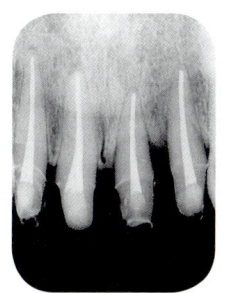

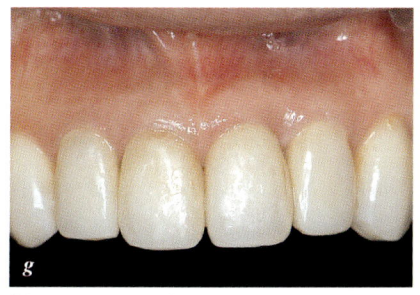

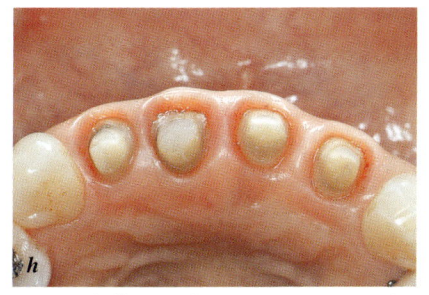

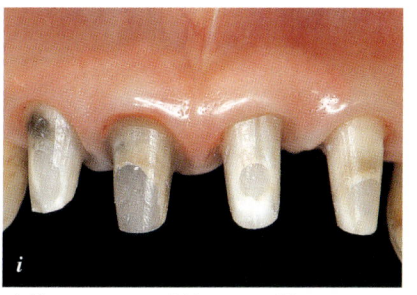

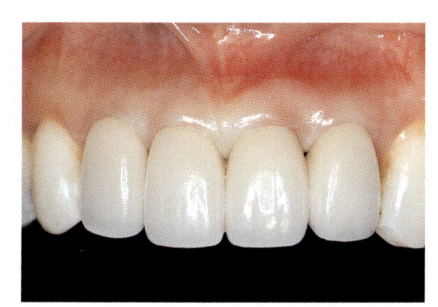

図 4g～i テンポラリークラウンのカウントゥアを調整してブラックトライアングルの改善を図った．連結したり単冠にしたりしながら，咬合と歯周組織の調和をみながら最終的な補綴の設計を模索していった．最終的に4前歯は連結することとした．

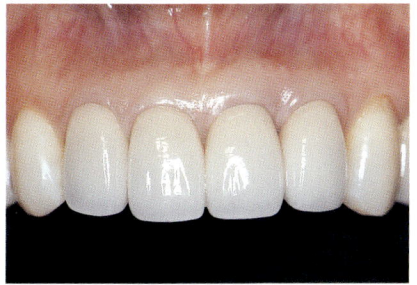

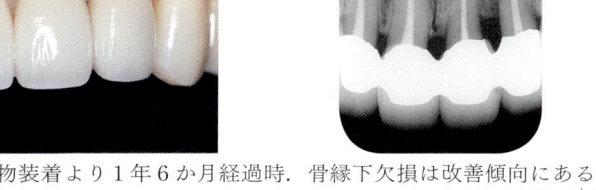

図 4j 最終補綴物装着時．
図 4k, l 最終補綴物装着より1年6か月経過時．骨縁下欠損は改善傾向にあるが，┃1 2 間は今後注意が必要である．

【4┘への歯周外科】

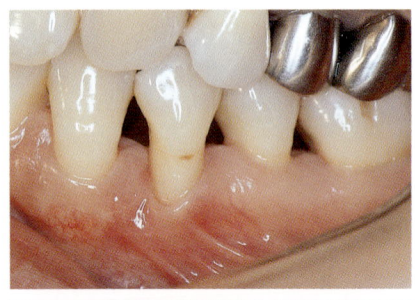

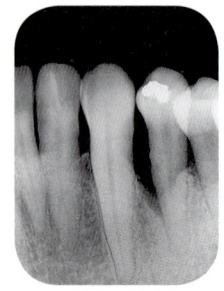

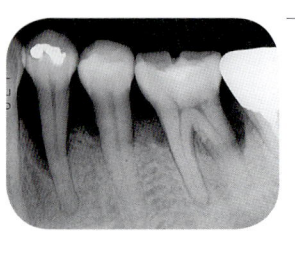

図 5a | 図 5b | 図 5c

図 5a～c　術前の口腔内状況とデンタルエックス線写真.

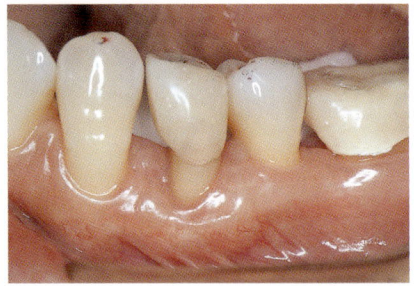

図 5d　自然挺出後，結合組織移植を行い厚い歯肉を作り，手術しやすい環境整備を行った.

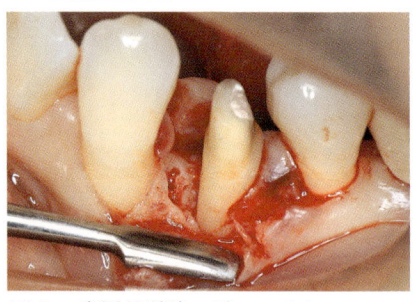

図 5e　歯周外科時．デコルチケーションを行い，骨補填材を移植した.

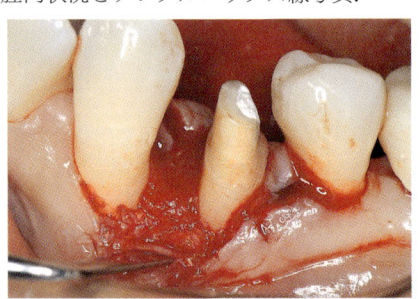

図 5f　吸収性メンブレンを設置.

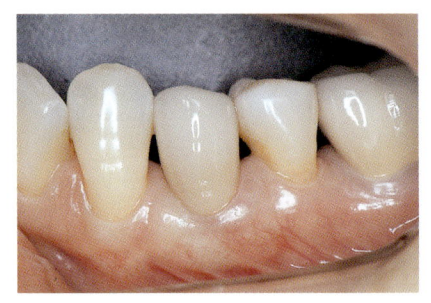

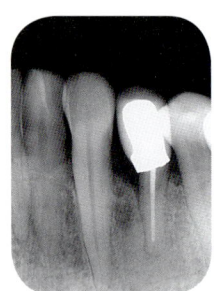

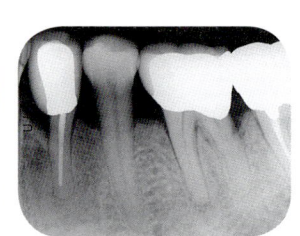

図 5g | 図 5h | 図 5i

図 5g～i　最終補綴物装着より 1 年 6 か月経過時.

ければならず，術前に骨縁下欠損の部位と形態，歯肉の性状など十分に診査，診断を行うべきである．それらを踏まえ，術前の歯周環境整備，切開線の設定位置をはじめとした繊細な術式が必要である．

なお，筆者の臨床の中では，GTR において上皮や歯肉結合組織の進入がメンブレンによって完全に阻止できるとは考えていない．メンブレンの使用目的は，遮蔽膜としてよりむしろ補填材と血餅の安定である．非吸収性メンブレンの場合，2 回の手術が必要であるため，本症例では吸収性メンブレンを使用した．また，再生療法において炭酸ガスレーザーが有効であると考え，さまざまなステップにおいて用いている．

3）プロビジョナルレストレーションによる機能的，審美的な試行錯誤のステージ

歯周外科の治癒を待って，最終的な補綴範囲と設計をプロビジョナルレストレーションにて模索する．そして上下の咬合関係，歯周組織と調和したデザインや審美性について詰めていく．手間暇のかかるステップであるが，患者とともに仕上がりをイメージするうえで重要なステップである．

4）メインテナンス

プロビジョナルレストレーション，最終補綴の流れの中でみえてきた問題点を中心に，メインテナンスの間隔と内容を決定する．

再生療法を用いた
骨縁下欠損改善への取り組み

【6への歯周外科】

図 6a ほぼ初診時のデンタルエックス線写真．近心隣接面に軽度の，遠心隣接面に重度の3〜2壁性の骨縁下欠損がある．天然歯を削りたくないと考え，再生療法を行うことにした．

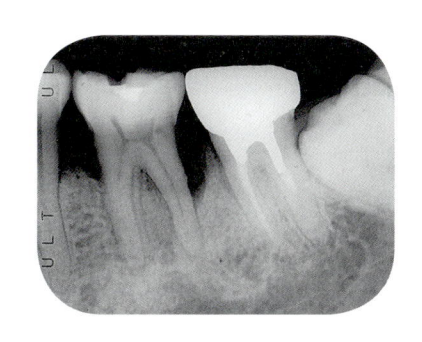

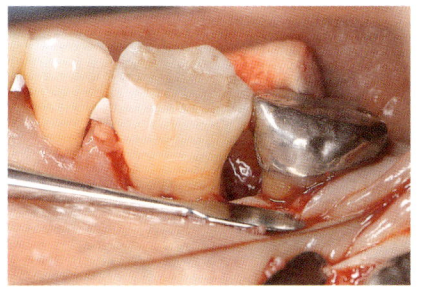

図 6b 1回目の歯周外科時．

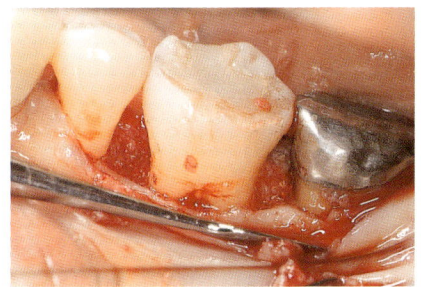

図 6c 骨補塡材を移植し，その後吸収性メンブレンを補塡材と血餅の安定を目的として設置した．

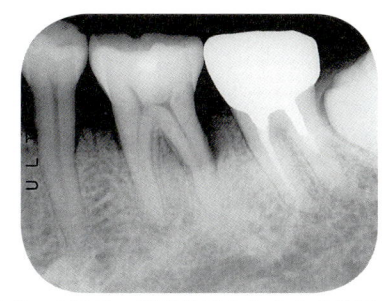

図 6d 1回目の歯周外科より2か月経過時．近心は多少改善しているようだが，遠心はこのままでのメインテナンスは難しそうである．やむをえずテンポラリークラウンに置き換え，咬合のコントロールを行いやすいようにした．

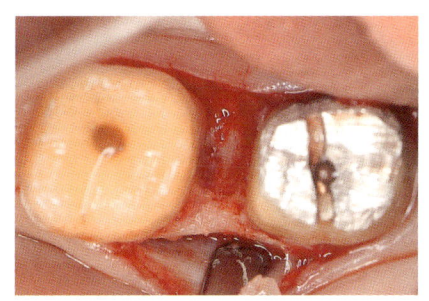

図 6e 2回目の歯周外科時．

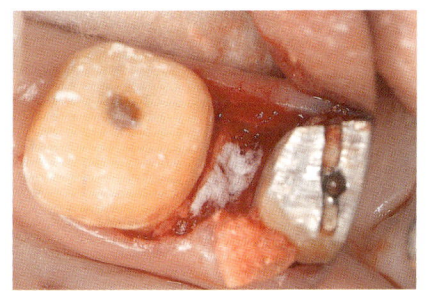

図 6f 1回目の歯周外科と同様に，骨補塡材移植後，吸収性メンブレンを設置した．

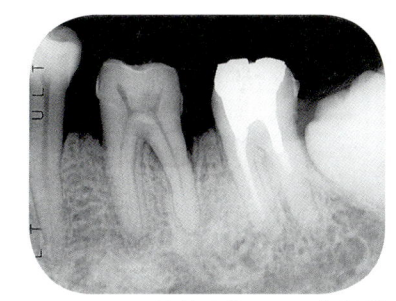

図 6g 2回目の外科手術より1年経過後．遠心の骨縁下ポケットに改善がみられる．この程度の骨欠損であれば，メインテナンスで対応可能と考えた．

図 6h, i 補綴物装着後1年6か月経過時．歯周組織は安定してきているようであるが，歯根膜が再生しているわけではないので，残った骨欠損は今後もメインテナンスが必要である．

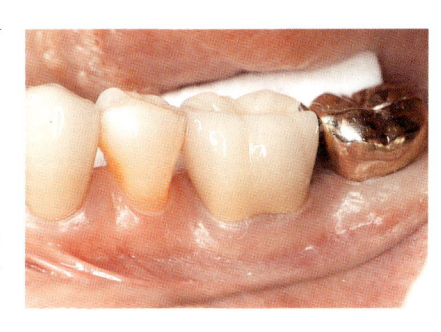

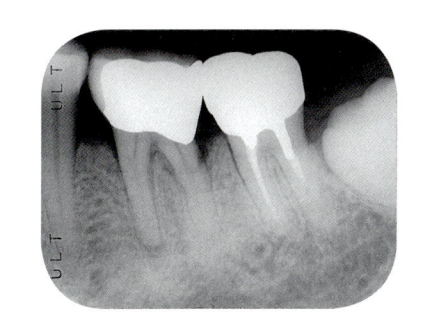

治療終了時の状態――1

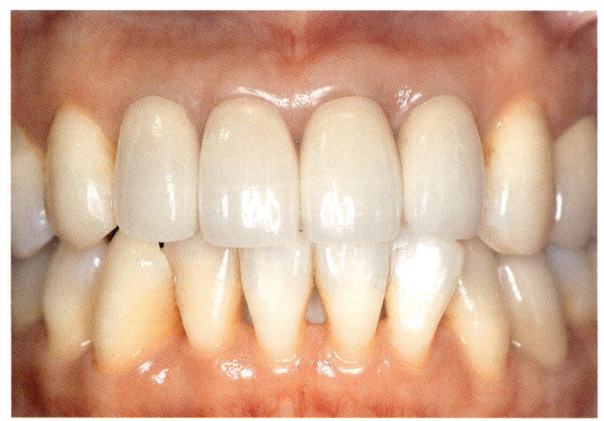

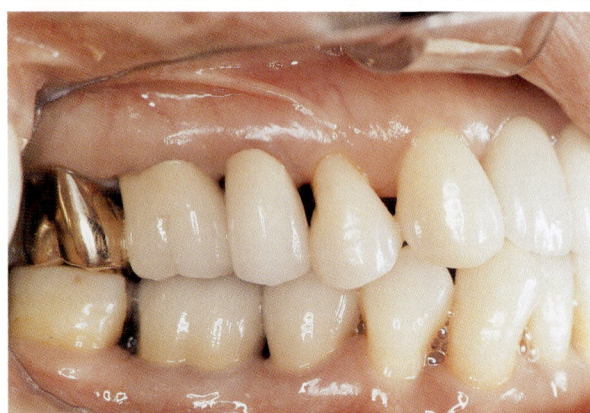

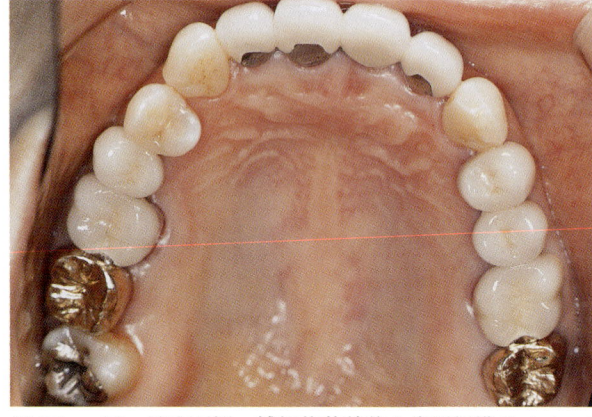

図 7a~c 最終補綴物装着時の口腔内写真．咬合関係と歯周組織の改善を図り，メインテナンスが容易な環境整備を行うことができたと考える．4 3｣，｢3，4｢+｣3，｢5は補綴せずに保存し，可及的に白歯部の咬合を再構築した．側方運動時に白歯が適度にディスクルージョンするように調整した．

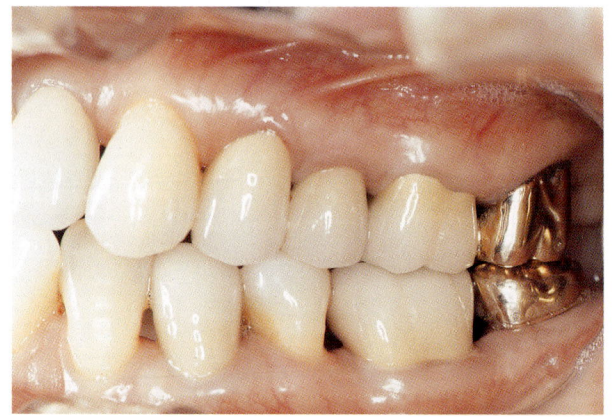

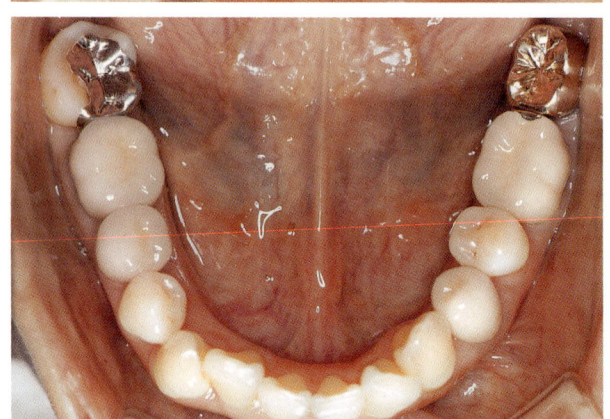

図 7d, e 同・咬合面観．補綴物装着後も歯周組織のメインテナンス同様，咬合の確認と調整が必要である．

本症例の考察

治療成功のキーはどこにあるか

再生療法を行うからには，エナメル質を削合することなく成功させたいものである．｢6においては，一度は天然歯のままで再生療法を試みたが，改善が見られたのはテンポラリークラウンに置き換えた後に行った2度目の歯周外科後である．

その理由は，テンポラリークラウンのほうが咬合のコントロールが容易であること，また歯周外科時に歯間部においてより確実な歯肉弁の処置，骨縁下

治療終了時の状態——2

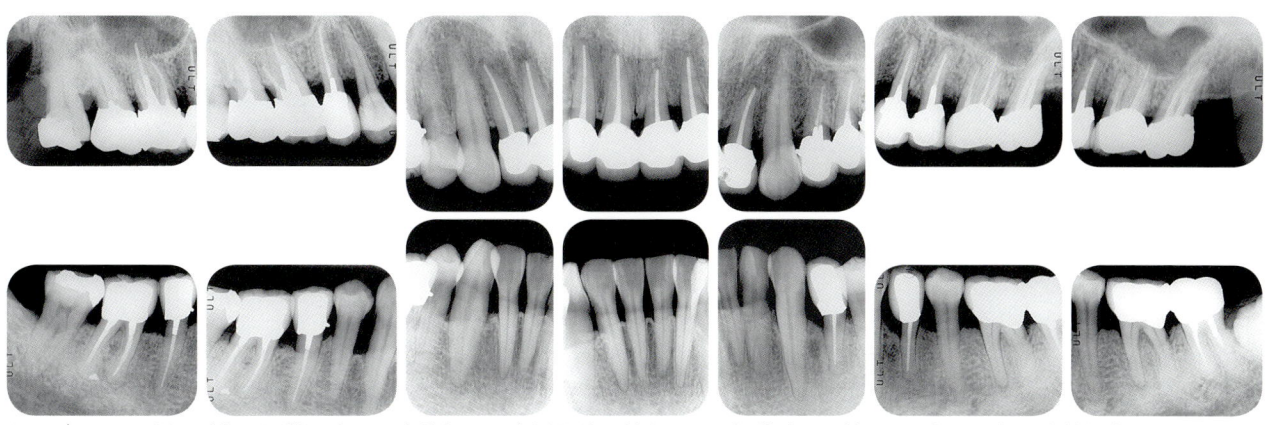

図8 ４５６は場の確保が困難と考え，自然挺出と歯周外科で対応した．初診時と比較して骨縁下欠損は改善傾向にあるが，今後もメインテナンスが必要であると考えている．８は後日抜歯している．８は抜歯を受け入れていただけなかったので，７遠心のポケットはメインテナンス上でのチェックポイントである．

図9 初診時と比較して歯周ポケットの改善が認められる．

欠損部への器具の到達が可能であったからであろうと考えている．

このような重度の骨縁下欠損の場合，挺出も併用したほうが，より歯周組織を安静にすることが可能であり，得策であると考える．注意深い咬合の管理が再生療法成功のキーのひとつではないだろうか．

本症例における課題

骨縁下欠損の改善といっても，あくまでもデンタルエックス線写真上での改善であり，今後，メインテナンスを継続する必要がある．特に上顎前歯など審美性を要求される部位に骨縁下欠損がある場合，その審美性を改善するために，ある程度その清掃性を犠牲にせざるをえない．審美性が求められる部位では，その審美性の維持のためにより注意深いメインテナンスを行わなければならないと考えている．

謝辞

本稿執筆にあたり，いつも温かいご指導を賜っております下川公一先生をはじめ，北九州歯学研究会の諸先生に感謝の意を捧げ，重ねて厚く御礼申し上げます．ならびに筆者の未熟さをカバーし，優れた補綴物を提供していただいているHayashi Dental Studio 林貴世彦氏に心より感謝いたします．

参考文献

1. 伊古野良一，山内恵子．歯牙移動(挺出)を用いた歯周組織改善へのアプローチ．デンタルダイヤモンド 2002；27(379)：125-134.
2. 山内厚，立和名靖彦，木村英生，村上和彦，上野道生，上田秀朗，豊永壽博，髙橋敏廣，髙島昭博，榊恭範．特集 歯周治療．骨縁下欠損改善へ向けて．日本歯科評論 1997；7：71-163.
3. 下川公一．エンド・ペリオの診断と処置．日本歯科医師会雑誌 2002；10：1.
4. Nanci A. Ten Cate's Oral Histology : Development, Structure, and Function. 6th ed. St. Louis : Mosby, 2003.

21世紀の歯科臨床を読む
若手臨床家ケースプレゼンテーション 30

歯周再生療法とインプラントを用いて行った全顎症例について

歯周病患者における，天然歯とインプラントとの共存を目指して

石井肖得

AQUA 石井歯科

[著者紹介]
　自分が受けたい，自分がしてほしい治療を患者に提供できるよう心掛けている．具体的には，歯周組織，歯，補綴物が長期間にわたって安定した状態であることだといえる．審美性・機能性・清掃性のバランスを考え，患者術者ともにいかにメインテナンスしやすい口腔内環境をつくるかということに力点をおいて診療を行っている．1994年，長崎大学歯学部卒業．

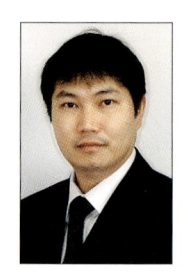

はじめに

　部分欠損症例における欠損補綴として，インプラント治療は現在予知性の高い治療となってきた．40歳以上の80％が歯周病に罹患しているといわれる実情や，この年代で歯を喪失する第一の理由が歯周病であることなどから，残存歯のみならずインプラントにおいても歯周病学的配慮は不可欠である．歯周病患者にインプラント治療を行う際，残存歯が歯周病に罹患している場合は，まず歯周治療を確実に行ったうえでインプラント治療を行うべきだと考えられる．

患者の基本データ

　患者は1日に2～3回，歯ブラシと歯間ブラシを用いてブラッシングを行っており，口腔衛生に対する意識は比較的高かった．しかし，プロービング深さ4mmを超える部位もあり，過去において歯周病の既往があったことがうかがえた．患者は左上に歯を入れたいということと，右上に食物が詰まるところを主訴に来院した．食物が詰まる原因としては，歯周組織の破壊による歯の動揺が認められることが考えられる．また，患者が熱心に強圧な力で磨いていたせいもあり楔状欠損が多くみられ，歯肉退縮も認められた．$\frac{\ \ |5\ 6\ 7}{7|}$に欠損が認められ，安定したvertical stopの欠如が認められた．

本症例の着眼点

　上顎左側，下顎右側に対してはインプラントを植立することとし，上顎左側に対しては，診断用ワックスアップによる検討から大臼歯形態で2本植立することとした．咬合平面を整えるために$7|$，$|6\ 7$の歯の挺出に対しては全部被覆冠とした．$3|$はラミ

連絡先：〒755-0026 山口県宇部市松山町4丁目8-20

初診時の状態

初診時の患者プロファイル

初診日：2002年9月18日
初診年齢，性別：57歳，女性．
主訴：左上に歯を入れたい．右上に食物が詰まる．
全身的既往歴：特記事項なし．
歯科的既往歴：前医にて歯周病があるといわれ，よく歯を磨くように指導を受けた．

初診時の所見：高度な咬耗からブラキサーであることが想像された．強圧なブラッシング圧から歯頸部の歯牙実質欠損が多く認められた．歯肉からは発赤腫脹などの炎症所見が認められる．喫煙の習慣はなかった．

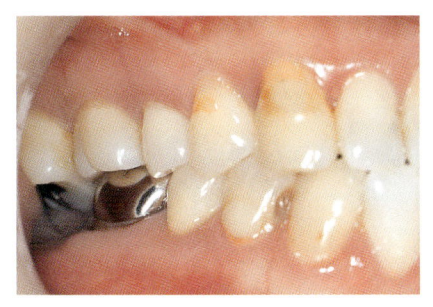

図 1a	図 1b	図 1c
図 1d	図 1e	

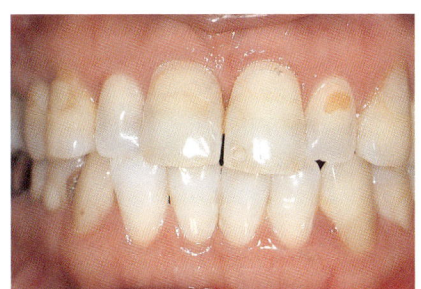

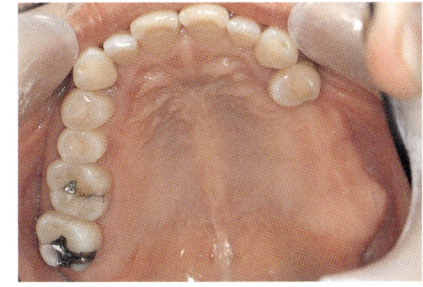

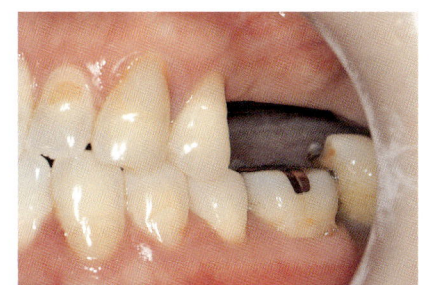

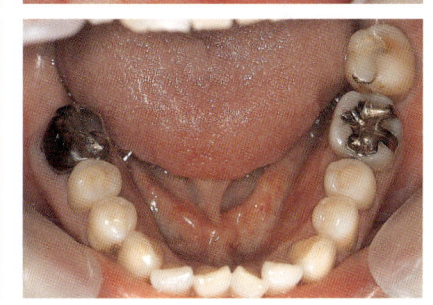

図 1a〜e　初診時の口腔内写真．臼歯部に高度の咬耗と，歯肉退縮，楔状欠損を認める．$\frac{7|}{|6\,7}$ の挺出も認める．

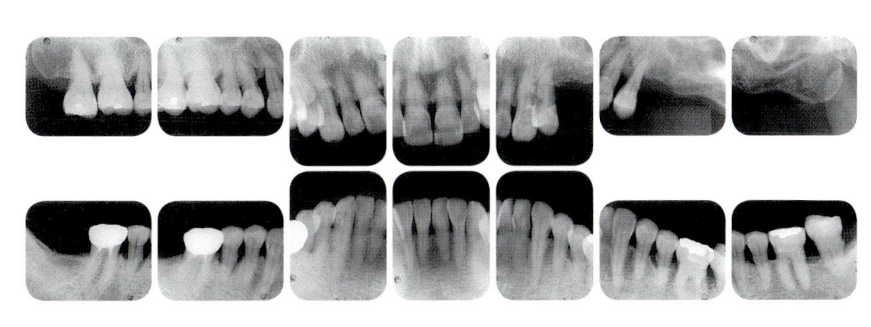

図 2　初診時エックス線写真．全顎的に水平的な骨吸収を認めるが $\frac{6\,5\,4|3}{5|5}$ には垂直性骨欠損が認められる．$|4$ の水平的骨吸収は大きい．

図 3　初診時ペリオチャート．4mm 以上の深いプロービング深さとアタッチメントロスが認められる．骨欠損の深さとアタッチメントロスを考慮して，再生療法が可能な部位を検討する．

【下顎左側の治療】

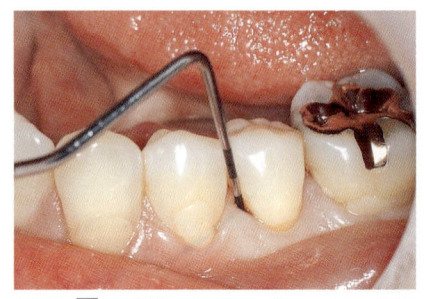

図4 [5の術前の状態. プロービング深さは5mmである. 初期治療後, 歯肉の炎症の改善がうかがえる.

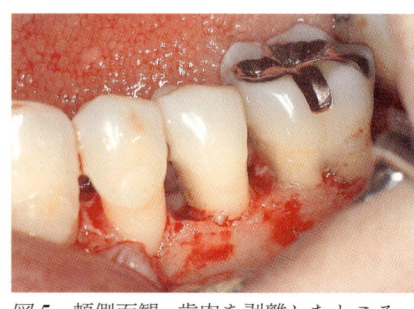

図5 頬側面観. 歯肉を剥離したところ, エックス線写真で予想したとおりの骨欠損と歯石の沈着を認める.

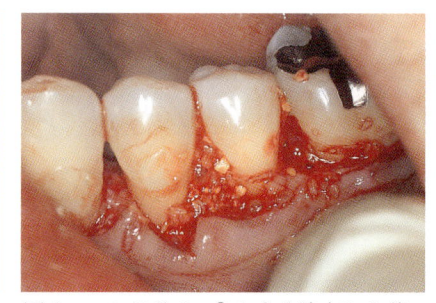

図6 エムドゲイン®を十分塗布した後, 骨移植材を填入し, スペースメイキングを行う.

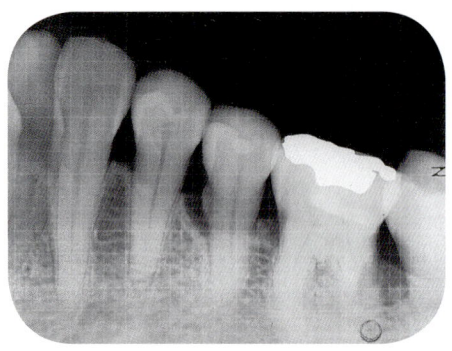

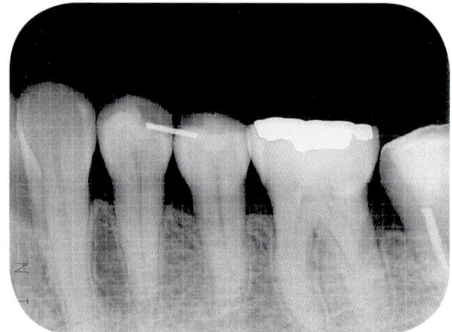

図7a 術前のエックス線写真.
図7b 術後1年. 骨の再生がうかがえる.

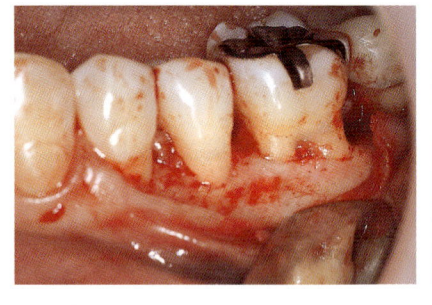

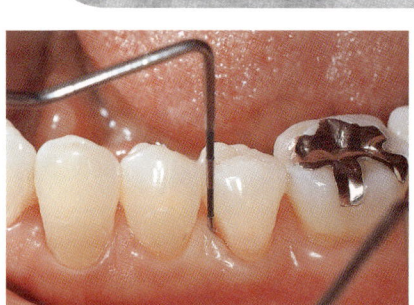

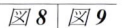

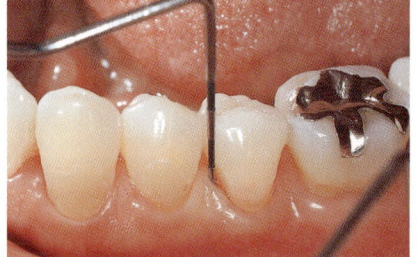

図8 1年後のリエントリー手術の状態. 56の適切な生物学的幅径獲得のため, 骨外科処置を行う.
図9 術後2年3か月. プロービング深さは2mmである. 臨床的検査は良好である.

【上顎右側の治療】

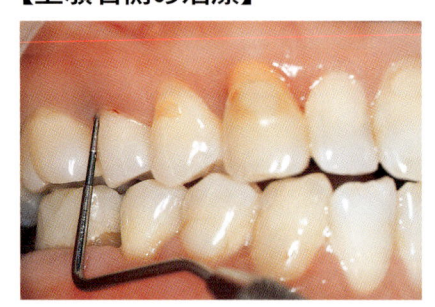

図10 術前プロービング深さは5mmであった.

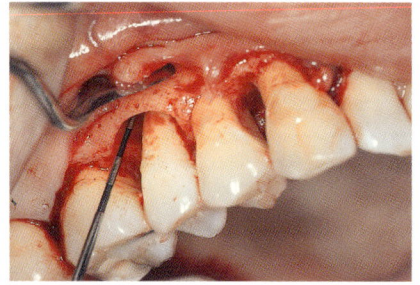

図11 剥離すると深さ5mmのカップ状の骨内欠損が認められた. エムドゲイン®と骨移植材を併用して, 歯周再生療法を行った.

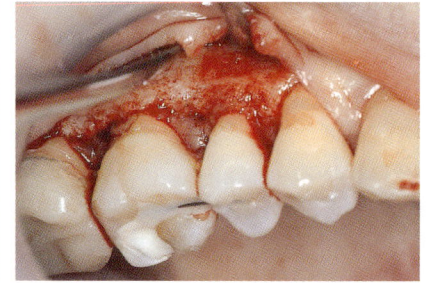

図12 リエントリー時の状態. 5の骨内欠損が新生骨様組織で満たされているのが確認できた.

ネートベニア, 3はオールセラミッククラウン修復を用いて側方運動時の臼歯部ディスクルージョンを目的として形態修復を行うこととした.

歯周治療の目標は, いかに清掃しやすい口腔内環境をつくるかということである. つまり, 骨の平坦化, 浅い歯肉溝, 十分な付着歯肉の獲得である. そ

【上顎左側の治療】

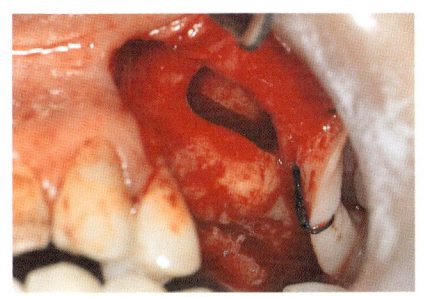

図13 上顎洞底挙上術と同時にインプラントの植立を行う．

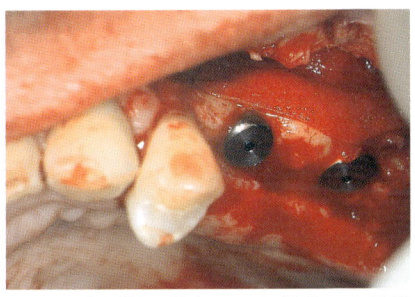

図14 上顎洞を挙上にした部分には骨移植材填入後，吸収性メンブレンを設置．

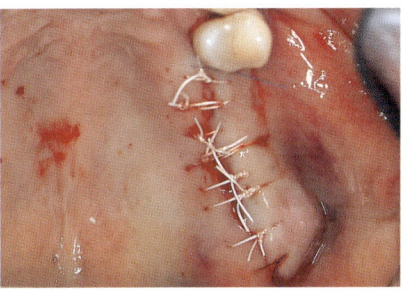

図15 縫合時の状態．切開線は部分層弁でやや口蓋側寄りに入れ，縫合時ののりしろを形成しておくことで緊密に縫合しやすくなる．

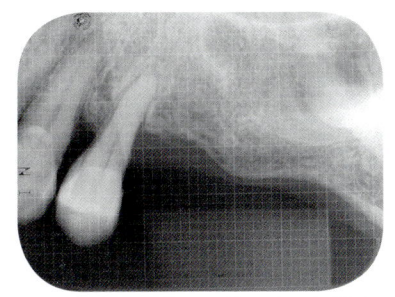

図16 術前のエックス線写真．|3遠心に骨欠損が認められる．エムドゲイン®と骨移植材を用いて歯周再生療法を行った．

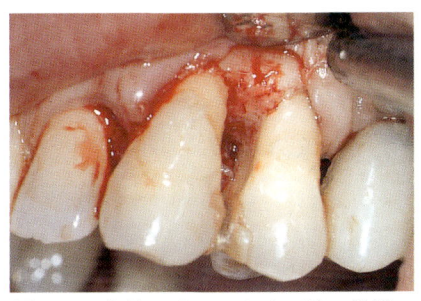

図17 1年後のリエントリー時の状態．新生骨が確認できる．後方臼歯部にインプラントが植立され，再生療法のヒーリング期間中，咬合の安定が図られていたことが成功のキーだと考えられる．

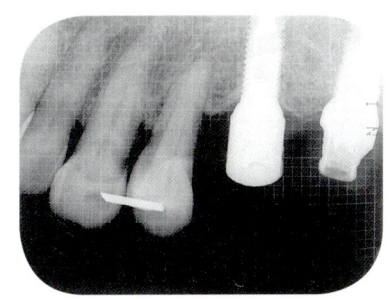

図18 リエントリー時エックス線写真．

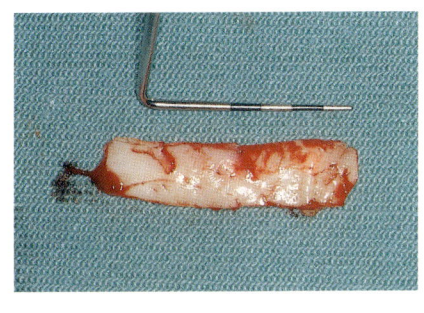

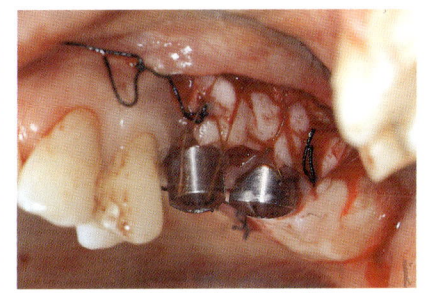

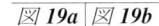

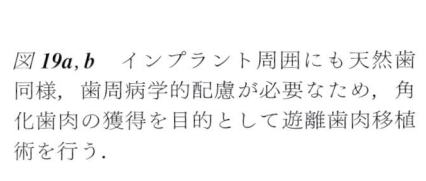

図19a，b インプラント周囲にも天然歯同様，歯周病学的配慮が必要なため，角化歯肉の獲得を目的として遊離歯肉移植術を行う．

のためには，歯肉歯槽粘膜や骨の問題点を解決する必要がある．

まず骨の平坦化を目指し，$\frac{6543|3}{5|5}$に対して歯周組織再生療法を適用した．

なお，治療計画は以下のとおりである．

① モチベーション
② 初期治療，TBI，SRP，$\overline{6|}$根管治療，不良補綴物の除去，動揺歯の固定
③ $\overline{5\,6}$ インプラント植立，上顎洞底挙上術
④ $\frac{6\,5|3}{55\,6}$ 歯周再生療法
⑤ 確定的外科処置（リエントリー手術），骨外科処置，切除療法
⑥ 補綴処置
⑦ ナイトガード
⑧ メインテナンス

【下顎右側の治療】

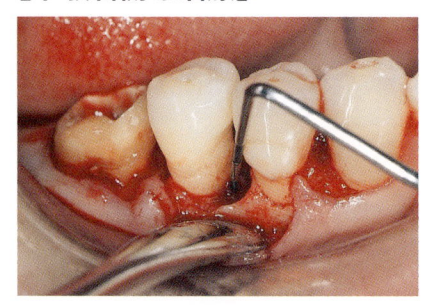

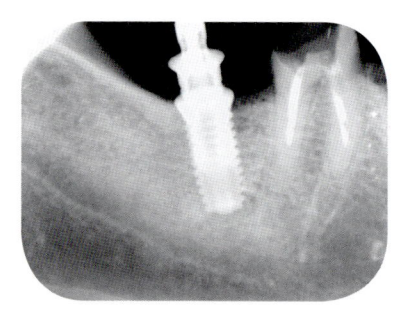

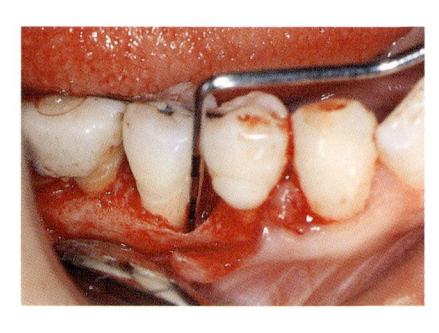

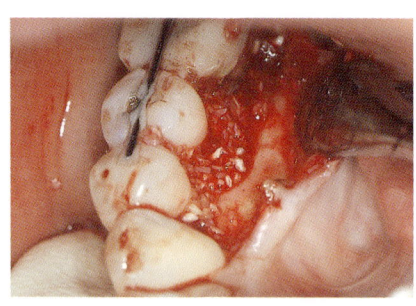

図20a｜図20b｜図20c
図20d｜図20e

図20a〜e ７┃インプラント植立と同時に┃５再生療法を行う．７┃インプラント形成時に採取した自家骨と骨移植材を混ぜ，エムドゲイン®塗布後に填入を行う．

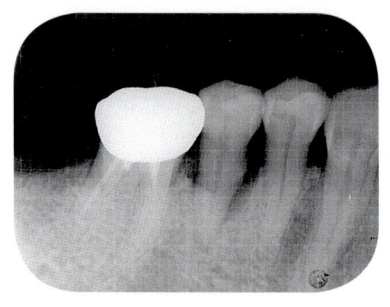

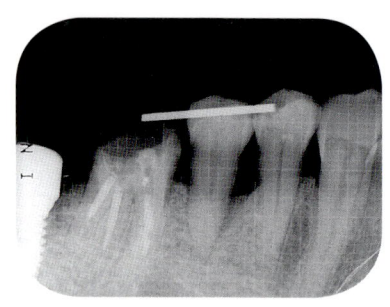

図21a｜図21b

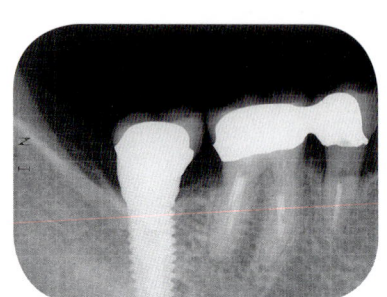

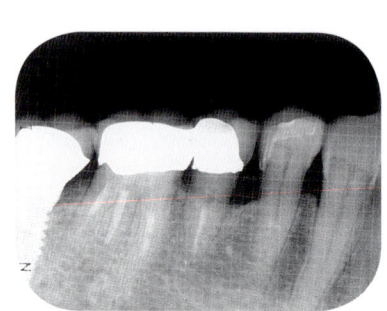

図21a, b　a：術前．b：1年後リエントリー時．やや骨欠損の改善はみとめるが，メインテナンスへ移行するには不十分である．

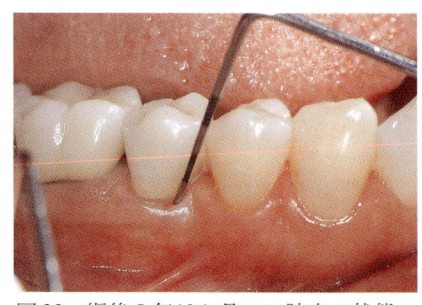

図22a, b　術後2年10か月のエックス線写真．2度目の再生療法後は７┃のインプラントによる咬合支持が得られていたことが成功の鍵といえる．　図22a｜図22b

図23　術後2年10か月の口腔内の状態．プロービング深さは2mmである．

治療過程における処置のポイント

1）切除か再生か

垂直性の骨欠損に対して，切除療法（部分層弁による歯肉弁根尖側移動術）を用いた場合，骨の平坦化と浅い歯肉溝を確立することができ，歯周組織の安定性は高くなる．反面，歯冠-歯根比が悪くなり，根の露出にともなう知覚過敏や根面う蝕，審美的な問題が生じるなど，マイナス面もある．また，部分的な支持骨の切除により動揺が増し，連結固定の必要性から歯の削合を余儀なくされるなどの問題も生じる．とくに┃3部に対しては，遠心の垂直性骨欠損も大きく，切除または抜歯を行えば4┃の保存も難しくなる．

本症例においては，歯周再生療法を選択するこ

ととした．再生療法を行ってもやや深い歯肉溝が残る場合があるが，リエントリー手術を行った際にポケット除去手術を行い，できるだけ浅い歯肉溝を獲得しておくことが治療結果の永続性につながる．要するに，切除であれ再生であれ，骨の平坦化が予知性において重要だといえるのである．

2）再生療法の成功のポイント

再生療法の術式を歴史的にみると，①骨移植，②組織再生誘導法(GTR法)，③エナメル基質タンパク(エムドゲイン®)，④これらの組み合わせ，などが考えられる．本症例においては，歯数，骨内欠損形態を考慮して，④エムドゲイン®と骨移植の併用を選択した．

歯周再生療法を成功裏に行ううえでは，①細胞(cell)，②足場(scaffold)，③刺激伝達物質(signal molecules)が重要である．とくに注意が必要なのが，足場の安定である．エムドゲイン®単独では足場の安定が難しく，また歯肉の陥没を生じやすい．エムドゲイン®と骨移植の併用法により，それらの欠点を補えると考えた．

3）天然歯とインプラントが共存するための必要条件

天然歯とインプラントが口腔内に共存するためには，以下のことが必要である．
・徹底したプラークコントロール

歯周病によって歯を喪失した患者は，宿主のプラークの感受性が高いのでプラークコントロールを徹底して行う必要がある．
・骨レベルの連続性

残存歯とインプラントが隣接する場合は，お互いの骨レベルも段差がなく滑らかに繋がっている必要がある．
・残存歯の動揺のコントロール

残存天然歯に動揺が認められる場合，インプラントに咬合負担が過剰にかかる．このことは，インプラントにとってのリスクと考えられることから，天然歯の動揺のコントロールを適切に行っておく必要がある．
・インプラント周囲の歯周病学的配慮

インプラント周囲の清掃性を考えれば，インプラントにも天然歯同様の歯周病学的配慮が必要である．インプラントにおいても浅い歯肉溝の獲得，角化歯肉は必要であると思われる．インプラント周囲の骨吸収を最小限に抑えるために，埋入ポジション，特に垂直的な位置に対しては注意が必要である．

本症例の考察

治療成功のキーはどこにあるか

まず治療を行うに際には，その現症の原因を十分考察し，原因除去を行う事が重要である．

次に治療計画の立案においては，力と炎症のコントロールが中心となる．本症例においては，具体的な治療目標として，骨の平坦化と浅い歯肉溝，十分な角化歯肉の獲得，天然歯とインプラントとの骨レベルにおいても極端な骨の段差をなくすことに留意した．

また，再生療法を確実に行うことも本症例におけるキーであった．そのためには以下の点に注意して治療にあたった．

・適応症の選択(骨内欠損の形態や深さ，歯根間距離，患者の協力度，喫煙の状態など)
・確実なデブライドメント
・スペースメイキング(骨移植材の併用)
・出血のコントロール
・動揺のコントロール

本症例においては，次の2点について特に留意した．術前にエックス線検査，プローブによるサウンディングなどから，骨内欠損の形態や深さ，幅などをしっかりと把握しておくこと，術中の出血をコントロールするため，初期治療を確実に行い，可能なかぎり炎症を除去しておくこと．

動揺のコントロールは，再生療法において重要なポイントである．本症例では欠損部にインプラントを行い，確実な咬合支持を確保したうえで残存歯に対する再生療法を行ったのが有効であったと考える．

再生療法の終了後に再度，歯周組織検査を行った．その内容としては，
・臨床的検査

治療終了時の状態——1

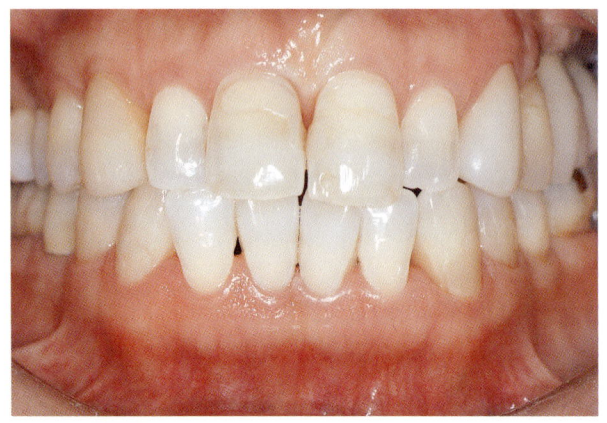

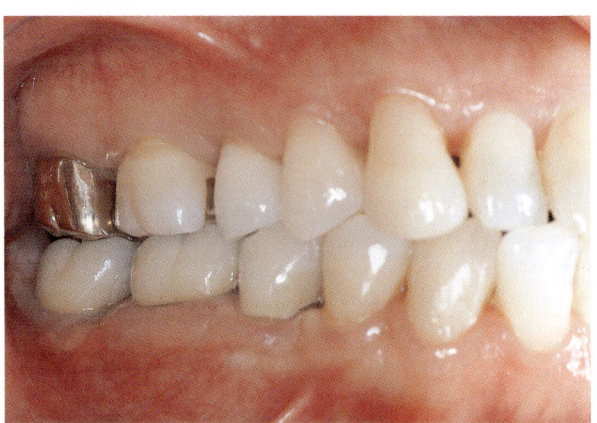

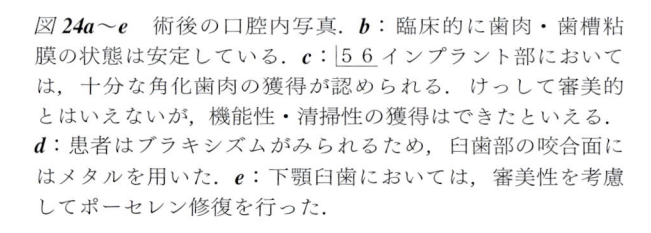

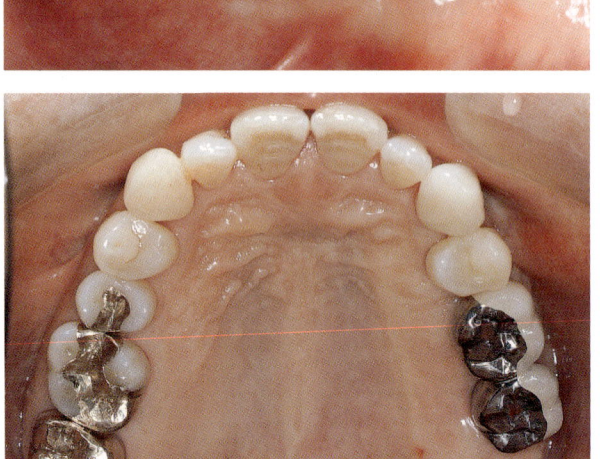

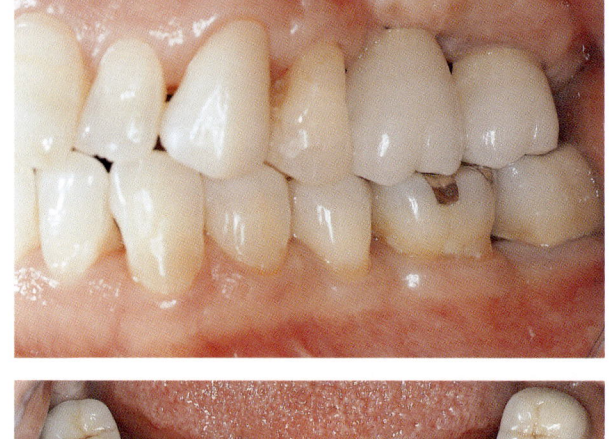

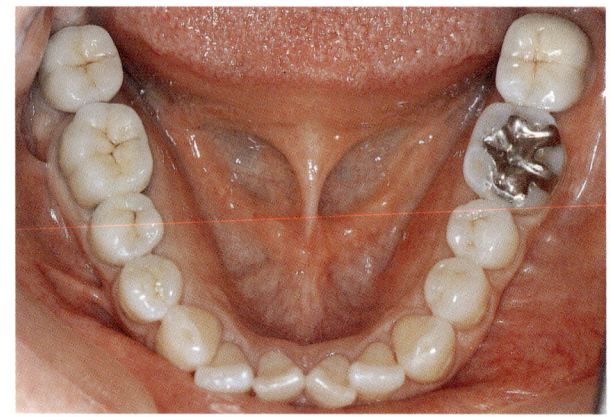

図 24a
図 24b | 図 24c
図 24d | 図 24e

図24a～e　術後の口腔内写真．**b**：臨床的に歯肉・歯槽粘膜の状態は安定している．**c**：5 6 インプラント部においては，十分な角化歯肉の獲得が認められる．けっして審美的とはいえないが，機能性・清掃性の獲得はできたといえる．**d**：患者はブラキシズムがみられるため，臼歯部の咬合面にはメタルを用いた．**e**：下顎臼歯においては，審美性を考慮してポーセレン修復を行った．

- エックス線検査
- リエントリー手術
- 組織学的検査

があげられる．再生療法の成否の評価するもっとも正確な方法は組織切片の採取であるが，しかし日常臨床的にはきわめて不可能に近い．現実的な確実な方法は，リエントリー手術であろう．そしてリエントリー手術時に，残存した骨の段差を除去する目的から骨外科処置を行い，術後にメインテナンスしやすい歯周環境を獲得する．

本症例における反省

5 部に対しては1度目の再生療法で期待するほどの結果が得られなかったので再度，再生療法を行っ

歯周再生療法とインプラントを用いて行った全顎症例について

治療終了時の状態――2

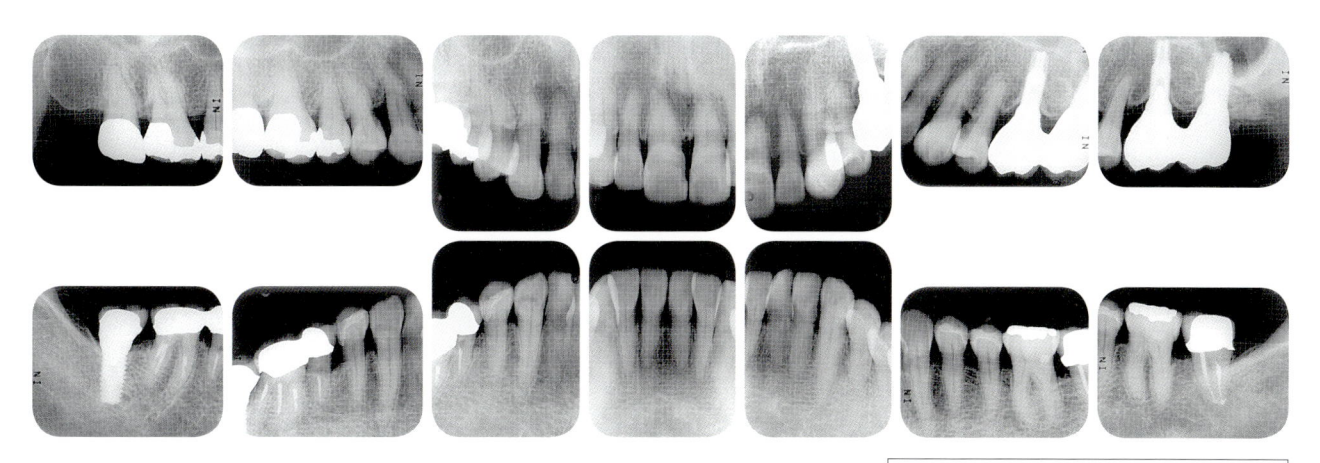

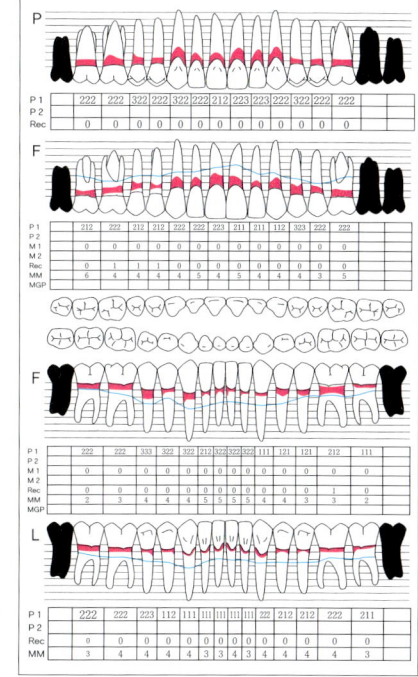

図25 術後のエックス線写真．垂直的骨欠損は改善され，天然歯と隣接するインプラントとの骨の極端な段差は認められず，滑らかな曲線で結ばれ骨の平坦化が獲得できた．

図26 術後のペリオチャート．浅い歯肉溝の獲得と臨床的付着の獲得がうかがえる．

た．理由としては，|3部のように後方臼歯部にインプラントの咬合支持を得たうえで手術を行っていれば，再生療法対象歯の動揺をコントロールできていたと考える．

謝辞

本稿の発表また日々の臨床においてご指導いただいている小野善弘先生，中村公雄先生，今回私をご推薦くださった宮本泰和先生をはじめとする，JIADSの関係諸先生方に感謝いたします．

参考文献

1. 小野善弘，畠山善行，宮本泰和，松井徳雄．コンセプトを持った予知性の高い歯周外科処置．東京；クインテッセンス出版：2001．
2. 吉江弘正 著．宮本泰和 編著．再生歯科のテクニックとサイエンス．歯周・審美・インプラント．東京：クインテッセンス出版，2005．
3. Froum S, Lemler J, Horowitz R, Davidson B. The use of enamel matrix derivative in the treatment of periodontal osseous defects : a clinical decision tree based on biologic principles of regeneration. Int J Periodontics Restorative Dent 2001 ; 21(5) : 437-449.
4. Boyan BD, Weesner TC, Lohmann CH, Andreacchio D, Carnes DL, Dean DD, Cochran DL, Schwartz Z. Porcine Fetal Enamel Matrix Derivative Enhances Bone Formation Induced by Demineralized Freeze Dried Bone Allograft In Vivo. J Periodontol 2000 ; 71(8) : 1278-1286.

21世紀の歯科臨床を読む
若手臨床家ケースプレゼンテーション 30

天然歯か？　インプラントか？
矯正的挺出で対応した一症例

梅原一浩
梅原歯科医院

[著者紹介]
　臨床目標は「アンティークな治療法」．古くから行われている治療方法であっても，長期にわたって維持することのできる価値ある治療を行うべく研鑽を積んでいる．インプラントをどのように臨床応用するかが，これからの課題．1988年，東京歯科大学卒業．

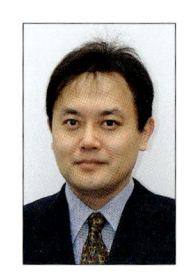

はじめに

　前歯部審美的エリアの修復にはさまざまな方法があるが，その適応症を診査・診断することが成功に導くうえで非常に重要と思われる．特にインプラントによる前歯部の修復には埋入部の解剖学的制約から審美性が損なわれる可能性があるため，埋入に際し十分注意した診査・診断が必要である．
　さて，最近の傾向として，前歯部欠損補綴＝インプラントという考え方が取り上げられることが多いが，今回提示する症例は，インプラント治療を目的に紹介された患者に対して，審美的エリアにおける適応症を煮詰めたうえで，あえて天然歯の保存にこだわって矯正的挺出[1]による前歯の修復を行ったものである．

連絡先：〒036-8182 青森県弘前市土手町123

患者の基本データ

　患者は初診時24歳の女性で，交通事故による1|の歯の破折を主訴として，前医より前歯部のインプラント治療による審美的回復を依頼された．患者は遠方より通院するため，来院時間に制約があること，また来院回数を少なくしたい，治療期間をできるだけ短くしてほしいという希望があった．全身的既往歴として特記すべき事項はなかった(図1〜3)．

本症例の着眼点

本症例の問題点と理想的な治療目標

1）保存可能な場合の治療計画
　1|破折の原因が外傷であることから，天然歯の保存が可能であるか否かが問題となる(図4)．もし保存可能な場合でも，隣在歯も同様に外傷をともなっている可能性があることも意識しなければならない．

初診時の状態

初診時の患者プロファイル

初診日：2002年6月14日
初診年齢，性別：24歳，女性．
主訴：交通事故による1|の破折，前医よりインプラント治療依頼．
全身的既往症：特記事項なし．
初診時の所見：1|の歯冠破折はCEJを超える部位まで及んでいた．また|1は失活歯で歯冠修復が施されていた．前歯部を結ぶ歯肉のラインは左右非対称であり，特に|1が歯根側に位置していた．歯肉のタイプはThin-Scallop [2,3]であり，|3の唇側転位を認める．

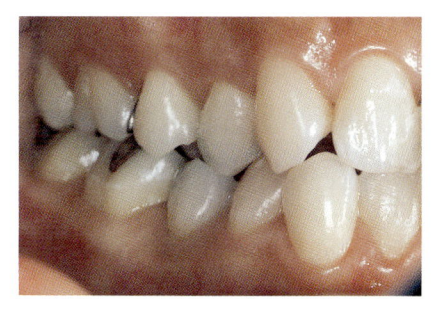

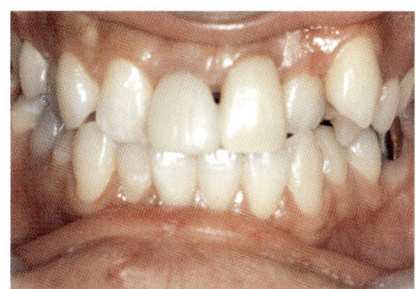

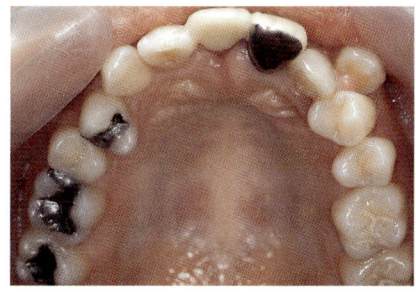

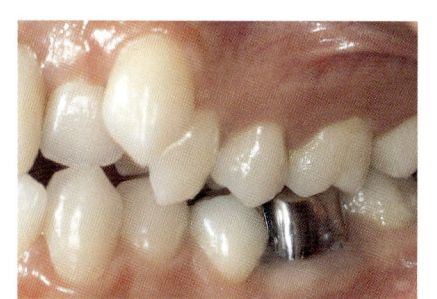

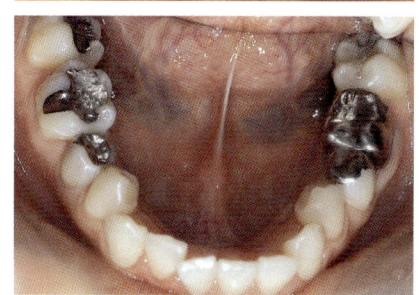

図1a	図1b	図1c
図1d	図1e	

図1a〜e　初診時口腔内写真（2002年6月14日）．1|は交通事故により歯冠破折．前医がレジンシェルをスーパーボンドにて仮着．

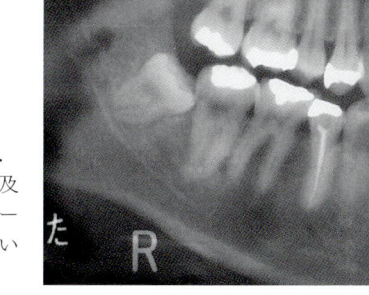

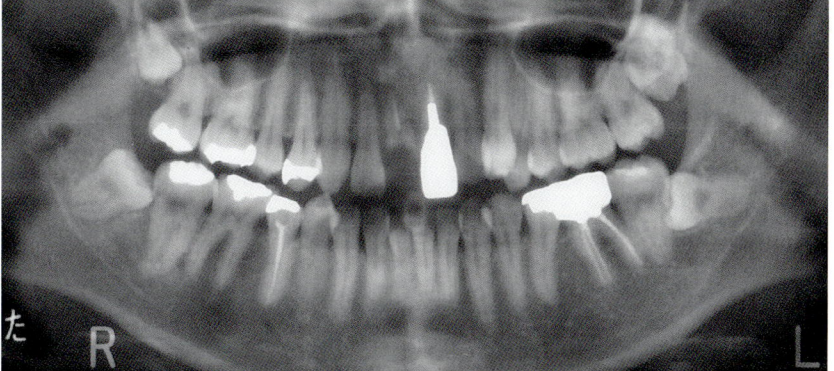

図2　初診時パノラマエックス線写真．1|の歯冠破折はCEJを超える部位まで及んでいる．しかし|1は歯冠が長く，マージンの位置はさらに根尖側に及んでいる．

図3　初診時ペリオチャート．外傷による影響は1|の歯冠破折のみで，前歯部における動揺は認められない．全体的な歯周病の傾向も認められない．

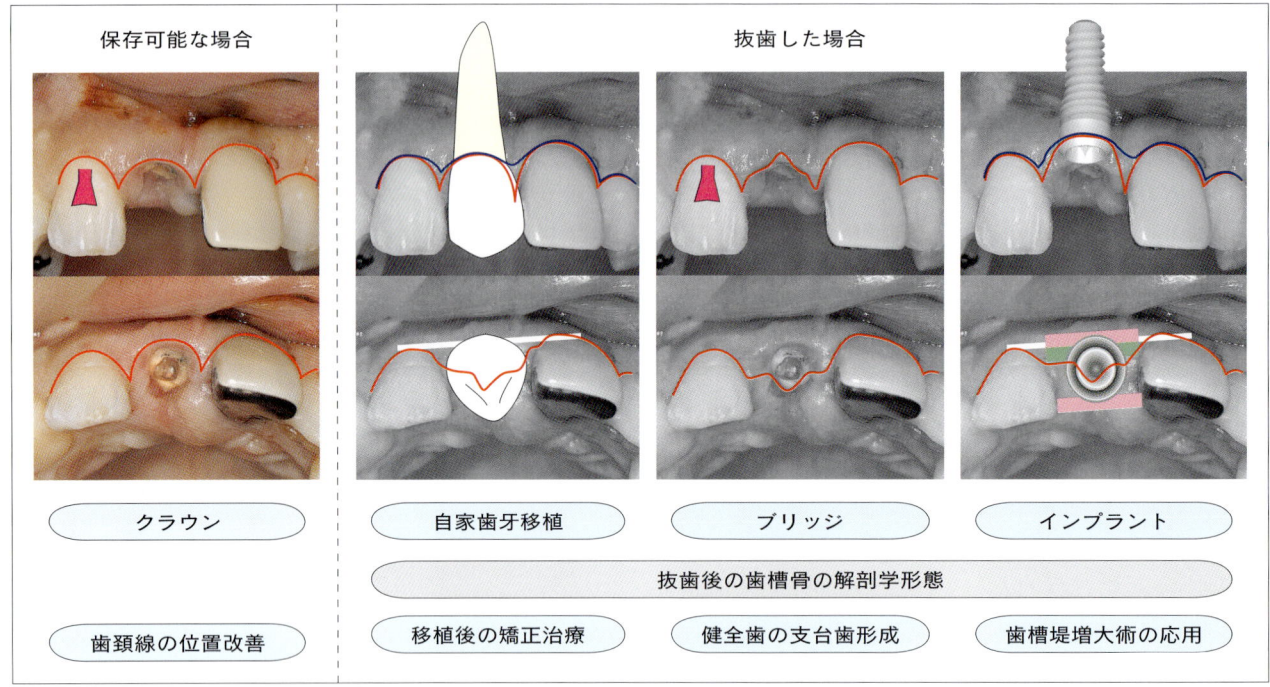

図4 患者に提示した治療計画．抜歯した場合には，歯槽骨の吸収が予想される．唇側転位している|1|もしくは小臼歯を移植する方法も一手段であるが，移植後さらに矯正治療期間が必要となる．ブリッジを選択した場合，隣在歯を切削するリスクがともなう．また，|1|の歯頸線の位置を改善し，歯槽堤増大術をしなければインプラントも必然的に深く埋入され，審美性が損なわれる．このような症例では軟組織の移植も必要になることが多い．

【参考症例】

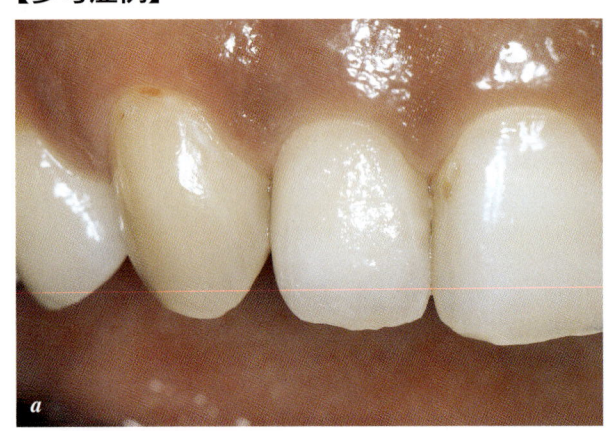

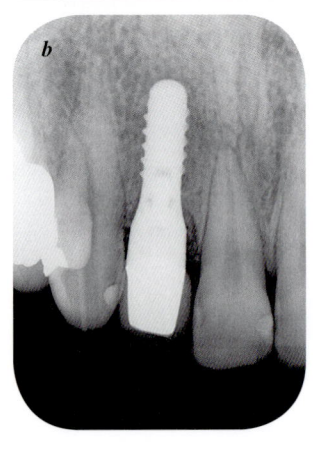

図5a, b　インプラント参考症例．抜歯即時埋入を試みた症例の3年経過症例．埋入時，隣在歯の骨レベルは問題なかったが，抜歯即時埋入では深く埋入しがちである．幸いにも審美的に問題ないが，歯肉の退縮などには注意が必要である．

また，審美的に歯頸線を整える必要がある．使える歯質が十分にある場合は，歯冠長延長術を用いて対応する方法も考えられる．

2）保存不可能な場合の治療計画

保存不可能な場合には，|3|もしくは小臼歯を移植する方法が考えられる．自家歯牙移植後，矯正治療を行うことで審美的に改善する方法は，本症例で理想的な治療方法[4]のひとつである．

オベイトポンティックを利用したブリッジによる修復も可能だが，|2|(健全生活歯)を支台歯形成するリスクをともなう．

インプラントは治療計画の選択肢として十分適応と思われるが，インプラントによる審美修復には，①隣在歯の骨レベルを改善しておく必要があること，②歯肉のタイプがThin-Scallopであり，生物学的幅径を侵害した場合，歯肉の退縮を検討する必要がある．図5a, bはインプラントを抜歯即時埋入した参考症例だが，この症例では審美的に十分な結果を得ることができた．しかし一般的に即時埋入インプラントは埋入深度が深くなりやすく，長期的な安定と

【1 破折位置の確認】

図 6a,b 初診時のデンタルエックス線写真と同部位の強拡大（2002年6月14日）．1|1 の位置関係，1| は保存の可否および破折線の確認を目的に，初診日に再根管治療ならびに根管充填を行った．

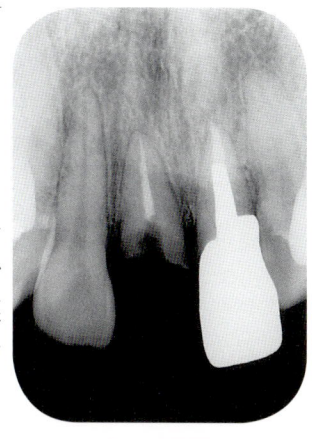

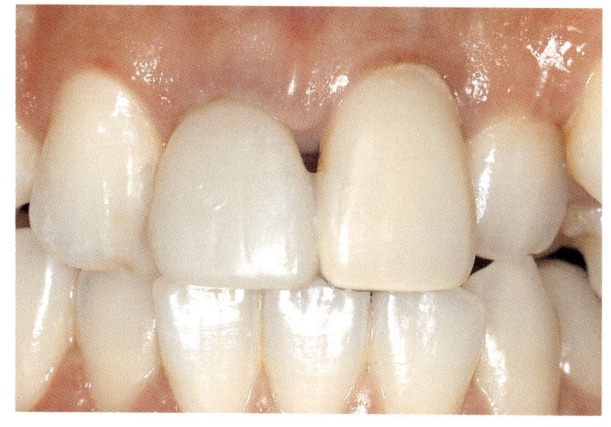

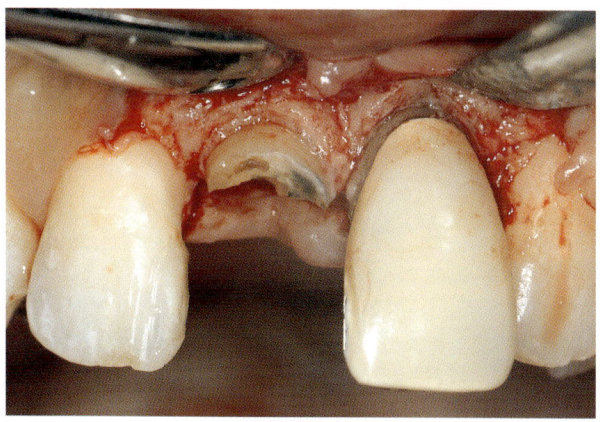

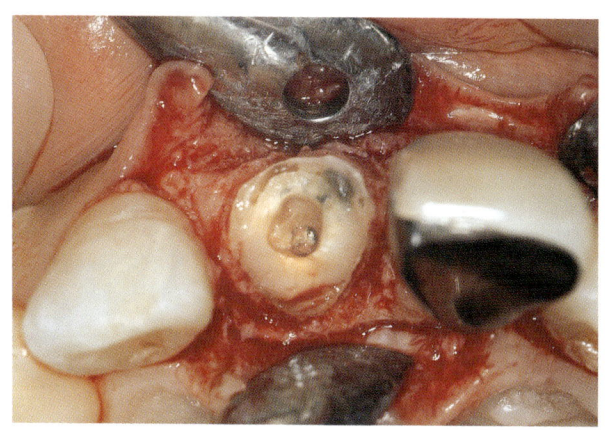

図 6a | 図 6b

図 7a,b 1| 破折位置の確認（2002年6月17日）．口蓋側破折線は歯槽頂上にあったため，矯正的挺出を前提に歯槽骨整形を行い，メタルコアの印象採得を行った．

図 7a | 図 7b

いう面では疑問が残ることもある．また，審美エリアでマルチプルにインプラントを埋入する場合は，歯間乳頭を獲得することが難しい．それゆえ結合組織移植やGBRによる歯周組織の回復が必要になることも多いため，技術的な差が生じやすい．

いずれにしても，本症例における理想的治療目標は，どの方法を用いた場合でも，前歯部の叢生を改善し，左右対称な審美的改善を行うことである．

患者の選択した治療とそれに応じた治療目標・治療計画

筆者の治療方針は，まずは天然歯の保存を優先的に考え，それでは対応が困難な場合に自家歯牙移植，そして最終選択としてインプラントを臨床で用いる，というものである．それぞれの利点欠点を自分なりに把握することで，最初からインプラントが選択肢

として取り入れられることも多い．

患者には，

①治療回数・治療期間を少なくしてほしい
②インプラントによる治療法に関しては理解できるが，できれば天然歯を保存してほしい
③矯正治療も理解できるが，できれば全顎的な矯正治療ではなく，部分的に矯正治療して短期間で終了してほしい
④|3 の唇側転位はそのままでかまわない
⑤|1 の歯冠長を短くしてほしい

という希望があった．

よって本症例では，天然歯の保存を第一に考え，上顎前歯部の骨レベルおよび |1 の歯冠長の改善を目的とした矯正的挺出による残存歯および周囲組織の保存を優先した治療計画を立てた．

【矯正的挺出】

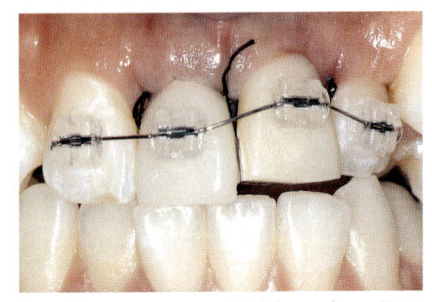

図 8a 矯正的挺出開始（2002年6月20日）．1は切端で咬合させ，先に1の挺出を試みる．

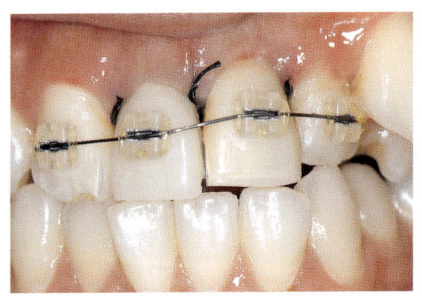

図 8b 1回目の挺出終了時（2002年6月26日）．

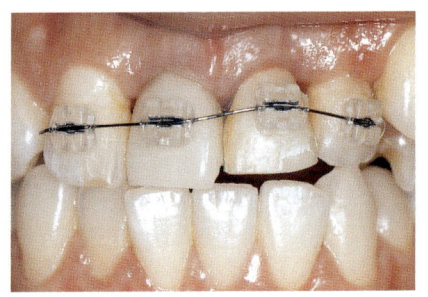

図 8c さらに1の切端を削合し2回目の提出を開始．

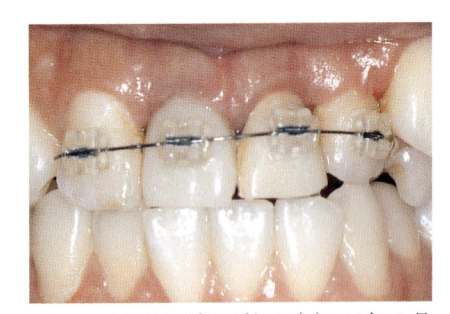

図 9a 2回目の挺出終了時（2002年7月30日）．

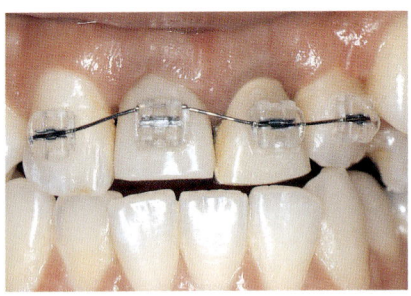

図 9b 1の挺出を開始（2002年8月10日）．

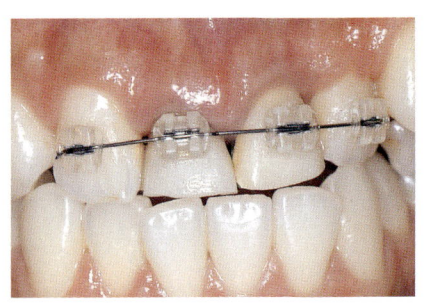

図 9c 1の挺出終了時（2002年10月2日）．

【歯肉弁根尖側移動術】

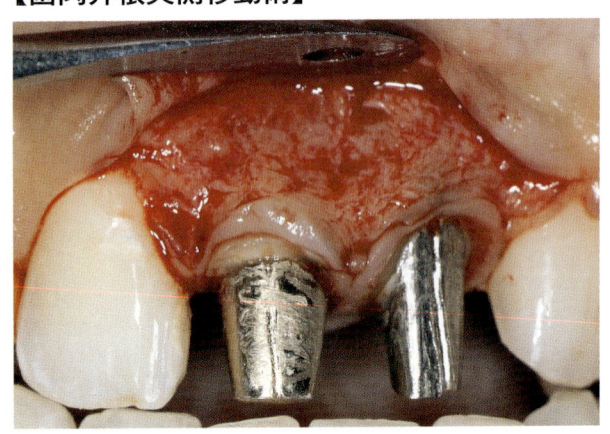

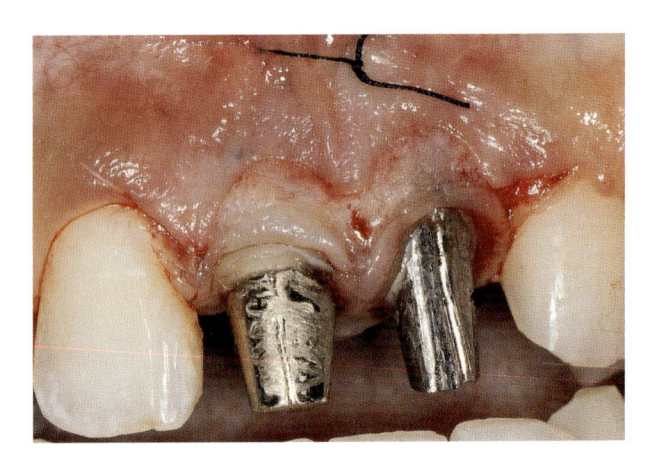

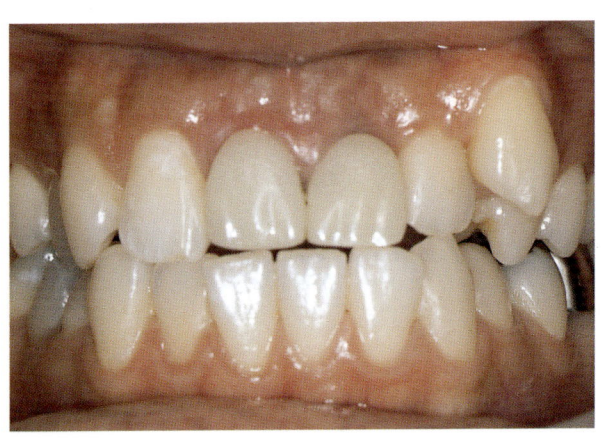

| 図 10a | 図 10b |
| 図 11 |

図 10a, b 矯正的挺出終了時（2002年10月2日）．歯頸線の修正と付着歯肉の幅の改善を目的に歯肉弁根尖側移動術を行った．

図 11 歯周外科後20日（2002年10月23日）．最終的な歯頸ラインの修正はプロビジョナルクラウンで行っている．

天然歯か？　インプラントか？

治療終了時の状態――1

|図12a|
|図12b|図12c|
|図12d|図12e|

図12a〜e　治療終了時口腔内写真（2003年1月24日）．初診時から6か月後に治療が終了した．上顎左右中切歯の位置関係は改善されている．しかし，左側側切歯と犬歯のプラークコントロールおよび咬合状態には注意が必要である．

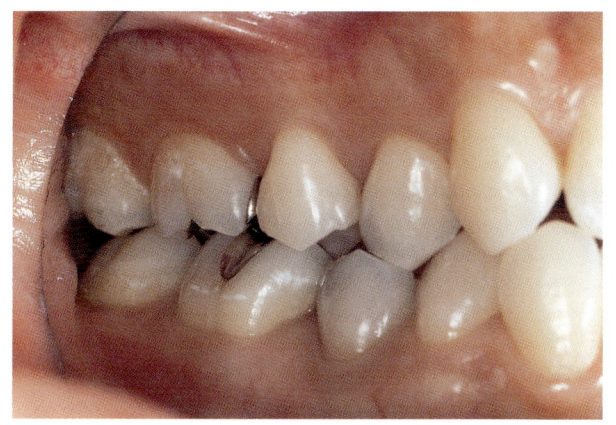

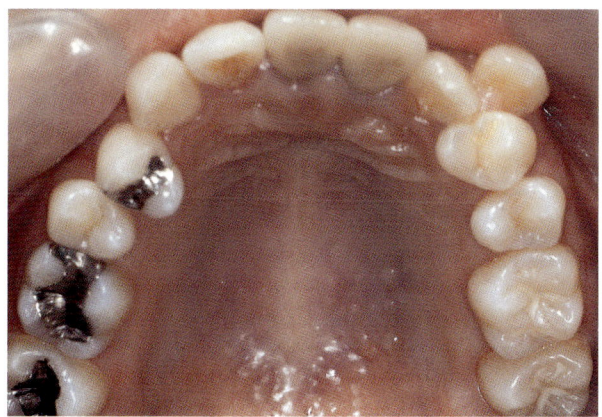

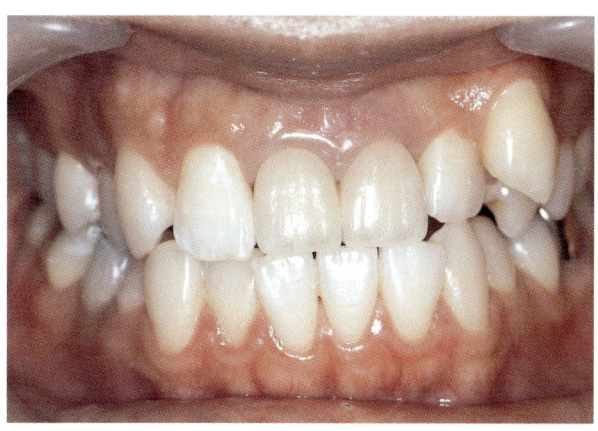

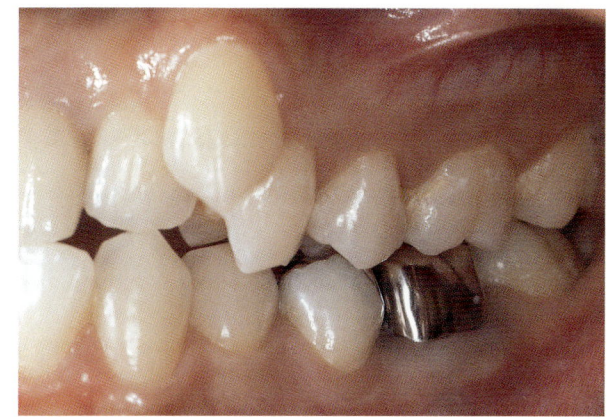

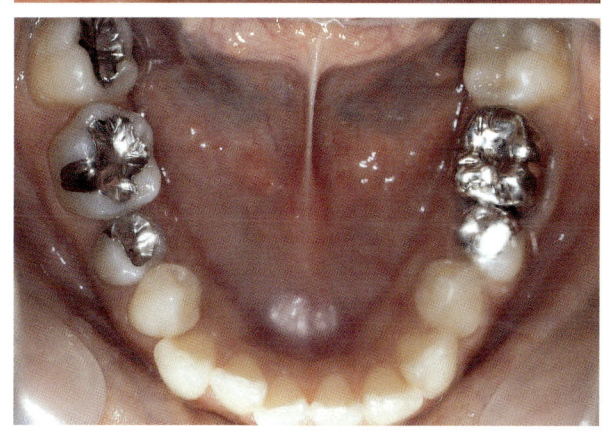

治療過程における処置のポイント
（図6〜12）

　矯正的挺出は，抜去されることの多い歯根の保存，審美性の確保と維持，歯周組織の改善に優れた治療法である．矯正的挺出を行ううえで重要なのは，最終的な骨レベルを予想して挺出量を決定し，どの方向へ挺出させるかである．本症例では，有効に使える舌側の歯質を獲得しようとすると1|の調整量が多くなり，両側中切歯歯冠長が長くなると予想されることから，歯冠長延長術は選択しなかった．そこで，歯冠長および骨レベルを改善させるために，当該歯への施術の前にまず1|の挺出を優先し，1歯ずつ行った．また，はじめに破折線の確認をした際に歯

71

治療終了時の状態──2

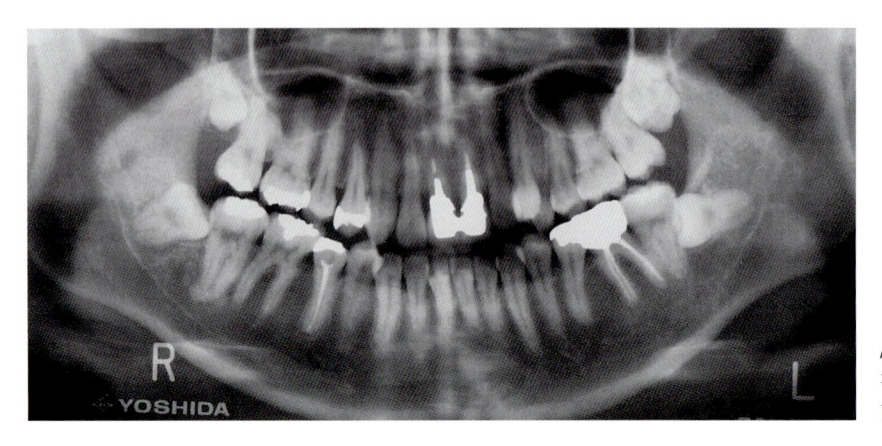

図13 治療終了時パノラマエックス線写真．矯正的挺出により，上顎左右中切歯の骨レベルを整えることができた．

図14 治療終了時ペリオチャート．全体的な歯の動揺も歯周病の傾向も認められない．

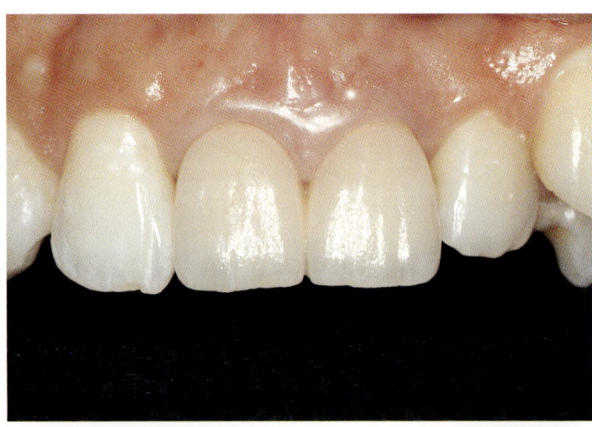

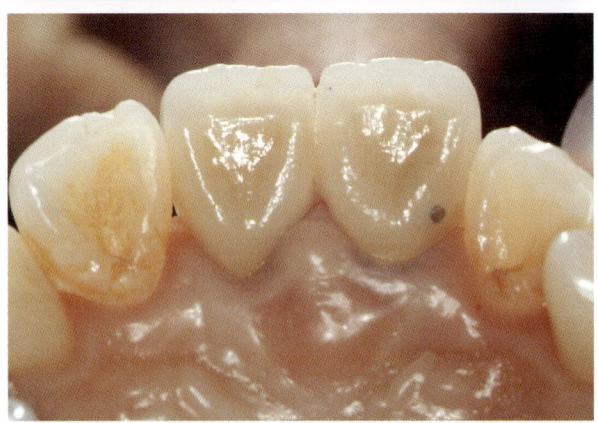

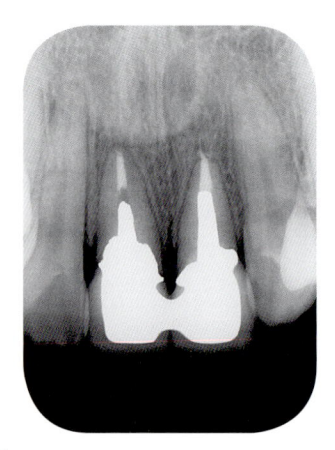

図 15a	図 15c
図 15b	

図15a～c AGCテクニックを用いて左右中切歯は連結している

肉溝線維を切断したことにより，挺出時間を短縮できたと考えられる．矯正的挺出終了時には，最終的な歯頸線の修正と付着歯肉の形態を整える目的で歯肉弁根尖側移動術を併用した．その際，矯正後の骨縁上線維群を切断し後戻りの防止を試みている．

本症例の考察

治療成功のキーはどこにあるか

本症例における問題点は，破折した 1 よりも 1 の状態と位置である．インプラントを本症例に用いなかったのは，患者が天然歯の保存を希望されたことと，1 の歯冠長が長いことを気にしていたため，インプラントを深く埋入して審美的に歯冠長が長くなることを回避したかったことが，大きな理由である．それゆえ，矯正的挺出で左右中切歯の骨レベルを改善しておいたほうが，今後もしインプラントを行うことになった際に条件的に有利であると考えた．

また，術者の技術的影響を受けやすい GBR などの歯槽堤増大術は，審美エリアではできるだけ避けた方が無難である．そのためには，はじめからインプラントを選択して治療をし，後戻りできなくなってリスクや不安を抱えるよりも，天然歯にこだわって矯正的挺出を利用することのほうが，非常に簡単かつ予知性の高い有意義な治療法であると考えている．

本症例における課題 (図13〜16)

術者側としては，矯正治療をすることになったので，上顎左側犬歯の唇側転位の改善まで行いたかった．しかし，矯正治療にかかる費用と治療期間が患者には負担が大きかったようである．本症例においては矯正的挺出を行うことで患者の希望を叶えることはできたと思われるが，中切歯の唇側転位を意識して歯列のアーチを整えたため，歯冠長が短くなってしまったことは反省すべき点である．また，同時に 1 における被蓋の改善をすることができなかったため，今後，咬合性外傷や接触点の変化，咬耗や摩耗にも注意が必要である．また，カリエスリスクテストによるう蝕感受性は低いものの，プラークコントロールを行い定期的なメインテナンスで管理したいと考えている．

参考文献

1. 森克栄，東郷達夫．矯正的挺出についての再検討．日本歯科評論 1989；558：65-80．
2. Ochsenbein C, Ross SE. A reevaluation of osseous. In : Grant DA, Stern IB, Listgarten MA(eds). Orban's Periodontics. 6th ed. St. Louis : Mosby Co., 1988；1017-1044．
3. Weisgold A. Coronal Forms of the Full Crown Restoration. Vol.14. Chicago : Quintessence Publishing Co., 1981．
4. 下地勲，井汲周治．臨床の疑問を尋ねて—自家歯牙移植編—．自家歯牙移植をめぐるさまざまな問題への対応．歯界展望 2001；98（6）：1229-1255．

21世紀の歯科臨床を読む
若手臨床家ケースプレゼンテーション 30

包括的歯科治療における合理的治療手順の重要性に気づかされた一症例

包括的歯科治療における成功のカギ

浦川　剛
うらかわ歯科医院

[著者紹介]
歯周病治療，歯内治療など基本かつ重要性のある分野の治療を均一に高いレベルで維持することが目標．これらが十分に達成されたうえで，さらにアドバンスな歯科臨床が展開できると考えている．患者の期待に十分に応えていくためにも，包括的歯科臨床のスタンスに軸足をおき，臨床に取り組んでいきたいと考えている．1988年，九州歯科大学卒業．

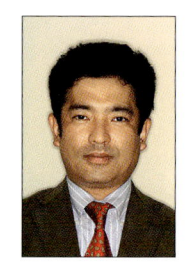

はじめに

　歯科医師は，自分が行った処置が少しでも長く患者の口腔内で健全に機能してほしいと願うものであるが，実際の臨床においてはその多くは，やり直しの治療である．また患者の治療に対する要求も，近年，とみに高まってきている．
　そのような中で，咬合崩壊をともなう歯周疾患患者に対して咬合再構成的な治療を行うときには，なぜそのような状態にまで至ったのかを推定し，それを改善していかなければならないのは自明である．
　筆者は，基礎的な手技を確実に積み上げていき，その延長線上にアドバンスな手技の成功があると考える．治療結果を長期にわたって維持安定させることは困難であるが，歯周組織の問題点を解消し，炎症と力のコントロールを可能な限り行ったうえで修復処置に移行し，それをメインテナンスしていかなければならない．
　本稿では，咬合崩壊をともなう歯周疾患患者に対し，インプラントと修復的歯牙移動を含めた包括的歯科治療を試み，合理的治療手順の重要性に気づかされた一症例を呈示する．

患者の基本データ

　患者は47歳女性である．歯茎の腫れと出血，口臭を主訴に来院された．また以前治療した前歯の再治療も希望され，「今まできちんとした歯の治療を受けたことがなく，今度は時間的にも十分に治療を受けられるので，全体的な治療をしてほしい」とのことであった．

1）口腔内所見（図1）
　上顎側切歯の前装部が破損しており，辺縁歯肉からの自然出血を認める．また上顎前歯部はフレアーアウトが認められ，下顎前歯部を中心に多量の黒色

連絡先：〒814-0002　福岡県福岡市早良区西新6-10-58

包括的歯科治療における
合理的治療手順の重要性に気づかされた一症例

初診時の状態

初診時の患者プロファイル

初診日：1999年8月6日
初診年齢，性別：47歳，女性．
主訴：歯茎が腫れて出血し，口臭も気になる．以前治療した前歯が壊れて見た目が悪いので治療したい．
全身的既往症：特記事項なし．

初診時の所見：水平性骨吸収ならびに自然出血，前歯部フレアーアウトなどが認められる．病的な歯の移動が認められることから，異常な態癖の存在を疑わせる．

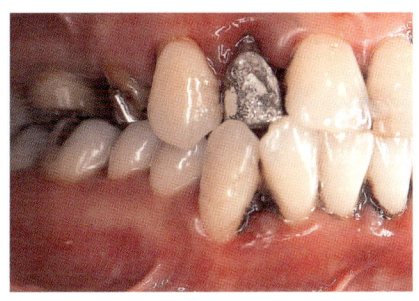

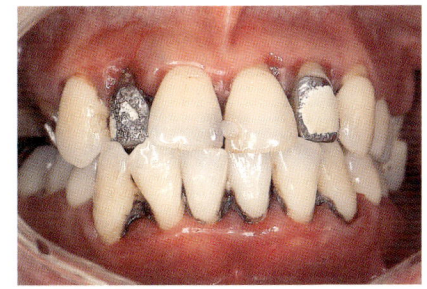

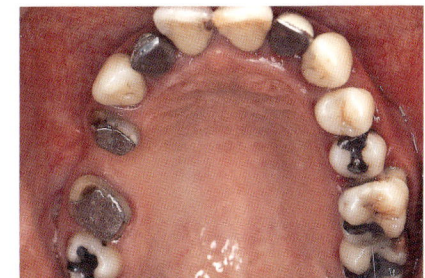

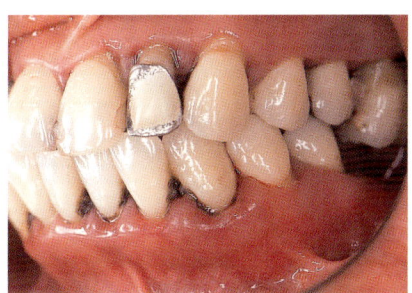

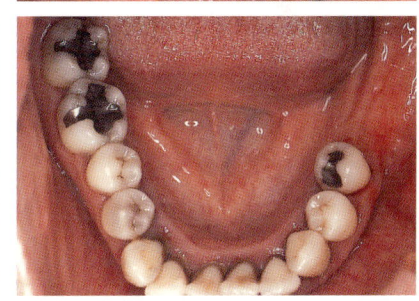

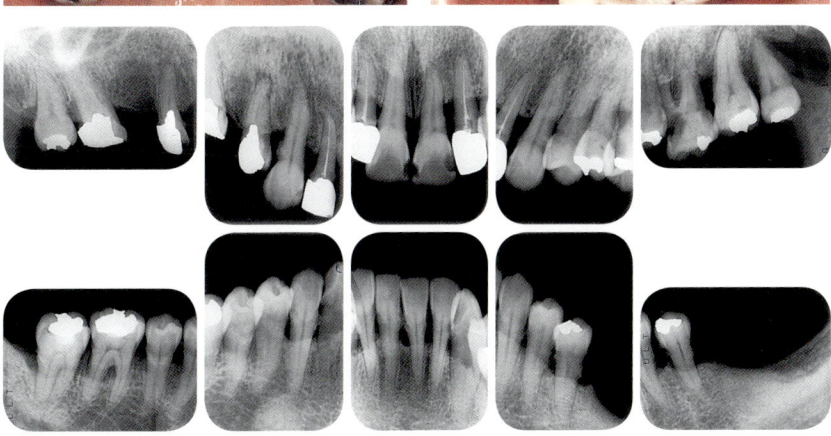

図 1a	図 1b	図 1c
図 1d	図 1e	

図 1a〜e　ほぼ全顎にわたり歯肉からの自然出血を認める．欠損および脱離を放置したことに加え，態癖の関与を疑わせる歯列の乱れを認める．

図2　|8は保存不可能，|6頬側根は支持骨がない．

図3　初診時の歯周チャート．|6頬側は完全に歯肉より露出しているため，ポケット計測不能．3+5は歯石沈着多量のため，ポケット計測不能．

動揺度			0	0		0																	0	1	2
BOP			−	−		−	+	+	+	+	+	+	+	+	+	+	+	+	+	+	+	+	+	+	+
ポケット	B		4	3	3	3	3	3	3	3	5	4	3	3	4	4	4	4	4	4	4	5	4	4	4	3	4	5	5	3	4			5	5	5	5	6	6
	P		4	3	3	3	3	3	3	3	4	4	4	4	4	5	4	4	4	4	4	4	4	5	4	4	4	4	4	4	3	5			4	4	4	4	6	7	6
		8	7	6	5	4	3	2	1	1	2	3	4	5	6	7	8
ポケット	L		4	3	3	4	4	4	3	3	3	4	3	3																											
	B		6	3	3	4	5	4	3	4	3	3	3	3																											
BOP			+	+	+	+	+	+	+	+	+	+	+	+																											
動揺度			1	0									0																												

【初期治療中の口腔内所見】

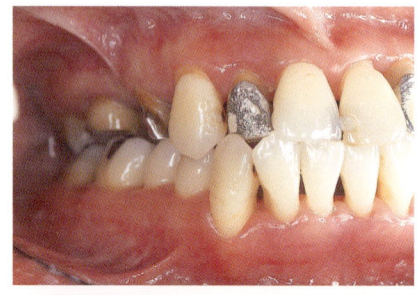

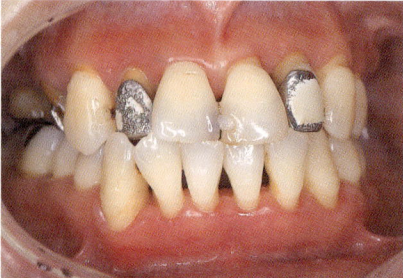

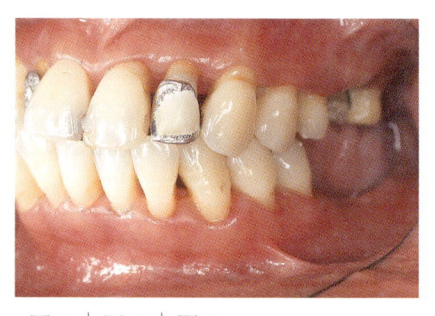

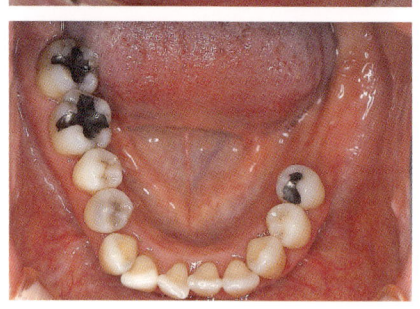

図 4a | 図 4b | 図 4c
図 4d | 図 4e

図 4a～e　初期治療の効果が現れ，自然出血もほぼ治まり，歯肉の色，ツヤが向上している．

【自然挺出】

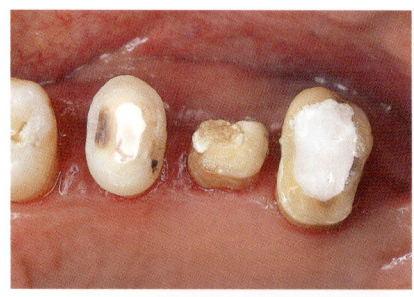

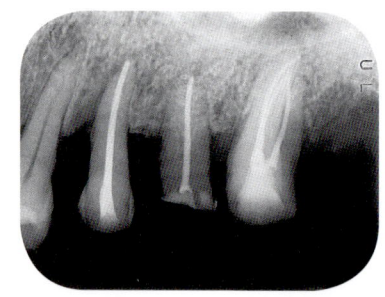

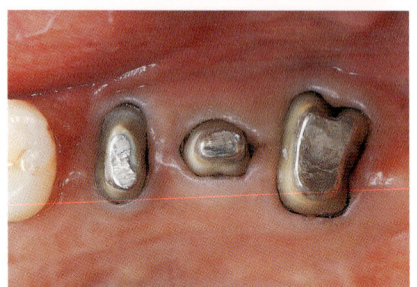

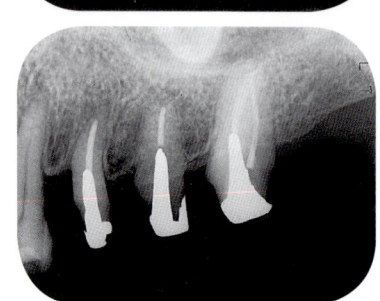

図 5a | 図 5b
図 5c | 図 5d

図 5a～d　全顎にわたるスケーリング・ルートプレーニングにより起炎物質の除去を目指した後，保存不可能の|8および|6頬側根は抜歯している．また|5近心は垂直性骨欠損を認めたため，自然挺出を併用した．

の歯石沈着が確認できる．

上下顎ともに，欠損部や補綴物脱離にともなう病的な歯牙移動が認められ，咬合高径の低下と顎位の偏位を認める．特に上顎右側の歯列の狭窄は，異常な態癖の存在を疑わせる．

2）エックス線写真所見（図2）

上下顎前歯部は歯根長のほぼ2分の1に及ぶ水平性の骨吸収を認め，|5および|6 7は欠損している．

また下顎右側大臼歯部および下顎左側小臼歯部は垂直性骨欠損が認められ，|6頬側2根は骨の支持を完全に失っており，|8は保存不可能である．

本症例の着眼点

本症例の問題点と理想的な治療目標

本症例の問題点としては，臼歯部咬合の喪失を長

【MTM】

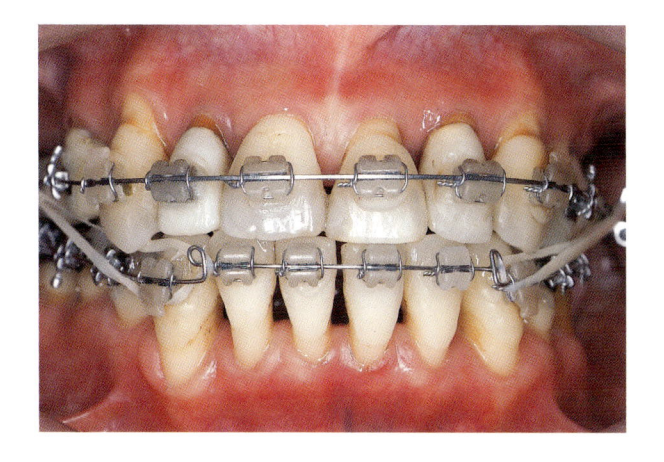

図6 骨レベルの平坦化およびフレアーアウトした歯の歯軸の改善を目的として歯牙移動を試みた．

【3|, |3への歯周外科】

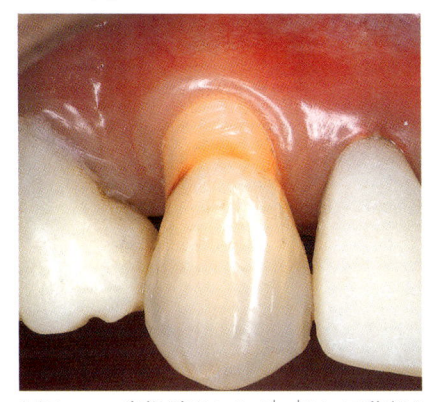

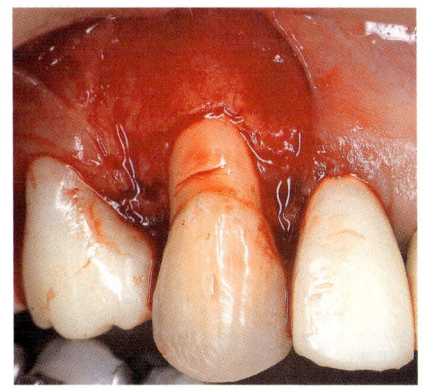

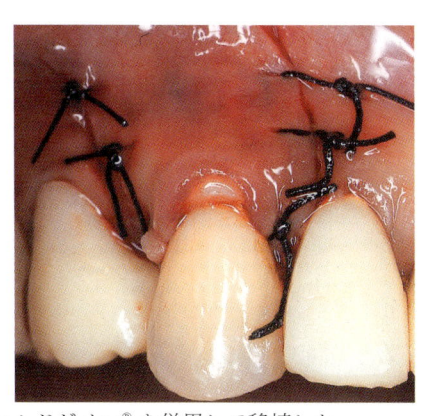

図7a〜c 歯根露出した3|, |3に口蓋部より採取した上皮カラー付きの結合組織を，エムドゲイン®を併用して移植した．

図7a | 図7b | 図7c

期間放置した結果としての臼歯部の挺出と，それにともなう歯周組織のダメージ，下顎前歯による上顎前歯への突き上げとそれにともなうフレアーアウトなどの力によるダメージであると考えられる．本来の顎位も喪失しているため，個々の歯の処置と並行して顎位の模索と，歯の位置異常を是正して，歯槽骨レベルの平準化を図ることが必要だと考えられる．そのうえで，適正な補綴処置を遂行しなければならない．そのために，左大臼歯部の欠損部にも十分なバーティカルサポートを与えていく必要がある．

患者の選択した治療とそれに応じた治療目標・治療計画

以下の治療計画を立案し，患者に呈示し了解を得た（ただし下顎左側欠損部に対する治療方法は，患者の希望と経済的状況により，後日決定することとした）．
①初期治療（プラークコントロール，スケーリング・ルートプレーニング，歯内療法，自然挺出，保存不可能な歯の抜歯，分割抜歯，応急的な充填処置など）
②再評価
③MTM
④歯周外科
⑤インプラント
⑥プロビジョナルレストレーション
⑦再評価
⑧最終補綴
⑨メインテナンスセラピー

治療過程における処置のポイント

1）初期治療（図4,5）

徹底したスケーリング・ルートプレーニングにより起炎物質を除去し「炎症のコントロール」を行ないながら，歯内療法を同時進行で行った．このとき，保

【2┼2への歯周外科】

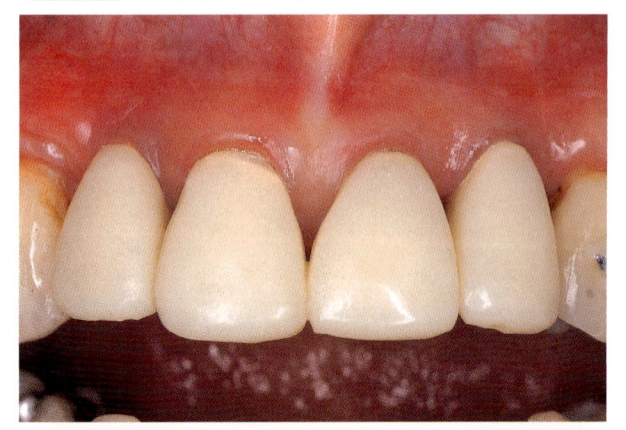

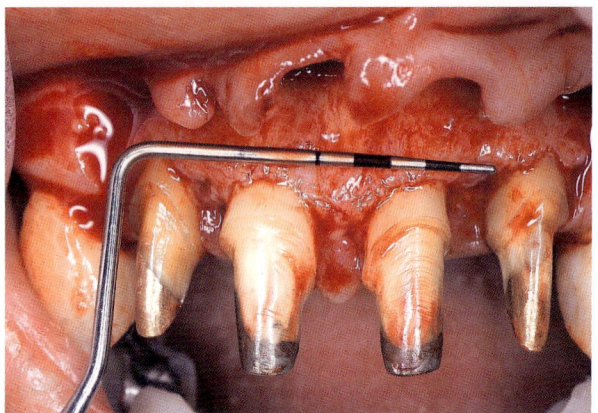

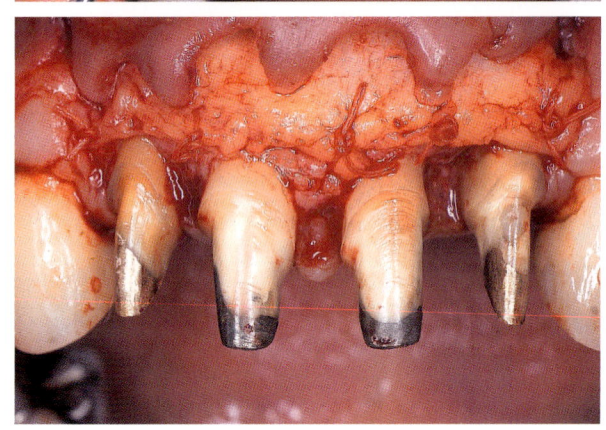

図 8a
図 8b | 図 8c
図 8d | 図 8e

図 8a〜e 薄い角化歯肉を多少でも増加させて歯冠修復後のメインテナンスを容易にする目的で，2┼2に口蓋部より採取した上皮下結合組織を移植した．同時に上唇小帯も切離している．

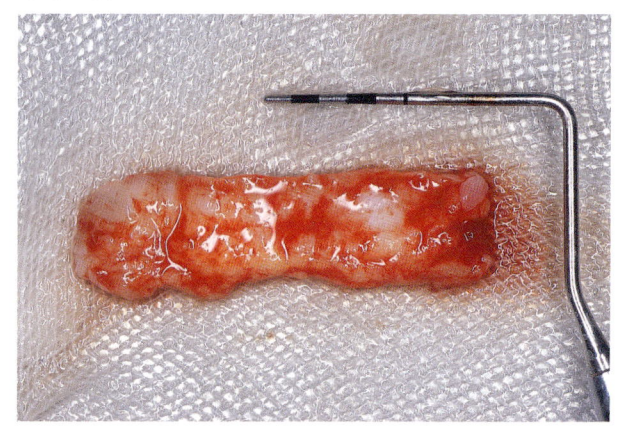

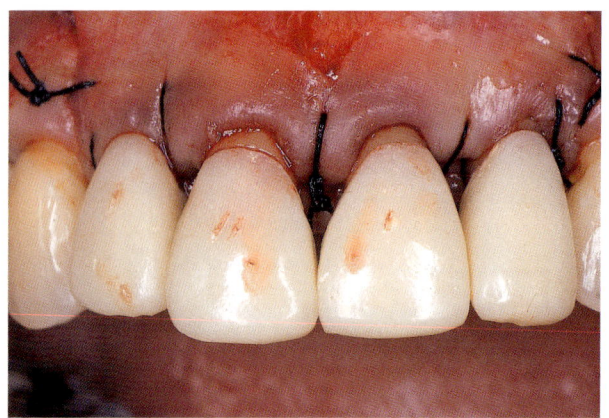

存不可能な歯，歯根の抜去を行い，簡単な歯肉剥離掻爬術なども行っている．外傷性咬合によるダメージの大きな歯に対しては，歯内療法後，自然挺出を行っている．

2）MTM（図6）

骨レベルの平坦化を目的としたMTMを行った．初期治療の段階で簡単な歯肉剥離掻爬術を行っていたので，まず大きな問題はないと判断し，骨レベルを規準にブラケットハイトを設定，MTMを行った．この段階で左下欠損部の存在のため，MTM時の固定源に苦労させられた．

3）歯周外科（図7, 8）

MTMにて骨レベルの平坦化を行った後，歯根露出の著しい3｜，｜3に対して遊離歯肉移植術（FGG）を行った．また2┼2に対して薄い角化歯肉を少しでも増加させて歯冠修復後の歯肉退縮を防ぐ目的で，

包括的歯科治療における
合理的治療手順の重要性に気づかされた一症例

【5 6 へのインプラント埋入手術】

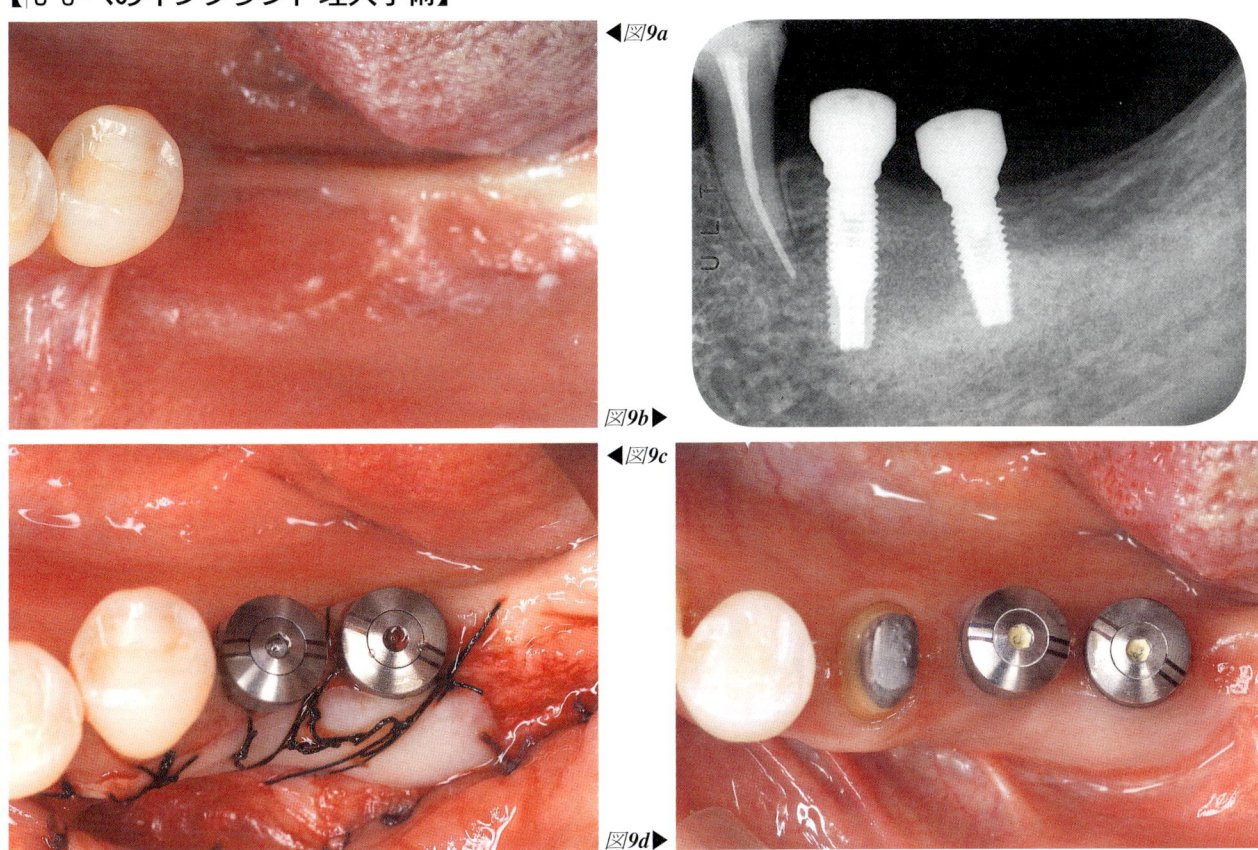

◀図9a
図9b▶
◀図9c
図9d▶

図9a〜d 5 6 欠損部に十分なバーティカルサポートを与える目的で，インプラントを埋入した．二次手術時には，遊離歯肉移植を併用して補綴修復後のメインテナンスを容易に行えるよう配慮した．

【プロビジョナルレストレーション】

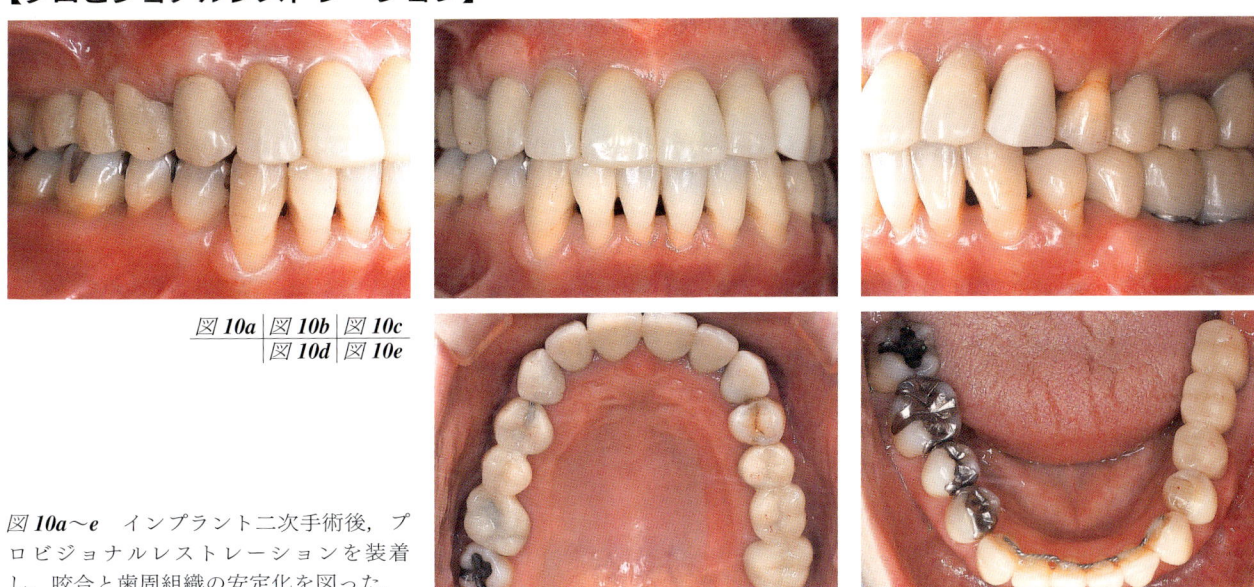

| 図10a | 図10b | 図10c |
| 図10d | 図10e |

図10a〜e インプラント二次手術後，プロビジョナルレストレーションを装着し，咬合と歯周組織の安定化を図った．

79

治療終了時の状態——1

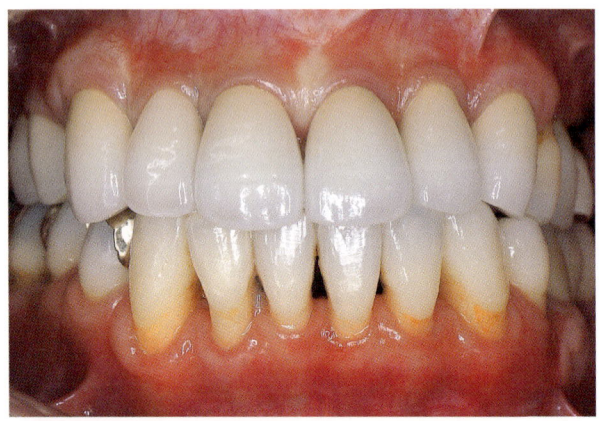

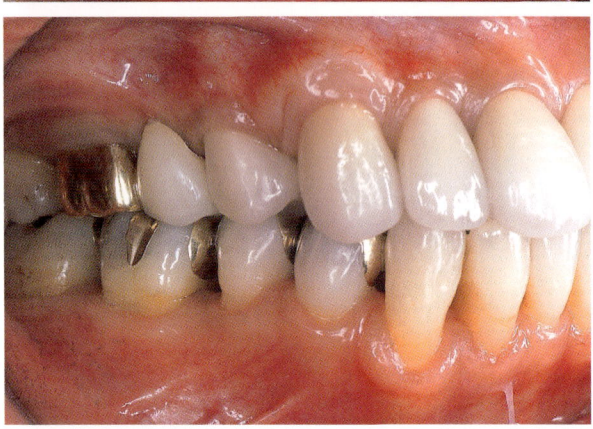

図 11a
図 11b | 図 11c
図 11d | 図 11e

図 11a〜e 多くの反省点が目につく．今後精一杯メインテナンスセラピーを行っていく必要があろう．

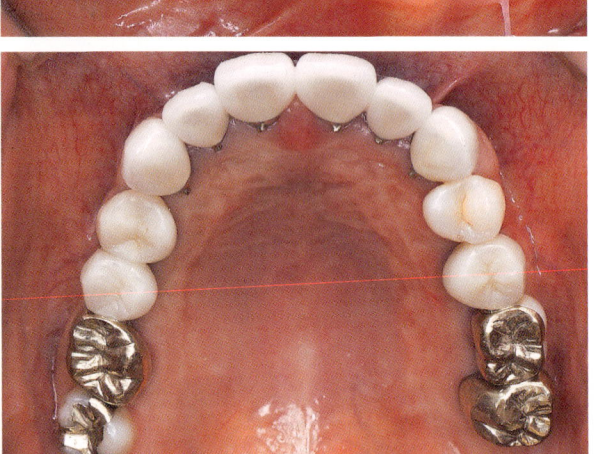

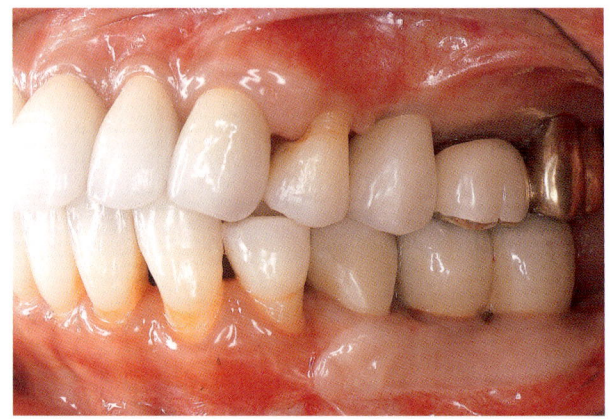

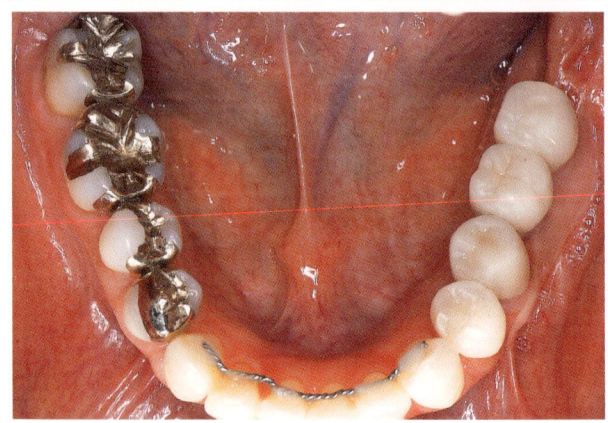

上皮下結合組織移植（CTG）を行った．

4）インプラント（図9）

　当初，下顎左側大臼歯部欠損に対しては，パーシャルデンチャーまたはインプラントのどちらかを患者の希望により後日決定することとしていたが，患者の要望がインプラントを行う方向で決定したため，インプラント埋入を行った．二次手術ではFGGを併用し補綴後のメインテナンスセラピーをより確実・容易に行えるよう配慮した．

本症例の考察

治療成功のキーはどこにあるか

　本症例の場合，下顎左側大臼歯部の欠損をどのよ

|包括的歯科治療における
合理的治療手順の重要性に気づかされた一症例|

治療終了時の状態――2

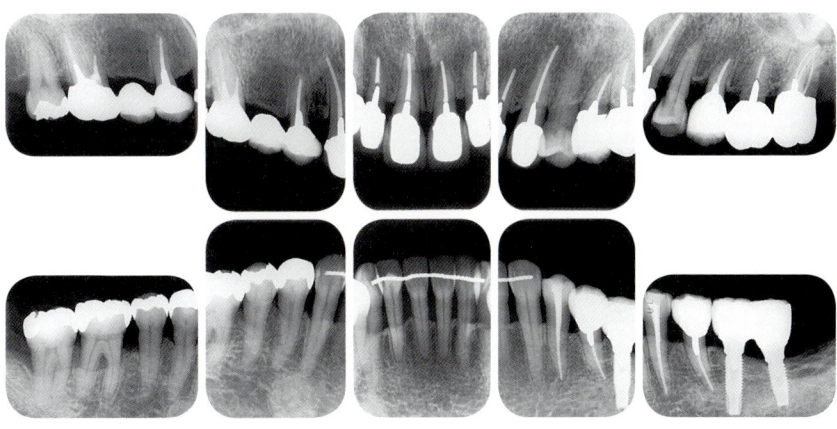

図12 術後のデンタルエックス線写真．歯周組織は安定化傾向にある．7 6 根分岐部の骨吸収については，現在，安定化傾向にあるため，このまま予後を観察することにする．

図13 術後の歯周チャート．

うに補綴し，バーティカルサポートを与えるかが治療の成否を握る大きなファクターであると考えられる．当初，インプラントによる咬合支持か，パーシャルデンチャーによる補綴か，なかなか決定できず苦慮させられたが，患者自身の要求が高まり，それに後押しされるような形でインプラントによる咬合支持を与えることとなった．結果的にはこのことが治療結果を良好なものとすることに大きく寄与したものと考えられる．また補綴物の構成も単純化できた．

本症例における課題

まず，インプラント埋入時期がMTMに先行して行われていれば，MTMの固定源として利用できたため，メカニクスの単純化および治療期間の短縮が図れたはずである．またインプラント埋入位置がやや舌側すぎ，シンメトリーな歯列の再構成を難しくしてしまった．またMTM後に根面被覆を目的に行った 3|，|3 に対するFGGは，結局 3|，|3 を補綴し形態を修正することとなったため不必要な治療介入となったのみならず，歯肉の自然感を損ねる結果となってしまった．治療介入の目的の明確化およびその時期の適正化，治療手順の合理化が必要であったと思われる．

謝辞

稿を終えるにあたり，いつも臨床に対する取り組み方を厳しくご指導くださる筒井昌秀先生，筒井照子先生，ならびにJACDの先生方，歯科技工を担当していただいたAPEX Dental Technical Stationの大石庸二氏，矯正治療を担当してくれる家内の幸世，そして当医院のスタッフに深く感謝いたします．

参考文献

1．筒井昌秀, 筒井照子. 包括歯科臨床. 東京：クインテッセンス出版, 2003.

2．筒井昌秀. イラストで見る筒井昌秀の臨床テクニック. 東京：クインテッセンス出版, 2004.

21世紀の歯科臨床を読む
若手臨床家ケースプレゼンテーション 30

多数歯欠損症例における治療オプションの選択

治療計画の優先順位を長期予後の観点から考える

小川洋一
小川歯科医院

[著者紹介]
河津歯科医院勤務を経て小川歯科医院開業．同大学歯学部歯周病学講座に非常勤として所属．卒後研修機関のCE(Continuing Education)にてインプラント関係の講師を務める．歯科臨床の現場で必要なことは長期的な安定と考え，それに必要な歯周・外科・補綴のそれぞれの医療技術の提供と同時に，高いホスピタリティーの提供の両立を実践したいと心がけている．1990年，明海大学歯学部卒業．

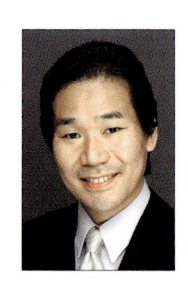

はじめに

インプラント治療が欠損補綴の第一選択肢といえるようになった現在でも，その治療計画を間違えれば高い予知性を得ることはできない．インプラント治療は高い予知性と長期的な安定をもって，はじめて治療の成功ということができよう．インプラント治療はすべての症例において条件が異なり，それぞれの症例にもっとも適した治療術式を選択することが必要である．1つの症例に対し治療計画を立案するにあたり，いくつかの治療計画から治療術式を選択するが，治療によって獲得できるものと生じるリスクを整理して考え，その優先順位から治療術式を決定することは，臨床的な整合性がある．なぜなら，選択した治療術式がすべての項目に対し問題を生じないとは考えづらいからである．

ここでは，広範囲に欠損を生じた症例におけるインプラント治療を，優先順位から考察してみたい．

患者の基本データ

患者は62歳の男性，2型糖尿病の患者である．合併症は患ってはいないが，血糖値は239mg/dl，HbA$_1$cは9.0と，注意を要する状態である．また循環器系の問題として無症候性心筋虚血症の疑いがある．非常に強靱な骨格系をしており，体重は92kg，咀嚼筋群も発達している患者であった．当医院には，広範囲にわたる欠損による咀嚼機能障害を主訴として来院した(図1, 2)．

本症例の着眼点

本症例の問題点と理想的な治療目標

もっとも大きな問題点は，外科的リスクおよびオッセオインテグレーションの獲得・維持の可能性

連絡先：〒104-0052 東京都中央区月島3-13-4 善利ビル3F

初診時の状態

初診時の患者プロファイル

初診日：1999年12月
初診年齢，性別：62歳，男性．
主訴：広範囲欠損による咀嚼機能障害．
全身的既往症：2型糖尿病（合併症なし）血糖値は239mg/dl，HbA₁cは9.0．循環器系の問題として，無症候性心筋虚血症の疑いがあるという．
初診時の所見：体重は92Kg，強靱な骨格系で咀嚼筋群が発達している患者であった．

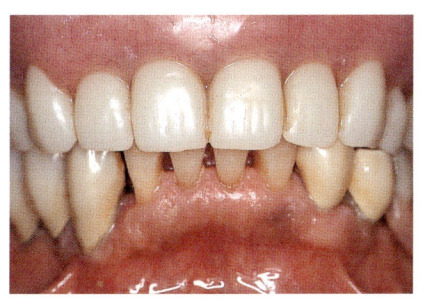

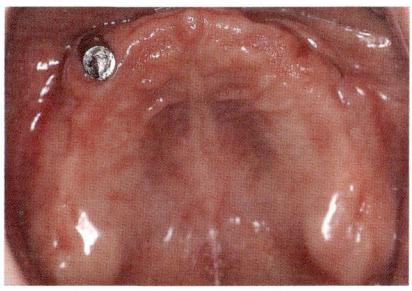

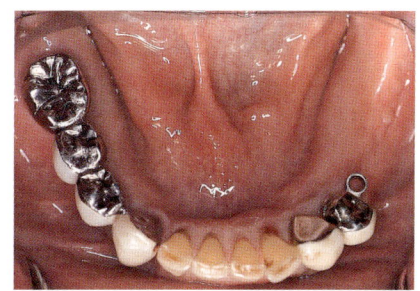

図1a〜c　術前の口腔内状況．多数歯にわたる欠損が認められる．

図1a | 図1b | 図1c

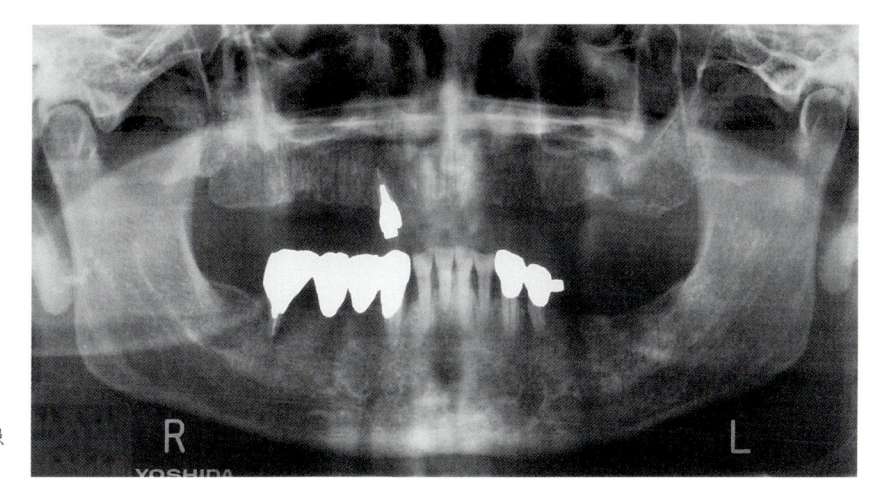

図2　術前のパノラマエックス線写真．骨格系の発達が著しい．咬合力が強い患者であることが容易に想像できよう．

図3　初診時の歯周チャート．

【パイロットデンチャーによる上部構造の位置の模索】

図4a　パイロットデンチャー．インプラント埋入診断前に顔貌に調和した排列，適切な咬合平面と咬合高径，下顎位を決定する．

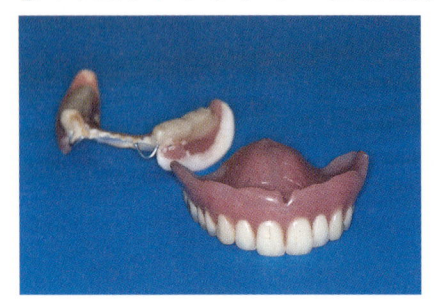

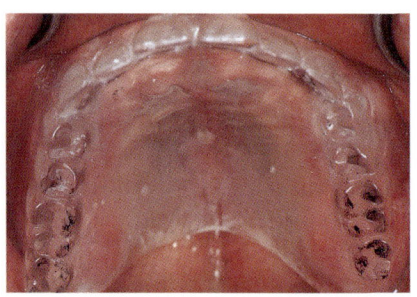

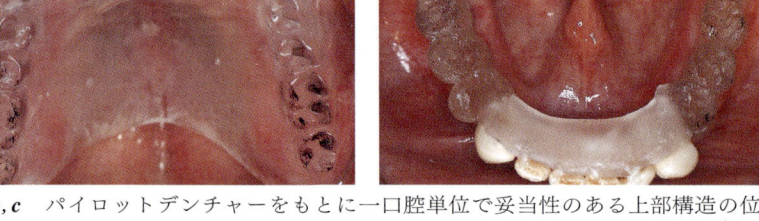

図4b, c　パイロットデンチャーをもとに一口腔単位で妥当性のある上部構造の位置関係を決定することが，トップダウントリートメントの始まりである．　図4b｜図4c

【MRI撮影による顎関節の診査】

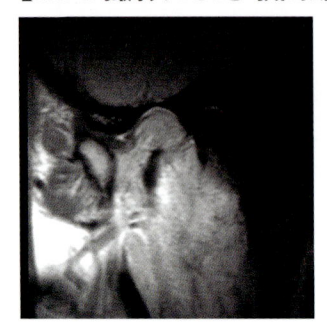

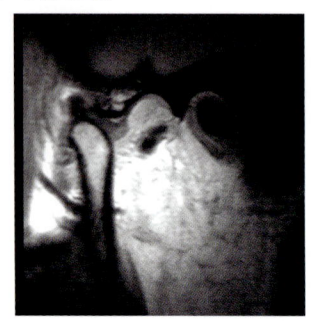

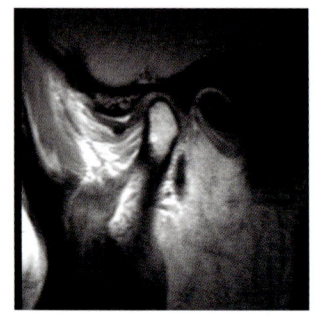

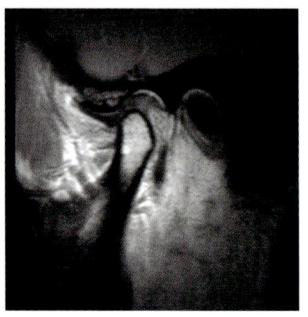

図5　下顎位に偏位が生じているような症例では，まず下顎位の模索がトップダウントリートメントの最初となり，インプラント埋入手術の時期はその後となる．最近では，決定した下顎位が適正か否かの診断のため，MRI撮影を用いることもある．**a, b**は術前の顎関節のMRI画像で，閉口時に関節円板が前方に落ち込んでいる状態が観察できる．**c, d**は下顎位の偏位を修正した後の顎関節のMRI画像で，関節円板が関節頭に対し適切な位置にあることか観察できる．咬合崩壊により顎関節に異常が生じている場合，適切な下顎位を模索し妥当性を検討する際に，顎関節のMRI撮影は有用である．最新機種では関節の動きを動画で撮影することも可能なため，下顎運動の診断には非常に有用である．　図5a｜図5b｜図5c｜図5d

---

が，全身状態からも疑問視される点にある．

　理想的な目標は，インプラント支持における三次元的に適切な位置での歯冠修復，および適正顆頭位での安定した咬合関係の付与である．そしてなによりもそれら修復物が，歯周組織に調和し永続的にメインテナンスの行いやすい環境下にあること，力学的に咬合力に拮抗することができ，高い耐久性をもつことである．

患者の選択した治療とそれに応じた治療目標・治療計画

　患者の希望は，高い咬合力の回復と，治療結果の永続的な耐久性にあった．患者との面談を繰り返すうちに，審美性の回復については顔貌との調和を希望はするが，一歯単位での審美性の獲得が耐久性に影響する場合は，審美性の優先順位が低いこと，万が一不慮のできごとにみまわれた際のメインテナンスタビリティーの高い構造様式のほうが優先順位が高いことがわかった．

　治療計画を考える際，インプラントの埋入本数について考察を行った．特に，患者の希望する咬合回復の範囲すなわち第二大臼歯までを回復するにあたっては，全身的，骨格的な条件も考慮に入れて埋入計画を立案しなければならない．糖尿病患者におけるオッセオインテグレーションの獲得と維持に対するリスク，強靱な咀嚼筋群から生じる補綴物に加わる咬合圧を考慮すると，補綴物に対し三次元的に妥当性をもった位置で，欠損範囲にインプラントを

【インプラント埋入位置の決定】

図 6a, b　適切な上部構造の三次元的位置が決定した後，三次元的に妥当性のある埋入方向にガッタパーチャーを挿入，撮影用ステントを製作した後に CT 撮影を行う．

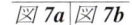

図 7a, b　CT により顎骨の解剖学的形態だけではなく，想定した上部構造の三次元的位置関係がわかる．また，上部構造とインプラントの長さの比率，埋入部位の顎骨の質など，CT 撮影から得られる情報は多い．

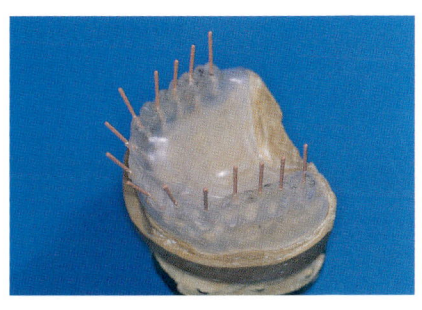

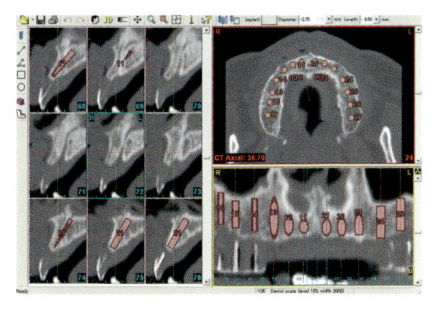

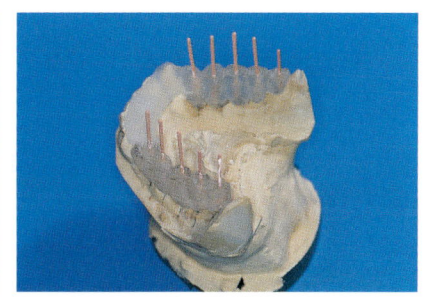

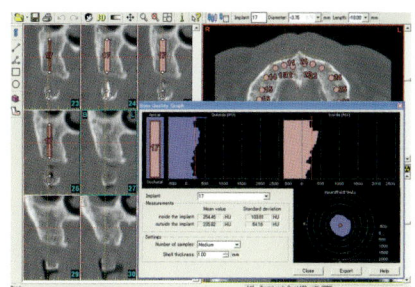

均等配置することが，高い予知性につながると診断した．また均等配置されたインプラントから得られる補綴物への適切なエマージェンスプロファイルの付与は，術後のメインテナンス，特にセルフメインテナンスが容易という観点からも良好と考えた．

治療過程における処置のポイント

1）本症例におけるトップダウントリートメント

各歯のポジションの決定は，顔貌に調和した中切歯の位置関係を決定した後，カンペル平面や瞳孔線を基準とした咬合平面の決定，下顎運動の調和をもたらす適正顆頭位での下顎位の決定といった順序で立案した．これらの治療ステップはインプラント治療においても，総義歯の治療概念に準じる要素を含んでいる（図 4）．下顎位の偏位をともなう本症例では，パイロットデンチャーのリマウントを行い，最終補綴で付与する咬合関係を埋入前に模索した．なお本症例における顆頭位の診断は，動画撮影が可能な MRI を用いて行った（図 5）．

2）埋入診査

埋入診査に際して必要な要素は，大別して外科的要素と歯周的要素の 2 つをあげることができる．

外科的要素は，獲得したい補綴要素に対し，解剖学的な妥当性が見いだせるか否かを診査する．つまり，①咬合平面に垂直なインプラントの配置が可能か否か，②決定した咬合平面から歯槽骨頂までの距離を測定し，クラウン - インプラント比に妥当性があるか，をそれぞれを考え，各インプラント埋入に関する三次元的位置関係の妥当性を検討，診断した．

歯周的要素では，考えられた埋入ポジションから支持される上部構造と歯周環境の調和が得られるか否かを診査する．インプラント治療を長期にわたり成功させるためには，メインテナンスの行いやすいインプラント補綴物を装着することが重要と思われる．メインテナンスの行いやすい補綴形態は，埋入の時点でその要素の半分が決定されるといっても過言ではない．よって埋入の位置は，近遠心方向，頬舌方向，歯冠 - 歯根方向の三次元的方向で連続性が得られることが必要であり，セルフメインテナンスの行いやすい形態を付与するためには，適切な埋入

【プロビジョナルレストレーションの調整・咬合採得】

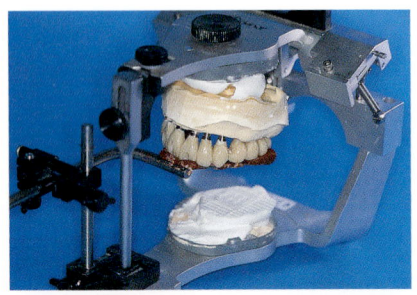

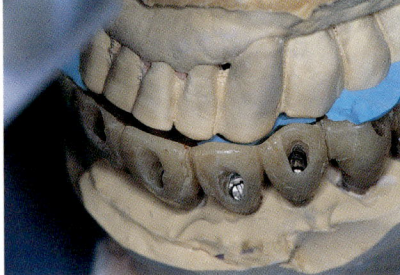

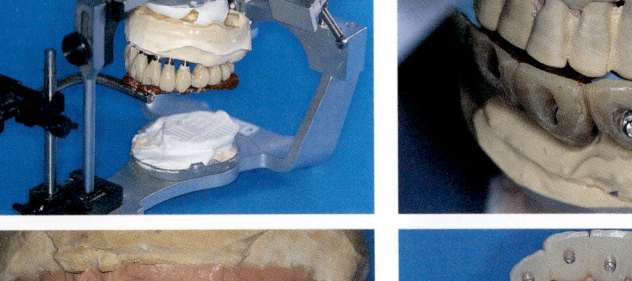

図8a｜図8b

図8a, b　下顎位は，よりよく機能させることにより安定した位置まで偏位を繰り返す．プロビジョナルレストレーションを繰り返しリマウントし，修正することによって，最終的に安定する下顎位を模索する．

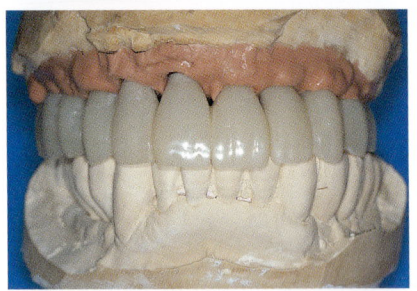

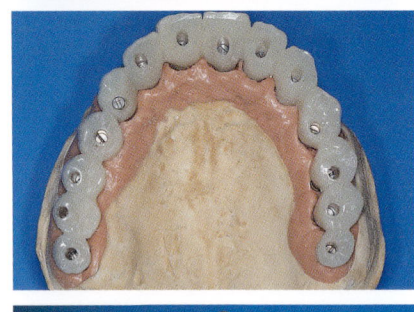

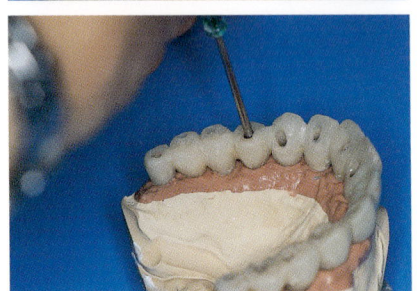

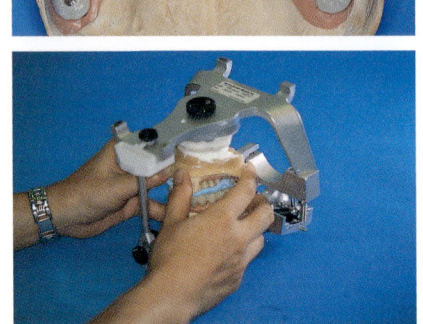

図8c｜図8d

図8c, d　最終的な下顎位が決定した後，2度目のプロビジョナルレストレーションを製作，上部構造の最終形態を決定する．前歯部分は17度の角度付きアバットメントを用い，各インプラントの脱着方向を統一した．

図9a｜図9b

図9a, b　十分な経過観察，すなわちプロビジョナルレストレーションにて最終的な咬合関係が決定した後，プロビジョナルレストレーションを用いて最終咬合採得を行う．この方法を用いることにより，咬合採得の誤差を最小限にとどめることができる．

【ロウ着ならびに試適】

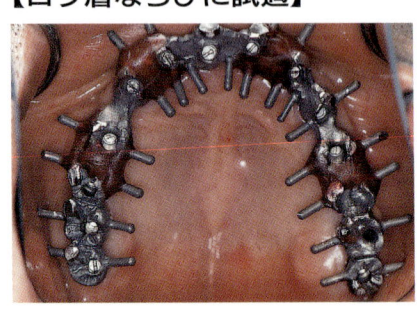

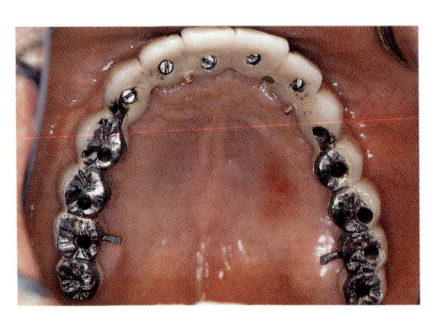

図10｜図11

図10　上部構造はすべて連結した．三次元的に妥当性のあるインプラントの埋入は，上部構造の精度に高めることにも繋がる．

図11　上部構造をロウ着後，試適を行い適合を確認する．アクセスホールが咬合面に位置するように埋入することが上部構造の適合精度を高める．

【最終リマウント】

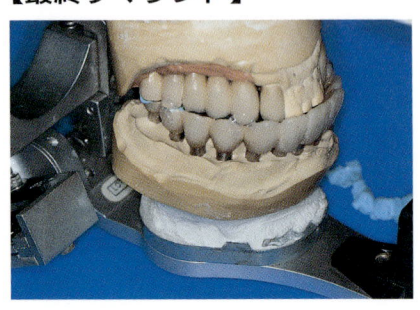

図12　最終リマウント．リマウントを繰り返し行い咬合精度を高める．リマウントの精度が高いこともスクリューリテイニングの利点の1つである．

【最終補綴物】

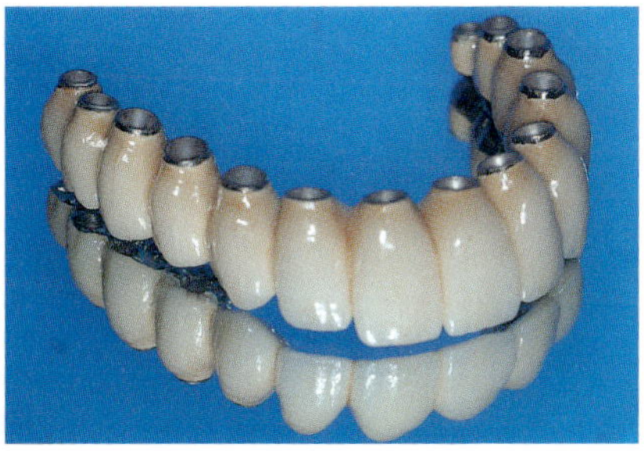

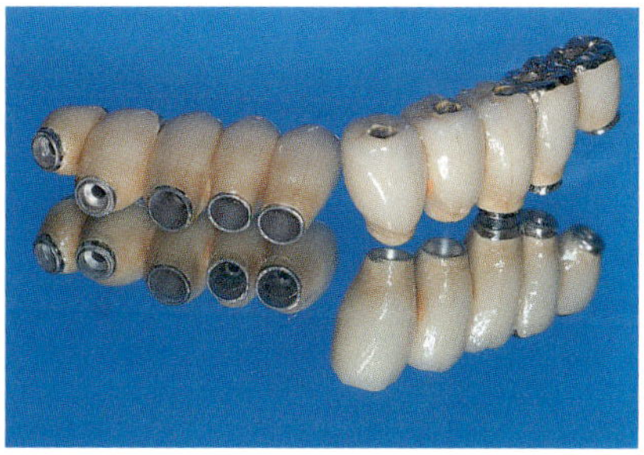

図 13a, b　完成した補綴物．メインテナンスを考えたエマージェンスプロファイルを付与した．均等な配置からは無理のない自然な立ち上がり形態が得られるため，メインテナンスが容易な補綴物を可能にする．

ポジションからの良好なエマージェンスプロファイルを与えることが大切となる．ゆえに補綴物製作時に形態を考えるのではなく，埋入計画の時点で歯周病学的に妥当性のある補綴形態が与えられるかを検討，診断した（図6, 7）．

3）埋入手術

埋入に際しては，上記の診断によって決定された三次元的埋入ポジションを具現化するよう，十分に注意して行った．本症例の本数なら即時荷重の可能性も検討されるが，骨質の問題や全身状態を考え，即日負荷の利便性よりもリスクの軽減を優先し，十分な治癒期間を設け2回法を選択した．術中の循環器系への適切な管理，術後感染などの合併症には十分に配慮し埋入手術を行った．

4）プロビジョナルレストレーション

プロビジョナルレストレーション製作時に，中心位による咬合採得を行い，適正顆頭位でプロビジョナルレストレーションを製作・装着した後，数日で下顎位が不安定な状態を呈すことをしばしば経験する．このことは，下顎位，すなわち顆頭の位置が関節腔内で適切な位置関係まで移動することにより生じると考えられる．適切な咬合関係を再構築した後に生じる偏位については，再び中心位の咬合採得を行い，リマウントを行って下顎位を修正する．しかしながら修正された下顎位も，下顎運動を営むうちにさらに適切な位置へと移動することをしばしば経験する．これは，再現された適正な下顎位は，良好な下顎運動を与えられことによって，さらなる適正な位置へと戻って行くためと考えられる．本症例では，リマウントテクニックを用いてプロビジョナルレストレーションの咬合の精度を高め，良好な下顎運動を与えることによって偏位した下顎位を修正した（図8）．

5）最終補綴

最終咬合採得は，口腔内にプロビジョナルレストレーションを装着した状態で行う．咬合採得後，プロビジョナルレストレーションを口腔内から外し，あらかじめ製作しておいた補綴製作用模型に装着，咬合器に付着する．プロビジョナルレストレーションを精度よく模型に戻すことができ，最終咬合採得に利用できるのは，インプラント補綴の特徴の1つと考えられる（図9）．

技工操作における誤差が発生する可能性を可及的に減らす目的で，上部構造製作に際してはすべて規格コンポーネントを用いた．その結果，上顎右側中切歯部分に若干の金属の露出を認めたが，上記の理由を優先するため，カスタムアバットメントの使用はあえて行わなかった．また構造様式としては，糖尿病など患者の全身状況や骨格，筋力を考慮した．すなわち歯周的，補綴的な偶発症に備えることを最優先と考え，スクリューリテイニングによる固定を選択し，臼歯部にはメタルオクルーザルを採用した（図10～14）．

本症例の考察

治療成功のキーはどこにあるか

インプラント治療におけるリスクの抽出と，事前回避が十分に行われていたことが，本症例を成功に導いたキーポイントだと考える．すなわち，長期的

治療終了時の状態——1

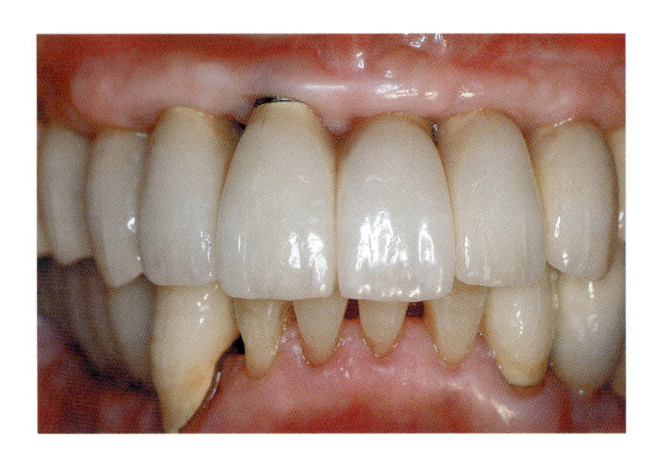

図14a 術後の正面観．1|にカスタムアバットメントを用いるか規格アバットメントを用いるか検討した．適合精度を考慮し構造の単純化を優先し，規格コンポーネントを用いて製作した．結果的に1|に若干のアバットメントの露出を認めたが，歯頸線とスマイルラインの関係の診断の結果，問題は生じなかった．

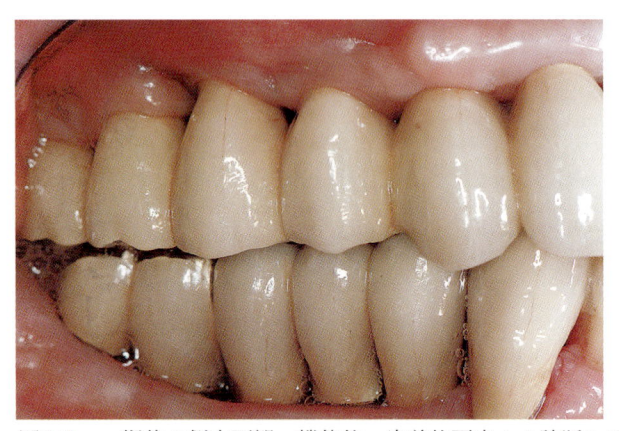

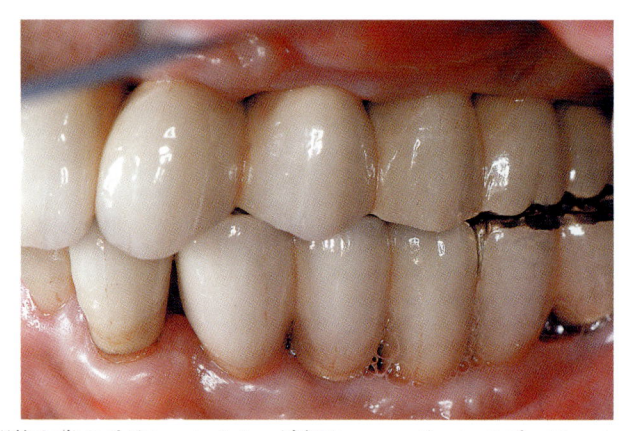

図14b, c 術後の側方面観．機能的・審美的要素から診断した理想的な歯のポジションから，適切なエマージェンスプロファイルを付与した上部構造が装着されていることが観察できる．インプラントが三次元的に連続性をもった適切な位置関係で埋入されていると，頬舌的，近遠心的に無理のないエマージェンスプロファイルを付与することが可能である．これはセルフメインテナンスを行いやすい補綴形態の条件でもある．

図14b│図14c

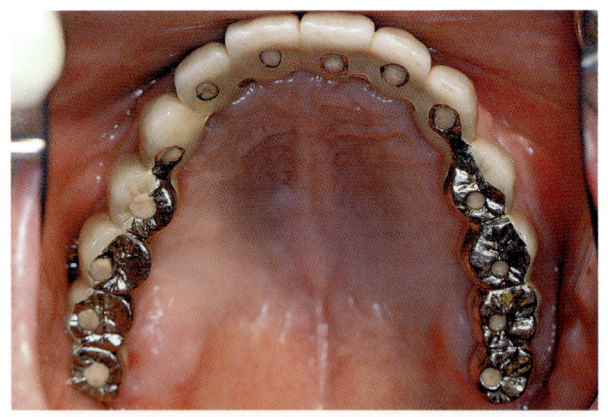

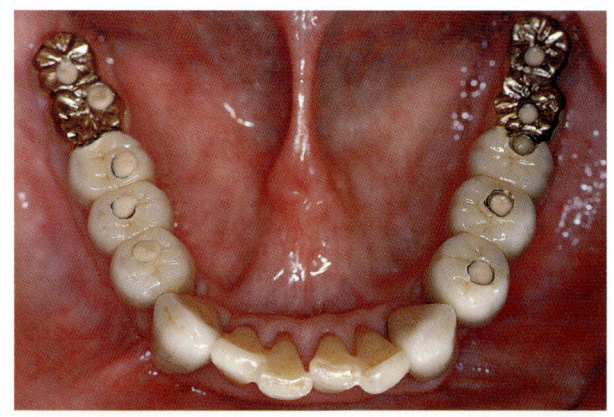

図14d, e 術後の咬合面観．直径3.75mmのインプラントにより頬舌的，近遠心的に無理のないエマージェンスプロファイルを与えると，咬合面の幅径は自然と小臼歯部程の幅径となる．また，埋入深度も形態に影響を与える要素となるが，歯周環境を考慮すると，浅い埋入ポジションからの浅い歯肉溝であることが望ましい．このことからも，埋入したインプラントの直径とそれから得られる理想的なエマージェンスプロファイルには，相関関係があると考えられる．

図14d│図14e

治療終了時の状態——2

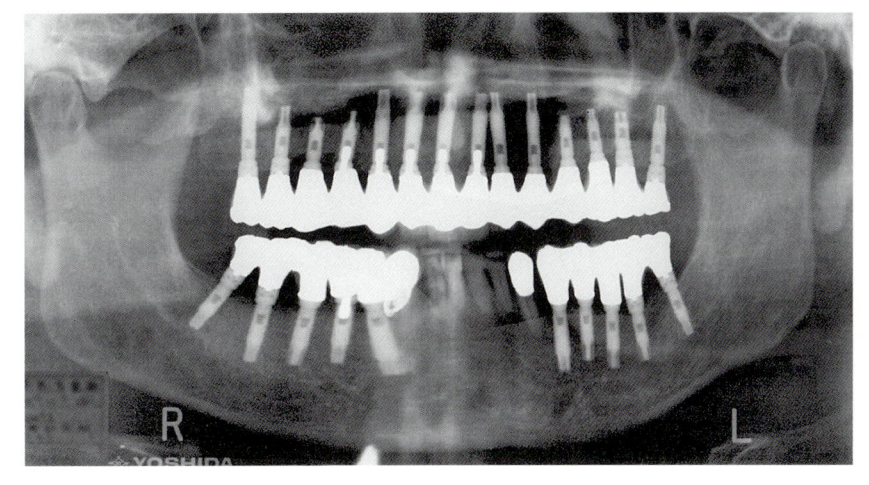

図15 術後のパノラマエックス線写真．一口腔単位で妥当性のある各歯のポジションを決定した後，良好な歯冠形態と歯周環境を獲得できる三次元的に最適な位置にインプラントを埋入することが，高い予知性をもったトップダウントリートメントといえる．

【治療終了から3年後の状態】

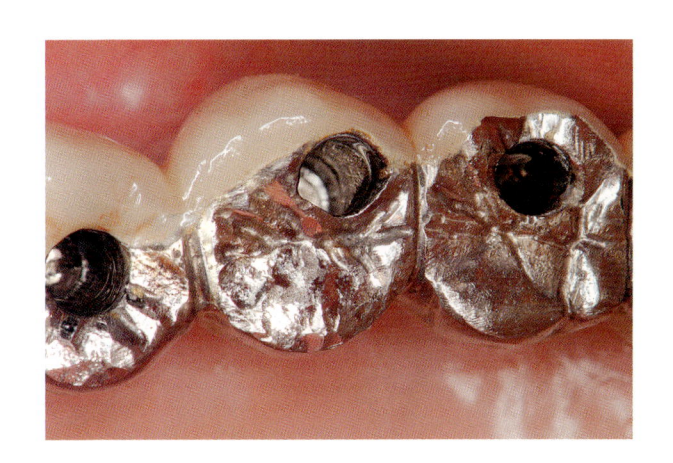

図16 術後3年，メインテナンス時の咬合面の状況．ゴールドスクリューの緩みはない．咬合面のメタルは潰れているようすがうかがえる．経時的変化に適応できることも長期予後獲得の条件といえよう．今後は，リマウントにより，咬合面の再構成を行うこともメインテナンスのひとつと考えられる．

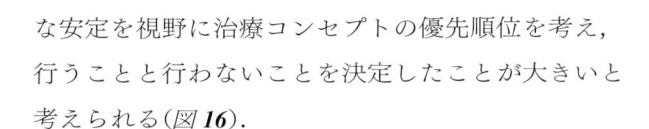

な安定を視野に治療コンセプトの優先順位を考え，行うことと行わないことを決定したことが大きいと考えられる（図16）．

また上部構造の精度を高めるためには，埋入精度が大きく影響を及ぼす．そのため，限られた解剖学的制約の中で，いかに必要な補綴物を見いだし，それに調和した適切な埋入計画が埋入手術によって具現化できるかも成功の鍵となる．

咀嚼運動と歯周環境や解剖学的要素に調和した三次元的な歯のポジションで咬合を再現することが，インプラント治療のみならず歯科治療では重要である．それらの診断と手術には細心の注意をもって臨みたい．

参考文献

1. Nevins M, Mellonig JT. Implant therapy : Clinical approaches and evidence of success. Cicago : Quintessence Publishing, 1998.
2. Renouard F, Rangert B. Risk Factors in Implant Dentistry : Simplified Clinical Analysis for Predictable Treatment. Chicago : Quintessence Publishing, 1999.
3. 山本美朗，河津寛．クリニカル・インプラントロジー．外科・補綴・技工．東京：クインテッセンス出版，2000．
4. 赤川安正(監訳)．インプラント評価基準の新しいコンセンサス—トロント会議の全容．東京：クインテッセンス出版，2001．

21世紀の歯科臨床を読む
若手臨床家ケースプレゼンテーション 30

審美と咬合の改善を目指した一症例
バランスの改善に注目して

甲斐康晴
かい歯科医院

[著者紹介]
　歯周治療，審美修復，インプラント治療などの高度先端歯科治療の習得を目指し，さまざまなスタディグループにて研鑽を積んできた．現在は，顎関節症はもちろん，通常のう蝕治療や歯周治療，高齢者における義歯まで，幅広く，咬合のバランスという視点から観察することの重要性を痛感し，診療を行うよう心掛けている．1990年，九州歯科大学卒業．

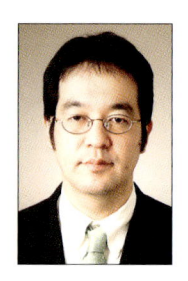

はじめに

　日常臨床において，患者が1本の歯の痛みを訴えて来院した場合，さまざまな診査を行ったにもかかわらず処置方針にとまどいを覚える場合がある．たとえば，痛みが生じている部位が健全な天然歯で，他の部位に問題があるために痛みが生じているのではないかと考えさせられる場合などである．今回の症例は，主訴の部位が患者が保有する数少ない健全天然歯であった．診断用模型を頼りに，それが異常ではなく正常に近いと診断し，数少ない天然歯を修復物に合わせるのではなく，修復物を天然歯に合わせる処置方針を立てながら咬合のバランスの改善を試みた症例を呈示する．

患者の基本データ

　患者は63歳の女性で，7⏌の咬合痛と冷水痛を主訴に来院した．右の顎関節の開口時疼痛と，⏌12の根尖部の違和感および二次う蝕による異臭を訴えていた(図1～3)．

本症例の着眼点

本症例の問題点と理想的な治療目標

　診断用模型において咬合状態を診査すると，上顎修復物においては機能咬頭である舌側咬頭が咬合平面より低く，いわゆるアンチモンソンカーブを呈していた(図4, 5)．そのため天然歯で上下嵌合しており，咬頭展開角が比較的強い $\frac{7|7}{7|7}$ が，前方および側方運動時に干渉し，それらが咬合痛，冷水痛および右顎関節の疼痛などの症状の原因になったのではないかと考えた．

連絡先：〒806-0030 福岡県北九州市八幡西区山寺町9-7

初診時の状態――1

初診時の患者プロファイル

初診日：2004年7月12日
初診年齢，性別：63歳，女性．
主訴：7̄ 咬合痛，冷水痛．
全身的既往症：特記事項なし．
初診時の所見：全顎的に軽度の歯肉の炎症が認められるが，プロービング深さが最深4mm程度で，エックス線所見においても歯周病の進行はさほど認められない．上顎には 5 4|4 5 と，3+3 にそれぞれ連冠，6|6，|4 5 6 にそれぞれ単冠が装着されている．下顎の骨隆起が顕著で頬粘膜や舌の外側にも歯の圧痕が認められ，クレンチングなどのパラファンクションを疑わせる所見が観察される．患者は右の顎関節に開口時疼痛を訴えていた．前歯部においては，歯頚および歯間部に帯状の炎症所見が認められ，患者は |1 2 の根尖部の違和感と二次う蝕による異臭を訴えていた．また，上顎の補綴物の正中が，顔面正中に対して若干右に位置しており，切端ラインも若干右上がりであった．

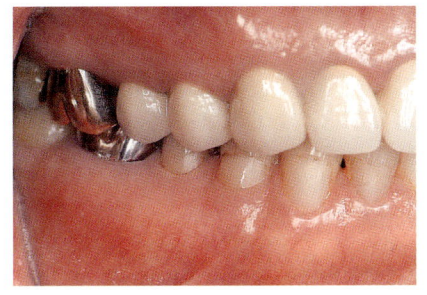

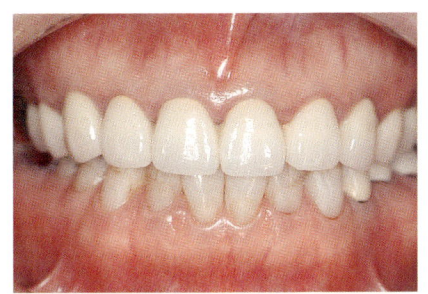

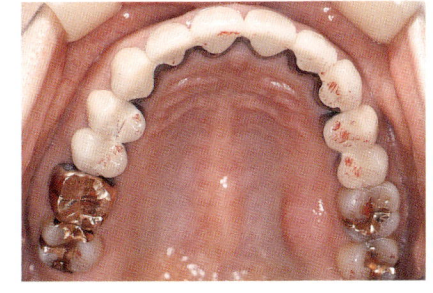

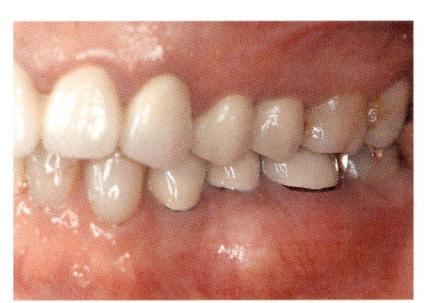

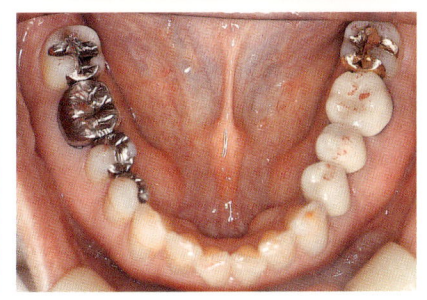

図1a | 図1b | 図1c
図1d | 図1e

図1a〜e　**a**：右側方面観．**b**：正面観．上顎の修復物の正中は左側に位置する．**c**：左側方面観．**d, e**：上下咬合面観．若干の咬合調整を行っている．

これらを改善させる手段として，スプリント療法および咬合調整，咬合平面を改善する目的で部分的にメタルテンポラリーを装着し，上下左右の咬合接触関係のバランスを改善，諸症状が改善されるのを確認した後，修復物の製作に移行する計画を立案した．前歯部の修復物については，プロビジョナルレストレーションを用いて歯周組織および顔面との不調和を改善し，修復物の製作を行うこととした（図6）．

患者の選択した治療とそれに応じた治療目標・治療計画

応急処置として，症状のあった 7̄ のう蝕処置，知覚過敏処置，全顎的に修復物の若干の咬合調整を行った．その後，歯周基本治療として，通法どおりプラークコントロール，スケーリング・ルートプレーニング，根管治療を進めていった．

上下顎咬合関係の改善策として，6|6 にメタルプロビジョナルレストレーションを装着し，7 6|7 6 で咬合のバランスを改善し（図7, 8），7|7 の負担を軽減した．その結果，7̄ の冷水痛，咬合痛，右顎関節の症状の改善を認めたため，その後歯冠修復に移ることにした．臼歯部修復物は，天然歯に近い素材といわれているキャスタブルセラミックスのクリセラを選択した．その際，患者の顔面を参考に決定した咬合平面

初診時の状態——2

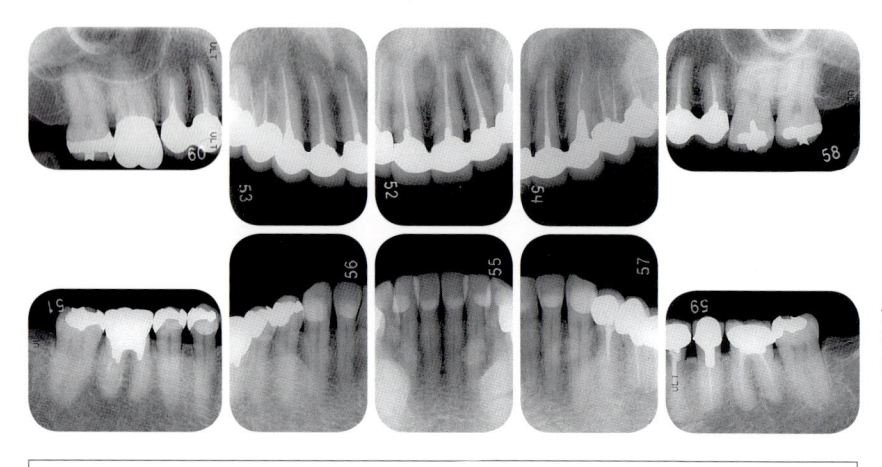

図2 初診時エックス線写真．歯周病の進行はさほど認められない．6̄は残存歯質がもっとも少ないが，歯冠長獲得のための挺出および切除療法には不向きである（図18 参照）．

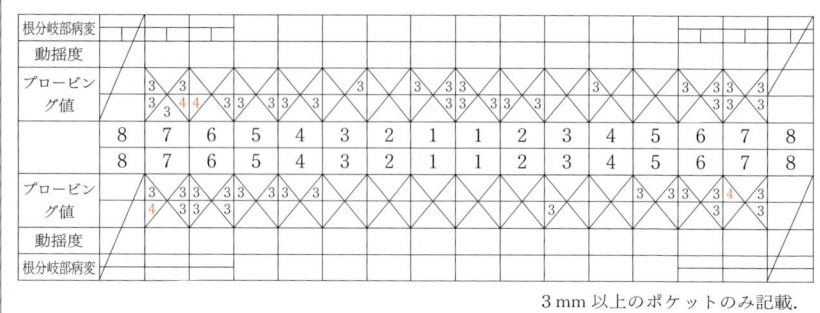

図3 初診時ペリオチャート．

3 mm 以上のポケットのみ記載．

を基準に，残存天然歯の咬頭展開角や上下の咬合関係を参考にして順次修復物を製作した（図9〜11）．

前歯部においては歯内療法後，歯肉の炎症を改善する目的で歯間部を解放したテンポラリークラウンを製作した（図12, 13）．ここで，1|1 の正中が患者の顔面の正中より右側にあったため，コンタクトの位置を左側に修正し，歯冠形態と歯頸線のバランスが保てるように修復物のカントゥアを調整していった（図14〜17）．

治療過程における処置のポイント

歯周基本治療として歯内療法を行っていったが，すでに歯冠修復がなされていた部位においては，残存歯質が歯肉縁ぎりぎりであることも多かった．支台築造の材料として色調の有利な材料も市販されているが，強度と安定性を考え白金加金によるメタルコアを選択した（図18, 19）．1|2 の根尖部の圧痛は根管治療後，徐々に改善した．

今回，患者の咬合平面を基準にして修復物の咬合接触関係のバランスを改善させていくことにより，7̄ の負担を軽減することができたのではないかと考える．咬合調整は，歯周基本治療時はもちろんのこと，メタルプロビジョナルレストレーションで咬合接触関係が改善したとき，患者がなんらかの症状を訴えたとき，修復物の仮着・装着時に随時行っていった（図21, 22）．

前歯部では，顔面の正中と上顎歯の正中をほぼ一致させるため，1 2 の近心と2 1|の遠心はストレートなカントゥア，2 1|の近心と1 2 の遠心は若干カントゥアを張りぎみにした．また，唇側は支台歯の軸面より左側にある修復物に合わせ，歯頸線のバランスを整える目的でカントゥアの調整を行った（図23, 24）．

また，歯の形態のバランスがとれるように，ラインアングルを唇側において絞っていったが，歯間部における歯肉の量が少なく思うような歯間乳頭の形

【初診時の模型】

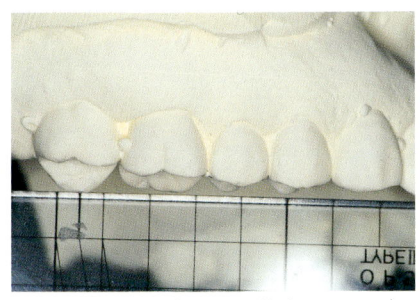

【前歯部の拡大】

図4 初診時の模型．天然歯である7|に対し，修復物の咬頭展開角が緩い．

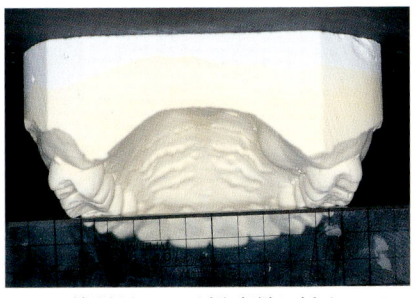

図5 前頭断では舌側咬頭が低く，アンチモンソンカーブを呈する．

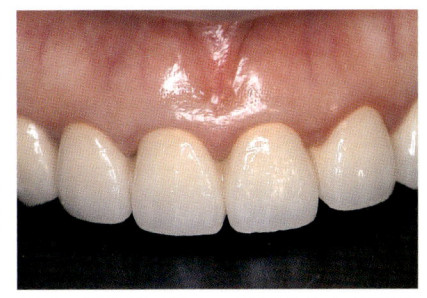

図6 前歯部の拡大．連結された修復物周辺に歯肉の炎症が認められる．

【メタルプロビジョナルレストレーション】

図7 | 図8

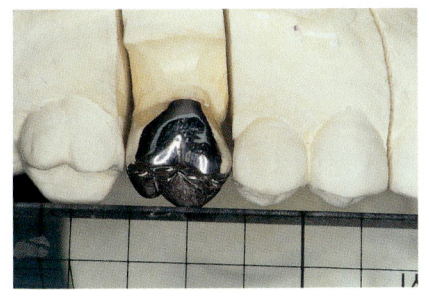

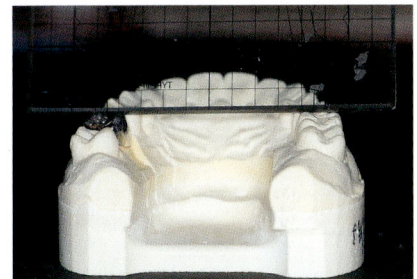

図7 6|に7|に合わせたメタルプロビジョナルレストレーションを製作する．
図8 モンソンカーブを付与する．この後，若干の咬合調整により7|の症状が消失した．

【臼歯部修復物】

図9a | 図9b

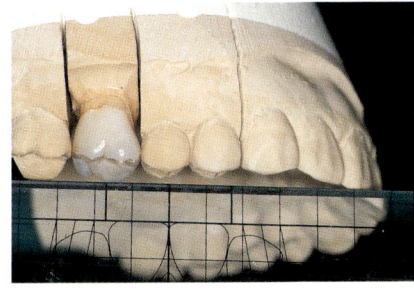

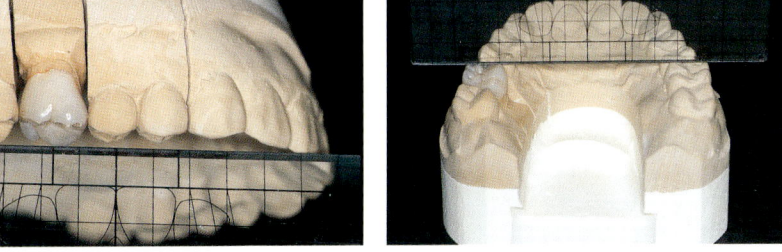

図9a, b 臼歯部修復物の素材は天然歯と似た物性を有するクリセラを使用する．

【天然歯を参考にした咬合状態の模索】

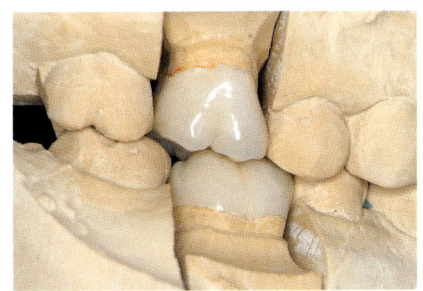

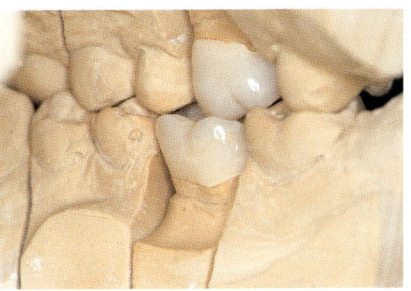

図10a, b 残存する数少ない天然歯の咬頭展開角を参考に修復物を製作する．

図10a | 図10b

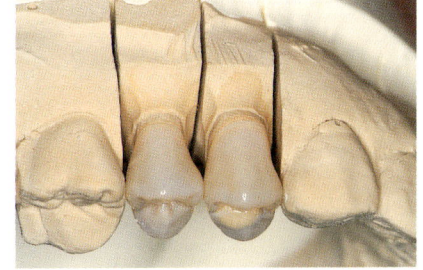

図11 5 4|は7 6|に合わせ，その後，順次修復物の製作を行った．

態をとることができなかった．しかしながら，術後のエックス線写真において歯槽骨がさほど吸収しておらず，若干の空隙を空けていれば，今後いくぶんかは改善されるものと期待することとした（図25, 26）．図27, 28に術前と術後の顔貌の比較を，図29〜31に術後の口腔内の状態を示す．

21世紀の歯科臨床を読む
若手臨床家ケースプレゼンテーション 30

【前歯部の炎症所見】

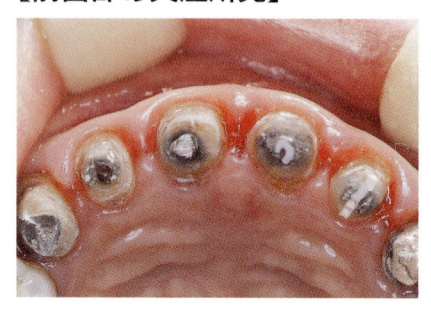

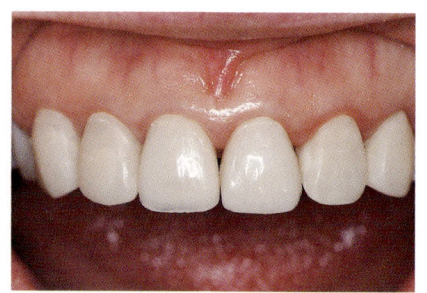

図12｜図13

図12 前歯部の修復物を撤去した状態．炎症所見と厚い唇側歯肉が観察される．
図13 歯間部を開放し炎症の軽減を図る．

【正中のズレ】　【正中の位置の改善】

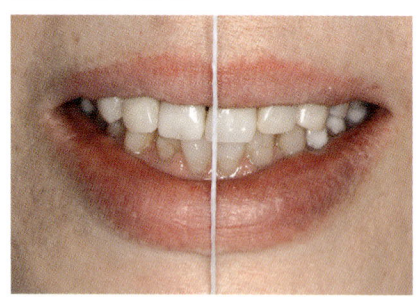

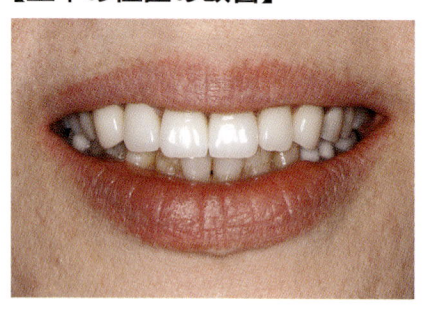

図14｜図15

図14 患者の顔面に対し，上顎歯の正中は右側に位置していた．
図15 最終修復物においては，カントゥアの調整を行って正中の位置を改善した．

【修復物の試適】　【最終修復物試適】　【残存歯質の問題】

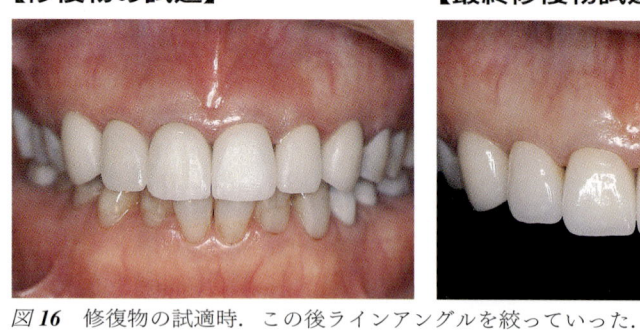

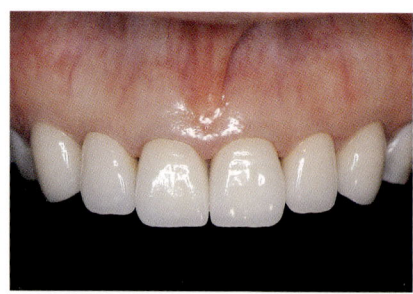

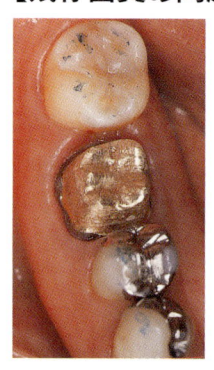

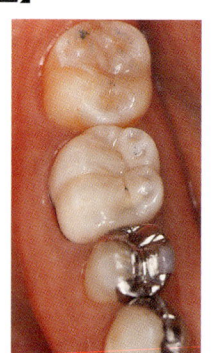

図16 修復物の試適時．この後ラインアングルを絞っていった．
図17 最終修復物試適時．
図18 残存歯質が少ないため，金属による築造を用いる．
図19 内面オペークを使用すると生活歯である 7| に比較すると色調が劣る．

図16｜図17｜図18｜図19

【7654|修復時の咬合接触状態】　【|4567修復時の咬合接触状態】

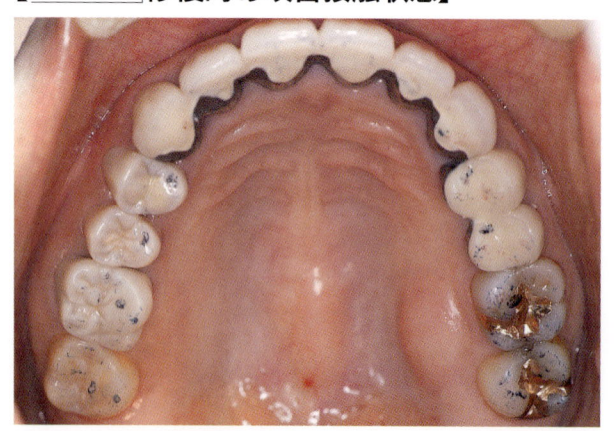

図20 7654|修復時の咬合接触状態．他の修復物とのバランスを図る．

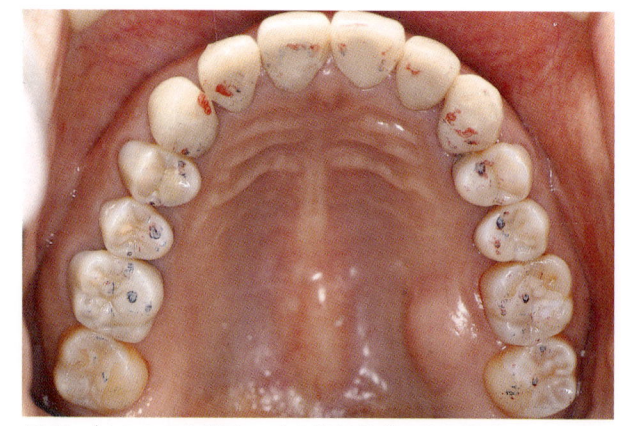

図21 |4567修復時の咬合接触状態．上顎前歯はテンポラリークラウンを装着している．

94

審美と咬合の改善を目指した一症例

【下顎修復時の咬合接触状態】

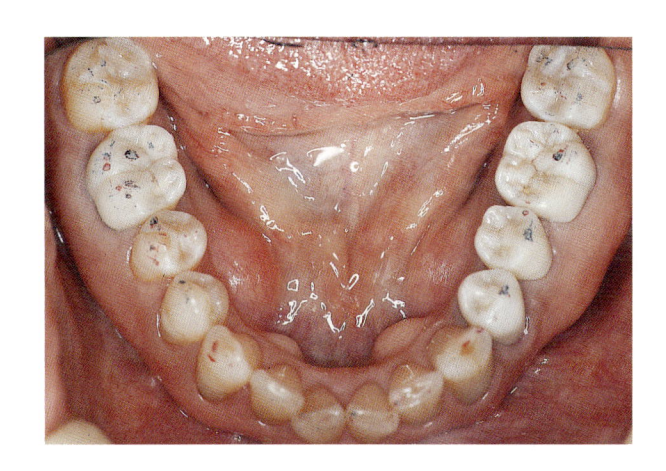

図22　下顎修復時の咬合接触状態．

【ラインアングルのイメージ】

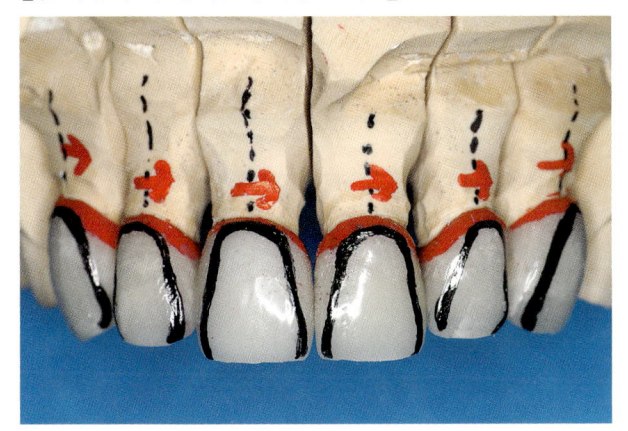

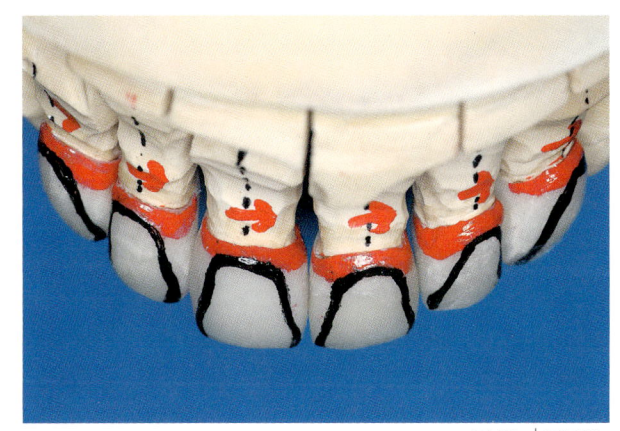

図23a, b　プロビジョナル内面のカントゥアのラインアングルのイメージ．　　図23a│図23b

【最終修復物】

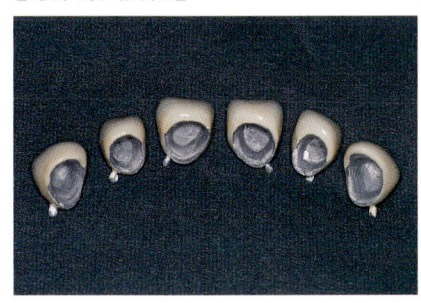

図24　最終修復物内面のカントゥアの状態．

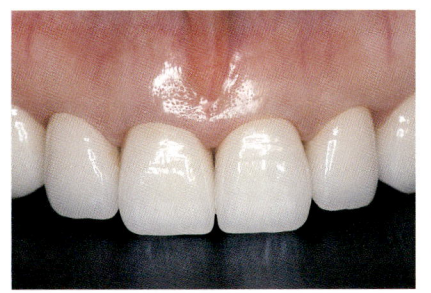

図25　最終修復物．歯間部がコル状を呈している．

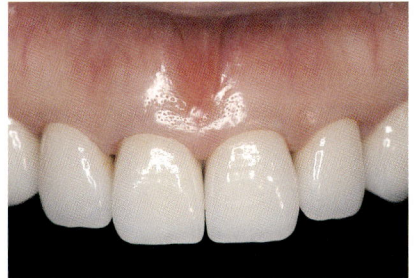

図26　若干歯間部を開放し，仮着観察することにした．

【術前と術後の顔貌】

図27│図28

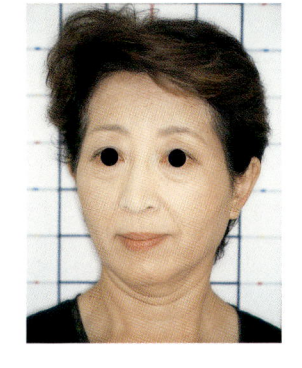

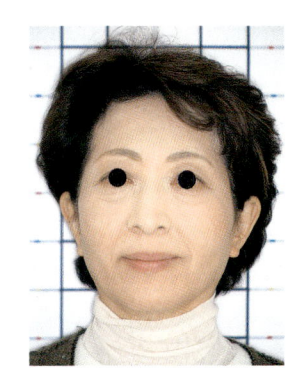

図27　術前の顔貌．顔面が右側に回転している．
図28　術後の顔貌．現在のところ，左咬みを指導している．初診時に比較して改善傾向がうかがえる．

治療終了時の状態——1

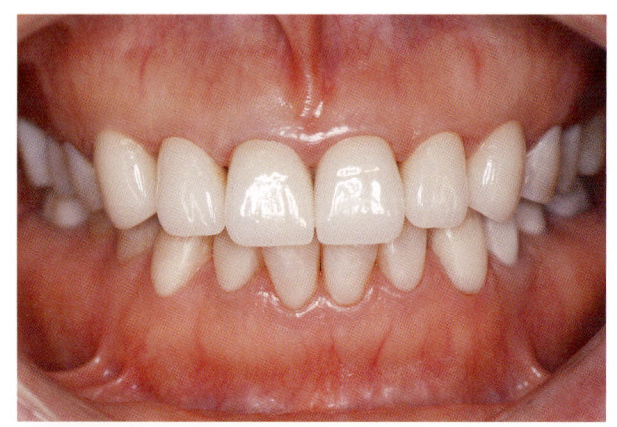

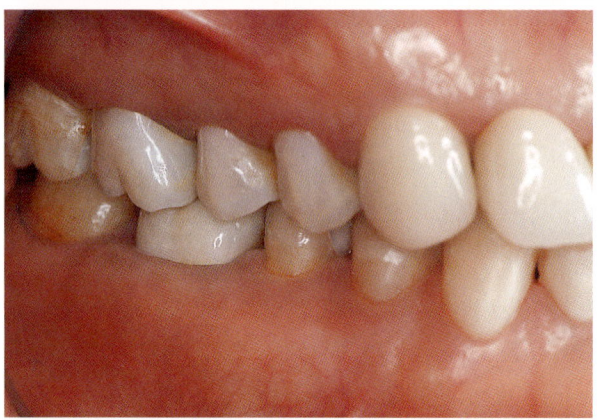

図 29a
図 29b | 図 29c
図 29d | 図 29e

図29a〜e　最終修復物.

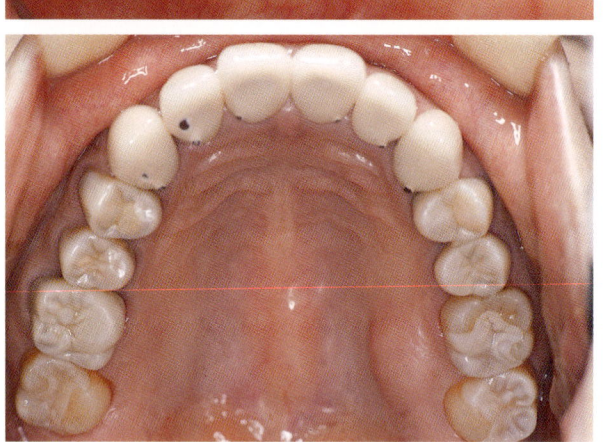

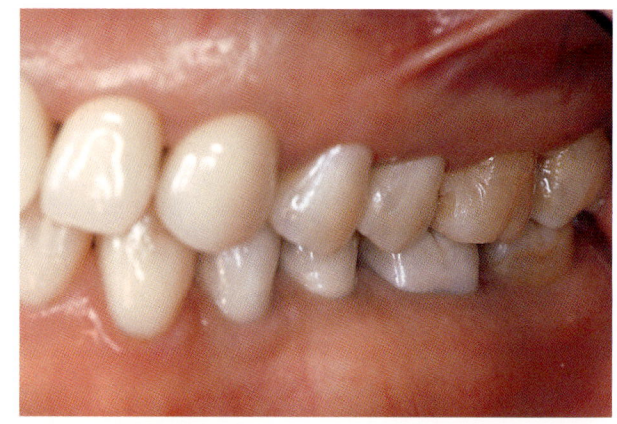

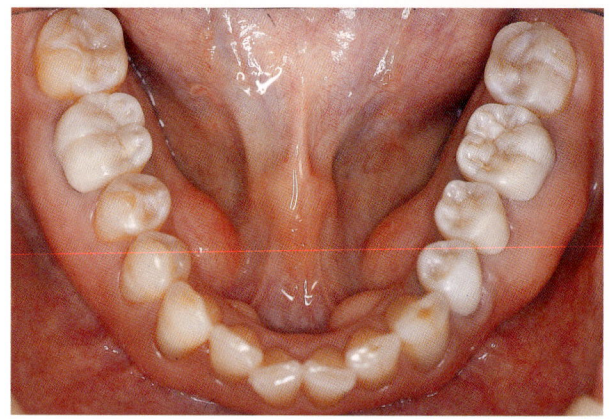

本症例の考察

　今回の修復物の製作においては，前歯部修復物における顔貌と歯頸線の調和を図ったことと，残存する天然歯と調和した咬合面形態を意図して，上下顎咬合関係の改善を試みた．その結果，審美性の改善と初診時における諸症状の改善が得られた．それまで負担を生じていた $\frac{7|7}{7|7}$ の咬合面は摩耗しており，若干の咬合調整を必要としたが，大筋として $\frac{7|7}{7|7}$ の咬頭展開角を参考に全体の修復物を製作することになったわけである．このことは患者自身が本来もっている固有の角度を大切にする必要性があることを示唆している．

治療終了時の状態——2

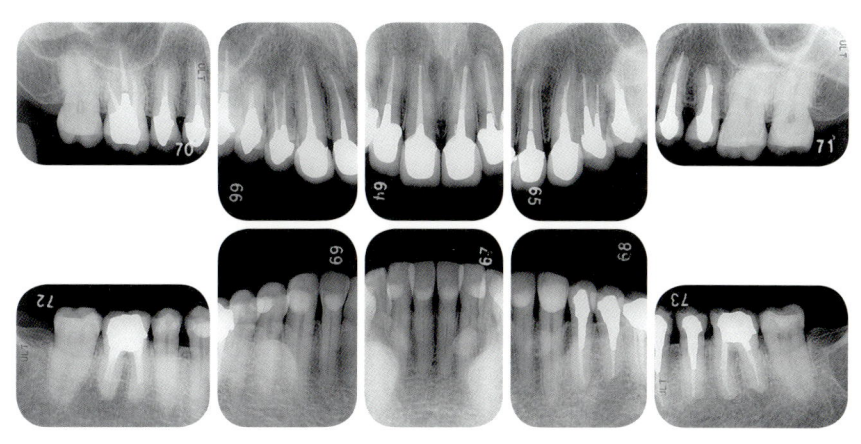

図30 術後エックス線写真．

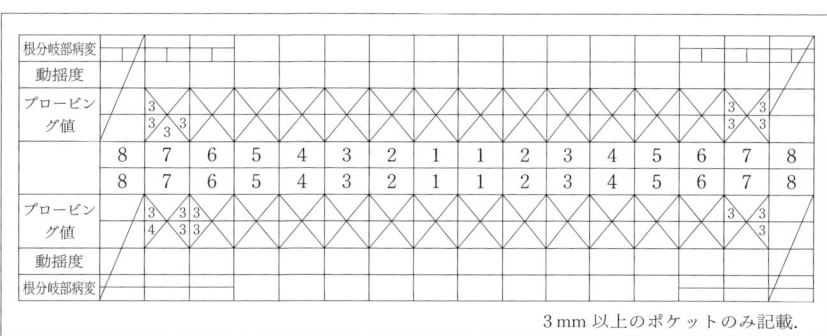

図31 術後ペリオチャート．

今後は，長い治療を通じてさまざまなことを教えてもらった患者への感謝の気持ちを忘れずに，スタッフ一同でメインテナンスを行っていくことと，変化していくであろう口腔内にすばやく対応できるよう注意深い経過観察を行っていきたいと考えている．

参考文献

1. 大村祐進．難症例の審美修復治療へのアプローチ．歯根露出に起因した歯頸ラインの不整への対応．the Quintessence 2005；24(8)：133-141．
2. 上田秀朗，榊恭範，立和名靖彦，大村祐進，木村英生，酒井和正，白石和仁，伊古野良一，甲斐康晴，小松智成，重田幸司郎，樋口琢善．歯周組織の再生療法，インプラント，そして審美歯科治療へのアプローチ．補綴臨床 2005；38(4)：381-395．
3. 甲斐康晴，土屋賢司．臨床の疑問を尋ねて—クラウン・ブリッジ編—審美補綴へのアプローチ．歯界展望 2003；101(1)：51-79．
4. 田淵穣陸誠．1．ガラス鋳造法 ①クリセラ．In：新谷明喜，西山典宏，西村好美(eds)．歯科技工別冊．オールセラミックレストレーション．基礎からわかる材料・技工・臨床．東京：医歯薬出版：2005．

21世紀の歯科臨床を読む
若手臨床家ケースプレゼンテーション 30

基礎疾患を有する患者に対する
インプラント治療の一例

久保田　敦
クボタ歯科・インプラントセンター

[著者紹介]
　歯科医師4代目．曾祖父より代々東京歯科大学が母校．幼少より祖父の診療を見て，歯科医師を志す．父はインプラント治療歴28年であり，偉大なる師と仰ぐ．父の影響により学生時代からインプラント治療を意識する．日々診療に集中できること，喜んでいただいた患者を拝顔することを最大の幸福とする．

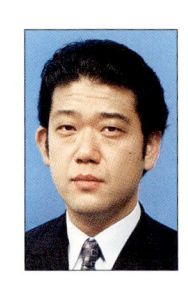

はじめに

　近年，インプラント治療の拡大とともに，日本国民の高齢化や医療の高度化に起因する基礎疾患を有する患者の受診が増えていることを実感する．これら患者に対するインプラント治療の適応・非適応に関しては，さまざまな報告がされている(表1)．しかし，本人がインプラント治療を強く希望した場合，筆者は主治医と協力し，徹底した全身管理を行うことで，安全に治療を行っている．ここでは，筆者の診療室において実際に経験した患者の症例を報告し，検討を加えたい．

患者の基本データ

　患者はインプラント治療を希望して来院されたが，

表1　インプラント治療の禁忌症．

・代謝性疾患(糖尿病)
・内分泌機能障害(甲状腺機能低下，亢進など)
・循環器系疾患(狭心症，心筋梗塞，高血圧症，不整脈など)
・呼吸器系疾患(気管支喘息など)
・腎疾患
・血液疾患
・骨疾患(骨粗鬆症など)
・膠原病
・年齢制限
・その他(妊娠，アレルギー疾患など)

主治医である泌尿器科医によって紹介されてきたという，非常に珍しい症例である．主訴は「義歯に苦痛を感じる．下顎の歯のないところにインプラント治療を受けたい」ということであった．
　既往歴として，5年前より腎不全のため透析を受けており，3年前に生体腎臓移植を行なっている．しかし2か月前より移植腎が機能不全となり，透析を近日再開する予定であるという．血液検査結果次第だが，3か月後に再度生体腎移植を予定している．現在，本疾患により高カリウム血症，高血圧が出現

連絡先：〒790-0045 愛媛県松山市余戸中6-4-30 竹田ビル2F

初診時の状態

初診時の患者プロファイル

初診日：2001年6月26日
初診年齢，性別：60歳，男性．
主訴：義歯に苦痛を感じる．下顎の歯のないところにインプラント治療を受けたい．
全身的既往症：5年前より腎不全にて透析を受けている．3年前に生体肝移植実施．2か月前より移植腎機能低下にともない再度透析再開予定．また3か月後に再度生体腎移植予定．現在，高カリウム血症と高血圧症，肝硬変を併発している．僧帽弁置換手術の既往もある．
初診時の所見：免疫抑制剤による歯肉などの腫れもなく，一見すると大きな問題はないように感じられる．

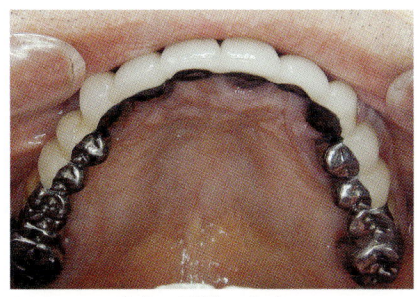

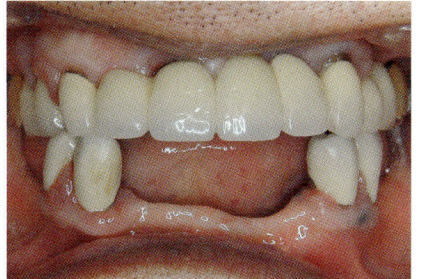

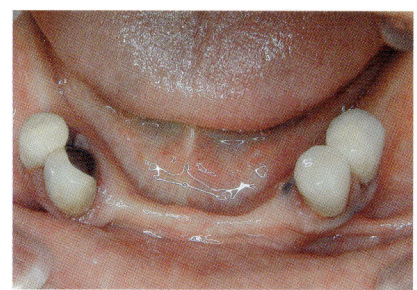

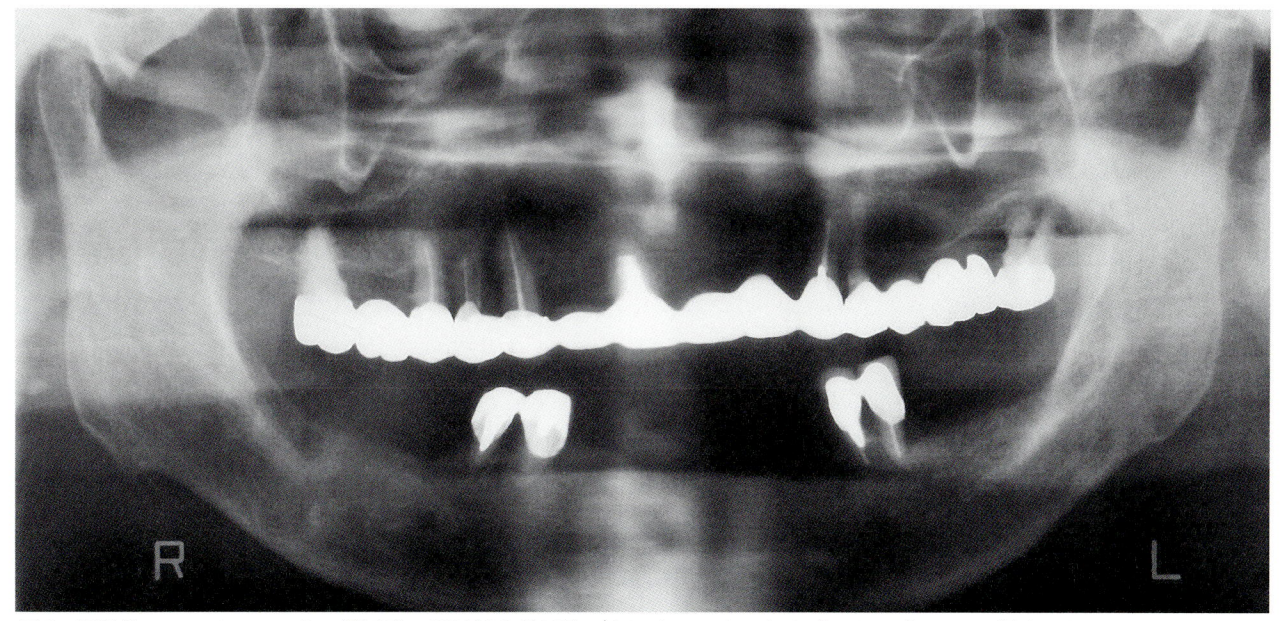

図1a～c　歯肉に顕著な炎症などはみられない．　図1a｜図1b｜図1c

図2　初診時のパノラマエックス線写真．2001年6月26日．4̲にサファイアタイプのインプラントが埋入されている．

し，血清クレアチニン，BUN，クレアチニンクリアランスの数値が検査ごとに上昇しているとのことであった．その他，僧帽弁（M弁）置換手術既往があり，さらに肝機能低下の診断受けている．

この時点での処方薬は，ワーファリン（抗血栓薬），プレドニン（副腎皮質ステロイド），サンディミュン（免疫抑制剤），セルセプト（免疫抑制剤・代謝拮抗薬（プリン拮抗薬）），ラシックス（利尿剤）であった．

本人より全身状態について詳しく問診を行った．当医院はビルの2階に位置するが，患者は少々つらそうではあるものの，階段の昇降は可能であった．また2000年11月に8̲の抜歯を某大学病院口腔外科で

表2 本症例における全身管理のポイント.
- ○僧帽弁置換手術既往
  - ・心内膜炎,菌血症の阻止
  - ・抗血栓剤
  - ・循環変動の抑制,ストレスの軽減
- ○腎不全・免疫抑制剤・肝硬変
  - ・薬効の延長,易感染性
  - ・投薬の減量

行ったそうだが,特に問題はなかったという.

口腔内の状況は,免疫抑制剤による歯肉等の腫れもなく,一見したところ,大きな問題があるようには感じられない(図1).初診時のエックス線写真を見ると,すでに10年ほど前にインプラント治療を受けている(図2).このインプラントについては,現在では賛否両論あると思うが,現状で問題はなく本人も満足している.下顎の残存歯の予知性についても考慮しなければならないが,本人は残存歯の治療を希望しなかった.なお,プロービングなど観血的検査は,上記の処方がされている状態ではけっして安易に行なってはならない.

再度,本人にインプラント治療の意思を,さらに主治医に治療の適否について確認すると,再度行われる腎移植手術前にインプラント治療を行なうということで双方の意見が一致していた.むしろ,腎臓移植手術が予定されているため,主治医より「一刻も早いインプラント治療を」とせかされてしまった.

今回は治療期間が,腎臓移植手術が行われる3か月間までと限定されたため,非常に短期間となる.本人と主治医に,プロビジョナルレストレーションの段階まで治療するという案も提示したが,手術後の予後が不明であり,プロビジョナルレストレーションに問題が生じた場合,誰も対処できないことから,最終補綴までの治療を指示された.

本症例の着眼点

本症例の問題点と理想的な治療目標

1) インプラント手術に際して考慮すべき問題と治療計画

本症例は,一般的な手術の禁忌症に含まれるという意見もあろう.実際,腎臓移植手術を行なう予定患者である.しかし,主治医よりインプラント手術に関して問題ないと返答をいただいたことを考慮すると,歯科医師の側からみれば,全身管理を行う手段のない環境では非適応症になるが,医師の観点からみると,全身管理をしっかり行なえば手術適応症になるともいえる.

本症例について術前評価を,全身管理とインプラント治療の両方の観点から行った.

全身管理を考えた場合(表2),僧帽弁が置換されているため,歯科治療による心内膜炎予防をねらい抗菌剤の投与を行う必要がある.しかし,腎臓機能が低下しており,通常量の抗生剤を使用できないため,使用量を検討する必要がある.さらに循環変動は抑制されるべきで,ストレスを可及的に軽減しなければならない.すなわち,精神的・身体的ストレスの軽減を行うことが必要で,特に血管収縮薬の影響を考慮し,投与量を適切に管理する必要がある.さらに,抗血栓剤が処方されているが,これらを中止するかどうかについて考慮する必要がある.歯科医師は安易に中止するという傾向もみられるが,基本的には維持量を継続して治療するのが原則であり,特に人工弁置換手術後の患者では中止するデメリットが大きい[1].この患者は,抜歯経験の結果問題はなかったため,歯科的には休薬の必要はないと思われる.

以上より,主治医と相談し指示を仰ぎ,術前より抗生剤の投与を行うが,使用量を3分の2とした.また,循環変動を抑えるため,局所麻酔薬に含まれるエピネフリンの使用量を考慮[2]し,1回の投与量を20μg,すなわち8万倍エピネフリン添加局所希釈に制限した.手術中は酸素カニューレ,全身モニターを装着し,さらに血管確保を行って,循環が大きく変動する場合,静脈内鎮静法を行なえる準備をする.抗血栓剤については休薬・減量なしで,処置を行うことにした.

本患者のように多くの基礎疾患を有する場合,各基礎疾患への対処方法が相反することになってしまう.これらの最終判断は,基礎疾患主治医に意見を求めなければならない.これらを歯科医師自身が判

基礎疾患を有する患者に対する
インプラント治療の一例

【7 6 5 へのインプラント手術】

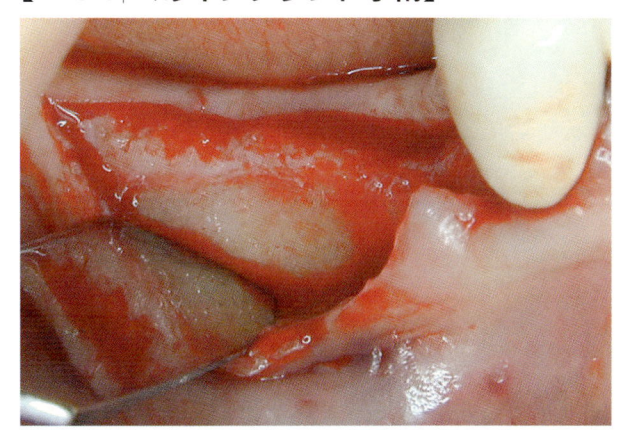

図3a 7 6 5 の骨の状態.

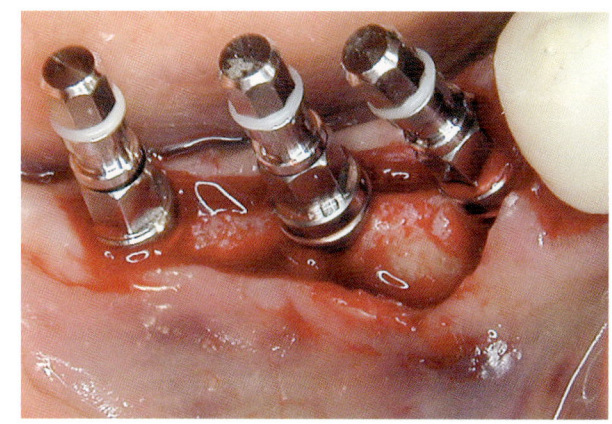

図3b インプラントを3本埋入した.

【下顎前歯部へのインプラント手術】

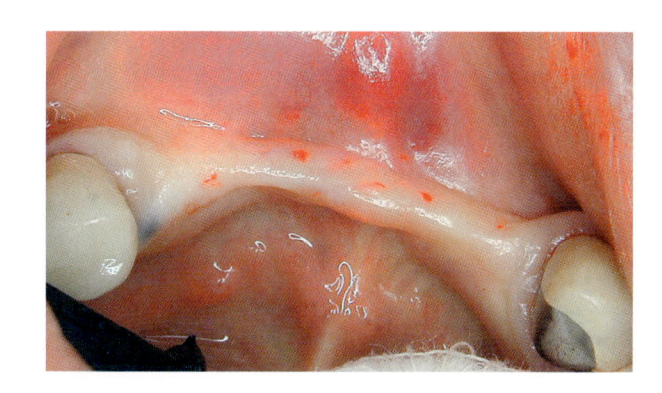

図4a 術前の下顎前歯部.

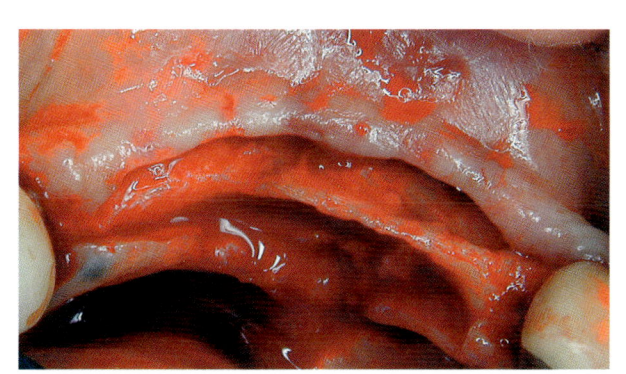

図4b 鋭いリッジの状態.

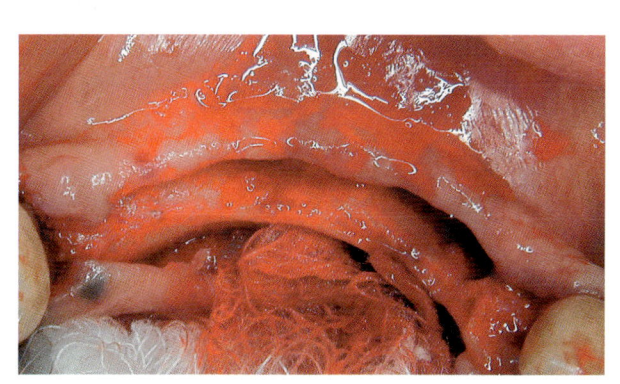

図4c リッジリダクション後.

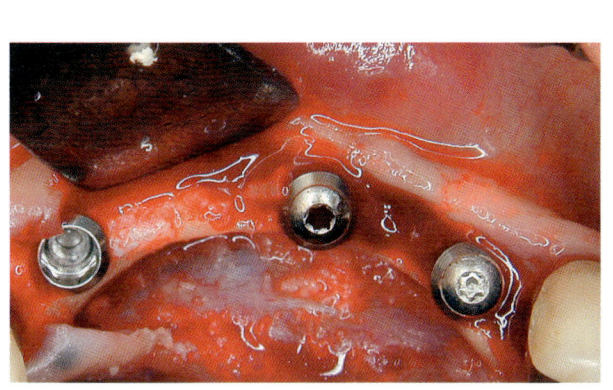

図4d インプラントを埋入.

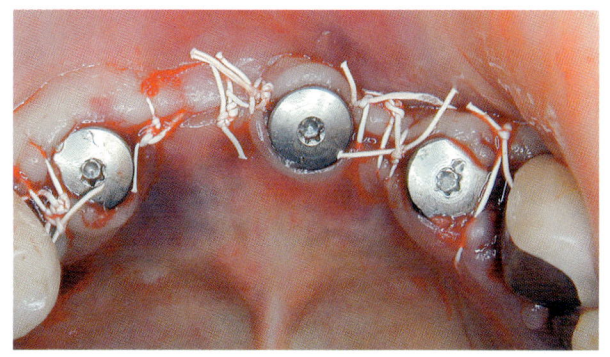

図4e 縫合後.良好に止血している.

101

【6 7へのインプラント手術】

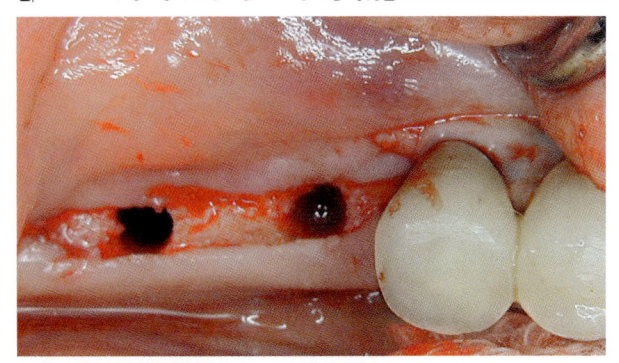

図5a 6 7の状態.

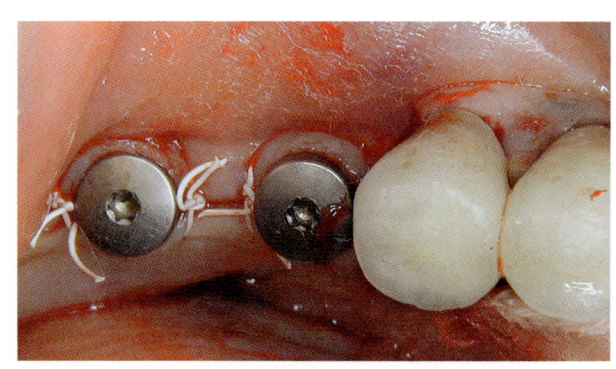

図5b インプラント埋入直後. 止血は良好である.

【インプラント埋入手術直後の状態】

図6a インプラント埋入直後のパノラマエックス線写真.

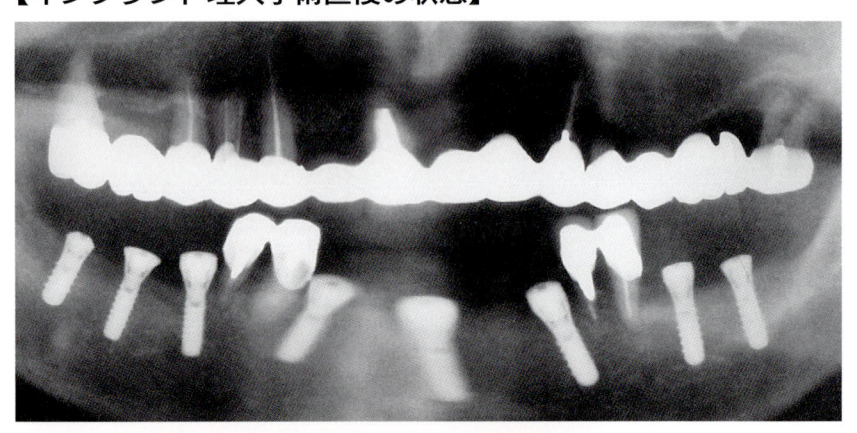

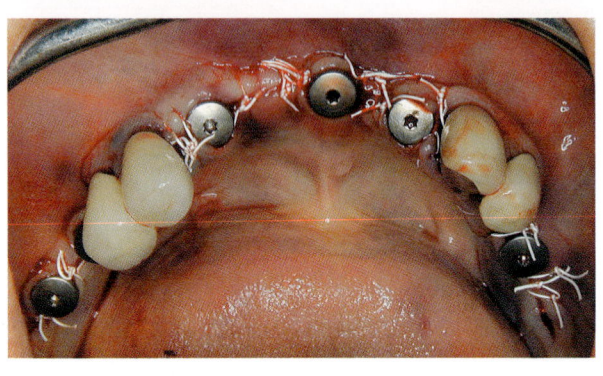

図6b 術直後の口腔内写真. すべての部位で止血に問題はみられない. 術後の皮下出血に対しては, 十分注意する必要がある.

断している事例をよく聞き及ぶが, これは行なってはならないことであると筆者自身は考える.

2) インプラント補綴計画上の問題と治療計画

次に, インプラント治療の観点から検討を加えてみる. 解剖学的に両側臼歯部については特に問題はみられない. しかし前歯部領域ではリッジが狭く, 鋭く, 審美的な観点からは骨造成が期待される. しかし患者は機能的回復を強く望んでおり, 前述の処方内容からも, 審美的な観点からのGBRや骨移植の適応は非常に困難であり, 医学的にも避けるべきである. よって, この部位についてはリッジリダクションを行い, 上部構造で対処する方針として, 長い歯冠長のクラウン, あるいは歯肉形態を付与したブリッジにより対応することで患者との合意を得た.

治療過程における処置のポイント

筆者は，本症例のような手術では，可能な限り手術ストレス(侵襲)と麻酔ストレスを少なくする努力を行っている．いかに手術中のストレスを軽減し，循環を大きく変動させないようにするかが，術中のみならず，術後の治癒にまで影響する[3]．

手術ストレスの回避には，まず手術時間を短くすることがもっとも大切なことである．そのためには，術前の十分なエックス線写真診査により骨の解剖学的形態を十分に把握し，埋入位置やインプラントのサイズを事前に詳細に検討しておく．必要であれば，難易度の高くないと予想される症例であってもCTを撮影することも検討すべきであろう．

さらに，事前に手術シミュレーションをスタッフと行い，手順のみならず，機材などの準備も万全にしなければいけない．手術が開始されてから，あれがない，これがない，というような状況になると，いたずらに手術時間を延長する原因になる．

切開は特に注意を払い，可能な限り最小限に設定する．筆者は，特に縦切開は極力施さない努力をしている．経験的に大きな縦切開は治癒も悪く，痛みを発生しやすいことは，インプラント治療の経験のある術者なら理解していただけると思う．またブレードも，少しでも切れが低下した場合には，すぐに交換している．

骨へのドリリングも，十分な注水下に行い骨のオーバーヒートを避け，同時に術野を生理食塩水で頻回洗浄することで感染の可能性を極力低下できる．

術式は2回法を選択するべきであると考えるが，本症例のように治療期間があらかじめ設定されている場合，1回法の選択も考慮しなければならない．その際は十分主治医と相談する必要がある．

さらに縫合についても，非吸水性の材料で，なるべく細い糸(5-0，6-0など)を選択している．細ければ治癒も早く，組織への損傷も少ない．特に近年では，低価格のソフトナイロンが発売されており，筆者は好んで用いているが，結果は非常に良好であ

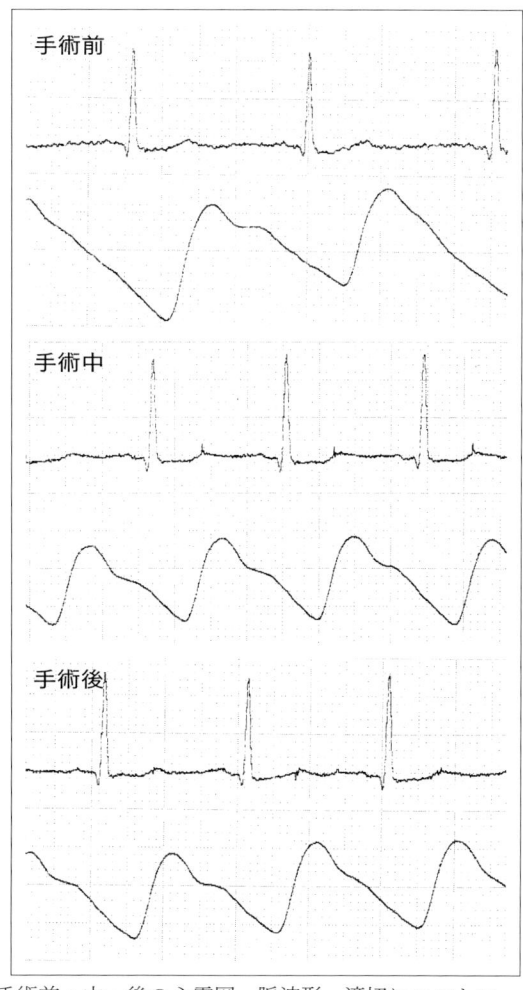

図7 手術前・中・後の心電図，脈波形．適切にコントロールされていることがわかる．

ると感じている．

これらに注意しながら，術前の歯科衛生士によるクリーニングを行い，2001年7月9日にインプラント手術を行った．麻酔ストレスについてはすでに述べたが，エピネフリンの投与量を考慮したため，各セクションごとにキシロカインカートリッジを倍希釈したものを各1カートリッジずつ使用する麻酔を行った後，埋入手術を行った(*図3〜7*)．すべて骨質はType 1であり，下顎前歯部についてはリッジリダクションを行い，フラットな面を形成した後，インプラントを埋入する手段をとった(*図4*)．縫合はGore-Tex製の縫合糸を用いて，術後口腔内の感染

21世紀の歯科臨床を読む
若手臨床家ケースプレゼンテーション 30

| 治療終了時の状態――1 |

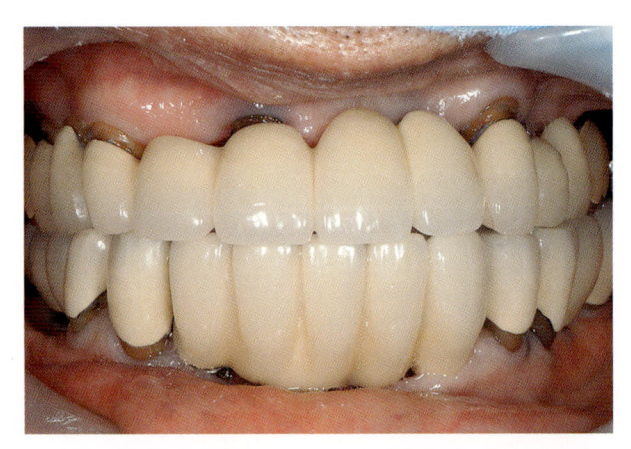

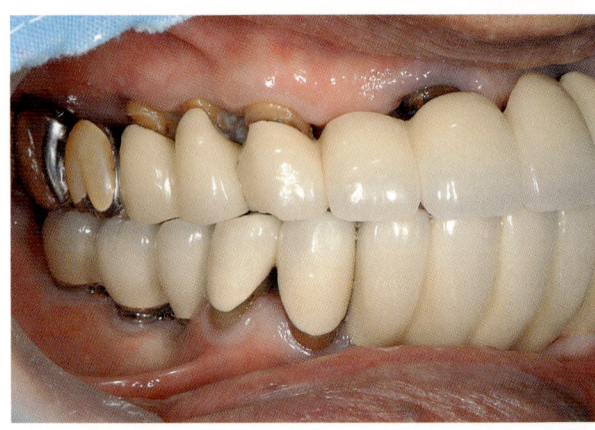

図8a	
図8b	図8c

図8a〜c　最終補綴物装着時.

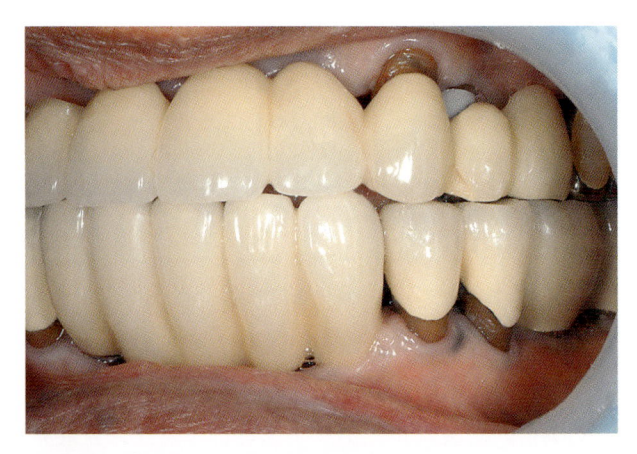

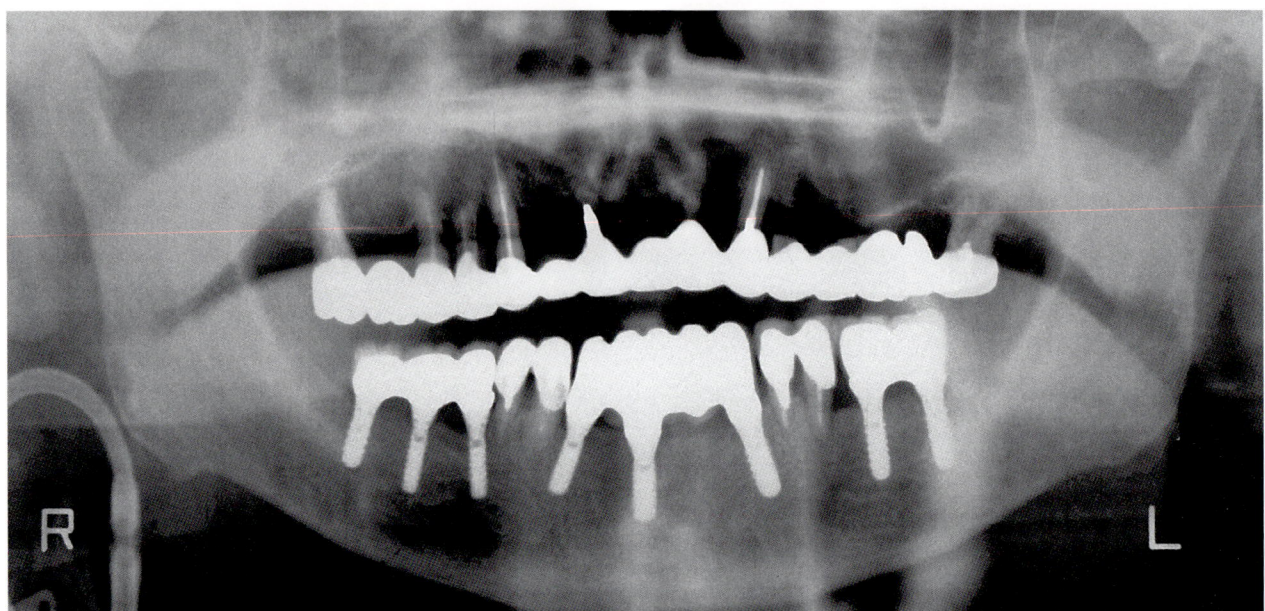

図9　最終補綴物装着時のパノラマエックス線写真.

【インプラント手術後3年の状態】

図10 2004年6月7日. インプラント周囲の骨レベルにまったく変化はみられない. ところが上顎の天然歯には経年的に骨吸収がみられ, 動揺も始まっていた. 将来的にこれらの治療も希望されており, その際には再度全歯の評価を行う必要がある.

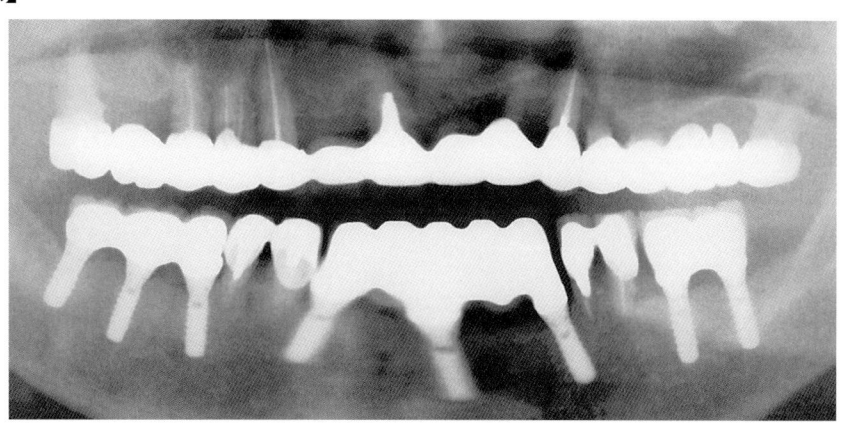

に最大限の注意を払いながら行い, 1週間後に抜糸を行った. 特に治癒も良好で出血も問題なく, 感染もみられなかった. 抗生剤は主治医の指示どおり, 術前・術後の4日間使用した. その後, 洗浄・経過観察を行った後, 8月30日印象を行い, 試適後, すでに入院して透析を再開していた患者へ9月8日に補綴物を装着した(図8, 9).

その後, 腎臓移植手術が行われ, 2002年5月8日メインテナンスのため来院されたが, 移植腎は機能せず, 透析下の状態であった. その後, 半年ごとにメインテナンスを行っているが, 術後4年経過している時点でも問題はなく, インプラントは良好に機能し, 本人も満足されている(図10).

本症例の考察

筆者は, 決して本症例が一般的であるとは考えていない. しかし, 決して危険なインプラント治療であるとも思わない.

筆者は歯科麻酔医であることから, 基礎疾患を有する患者の受診が非常に多い. 全身状態を評価しながら治療を行うことで, この患者のように基礎疾患を有する患者もインプラント治療の恩恵を受けることが可能であると考えている.

インプラント治療はすべての患者に適応症ではないが, その効果は大きく, 治療を希望する患者のために, 歯科麻酔医との協力による診療が広まることを切に願う.

謝辞

歯科麻酔学の恩師である東京歯科大学学長・金子譲先生. インプラント学の恩師である中村社綱先生に, この場をお借りして謝意を表したい.

参考文献

1. 石垣佳希, 白川正順. RISK MANAGEMENT：抗血栓療法患者に対する歯科治療の対応. the Quintessence 2004；23(2)：139-146.
2. 金子譲. 歯科の局所麻酔 Q&A. 大阪：診療新社, 1994.
3. 小川龍. 麻酔と手術侵襲. 免疫・内分泌・自律神経系から見た21世紀への提示. 東京：真興交易医書出版, 1994.
4. 金子譲. 歯科臨床と局所麻酔. 東京：医歯薬出版, 1995.
5. 金子譲, 一戸達也. 計る・観る・読むモニタリングガイド：安心・安全な歯科治療のために. 東京：医歯薬出版, 2004.
6. 古屋英毅, 金子譲, 海野雅浩, 池本清海, 福島和昭, 城茂治. 歯科麻酔学. 第6版. 東京：医歯薬出版, 2003.
7. 花井康. チェアーサイドの照会状書いて返書読んでガイドブック：有病者の観血的処置——術前・術中・術後の対策. 東京：デンタルダイヤモンド社, 2000.

残存天然歯を保存する治療を目指して
外科的挺出を行った歯の5年経過症例を通しての考察

小松智成
小松歯科医院

[著者紹介]
「歯科医師はなるべく歯を抜かずに治療を行う」をモットーに1本の歯の歯周治療，歯内治療等の基礎治療を基本に忠実に行ったうえで，全顎的な包括歯科治療ができるようになることが現在の目標である．1991年，九州歯科大学卒業．

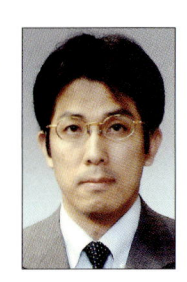

はじめに

　日常臨床においては，条件の悪い歯をなんとか保存して治療を進めていかなければならないことが多い．このような歯を保存し，長期にわたり維持できれば患者からの信頼を得られるが，その反面，無理な治療を行うと術後のトラブルを起こしやすい．悪条件の歯を保存して治療を行う場合には，長期間トラブルを起こすことがないように十分な診査を行ったうえで，適切な術式を用いることが必要となってくる．現在では，インプラントを用いて治療を進めていくことが多くなっているが，歯科医療における原点は残存天然歯の機能回復を行うことであると筆者は考えている．そこで，今回は悪条件の歯をなるべく抜歯をせずに補綴を行った症例を通して，残存天然歯を保存して治療を行っていくうえでの注意点を述べてみたい．

患者の基本データ

　主訴は6｜の歯肉の腫脹であった．患者の希望としては，なるべく抜歯を行わずに治療してほしいとのことだった．6｜の腫脹は根分岐部病変を原因としたものであったが，患者に保存の可能性を説明し，保存した場合と抜歯後インプラントまたは可撤性義歯を用いる治療法について説明をして，その利点，欠点を理解していただいた．その結果，歯の保存を試み，それが無理であるならばインプラントによる補綴を行っていく方針で治療を開始した．治療開始時は主訴のみの治療希望であったが，結果的に6｜が保存できたことで患者の信頼が得られたため，全顎的治療を行っている．

連絡先：〒751-0831 山口県下関市大学町2-2-1

残存天然歯を保存する治療を目指して

初診時の状態

初診時の患者プロファイル

初診日：1999年2月6日
初診時年齢，性別：54歳，女性.
主訴：6̄ の歯肉腫脹.

全身的既往症：特記事項なし.
初診時の所見：6̄ の歯肉腫脹の原因として補綴物の不適合，咬合の不調和よる歯肉の炎症が考えられた.

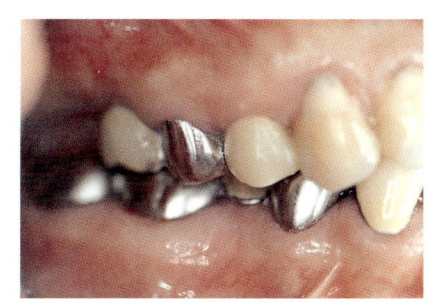

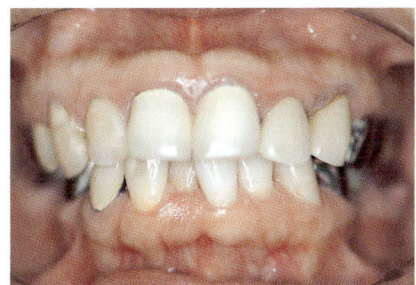

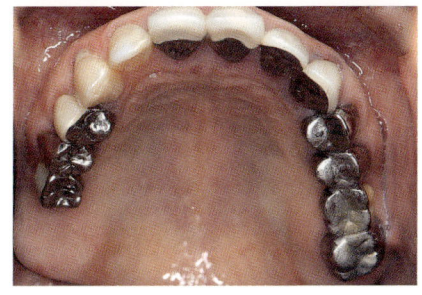

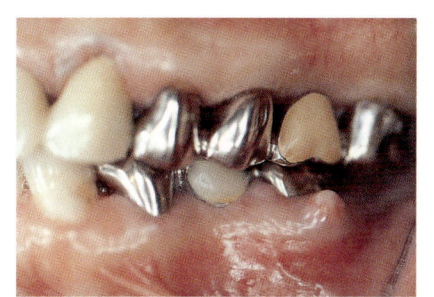

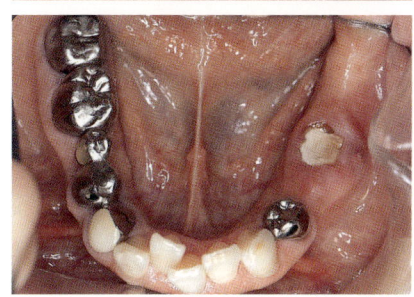

| 図 1a | 図 1b | 図 1c |
| 図 1d | 図 1e |

図 1a〜e 初診時口腔内写真．主訴は6̄の根分岐部歯肉の腫脹．保存の可能性を説明したうえで全顎的な治療を開始した．

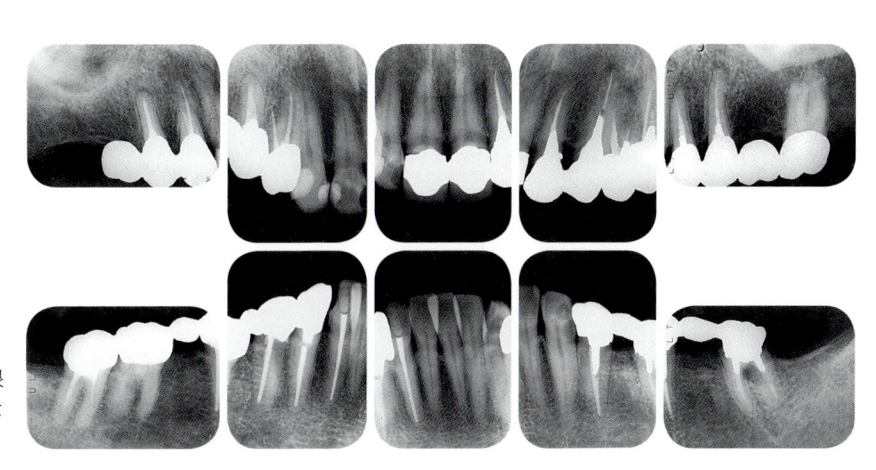

図 2 初診時エックス線写真．6̄ には根分岐部病変が認められる．また全顎的な補綴物の不適合が認められる．

図 3 初診時ペリオチャート．6̄以外のポケットは全体的に深くはないが，部分的に出血が認められた．

【6̲ の外科的挺出，支台築造】

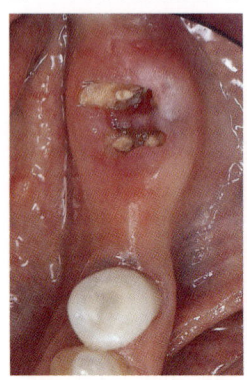

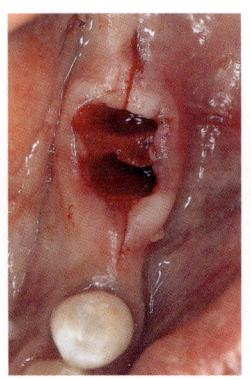

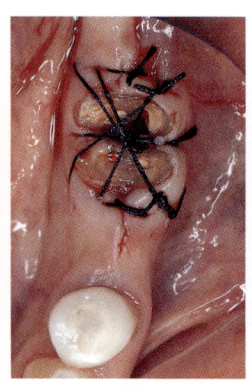

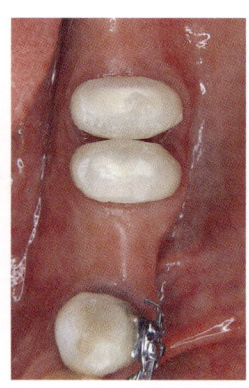

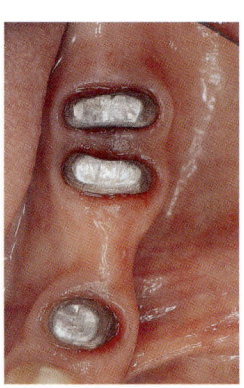

図4a～e 6̲の外科的挺出後，暫間修復物の隣接面にレジンを添加していきながら近心根と遠心根の歯根近接を解消した。

| 図4a | 図4b | 図4c | 図4d | 図4e |

本症例の着眼点

現在の筆者の臨床においては既存の補綴物を除去して再治療を行うことが多く，そのほとんどが根管治療からやり直している．この症例においても失活歯の再治療を行っていったが，治療後の歯根破折等のトラブルをなるべく回避するためには，根管治療，支台築造，補綴物のマージンの適合性なども大切であるが，安定した術後経過のためには咬合によって過度な負担が歯にかからないようにすることが重要であると考えている．つまり，全顎的な治療を行うことによって前歯部のガイダンスと臼歯部のバーティカルストップを確立させ，臼歯部を側方運動時の側方圧から解放することができるようにすることが大切である．

患者の選択した治療とそれに応じた治療目標・治療計画

患者は，なるべく抜歯せずに治療し，それが無理であればインプラント治療を行うことを希望された．ただ，インプラントを用いる場合は，治療費の関係で全顎的な治療は難しいとのことであった．そこで，6̲の炎症消退後，挺出を行うことによって歯を保存し，インプラントを使用せずに全顎的な再治療を行うこととした．プロビジョナルレストレーションを装着しながら，咬合関係を臼歯部がディスクルージョンするようにして，臼歯部に過度な力がかからないようにすることを目標にした．

治療過程における処置のポイント

まず，残根状態の6̲に対しては歯根分割の後，外科的挺出を行い，生物学的幅径の獲得を図った．歯根分割を行うことによって歯肉の消炎を図り，歯根膜を傷つけないように注意して近遠心根ともいったん抜歯し，歯根を浮かした状態で再植している（図4a～4c）．

約3か月後，まず仮コアを装着した後に歯根近接の解消を図るため，暫間修復物の隣接面に即時重合レジンを添加していき近遠根間の間隔を広くし，歯間ブラシを通しやすい形態にした（図4d, e）．

歯根近接が解消された後，再根管治療を行ってから本コアの印象採得をした．近心根，遠心根の順に本コアをセットしたが，歯根破折を極力防止するためにメタルコアの装着にはレジンセメントを用いている．プロビジョナルレストレーションにてリマージニングを行いながら，歯周組織が安定した状態で最終補綴に入っていった（図5a～d）．

不良補綴物を除去後，順にプロビジョナルレストレーションに置き換えていった．また，下顎前歯部はMTMを行いメインテナンスしやすい環境を整え

残存天然歯を保存する治療を目指して

【外科的挺出後の仮コア，本コア】

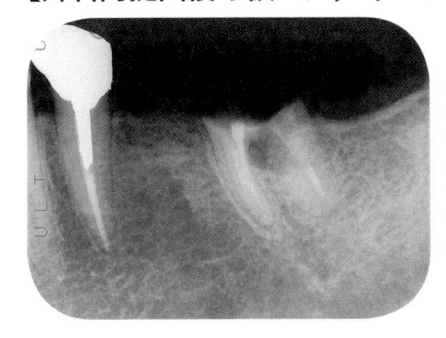

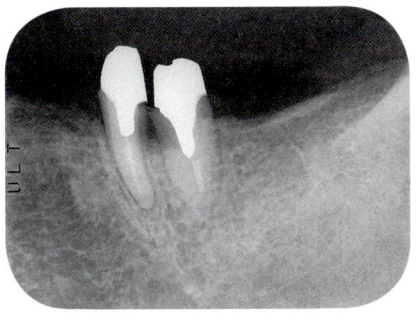

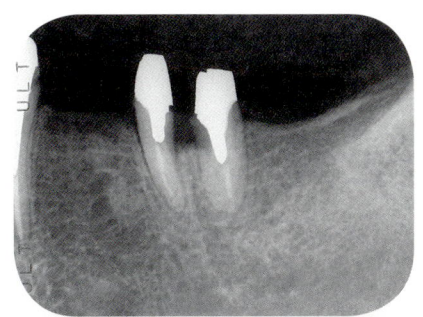

図 5a | 図 5b | 図 5c
図 5d

図 5a～d　仮コアを装着した状態で歯根近接を解消し，歯周組織が安定した後に本コアを装着した．

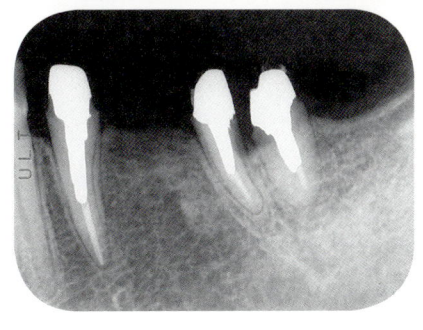

【下顎前歯部のMTM】

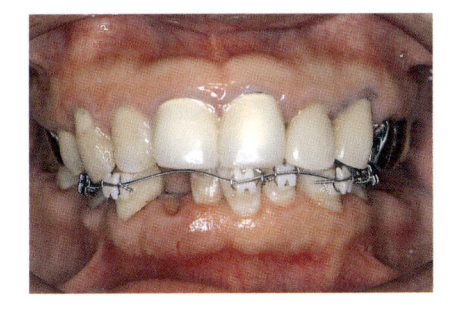

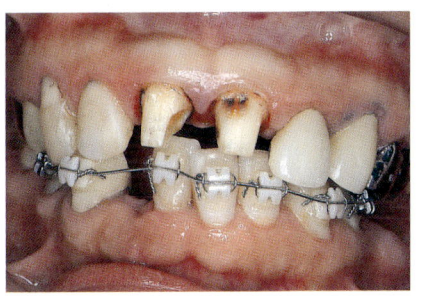

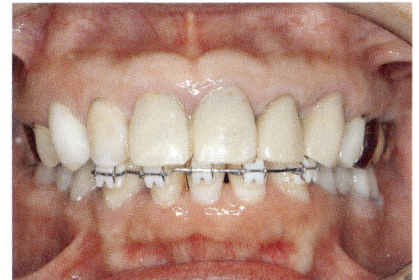

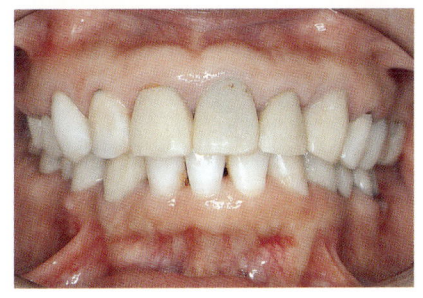

図 6a | 図 6b | 図 6c
図 6d

図 6a～d　下顎前歯矯正治療時の正面観．矯正終了後，プロビジョナルレストレーションで歯周組織の安定を図る．

るとともに，アンテリアガイダンスなどの咬合調整を行った（図 6a～d）．

最終補綴においては，犬歯誘導を与えることにより臼歯部をディスクルージョンさせている（図 7a～e）．

術後より約5年経過しているが，6̅の状態はエックス線写真においても歯根膜，歯槽骨ともに安定している（図 11c）．

109

21世紀の歯科臨床を読む
若手臨床家ケースプレゼンテーション 30

| 治療終了時の状態 |

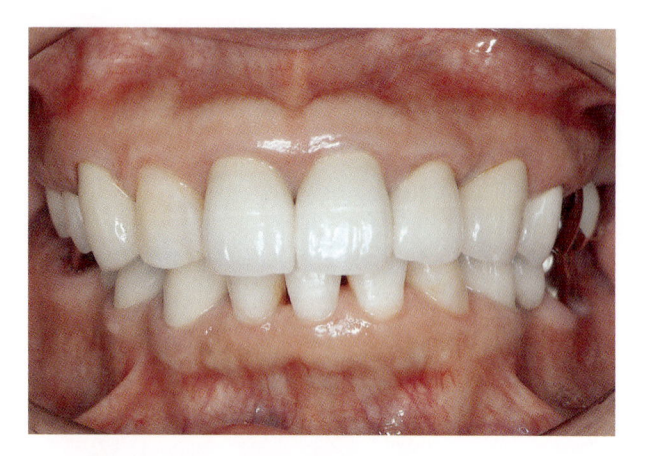

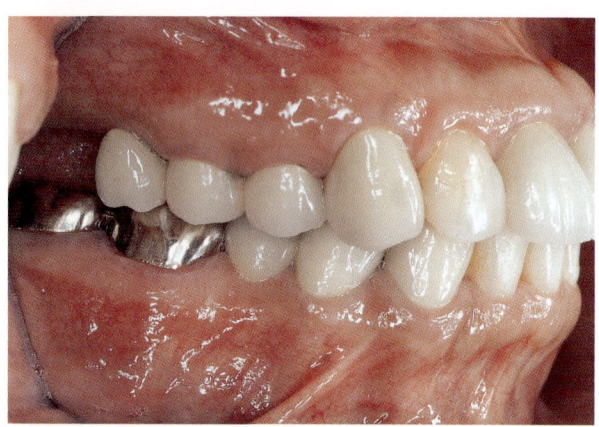

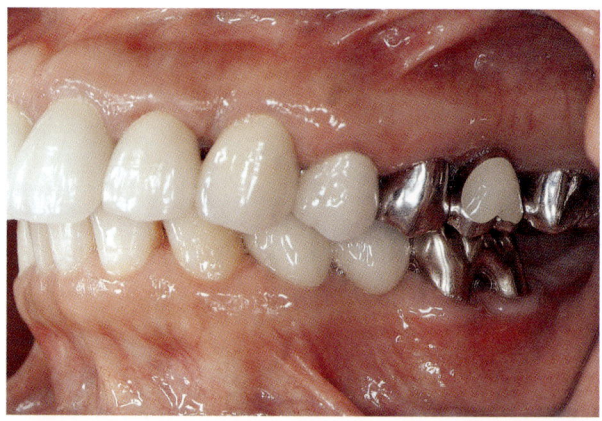

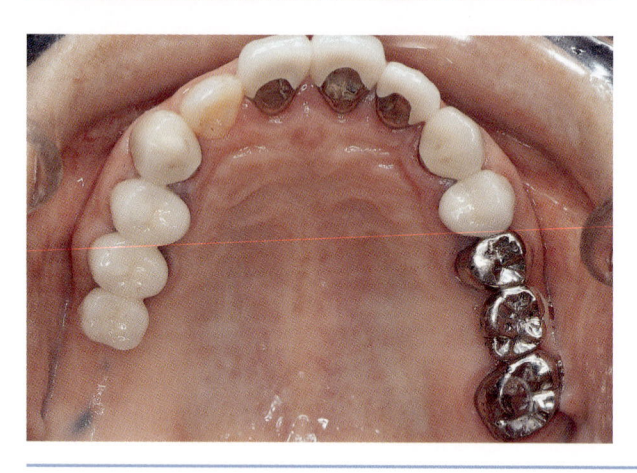

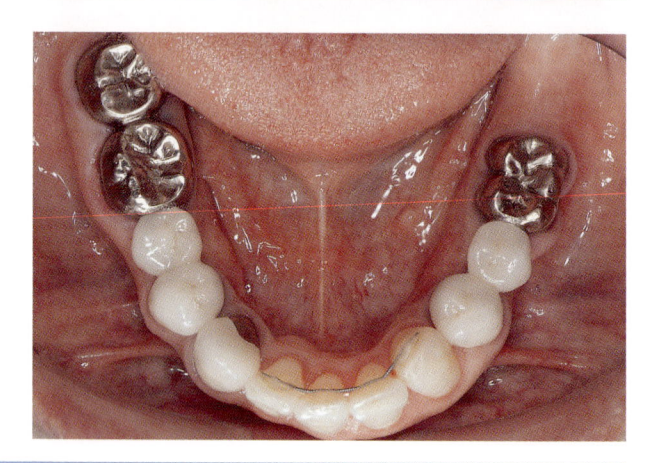

図 7a	
図 7b	図 7c
図 7d	図 7e

図 7a〜e　治療終了時口腔内写真(2001年3月)．6を保存するために，結果的には全顎的な治療を行っている．6の根分岐部は，歯間ブラシにて清掃しやすい形態にした．

本症例の考察

治療成功のキーはどこにあるのか

　本症例においては，分割した失活歯をブリッジの支台に用いた悪条件ではあったが，臼歯部をディスクルージョンさせることによって過度な力がかかっていないために良好な結果が得られているのだと考えている．また歯ぎしりなどのパラファンクションが認められないということも大きな要因であろう．

　現在の筆者の臨床においても，インプラントを用いて治療を進めていくことが多くなっている．しか

残存天然歯を保存する治療を目指して

治療終了より5年経過時の状態――1

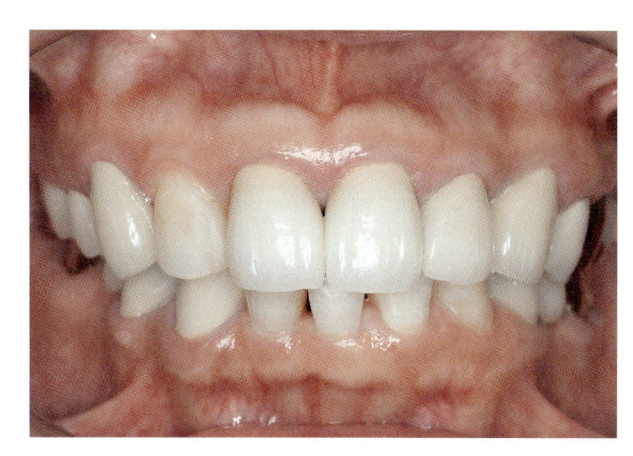

図8b | 図8a
図8b | 図8c

図8a〜c 治療終了時より5年経過時の口腔内写真(2006年3月). 犬歯誘導を与えることによって臼歯部をディスクルージョンさせている.

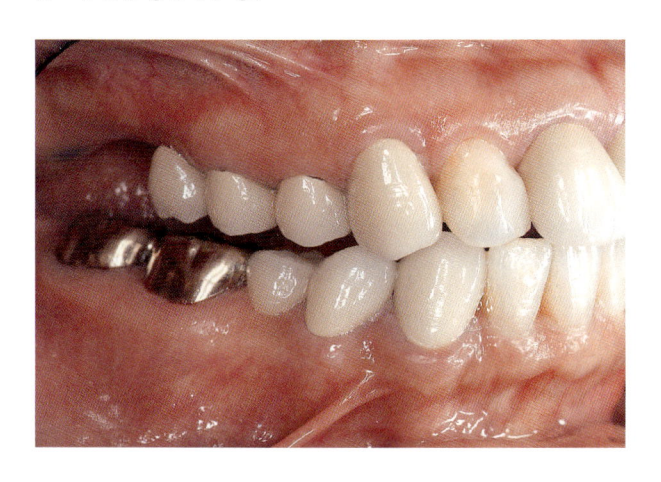

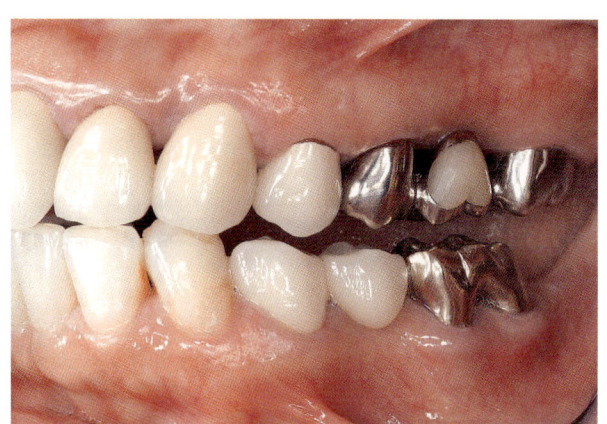

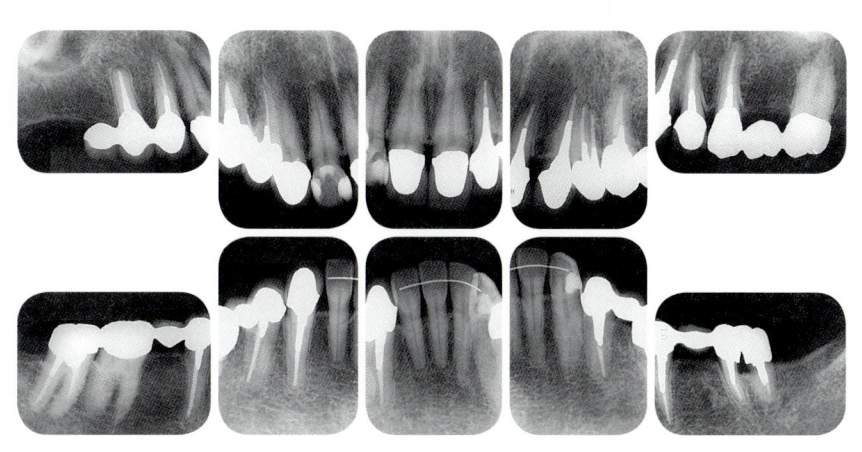

図9 治療終了後エックス線写真. 6| の歯根, 歯周組織の状態にも異常は認められない.

図10 治療終了後ペリオチャート. 出血も認められずプロービング深さにも問題はない.

111

治療終了より5年経過時の状態──2

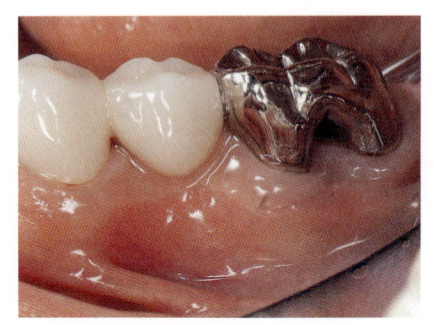

図11a 治療終了時の6の状態.

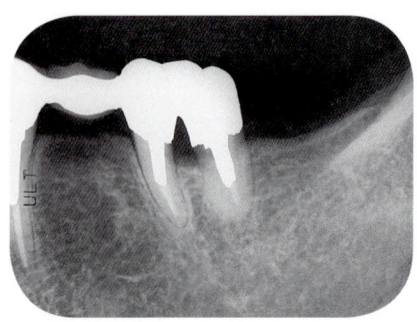

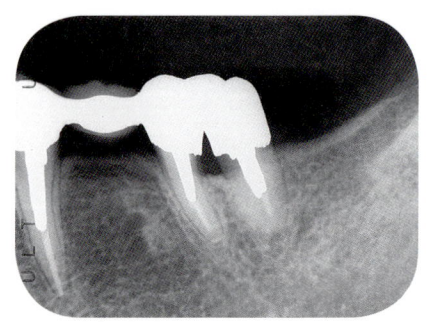

図11b 治療終了時の6のエックス線写真.

図11c 治療終了より5年経過時のエックス線写真.

し，7年前の本症例の初診時においては積極的にはインプラントを用いていなかったこともあり，残存天然歯を活用することによって機能回復を図った．現在であれば5 7と7 6にインプラントを用いることによって残存天然歯の保護を行うべきであると考えている．

メインテナンスは6か月ごとに行っているが，歯根や歯周組織の状態だけでなく咬合の状態もチェックしている．本症例のように基本事項(適切な歯内治療，歯周治療，補綴物の適合など)を遵守して治療を行っていけば，保存不可能と考えられるような歯でも，無理な咬合力がかからなければ保存可能になる場合もあると十分に予測される．患者が残存天然歯の保存を希望している場合は，十分な診査を行ったうえでなるべく抜歯をせずに治療を進めていくことで，信頼を得ることができる．今では予後不安な天然歯を残すよりもインプラントを応用した方がはるかに安全なケースも多いと思うが，患者との信頼関係が得られている場合は将来予測されるトラブルをお互いに理解し，確認したうえで天然歯を保存することが必要であると考えている．

謝辞

稿を終えるにあたり，いつも優しくご指導くださる下川公一先生，ならびに北九州歯学研究会の諸先生方に感謝いたします．

参考文献

1. 下川公一. インプラント治療における残存天然歯への対応を考える. Quintessence Dent IMPLANT 2000；7(5)：26-38.
2. 下川公一，村上和彦，大村祐進，白石和仁，木村英生，上野道生，榊恭範. 残根を活かす1. 歯界展望 2001；97(1)：61-110.
3. 下川公一，村上和彦，大村祐進，白石和仁，木村英生，上野道生，榊恭範. 残根を活かす2. 歯界展望 2001；97(2)：257-300.
4. 筒井昌秀. 包括歯科臨床. 東京：クインテッセンス出版，2003.

OGA Implant 臨床例:Spiral

非切開・非剥離・無注水・無縫合・即時負荷法です．
23才 男性1年前にケガで上顎前歯2本を失った．

初診日に植えて，暫間修復し，7カ月後に完了した．通院は5回です．

1回目は初診日の2004年8月10日，その日に植えて暫間歯冠修復．
2回目は3日後の2004年8月13日，経過を観察しました．
3回目は2005年3月7日，印象を採得して，技工室で製作．
4回目は2005年3月14日，完成した歯をSetしました．
5回目は2005年3月15日，咬合を確認して完了（税込総額392,532円）．
普通のブリッジのように隣の歯は傷つかず費用も安く済みます．

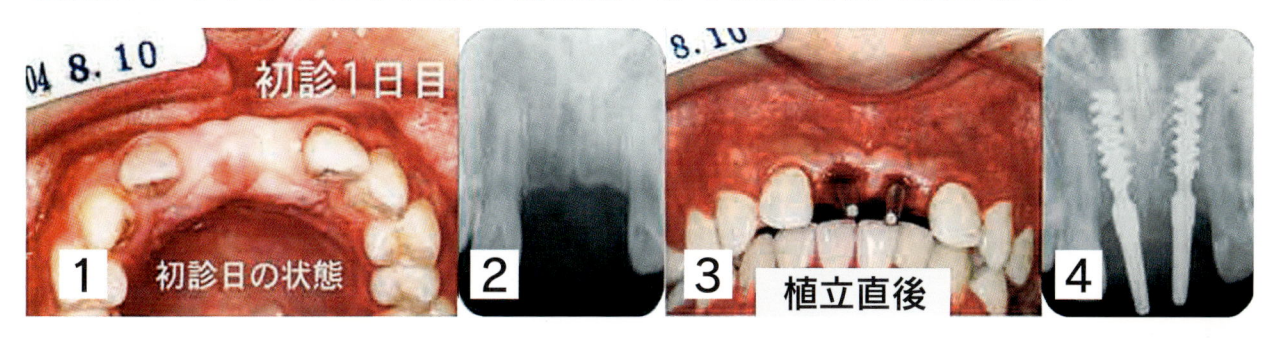

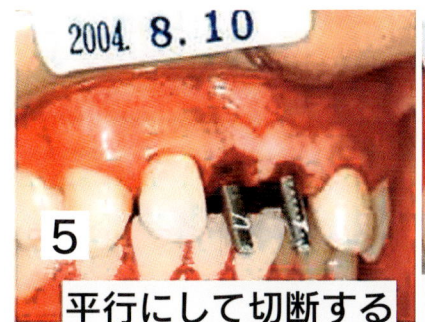

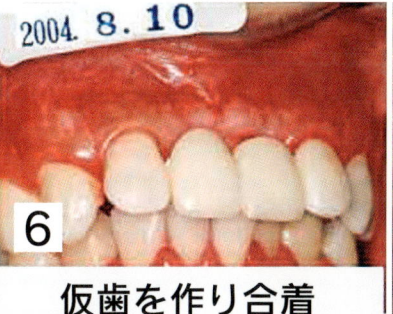

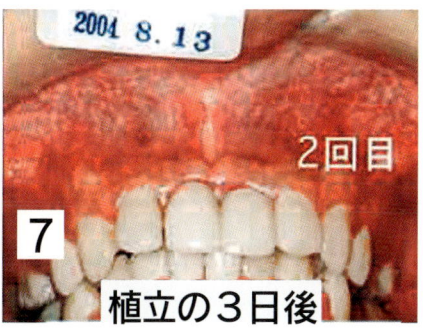

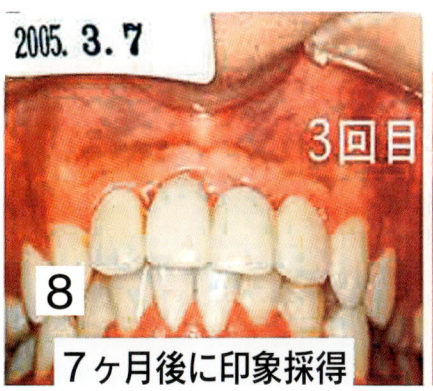

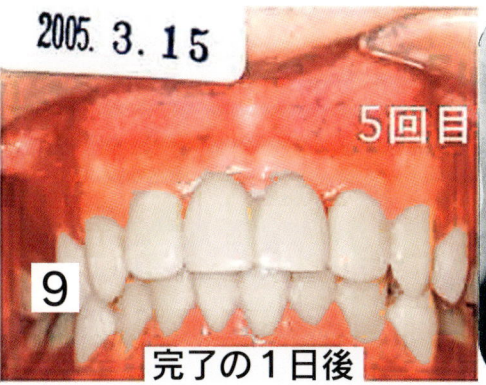

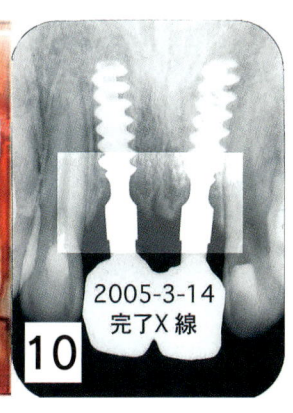

1 初診日の状態
2
3 植立直後
4
5 平行にして切断する
6 仮歯を作り合着
7 植立の3日後
8 7ヶ月後に印象採得
9 完了の1日後
10 2005-3-14 完了X線

問合先 **OGA Implant Institute**
〒910-0006 福井市中央1-9-30 大岡ビル3F
TEL.0776-21-0204 FAX.0776-27-4180
E-mail:oga@h-oga.co.jp

発売元 **JFD:Japan Formal Dentistry co.**
〒910-0011 福井市経田1-1605／1-1605 Kyoden,Fukui,Japan 910-0011
TEL./FAX.0776-21-5133 ㈱日本正則歯科治療学会
製造元 D-tech. Inc.

21世紀の歯科臨床を読む
若手臨床家ケースプレゼンテーション 30

咬合再構成に機能歯の移植を用いた一症例

澤田雅仁
澤田歯科医院

[著者紹介]
さまざまな患者の要望に答えられるように，治療法や診査法にいつも複数の選択肢をもっていたいと考えて診療に臨む．欠損補綴が多い医院事情から，「適切な顎位と生体に調和したアンテリアガイダンス」の確立を意識した治療をつねに心がけている．1989年，明海大学卒業．

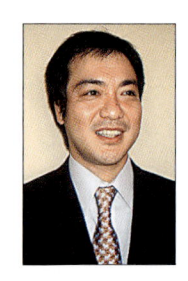

はじめに

欠損歯列の治療においては，欠損を補塡することにより口腔の諸機能を回復することが治療の目標になるが，同時に歯や顎堤などの残存組織の長期的保全により，回復した口腔内環境ができるだけ永続性を持つよう処置方針を立てることが重要である．

本稿では咬合再構成のために，あえて機能歯を移植して咬合支持を獲得し，良好な経過を得ている症例を報告する．

患者の基本データ

患者は，下顎臼歯部の欠損を10年以上も放置しており，口腔内状態の深刻さに関心が薄く，歯科治療に関してはやや不信感を抱いていた．

本症例の着眼点

本症例の問題点と理想的な治療目標

長年の臼歯部咬合支持の欠如・不足から顎位の変位をきたし，咬頭嵌合位も不安定なため，下顎前歯部の上顎前歯部に対する突き上げが継続していたものと考えられた(図1～3)．

現状の把握と治療の必要性を理解していただいたうえで，臼歯部での咀嚼機能の回復と顎位の改善，そして残存歯保存のための咬合再構成を行うことを目標とした．

患者の選択した治療とそれに応じた治療目標・治療計画

以前に何度も義歯の使用を拒否していた既往や顎堤粘膜の不利な条件から，治療用義歯のトライアルよりも積極的に欠損様式の改善および咬合支持の獲得を優先させるべきであると判断した．

連絡先：〒956-0864 新潟県新潟市新津本町2-7-5 新津ロイヤルコーブ2F

咬合再構成に機能歯の移植を用いた一症例

初診時の状態

初診時の患者プロファイル

初診日：2001年7月3日
初診年齢，性別：57歳，女性．
主訴：上顎前歯部の動揺
歯科的既往症：3～4年前に上顎前歯部ブリッジを他医院で治療．半年前から違和感があったが，最近になって動揺しはじめたため来院．
初診時の所見：咬合平面の乱れ，歯列の不調和が著明であり，顎位の変位が疑われる．

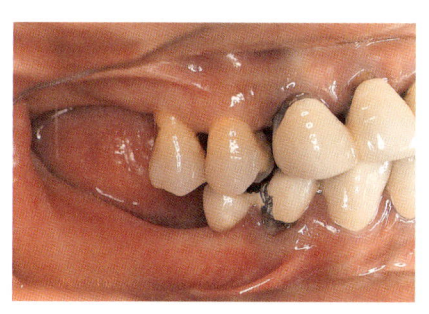

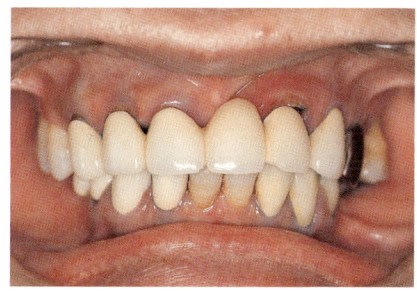

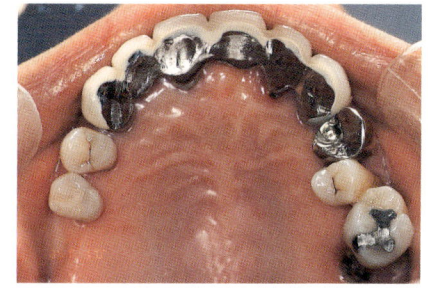

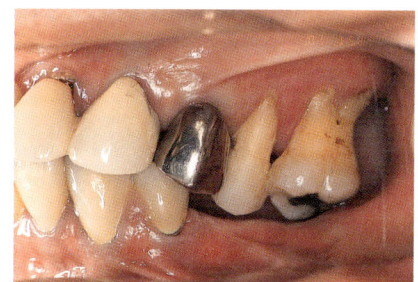

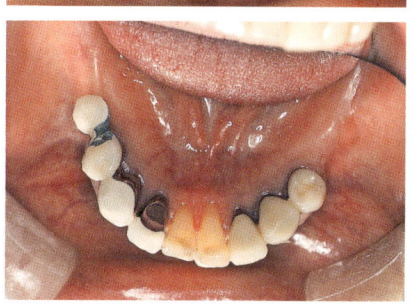

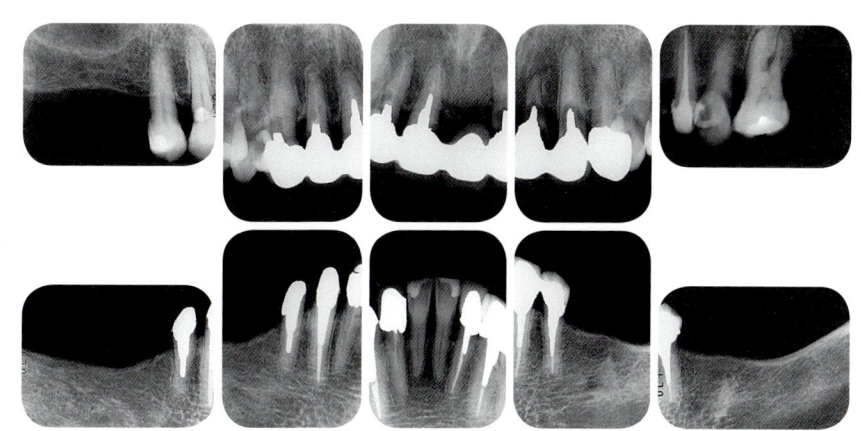

図1a	図1b	図1c
図1d	図1e	

図1a～e 咬合平面，歯列の不調和が著明である．主訴の上顎前歯部ブリッジは突き上げによるフレアリングを起こしたまま製作されていた．下顎欠損部の顎堤粘膜は義歯の製作に不利な条件である．

図2 ほぼ初診時のデンタルエックス線写真．ブリッジ支台歯の歯肉縁下う蝕が深く，|2 はすでに保存不可能であった．骨梁の状態から，欠損の主な原因は歯科治療による侵襲やう蝕であったことが予想される（なお，|4，4 3|はすでに処置を進めている）．

図3 初診時の歯周チャート．

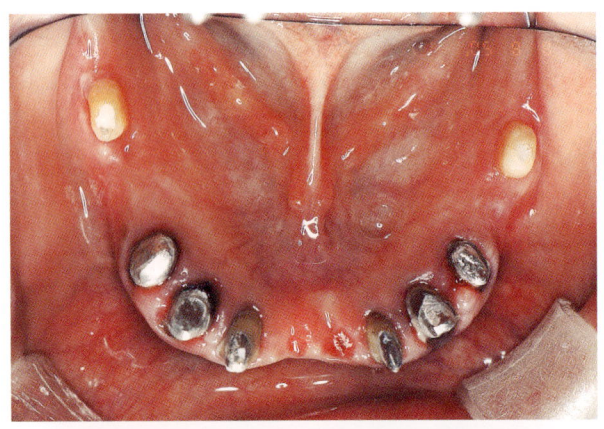

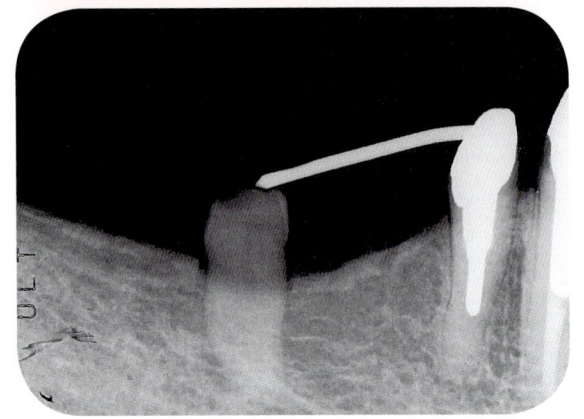

【移植による咬合支持の獲得】

図 4a
図 4b | 図 4c

図 4a〜c インプラントが第一選択として考えられたが，あえて機能歯である 1|1 の 6|6 相当部への移植を行った．a：2002年8月8日，b：2002年7月9日（移植直後），c：2002年6月5日（移植直後）．

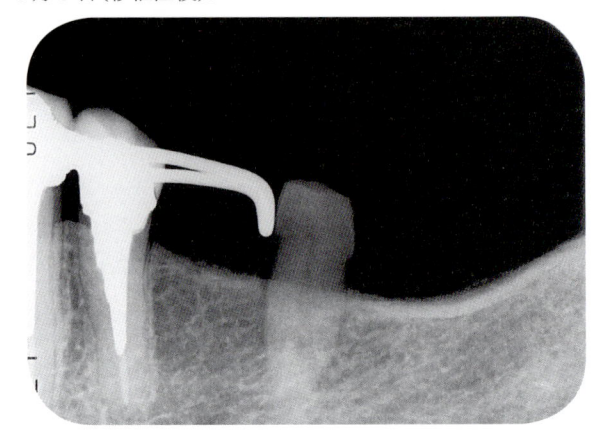

　インプラントが第一選択として考えられたが，適切な埋入ポジションおよび本数のために付随する処置など，時間的・経済的条件から患者側が希望しなかったため，あえて機能歯である下顎前歯部を移植することによって咬合支持を獲得しようと考えた．

　その後適正な顎位を模索[1]し，安定した咬頭嵌合位および円滑な機能運動のためのアンテリアガイダンス[2]を確立していくことを計画した．

治療過程における処置のポイント

1）補綴設計，移植歯の選択に関して

　本症例では，これまでかろうじて咬合支持歯であった 4|4 の保存が補綴設計を左右し，予後や術後対応に大きく影響するものと思われた．

　可撤性の補綴を考えた場合，欠損部顎堤粘膜の条件から，咬合圧の粘膜負担による 4|4 の負担軽減は期待できない．またリジッドな二次固定でも欠損側に近い歯への応力集中は避けにくい．よって比較的条件の良い 3|3 と連結し，一体化した支台歯として一次固定したほうが 4|4 の保存には有利と考えた．

　さて，34連結を前提とした固定性の補綴設計を考えた場合，歯列の連続性，アーチフォームの保存といった観点からすると 2|2 を移植歯として選択したほうが有利であると思われるが，補綴設計は左右に分かれるロングスパンブリッジかフルアーチスプリントの形態になってしまう．その場合，開閉口運動における下顎骨の歪みから必ず応力が集中する部位が存在し，補綴物のトラブルまたは一部の歯への負担過重が懸念される．そこで 1|1 を移植歯に選択すれば3つのユニットに分けられ，2|2 の歯根が比較的長いことから ②1|1② ブリッジに対する不安も少ないと考えた．また，ドナーとなる歯の不安要素がより少ないという観点からも，生活歯である 1|1 を選択した（図4）．

【顎位の模索と変化】

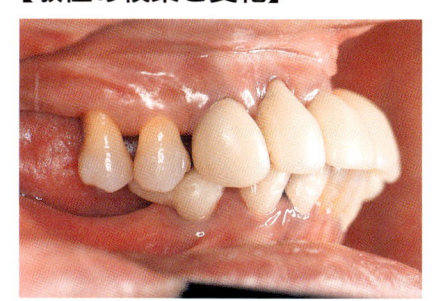

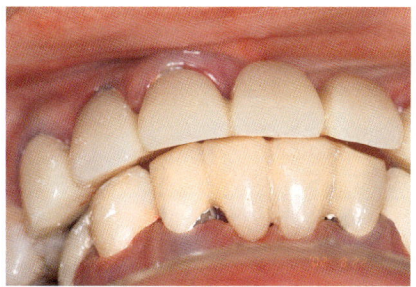

図5a｜図5b｜図5c

図5a〜c　旧補綴物をテンポラリークラウンに交換した状態．長期間，臼歯部での咬合支持が欠如・不足していたため，咬合高径の低下が顕著である．GoAによる診査で，前方に変位していた．*a*および*b*：2002年8月22日，*c*：2002年8月8日．

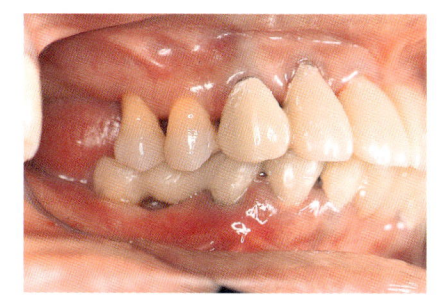

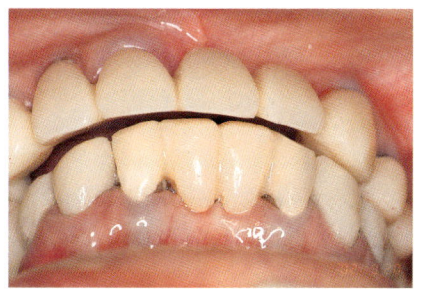

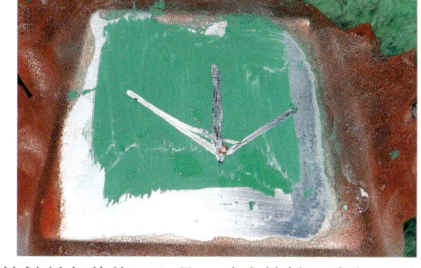

図5d｜図5e｜図5f

図5d〜f　移植歯を含めた臼歯部での咬合接触付与後約1か月．咬合接触に変化が現れ，下顎の後方への移動とともに，TPがAP付近に移動してきた．*d〜f*すべて2002年9月22日．

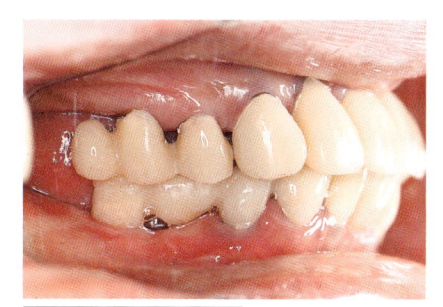

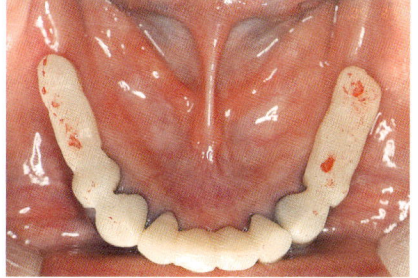

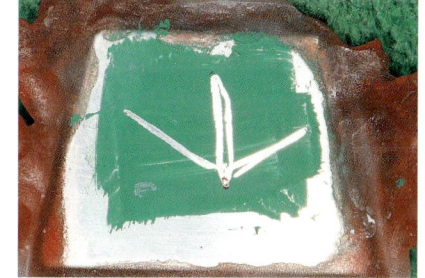

図5g｜図5h｜図5i

図5g〜i　咬合高径，咬合平面を修正しながら，さらに安定した顎位を模索するための下顎フラットテーブル使用後約1か月，TPがAP付近で収束した．その位置を1回目のプロビジョナルレストレーションの咬合採得とした．*g*および*h*：2002年10月1日，*i*：2002年10月29日．

2）顎位に関して

　術前の咬合高径は低下しており，歯軸の傾斜，被蓋の状態からも顎位の変化が疑われた．GoAによる診査において，移植による咬合支持獲得前の習慣性タッピングポイント（以下TP）はアペックス（以下AP）より前方に位置しており，顎位は予想どおり前方に変位していた（図5a〜c）．

　咬合支持獲得後，約1か月で咬合接触および顎位に変化が現れはじめ，安定した位置を模索しながら咬合平面を修正し，咬合高径を決定していった．

　さらにフラットテーブルを利用しながら顎位を模索していくとTPはAP付近で収束し，本来あったと思われる位置で安定したため，それをプロビジョナルレストレーション製作のための咬合採得の位置とした（図5g〜i）．

　途中，患者はプロビジョナルレストレーションを装着したまま長期入院となり，入院前に連結部を補強したが，1年半も経過したにもかかわらず治療再

【プロビジョナルレストレーションによる安定した顎位の獲得】

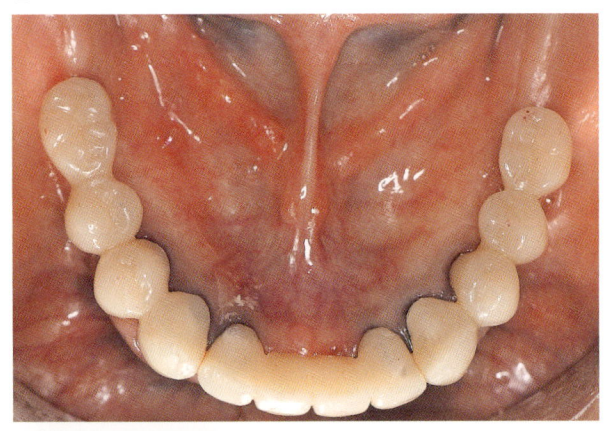

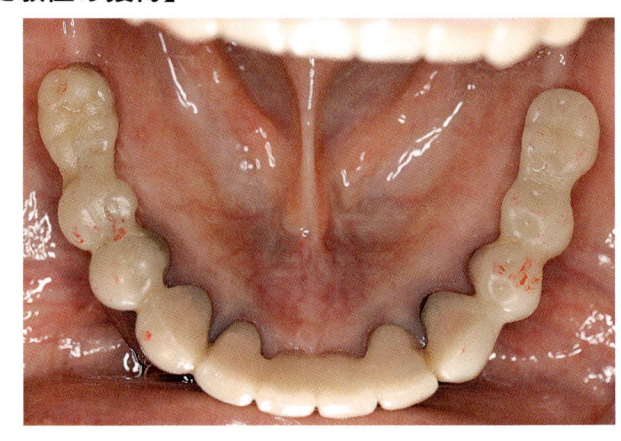

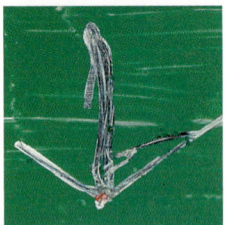

図6a | 図6b
図6c

図6a〜c　約1年半におよぶ治療中断があったが、咬合面形態に大きな変化はみられなかった．適正な顎位，安定した咬頭嵌合位が保たれていたものと思われる．治療再開時の顎位も安定している．この位置を最終形態を想定したプロビジョナルレストレーション製作の咬合採得の位置とした．a：2002年11月18日，b：2004年4月21日，c：2004年5月13日．

【最終補綴物形態を想定したプロビジョナルレストレーションの製作】

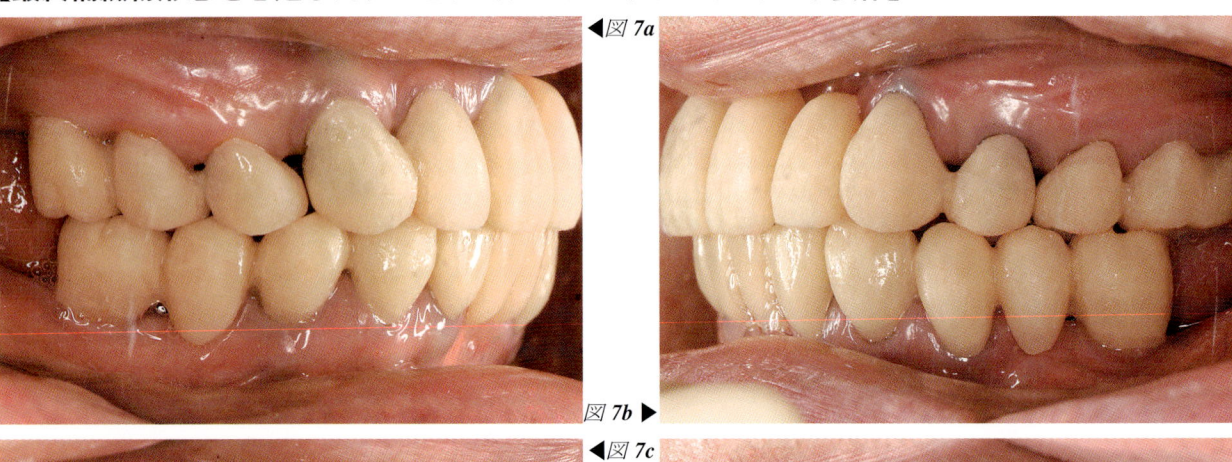

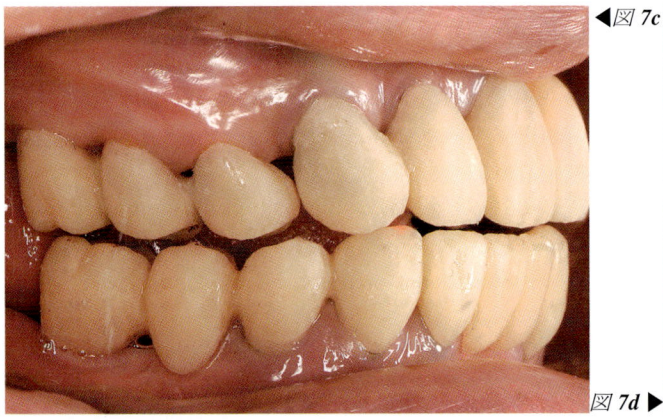

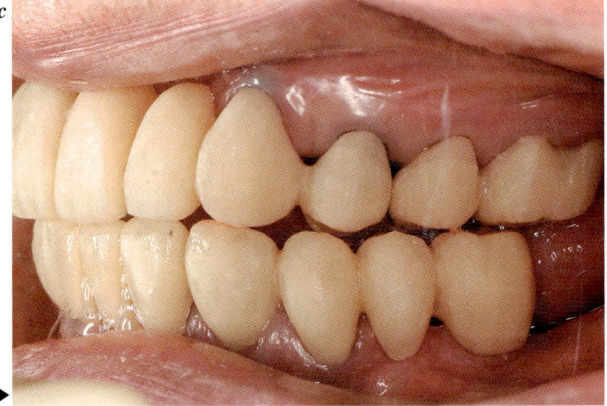

◀図7a

図7b▶

◀図7c

図7d▶

図7a〜d　犬歯M型ガイド，臼歯部離開が達成されている．円滑な咀嚼運動および咬合支持歯の永続性のためにも，適切なアンテリアガイダンスの付与は不可欠と考える．a〜d：2004年5月22日．

治療終了時の状態——1

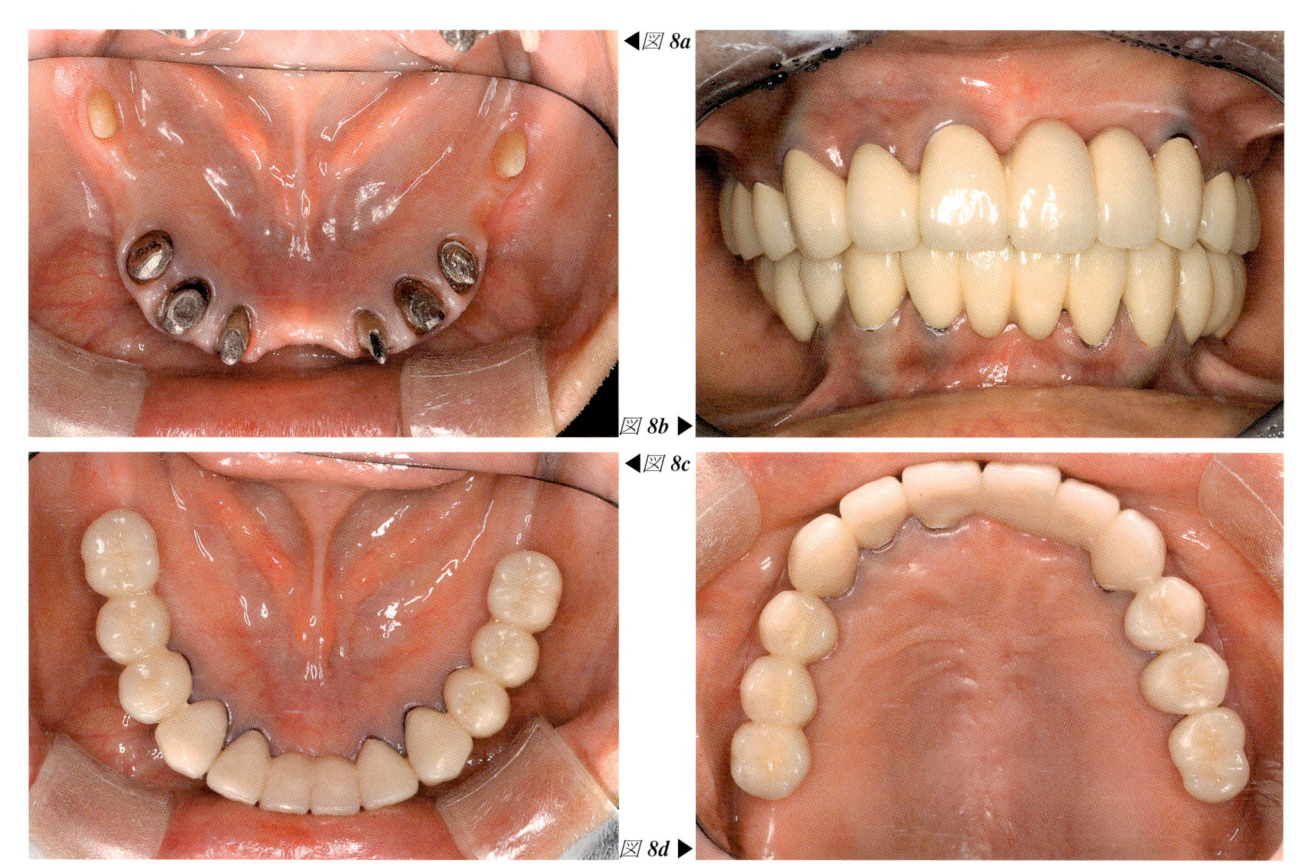

図8a　最終補綴物装着前の下顎咬合面観．支台歯全周の歯肉縁上に健全歯質を確保することができた．移植歯の周囲組織を含め，安定した状態である．2004年7月30日．
図8b〜d　初診時と比較すると，かなり咬合高径を挙上したことになるが，本来の状態に「回復」したと認識している．薄い歯肉にもかかわらずマージンの設定や，形成，印象操作に配慮が足りなかったことを反省させられる．b〜d：2004年7月30日．

開時の咬合面形態は装着時とほとんど変化なかった（図6）．そのことから，あらためて咬合力の弱さを感じるとともに，適正な顎位に対する安定した咬頭嵌合位が維持されていることを確認できた．

顎位の維持のために第一大臼歯相当部までの咬合接触は必要と考え，5 4|が生活歯であり補綴物の維持が十分取れること，前方にガイド歯が存在することなどの要件を満たしていることから，6|欠損部には延長ポンティックで対応した．

その後，再度最終形態を想定したプロビジョナルレストレーションを製作し（図7），一定期間経過観察した後，最終補綴に移行した．

本症例の考察

治療成功のキーはどこにあるか

本症例の場合，まず顎位を改善することが重要で，長期的な予後のためにも必須であった．10年以上も義歯を拒否してきた現状から，治療用義歯を「使える」「使えない」の段階から試行錯誤していくよりも，積極的に咬合支持獲得の処置を優先させたほうがより確実と考えた．

義歯，インプラントではなく移植を選択したことにより，機能回復に関してはるかに生体の反応が早

治療終了時の状態——2

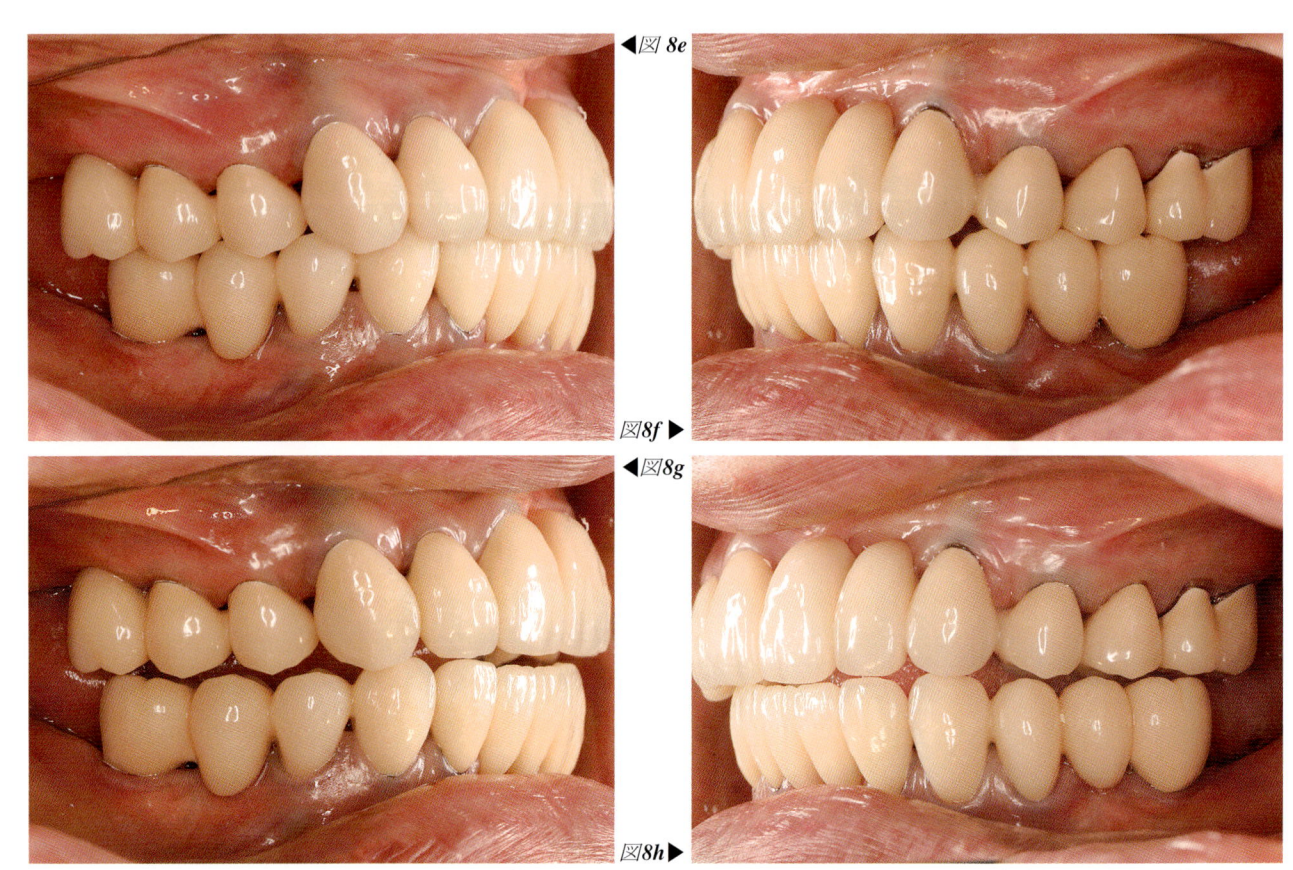

図8e〜h プロビジョナルレストレーションの形態，アンテリアガイダンスをほぼ再現している．自浄性，清掃性で検討を重ねたポンティックの形態は，現在のところ大きな問題は生じていない．*e〜h*：2004年7月30日．

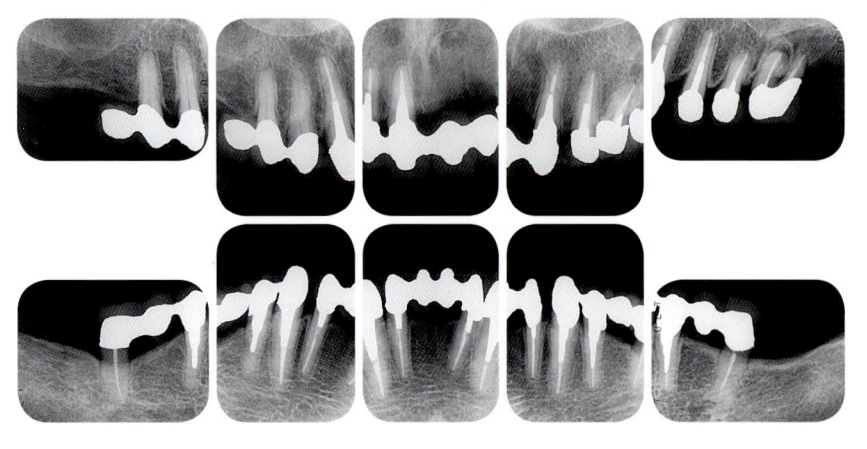

図9 移植歯には歯槽硬線が出現しており，全歯においてほぼ安定した状態が保たれている．

図10 治療終了時の歯周チャート．

| 治療終了時の状態 ―― 3 |

図11a, b　N-Sアンテリア・ジグによる補綴処置終了約1年後の予後診査．口腔内のTP（赤）と咬頭嵌合位で装着した模型上のTP（青）がほぼ一致することで，顎位の安定および補綴物製作時の咬頭嵌合位が保たれていることを確認する．a, b：2005年9月14日．

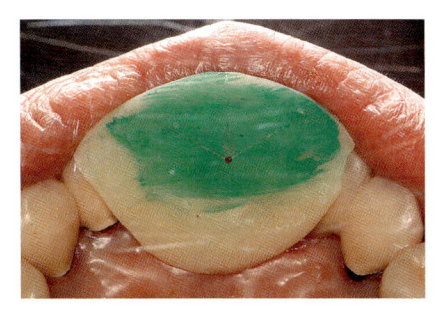

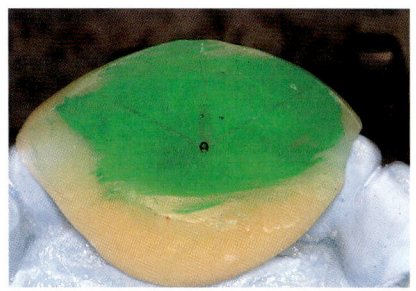

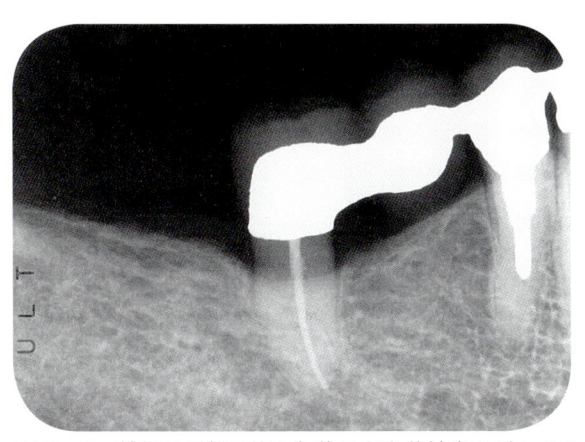

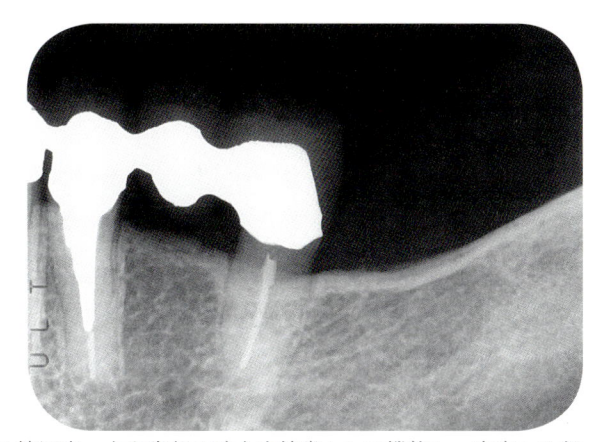

図12a, b　補綴処置終了約1年後の左右移植歯のデンタルエックス線写真．大臼歯部の咬合支持歯として機能し，安定した経過をたどっている．

かったと思われ[3]，結果として比較的早期に本来の顎位が回復したものと考える．

一連の経過から，急激に破壊的な咬合力が増加することは考えにくく，静かな経過を期待している．

上顎前歯部に対する加圧因子とも考えられた $\overline{1|1}$ は，機能歯であったが，移植により臼歯部の咬合支持歯として顎位の安定を保ちながら現在まで安定した状態である．

本症例における課題

今後，咀嚼機能の回復にともなう顎口腔諸機能の変化も予想されるため，咬合接触状態，ガイド滑走面そして咀嚼側の有無を顎位の確認とともに経過観察していきたい（図11, 12）．また，歯肉退縮傾向部位の根面う蝕に対しても，メインテナンスのなかで注意していかなければならない．

謝辞

稿を終えるにあたり，いつもご指導いただいている榎本紘昭先生，松崎正樹先生はじめ，新潟月穂の会の先生方に深く感謝いたします．また，歯科技工を担当してくださった(有)グリーンデンタルオフィスの協力に感謝いたします．

参考文献

1. 池田圭介，河野正司ほか．顆頭安定位の立場からみたタッピング運動による水平的下顎位の検索．補綴誌 1996；40（5）：964-971．
2. 河野正司，依田洋明，松崎正樹．咬合治療におけるガイドとは1．平成14年度日本補綴歯科学会関越支部学術大会シンポジウムより．歯界展望 2003；101（3）：563-598．
3. 前田健康．［座談会］自家歯牙移植の要／歯根膜の治癒像．in：別冊ザ・クインテッセンス　歯牙移植の臨床像．東京：クインテッセンス出版，1996；36-58．

21世紀の歯科臨床を読む
若手臨床家ケースプレゼンテーション 30

審美修復治療における補綴前処置を考える
上顎前突に対するマイクロインプラントの応用

重田幸司郎
重田歯科医院

[著者紹介]
卒後より今日まで，多くの歯科医師に師事し，そこで得たものは，的確な診査・診断のもと基本治療を徹底的に行うことの大切さである．文字にするとごく当たり前のことであるが，日常臨床における大きな目標となっている．1991年，大阪歯科大学卒業．

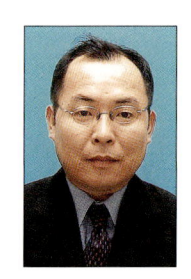

はじめに

　補綴治療を行うためには，それ以前に歯周疾患やう蝕などさまざまな病態を改善しておかなければならない．口腔内の病態が悪化してくると歯の移動や喪失に至ることもあり，歯科治療はますます複雑化する．歯周疾患により歯の位置異常を起こした症例では，補綴前処置として最終補綴物を考慮した矯正治療が有効である．しかし，矯正治療に際して，重度歯周疾患や欠損の存在する口腔内では，固定源や術中の咬合支持をどの歯に求めるかが，つねに問題になる．
　そこで本稿では，上顎前突の解消にマイクロインプラント（Dentos社製，Abso Anchor）を固定源として応用した症例の各治療ステップを報告したい．

連絡先：〒750-0009 山口県下関市上田中町2-7-15

患者の基本データ

　患者は審美および咀嚼障害を主訴に来院した．初診時の顔貌から咬合高径の低下が疑われ，閉口時上顎前歯は口唇より突出していた．口腔内所見では上顎歯列弓に比較して下顎歯列弓の狭窄が認められた．前歯部オーバージェットは約8mm，下顎前歯部は上顎口蓋部に接触していた．また重度の歯周疾患が認められ，上顎大臼歯部・下顎前歯部に多くの保存不可能な歯が存在した．上顎小臼歯部から前歯にかけては近心傾斜・捻転が認められる．下顎の部分床義歯の右側人工歯は特に摩耗していた．顎関節等に特に症状は認められなかった（図1〜4）．

本症例の着眼点

本症例の問題点と理想的な治療目標

　本症例の問題点は，大きく2つあげられる．1つ

初診時の状態

初診時の患者プロファイル

初診日：2005年2月10日
初診年齢，性別：60歳，女性．
主訴：歯がぐらぐらし，食べられない．

全身的既往症：特記事項なし．
初診時の所見：重度の歯周疾患と咬合高径の低下が疑われた．

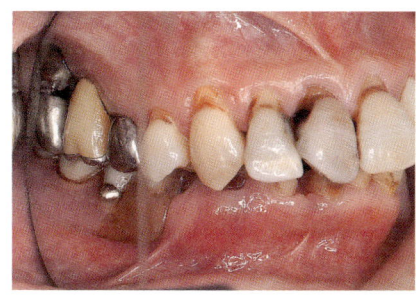

図1a	図1b	図1c
図1d	図1e	

図1a〜e 上顎前歯部はフレアーアウトを呈していた．歯根部は露出していた．また1|は捻転していた．下顎部分床義歯の維持装置は破折しており，人工歯は摩耗していた．口腔内には多量のプラークが沈着しており，辺縁歯肉は腫脹・発赤が認められた．

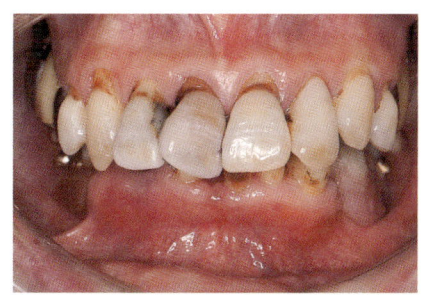

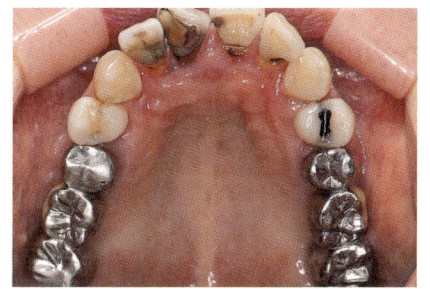

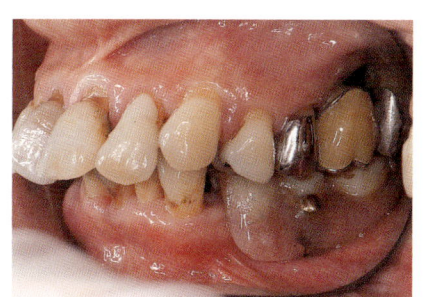

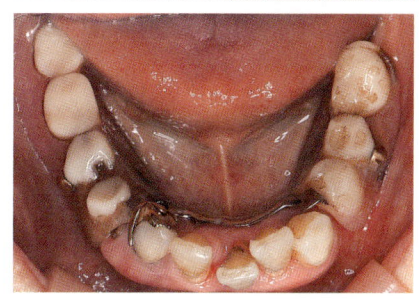

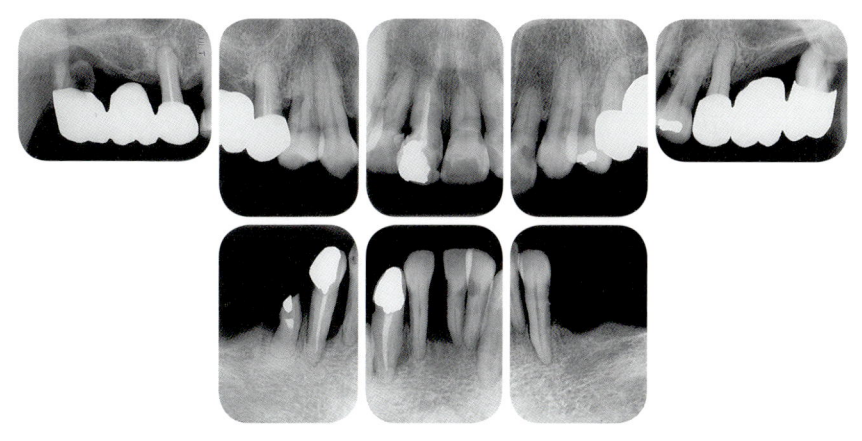

図2 2+2，7|にう蝕が認められた．特に7|はう蝕により歯根が消失していた．上顎臼歯部の歯槽骨頂から上顎洞底までの距離は，右側上顎臼歯部相当部においては約1〜6mm，左側においては約1〜2mmであった．4 3|，2 1|，|1 2 に歯根近接が認められた．

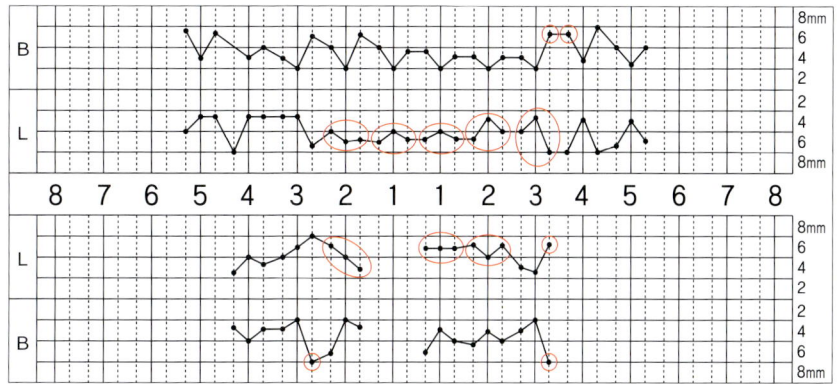

図3 7 6 5|，|5 6 7のブリッジ，|1 2，|3の動揺度はⅡ度であった．

【初診時の口元の状態】

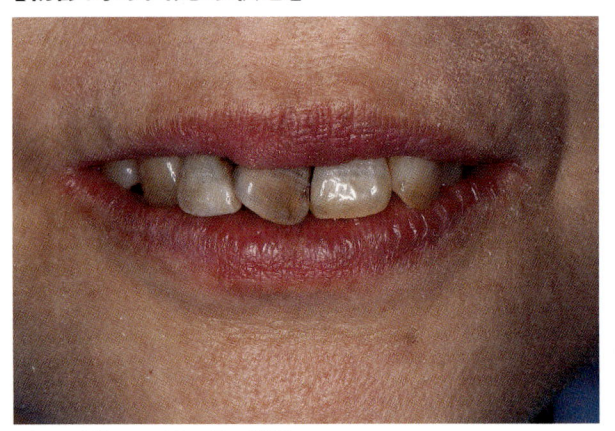

図4　術前の口唇と歯の関係.

【暫間義歯の作成】

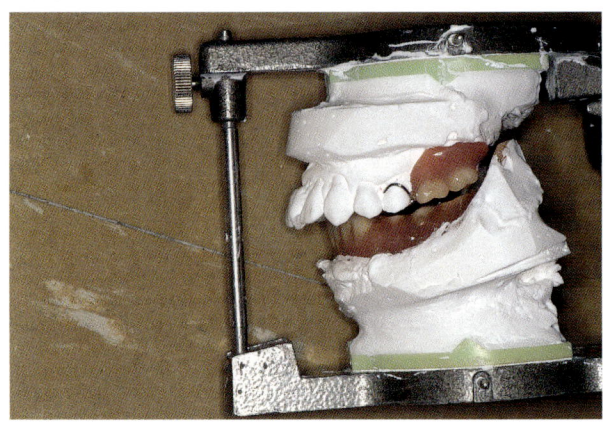

図5　下顎の歯を抜歯後，暫間義歯を中心位にて製作した.

は，上顎歯列の矯正手段，もう1つは下顎における補綴設計である．上顎大臼歯が欠損した本症例において，固定源として大臼歯部にインプラントを埋入すれば比較的容易に歯の移動を行うことができると判断した．下顎に対しては，総義歯あるいはインプラント補綴が考えられる．しかし，下顎の歯槽骨量，上顎の残存歯の歯根膜量を考慮して，下顎の補綴設計は上顎歯牙の保存という立場から総義歯のほうが有利と考えた(図5).

患者の選択した治療とそれに応じた治療目標・治療計画

上顎大臼歯部のインプラントについては，歯の遠心移動を行う固定源としてマイクロインプラントを埋入した(図6,7)．矯正終了後，延長ブリッジにて補綴処置を行うこととした(図8).

下顎においては，残存歯を抜歯し歯槽骨の治癒後，歯槽提の吸収を防止するためインプラントを埋入し，マグネットを装着しオーバーデンチャータイプとした.

治療過程における処置のポイント

治療ステップは，大きく補綴前処置と補綴処置に分けられる．補綴前処置として，まず歯周初期治療により矯正治療のできる環境を整備した．つまり，う蝕の予防，根管治療，歯周ポケットの改善，暫間補綴物の装着を行った．その後に，固定源としてマイクロインプラントを5|5遠心部にそれぞれ2本ずつ埋入し，その上部に即時重合レジンで歯冠形態を付与した．埋入位置は，歯の移動量を考慮した．また，維持力を加強するために，2本のインプラントの埋入方向を変えた(図6,7)．重度の歯周疾患に侵された残存歯の歯根膜量は少ないため，軽度な矯正力で歯を移動させた．前歯部はある程度の審美性が求められる．矯正治療に際して最終補綴物の形態と歯肉ラインをある程度予想し，ブラケットの位置を何度か変更した(図8〜10).

補綴処置においては，プロビジョナルレストレーションの調整，支台歯形成，歯肉圧排，印象採得といった補綴操作を慎重に行うことが重要である．矯正治療で整わなかった歯肉ラインは，プロビジョナルレストレーションのsubgingival contourを調整することによって最終的に整えた(図11,12)．また印象採得は，二重圧排法を用いた(図13,14)．下顎の総義歯においては，義歯の維持と支持を期待してインプラントにマグネットを装着した(図15)．咬合高径は，患者の顔貌と眼角・口角間距離と鼻翼下縁・オトガイ下縁間距離を考慮し決定した(図16).

審美修復治療における補綴前処置を考える

【マイクロインプラントを固定源にした矯正治療】

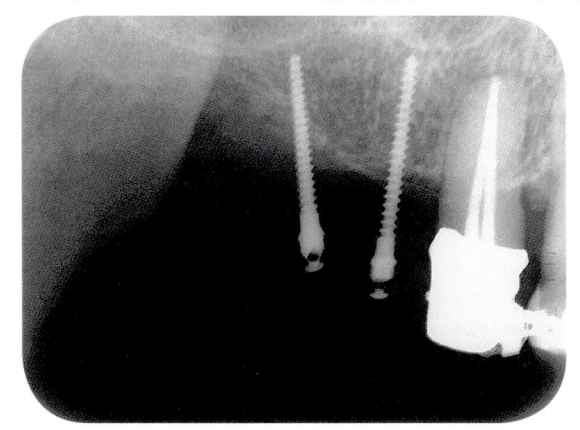

図6a マイクロインプラント埋入後のエックス線写真．維持力を増やすため2本のマイクロインプラントの埋入方向を変えている．

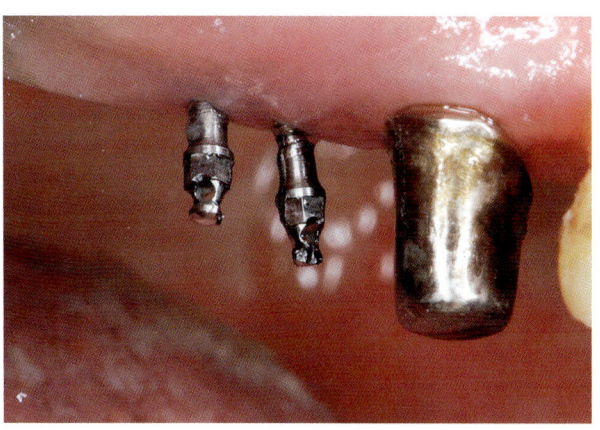

図6b 歯周初期治療およびレベリング終了後，5|5遠心側にそれぞれ2本ずつマイクロインプラントを埋入した．残存歯に対してはう蝕防止のために内冠を装着した．

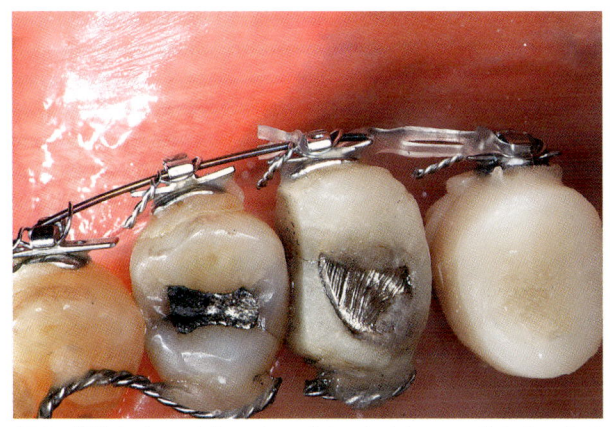

図7 埋入したマイクロインプラント上にテンポラリークラウンを装着した後，それらを固定源にして順次遠心移動をおこなった．

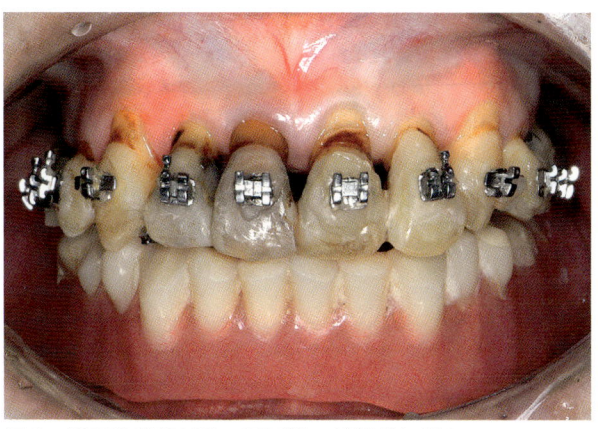

図8 矯正治療終了時の正面観．補綴前処置としてのMTMにより，オーバージェットはある程度改善されたが，歯肉ラインの不正が認められる．歯肉ラインについては，補綴物のsubgingival contourを調整することによって対応した．

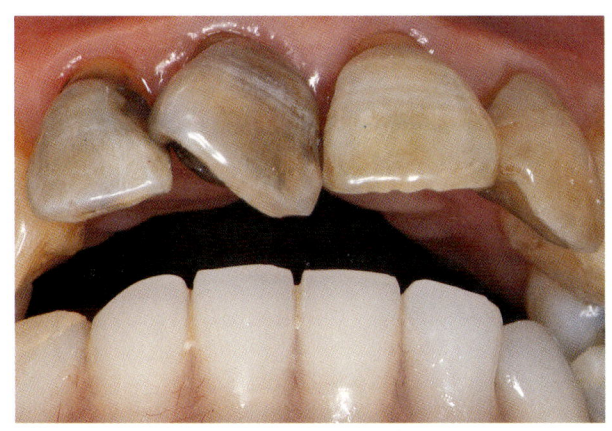

図9 暫間義歯と術前の前歯部咬合関係．オーバージェットが大きく，このままでは前方運動時に下顎総義歯の咬合接触を得ることが難しい．

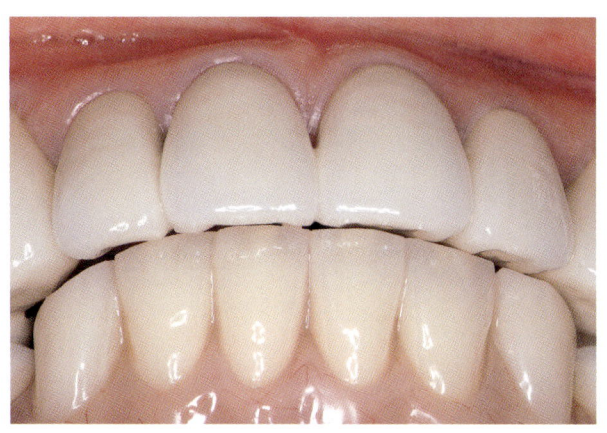

図10 最終補綴物の前歯部咬合関係．オーバージェットの改善により，前方運動時の咬合接触を容易に与えることができた．

【上顎歯肉ラインのマネジメント】

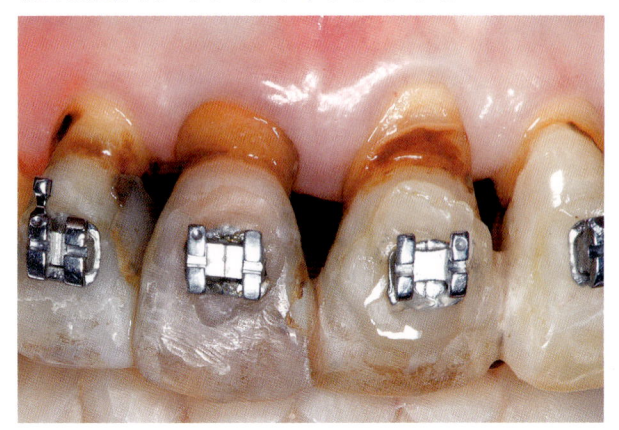

図11 矯正治療終了時．歯肉ラインの不正が認められる．

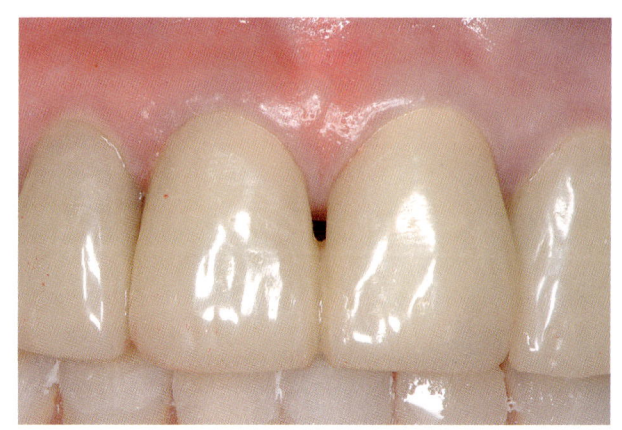

図12 プロビジョナルレストレーションのsubgingival contourの調整により，ある程度歯肉ラインを整えた．

【印象採得】

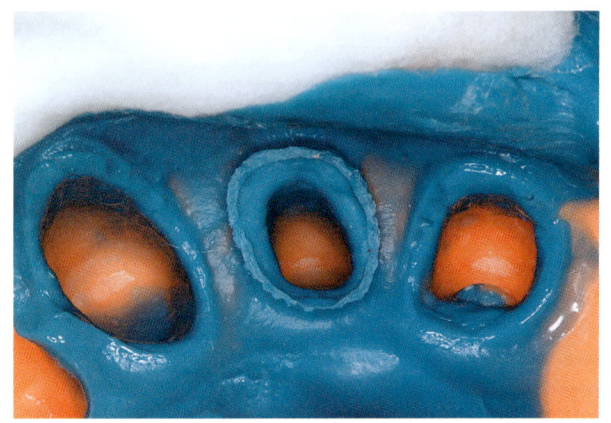

図13 印象採得は，二重圧排法により行った．

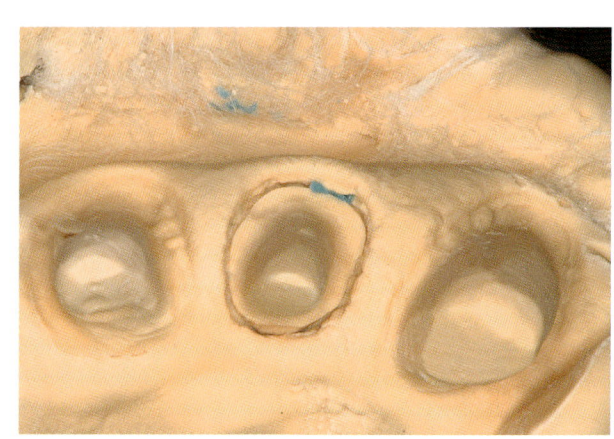

図14 境界明瞭な模型が必要である．

【下顎へのインプラント埋入】

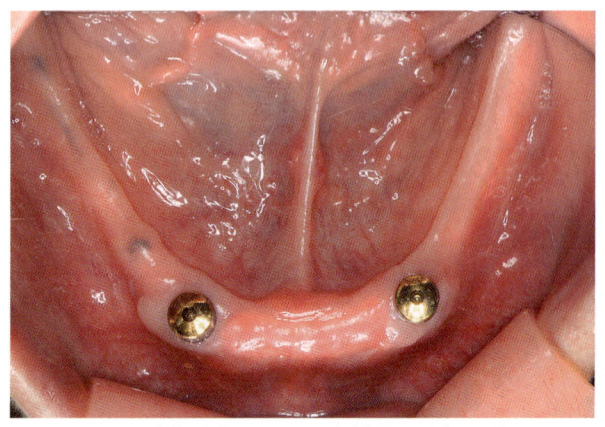

図15 下顎犬歯相当部において歯槽骨の吸収を避けるためインプラントを埋入した．

【咬合器の調整】

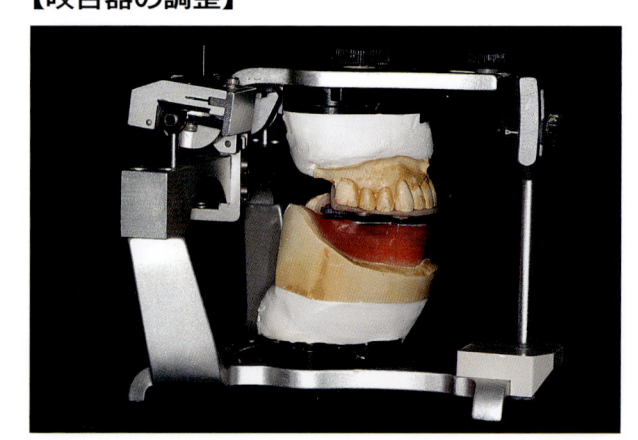

図16 ゴシックアーチトレーサーによりチェックバイトを採得し，咬合器を調整した．

治療終了時の状態──1

図 17a 最終補綴物正面観．歯の移動と補綴物の subgingival contour の調整により，術前の審美的問題は，ある程度改善された．

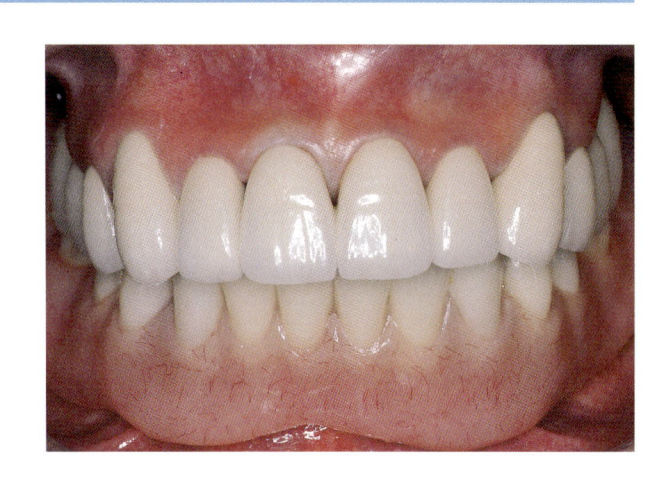

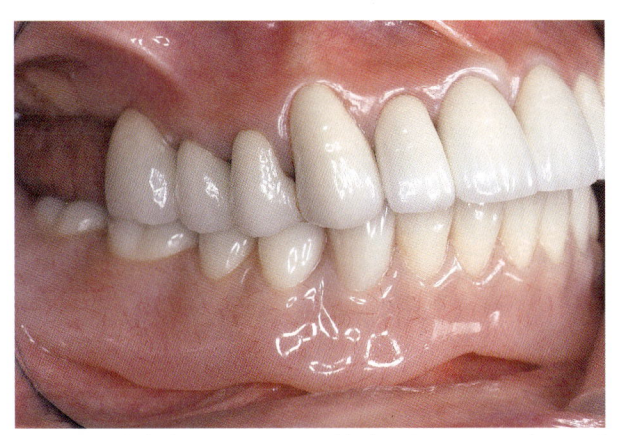

図 17b 右側側方面観．6543｜（6｜はポンティック）は，延長ブリッジとした．

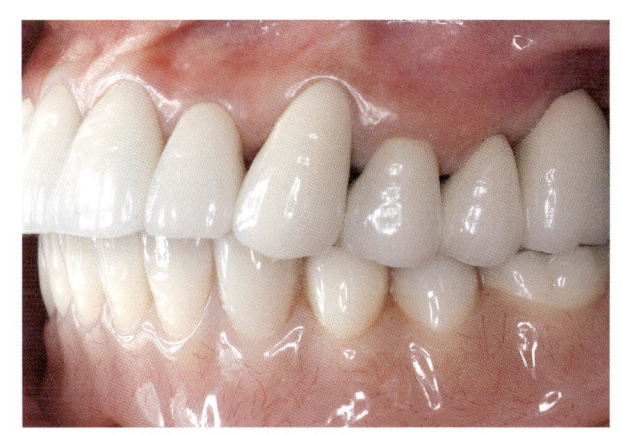

図 17c 左側側方面観．術前の過度なオーバージェット，オーバーバイトは改善された．

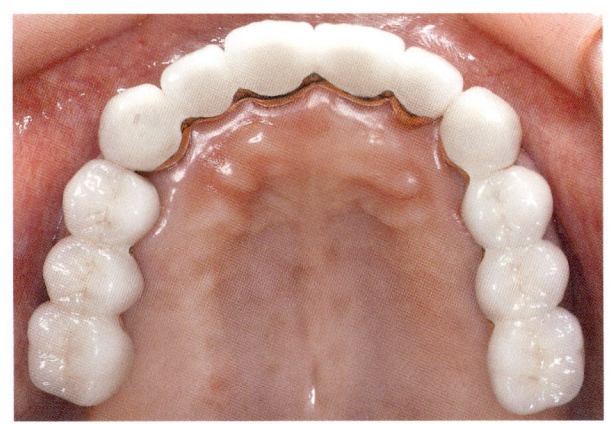

図 17d 上顎咬合面観．補綴物咬合面形態はできうる限り左右シンメトリーになるように心がけた．

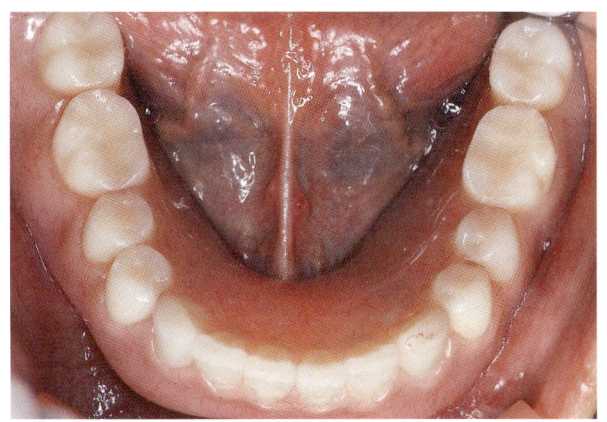

図 17e 下顎咬合面観．

治療終了時の状態──2

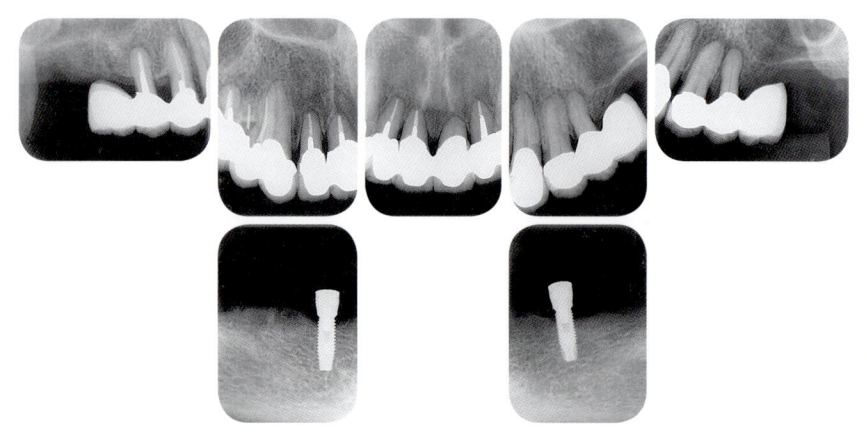

図18 術後のデンタル10枚法．歯をレベリングすることにより歯槽骨もある程度レベリングされた．

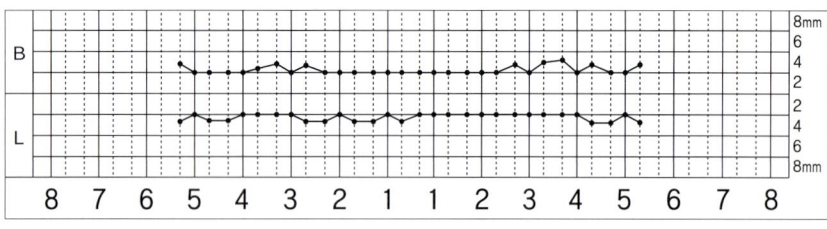

図19 プロービング深さは正常値を示し，BOPも認められない．

本症例の考察

治療成功のキーはどこにあるか

今回は，補綴前処置の一手段としてマイクロインプラントを矯正治療に応用した症例を呈示した．補綴前処置の目的は，支台歯形成，歯肉圧排，印象採得といった補綴操作を容易に行える歯周環境を整備することに他ならない．また，術後の審美性や補綴物に与える咬合様式も同時に考慮することも必要である．

本症例の場合，上顎前歯の審美性と下顎総義歯の前方運動時の咬合接触を得るため矯正治療を行ったことは，本文中で示した．

しかし本症例でもっとも重要な治療ステップは，術後これ以上歯周病を進行させたくないという患者のブラッシングや，それをサポートしてきた当院の歯科衛生士による歯周初期治療かもしれない．

本症例における課題

この症例を振り返り，現在筆者が憂慮していることが2つある．1つは，上顎をフルスプリントできなかったこと．そしてもう1つは，下顎総義歯をインプラント支台のオーバーデンチャーにしたことである．

今後，経過観察の中で起ってくるであろうトラブルに対処しながら，自分の行った処置に対して予知性がもてるよう，さらに研鑽に励みたいと考えている．

謝辞

稿を終えるにあたり，いつもやさしくご指導くださる筒井昌秀先生をはじめJACDの先輩方，歯牙移動に際して多大なアドバイスをいただいた大野秀夫先生，そして当院のスタッフに深く感謝いたします．

参考文献

1. 筒井昌秀，筒井照子．包括歯科診療．東京：クインテッセンス出版，2003.
2. 下川公一．より効果的な歯周組織の改善を目指して．In：GC友の会臨床シリーズ78．歯周の予防と治療．東京；GC，1998；22-23.
3. 城戸寛史，上田秀朗，榊 恭範，大村祐進．総合治療からみたインプラントにおける診査．補綴設計の要(全7回)．2001；8(5)-2002；9(6)
4. 大村祐進．審美補綴のためのマージン設定と印象採得．the Quintessence 2002；21(2)：351-362.
5. 白石和仁．歯周疾患患者に対する審美修復を含めた包括的アプローチ．the Quintessence 2005；24(7)：1435.

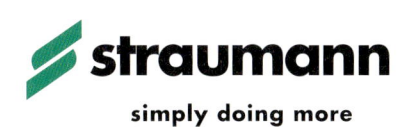

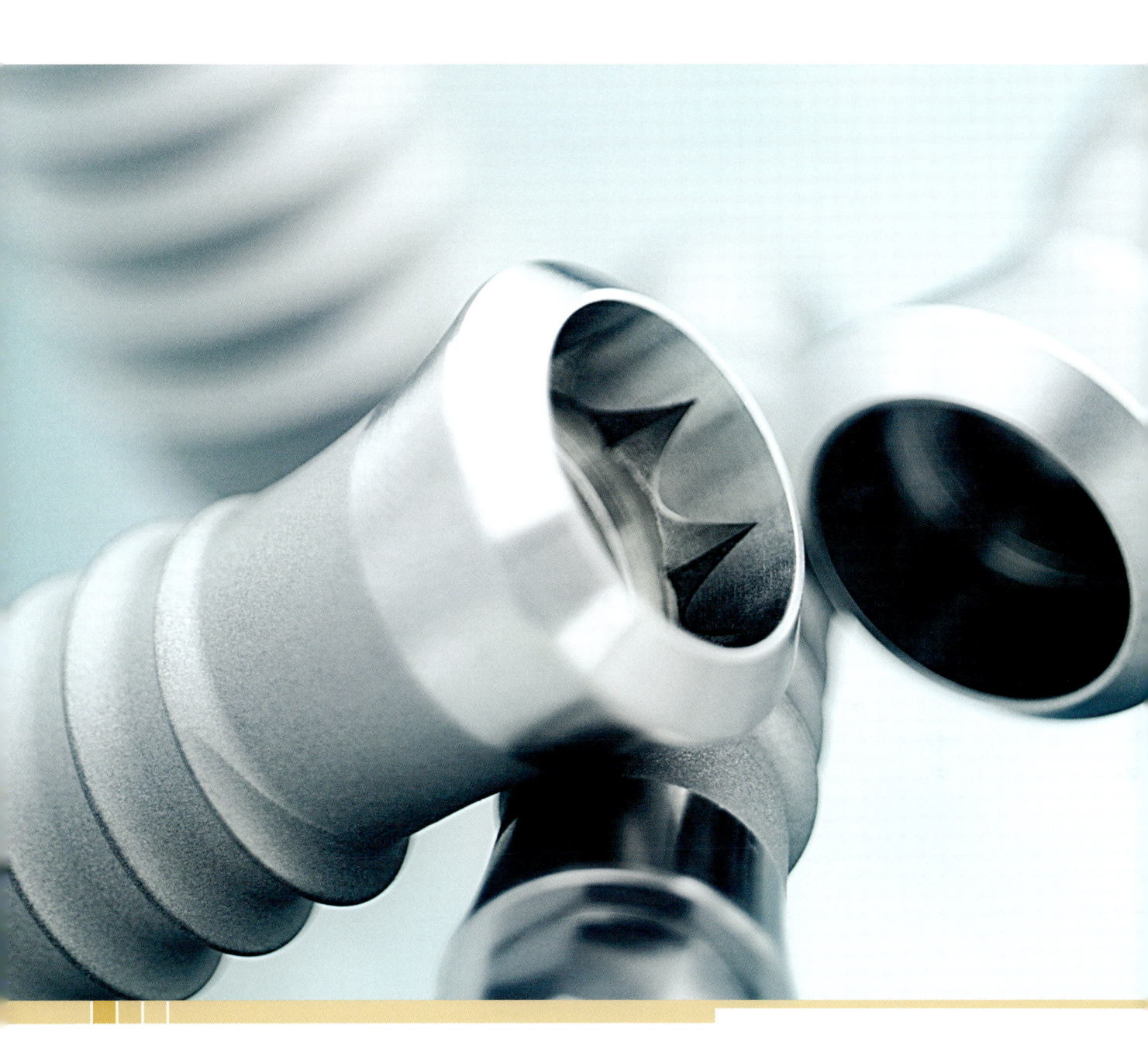

straumann
simply doing more

科学と技術の共生　―ITI／Straumann―

ITIとストローマン社は20年以上に渡ってお互いの協力関係のもとで研究と開発を繰り返してまいりました。
知識と経験を兼ね備えたストローマンインプラントは、世界中の歯科医師と患者さんに信頼されています。

Straumann® Dental Implant System　Reliable. Simple. Versatile.

www.straumann.com

大信貿易株式会社
DAISHIN TRADING CO., LTD.

本社／〒592-8346　大阪府堺市西区浜寺公園町3-231-3

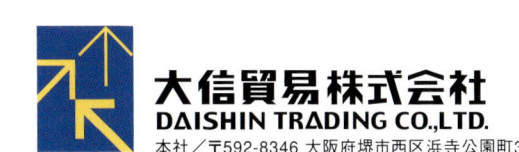

大信受注センター
tel.0120-382-118　　fax.0120-089-118

東京・東北仙台・栃木・埼玉・千葉・東京デンタル・横浜・新潟・大阪・名古屋・京都・奈良・大阪南・神戸・福岡・西九州

http://www.daishintrading.co.jp

21世紀の歯科臨床を読む
若手臨床家ケースプレゼンテーション 30

重度歯周病患者にスカンジナビアンアプローチで対応した一症例

菅野　宏
となみ野歯科診療所

[著者紹介]
　大学を卒業後，疾患の発症・再発予防を主体とした診療を行っている大規模な歯科診療所に勤務し，2002年に人口約5万人の小さな地域で現在の歯科医院を開業．勤務医時代の経験を踏まえ，地域の人々の口腔の健康をサポートすることを第一に目指している．そのための自身の知識と技術はもちろん，スタッフの知識・技術，それを実現するシステムの重要性を日々意識している．1995年，新潟大学歯学部卒業．

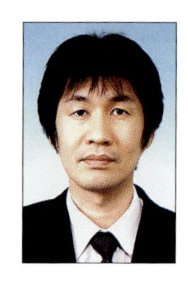

はじめに

　今日，成人の約85％がなんらかの歯周疾患に罹患しているといわれている．とくに重度歯周病患者においては，支持組織の喪失による歯の動揺や欠損が生じ，それにともなう病的な咬合状態によって，機能や審美性の面から日常生活に大きな支障が生じる場合が多い．
　一方，多くのスカンジナビアの先人たちが提示しているように，歯周病は徹底したプラークコントロールと非外科処置，適切な外科処置，それに加えて必要に応じた歯周補綴処置という，いわゆるスカンジナビアンアプローチによって長期にわたるコントロールが可能になる．
　今回，スカンジナビアンアプローチを応用し処置を行った歯周病患者の，初診から治療終了までの流れを，科学的なバックグラウンドに基づいて評価したい．

患者の基本データ

　患者は初診時52歳の女性．歯の動揺と前歯部の審美性を主訴として来院．ブラッシング時の出血や口臭，噛みにくいために食事がしづらいなど，多くの問題点を抱えての受診であった．全身状態は良好，特記すべき既往歴はなし，喫煙経験もなかった．

本症例の着眼点

本症例の問題点と理想的な治療目標

1) 問題点
　本症例の問題点としては以下の4点があげられる．
・全顎的に重度な支持組織の喪失．
・前歯部の審美性．
・臼歯部の欠損．

連絡先：〒939-1345 富山県砺波市林837

初診時の状態

初診時の患者プロファイル

初診日：2002年6月29日
初診年齢，性別：52歳，女性．
主訴：歯の動揺，前歯部の審美障害，咀嚼困難．
全身的既往症：特記事項なし．

初診時の所見：全顎的な歯周組織の喪失とそれにともなう歯の動揺．上顎前歯部フレアーアウトによる歯間離開．臼歯部の欠損．

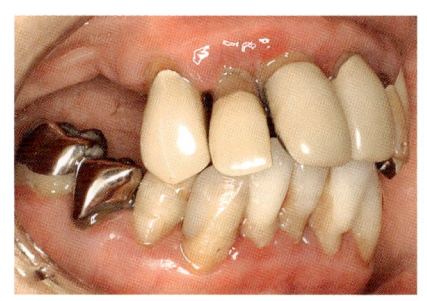

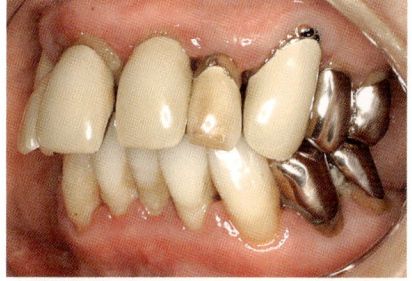

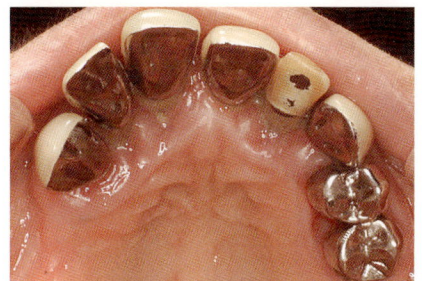

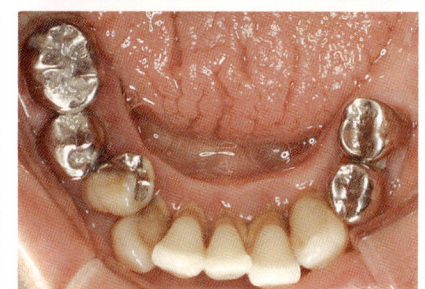

図1a	図1b	図1c
図1d	図1e	

図1a～e　初診時口腔内写真．口腔清掃状態は不良，全顎的に歯肉の炎症を認める．大臼歯部の咬合支持は欠如し，歯は全体として近心傾斜している．上顎前歯部はフレアーアウトし正中離開を認める．|1先天欠損，4|舌側転位．

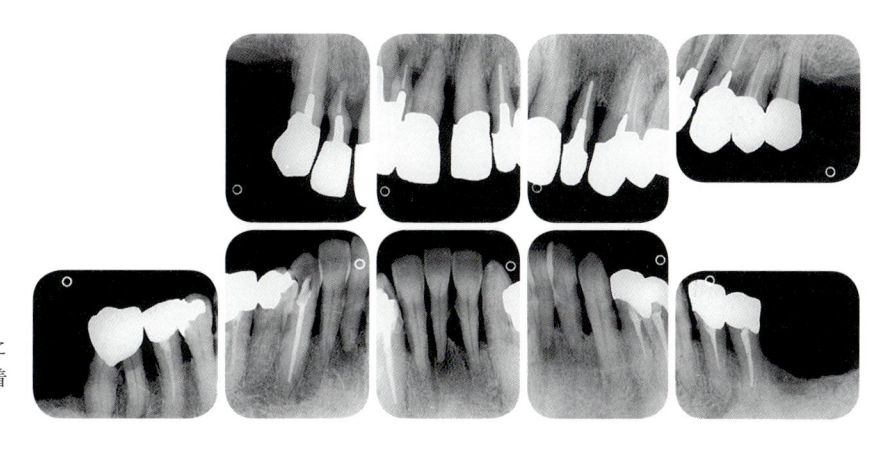

図2　初診時エックス線写真．全顎的に歯槽骨の喪失を認める．多量の歯石沈着と|1に根尖病巣を認める．

図3　初診時ペリオチャート．全顎的に深い歯周ポケットと，プロービング時の出血を認める．プラークスコア(Pl I)は100%である．歯の動揺も著しい．4mm以上のポケットのみ記載．★＝BOP．

Tooth	Probing Depth m	b	d	l	Furc inv	mob
13	6★		5★	6★		1
12	6★	4★	6★	6★		3
11	8★		8★	7★		3
21	4★		7★	4★		2
22	7★		8★	6★		2
23	7★		6★	6★		1
24	6★		5★	★		2
25	5★	4★	6★	6★		2

Tooth	Probing Depth m	b	d	l	Furc inv	mob
46	★	★	4★		nm	2
45	6★		4★	★		
44	6★		6★			
43	6★		6★	5★		
42	5★		5★	★		1
41	4★		6★	4★		2
32	6★		6★	6★		1
33	5★		4★	5★		
34	5★		5★	5★		2
35	4★			4★		2

Pl I：100%　BI：88%

再評価時の状態

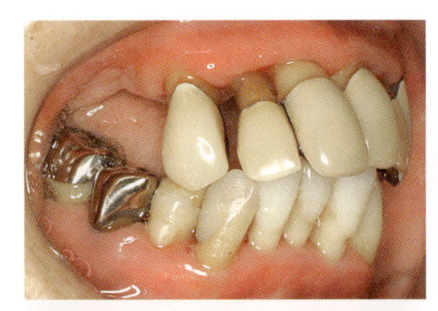

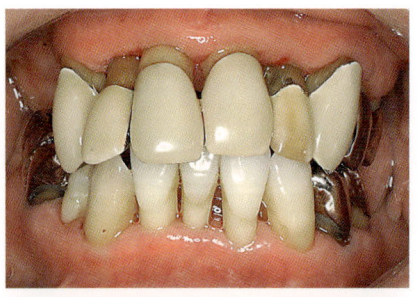

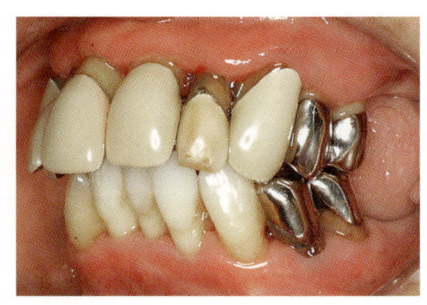

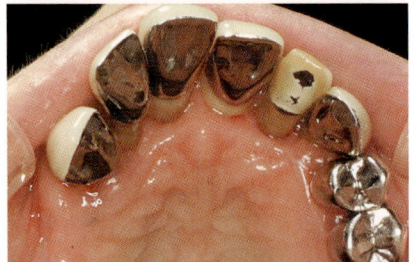

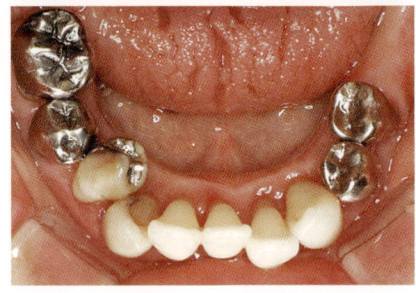

図4a〜e 再評価時口腔内写真（初診から3か月経過）．患者のモチベーションがあがり，清掃状態はかなり改善してきた．発赤・腫脹が改善され，それにともない上顎前歯の正中離開は閉鎖した．

図5 再評価時エックス線写真．
図6 再評価時ペリオチャート．病的なポケットは残存するものの，かなり限局してきている．歯の動揺は下顎についてはかなり改善してきたが，上顎はいまだ改善が乏しい．プラークコントロールの改善が認められる（PlI＝34％）．患者の治療への積極的な参加が推測できる．この時点ではスプリントは行っていない．上顎は現在の補綴物をプロビジョナルレストレーションに置き換えスプリントすることにより，歯の動揺による咀嚼障害と審美性の改善を期待することとした．それと並行して，PPD≧5mm，BOPの残存する部位については，浸麻下での再SRPを計画した．

・咀嚼障害．

2）理想的な治療目標

歯周組織に対しては，通法どおり徹底した感染の除去を図る．そのうえで，あるいは並行して保存不可能と考えられる歯の抜歯を検討．矯正治療ならびに補綴処置によって，前歯部は審美性の改善を図る．臼歯部欠損に対しては，インプラントあるいは部分床義歯によって咬合の回復を図る．

患者の選択した治療とそれに応じた治療目標・治療計画

患者の希望は主訴の改善はもちろんのこと，数少

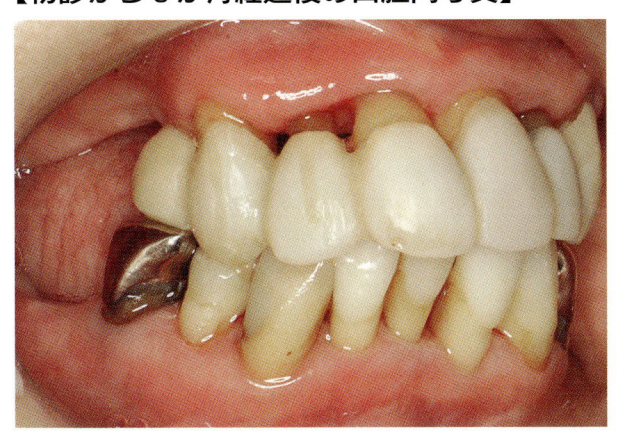

【初診から8か月経過後の口腔内写真】

図 7a | 図 7b
図 7c

図 7a~c 初診から8か月経過後の口腔内写真．$\overline{6|}$は抜歯．患者は口腔内の変化を強く自覚し，モチベーションはさらに向上してきた．上顎はプロビジョナルレストレーションを装着し経過観察中．バーティカルストップの確保のため，$\overline{4|}$部にはカンチレバーのポンティックを付与した．上顎はスプリントによって動揺が治まった．この時点で咀嚼障害も含めた患者の主訴はほぼ改善された．臼歯部の補綴に関しては，積極的な処置を行わないことを患者は希望した．

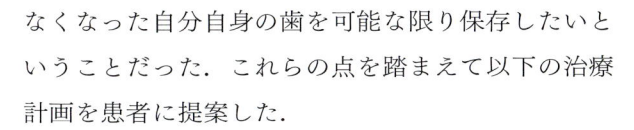

なくなった自分自身の歯を可能な限り保存したいということだった．これらの点を踏まえて以下の治療計画を患者に提案した．

- $\overline{6|}$は進行したう蝕とそれにともなう歯根破折により抜歯．
- その他の歯の保存の可否に関しては初期治療後に再度検討．ただし$\overline{2|}$，$|\underline{2}$，$|\underline{5}$，$\overline{2|}$，$\overline{1|}$，$\overline{|2}$は抜歯の可能性が高いことを説明．
- 上顎前歯部は矯正治療によりフレアーアウトを改善し，クロスアーチのブリッジにてスプリント．
- 臼歯部の咬合回復については以下の3つの選択肢を提案．
    ①インプラント
    ②部分床義歯
    ③補綴なし

患者は矯正治療は希望しなかったが，それ以外の項目については同意し，治療を開始した．ただし，臼歯部の補綴に関しては処置を進めるなかで検討することとなった．

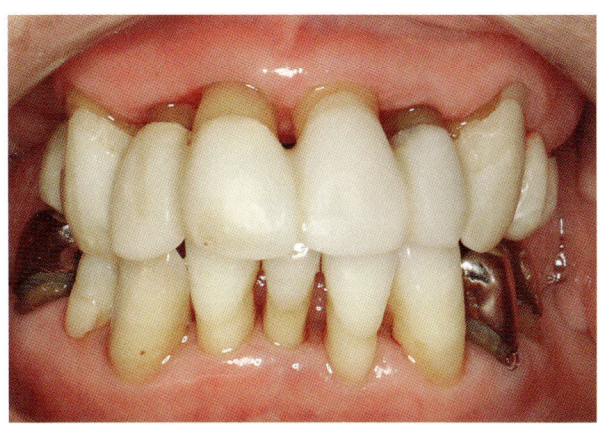

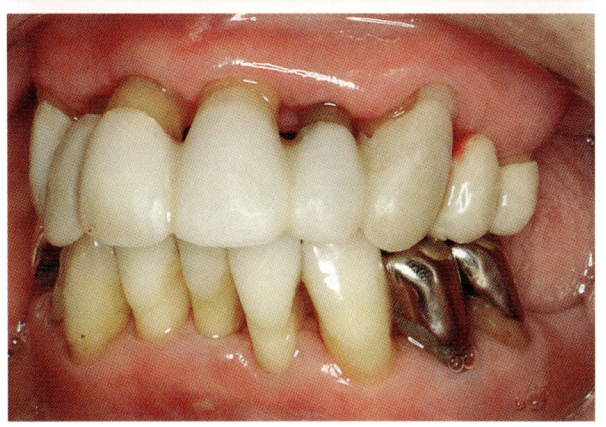

治療過程における処置のポイント

患者あるいは術者による歯肉縁上の適切なプラークコントロールと並行し，歯肉縁下の感染除去を目的とした浸潤麻酔下での徹底したSRPを実施した．これにより単根歯においては残存歯の保存の可能性が期待できると考えた．動揺度が大きいためにSRPが困難な部位については術前にスプリントも検討したが，本症例においては不要であった．患者は歯周治療の目的とその必要性を十分理解し，セルフケアも十分努力してもらえた．

本症例の考察

治療成功のキーはどこにあるか

重度歯周病患者において治療方針を複雑にする要

最終診査時の状態——1

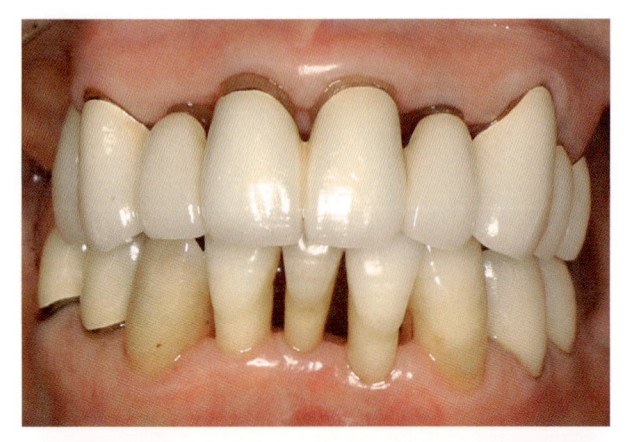

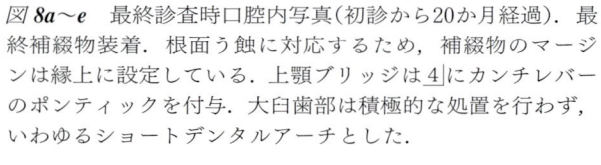

図 8a	
図 8b	図 8c
図 8d	図 8e

図 8a〜e　最終診査時口腔内写真（初診から20か月経過）．最終補綴物装着．根面う蝕に対応するため，補綴物のマージンは縁上に設定している．上顎ブリッジは 4| にカンチレバーのポンティックを付与．大臼歯部は積極的な処置を行わず，いわゆるショートデンタルアーチとした．

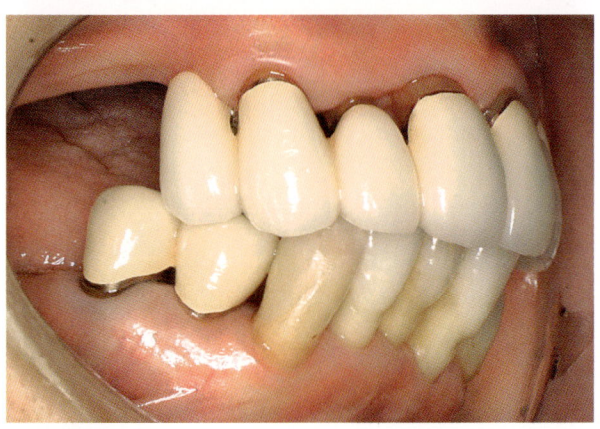

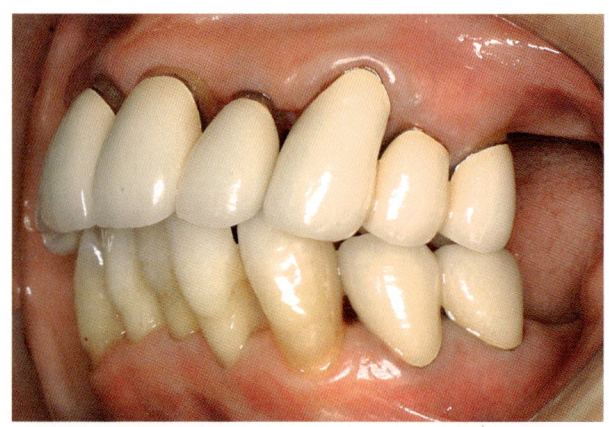

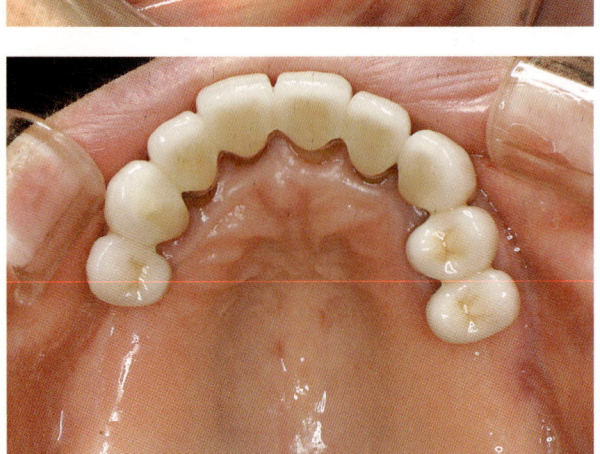

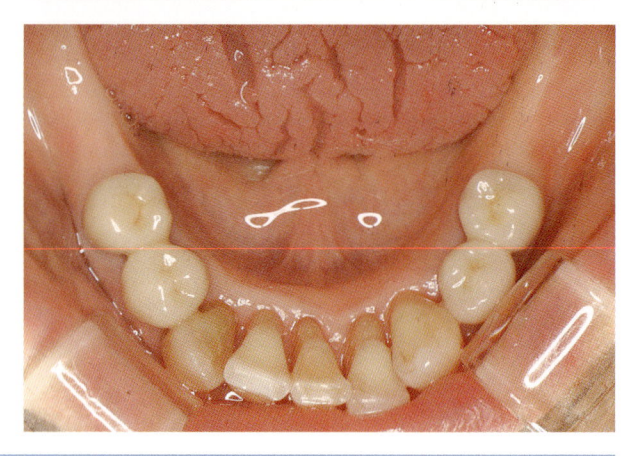

因となりうる，根分岐部をもった大臼歯があらかじめ存在しなかったため，非外科処置のみでの対応が可能であった[1]．結果として当初患者が希望していた，残存歯を可能な限り保存するという点については，十分に成果をだせたと考えられる．

患者は長期にわたって大臼歯部が欠損したまま生活しており，同部における咬合の欠如に関してはすでに順応していたものと考えられる．約1年弱のプロビジョナルレストレーション使用期間中も咀嚼・咬合に不具合はなく，顎関節にも異常は認められなかった（図7）．大臼歯の欠如による審美的な要素も，この患者にとっては問題ではなかった．これらの点から，本症例においてはショートデンタルアーチは治療のゴールとして妥当であったと考えている[2]．

重度歯周病患者にスカンジナビアンアプローチで対応した一症例

最終診査時の状態——2

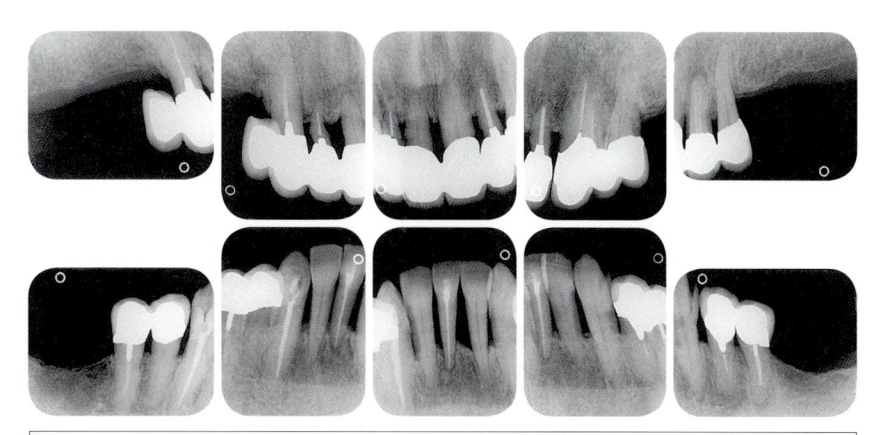

図9　最終診査時エックス線写真．

Tooth	Probing Depth				Furc inv	mob
	m	b	d	l		
13						
12						
11						
21						
22						
23						
24	★					
25						

Tooth	Probing Depth				Furc inv	mob
	m	b	d	l		
45						
44						
43						
42						1
41						1
32						1
33						
34						
35						

PlI：9％　BI：1％

図10　最終診査時ペリオチャート．病的なポケットはすべて消失．プラークスコアは安定している．4mm以下のポケットは記載していない．★＝BOP．

【初診時と最終診査時の顔貌】

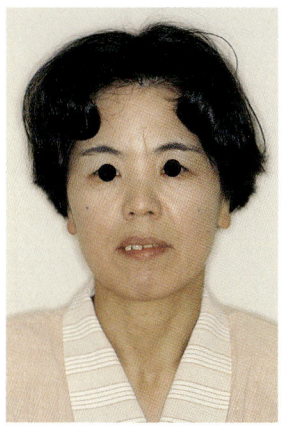

|図11a|図11b|

図11a, b　初診時顔貌．

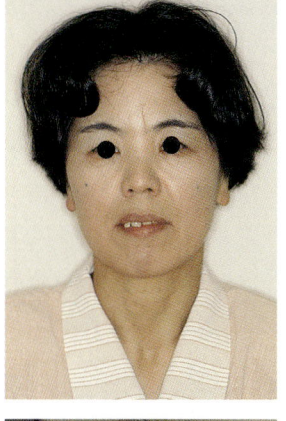

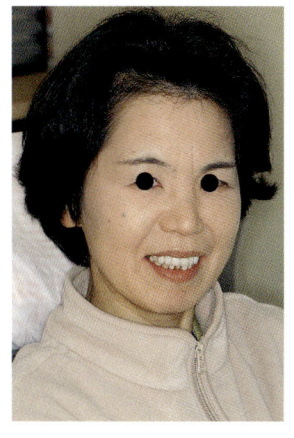

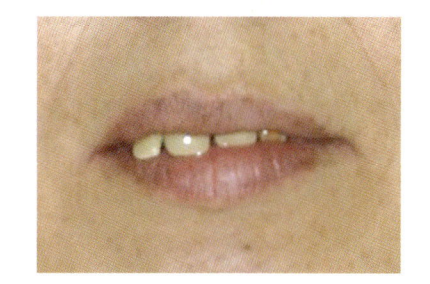

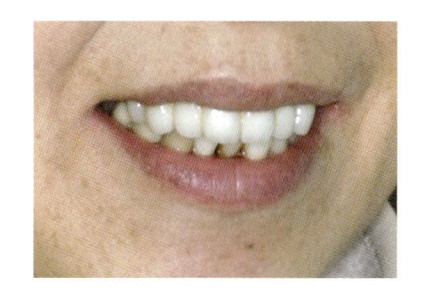

|図11c|図11d|

図11c, d　最終診査時顔貌．

審美性についても本症例の妥当性は評価したい．口角鉤を引いて撮影された口腔内写真を見れば，補綴物のメタルマージンや失活歯根の変色，下顎前歯部の長い歯根露出やブラックトライアングルなど，術者側からみた審美性は許容できるものではないかもしれない．しかし，この患者にとってこれらの点はまったく問題ではないことがらであり，日常の生活の中で十分に会話や食事を楽しんでいる．審美性に対する価値観は個々の患者において大きく異なるものであり，本症例においては妥当なゴールであったと考えている．

本症例における課題

明らかに変形した根をもつ2|は補綴物の維持にはなんら関与しておらず，抜歯の適応としても許されたかもしれない．むしろ保存することにより処置を複雑にし，あるいは予後に不安な要素を残してしまったともいえるのかもしれない．しかし，極力歯を保存したいとする患者本人の希望と，感染が十分に除去できたということが前提にあれば，さらには保存不可能になった時点での対応をあらかじめ考慮できていれば，保存も妥当ととらえてよいのではないかと考えている．2|については将来的に保存不可能となった場合には，ブリッジを破壊することなく，歯根のみを抜去することで対応することをあらかじめ本人に説明し同意を得た．

重度歯周病患者に対するクロスアーチブリッジは，歯周組織の健康を維持するうえで妥当な選択肢といえる[3]．ただし，メタルコアによる歯根破折や根管治療の問題が，先々つきまとう可能性は否定できない．さらに支台歯形成時，生活歯である1|と|1，|5の平行性をとることができず，本来ならワンピースのクロスアーチブリッジで補綴すべきところ，|2と|3間で2ピースに分割せざるをえなかった．今後問題を生ずる可能性の高い部位として注意深くみていく必要があると考えている．

おわりに

われわれ医療者側の設定する理想的な治療のゴールと，患者の求める治療のゴールとは必ずしも一致するものでなく，ときとして両者に大きな隔たりのある場合も見受けられる．治療のゴールを決定する機能や審美性の許容度は，治療期間やコストとの兼ね合い，患者の年齢や社会的な背景などさまざまなファクターによって左右される．

筆者の医院は小さな地域のかかりつけ歯科医として，来院した患者と長く付き合っていくことを目ざしている．あるいは，長い付き合いを覚悟していると表現すべき場合も多々あると，短い経験ながらも感じている．長期的な経過のなかで，個々の患者とそのときどきの最善を模索し，柔軟に対応できるような知識と技術，そして人間性を研鑽し続けたい．そのためには，科学的なバックグラウンドに基づいた診療（Evidence Based Dentistry：EBD）が重要であるのはもちろんのこと，患者の多種多様な要望に耳を傾け，患者とともに考えていく姿勢（Narative Based Dentistry：NBD）を大切にしたいと考えている．

今はまだ，筆者自身も医院全体としても，未熟な点があまりにも目立つのが現状だが，患者とともに歩みながら成熟していきたいと思う．

謝辞

本症例の治療方針の検討と本稿の執筆にあたり，多大なアドバイスをいただいた弘岡秀明先生（スウェーデンデンタルセンター）に深く感謝いたします．

参考文献

1．Badersten A, Nilveus R, Egelberg J. Effect of nonsurgical periodontal therapy. II. Severely advanced periodontitis. J Clin Periodontol 1984；11(1)：63-76.
2．Witter DJ, De Haan AF, Kayser AF, Van Rossum GM. A 6-year follow-up study of oral function in shortened dental arches. Part II：Craniomandibular dysfunction and oral comfort. J Oral Rehabil 1994；21(4)：353-366.
3．Yi SW, Ericsson I, Carlsson GE, Wennström JL. Long-term follow-up of cross-arch fixed partial dentures in patients with advanced periodontal destruction. Evaluation of the supporting tissues. Acta Odontol Scand 1995；53(4)：242-248.

低出力パルス超音波(LIPUS ライプス)で骨折治療に新領域を

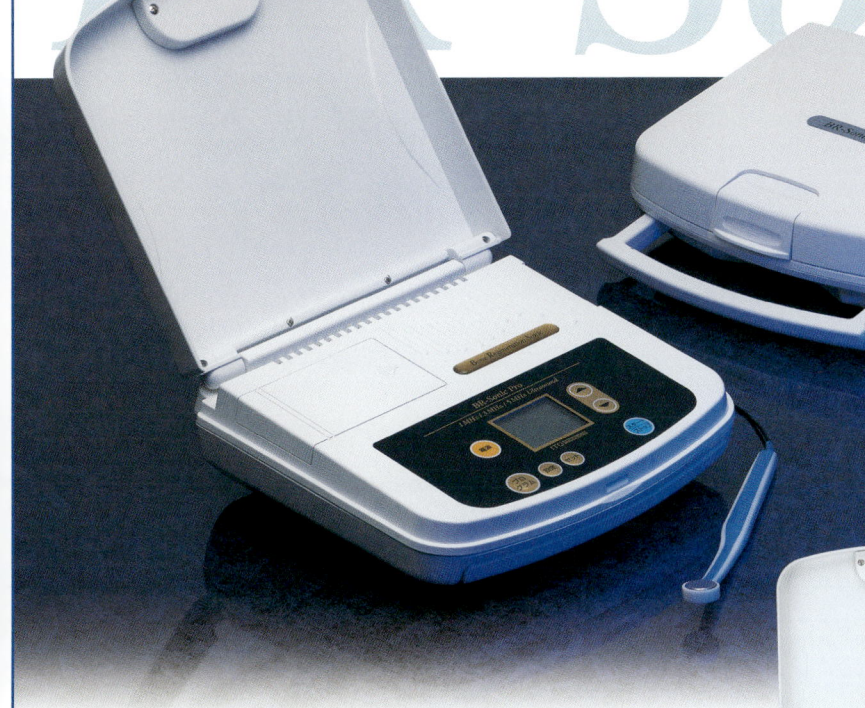

整形外科領域で培われた経験とエビデンスを基に、
顎顔面領域での骨折・骨移植等への可能性を拡げます。

- ■ 最大3個所を同時治療〈BRソニック-Proのみ〉
- ■ 1MHz・3MHz・5MHzの3周波に対応
  深い患部から表層部まで
  1つのプローブで使い分けが可能
- ■ 小型ヘッドのプローブを標準採用
- ■ 簡単操作で効率の良い治療をサポート
- ■ 高精度のBNR・ERAを実現
- ■ 小型・軽量のバッテリー内蔵タイプ

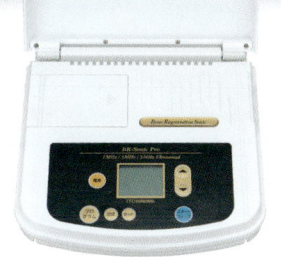

3周波〈3チャンネル〉
超音波骨折治療器
BRソニック-Pro
管理医療機器(特定保守管理医療機器)
医療機器認証番号 218AABZX00013

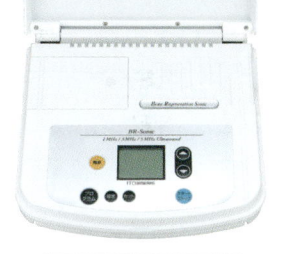

3周波〈1チャンネル〉
超音波骨折治療器
BRソニック
管理医療機器特定保守管理医療機器)
医療機器認証番号 218AABZX00012

製造販売元 **伊藤超短波株式会社**　東京都練馬区豊玉南3-3-3　http://www.itolator.co.jp/

製品に関するお問い合せはこちらまで

メディカル事業部

本　社：〒113-0001　東京都文京区白山1-23-15
　　　　TEL. 03(3812)1216(代)・FAX. 03(3814)4587

営業所：盛　岡　TEL. 019(634)1401　FAX. 019(634)1341
　　　　仙　台　TEL. 022(244)8133　FAX. 022(244)6212

東　東　京	TEL. 03(3812)1217	FAX. 03(3814)4587
西　東　京	TEL. 03(3812)1218	FAX. 03(3814)4587
名　古　屋	TEL. 052(701)4515	FAX. 052(701)6905
東　大　阪	TEL. 072(242)1041	FAX. 072(242)1040
西　大　阪	TEL. 072(242)1043	FAX. 072(242)1040
広　　　島	TEL. 082(506)1421	FAX. 082(263)9070
福　　　岡	TEL. 092(573)6053	FAX. 092(573)0218
デンタル部門	TEL. 03(3812)4151	FAX. 03(3814)4587

21世紀の歯科臨床を読む
若手臨床家ケースプレゼンテーション 30

インプラントによる審美，機能修復を行った一症例

トップダウントリートメントを目指して

鈴木玲爾
明海大学歯学部機能保存回復学講座

[著者紹介]
　一口腔一単位のトップダウントリートメントを目指し，日々診療を行っている．1996年，明海大学歯学部卒業．

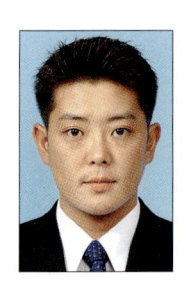

はじめに

　患者の審美的要求が強い現在，インプラント修復の成功の基準にも審美的要素が加わり，機能的には十分に回復され，従来は成功とされたものでも，現在は失敗とみなされるようになってきている．また，インプラント審美修復のためのさまざまな補綴コンポーネント，そして材料が開発され，治療の手助けになっている．しかし，本来の解剖学的・機能的・審美的な回復は材料のみで成しうるものではない．
　インプラント修復の予知性に影響を与えるのものとして欠損本数，欠損範囲，そして欠損顎堤の状態（硬・軟組織ともに）があげられるが，インプラント審美修復にはインプラントの埋入位置，埋入角度および埋入深度が影響してくる．
　診断用ワクシングから審美的，機能的に理想的な最終補綴物を設計して，トップダウントリートメントを行うかが非常に重要である．

患者の基本データ

　患者は上顎前歯部審美回復および全顎的な機能回復を主訴に，2003年4月に来院された．当時62歳の女性である．
　初診時，上顎6前歯欠損，下顎両側遊離端欠損（$\overline{765}$, $\overline{67}$）を有し，上下顎咬合接触は左右とも第一・第二小臼歯のみであり，Eichner の分類で B2 である．残存歯の歯周病レベルは軽度〜中等度であり，上顎前歯部欠損のみ部分床義歯を装着している状態であった．バーティカルストップの喪失にともなう咬合高径の低下と上顎臼歯の挺出により，補綴スペースは不十分であった．
　また，笑うときには手で口を隠し，少し自信がなさそうなようすであった．

連絡先：〒350-0283 埼玉県坂戸市けやき台1-1

インプラントによる審美，機能修復を行った一症例

初診時の状態

初診時の患者プロファイル

初診日：2003年4月15日
初診年齢，性別：62歳，女性．
主訴：上顎前歯部審美回復および全顎的機能回復．
全身的既往症：特記事項なし．
初診時の所見：数年前よりブリッジ支台歯であった上顎前歯部および下顎臼歯部を歯根破折により徐々に抜歯され，上下顎とも部分床義歯を装着していたが，最初から審美・機能的には満足せず，知人の紹介によりインプラント治療を希望し来院された．上顎6前歯と7｜，下顎は７６５｜６７の両側遊離端欠損であった．

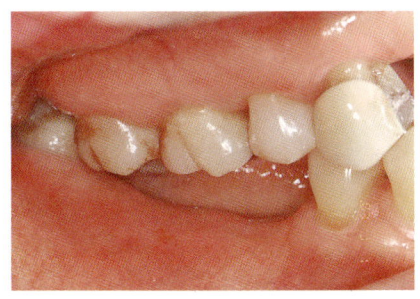

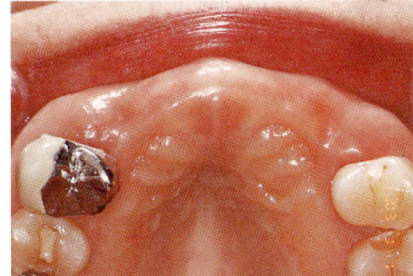

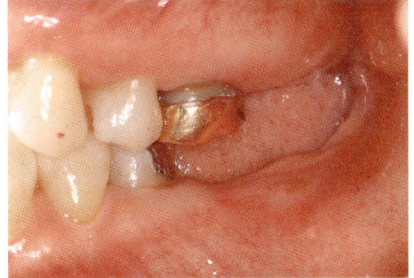

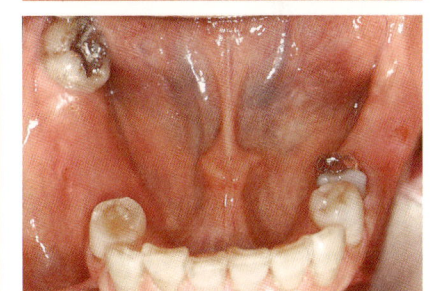

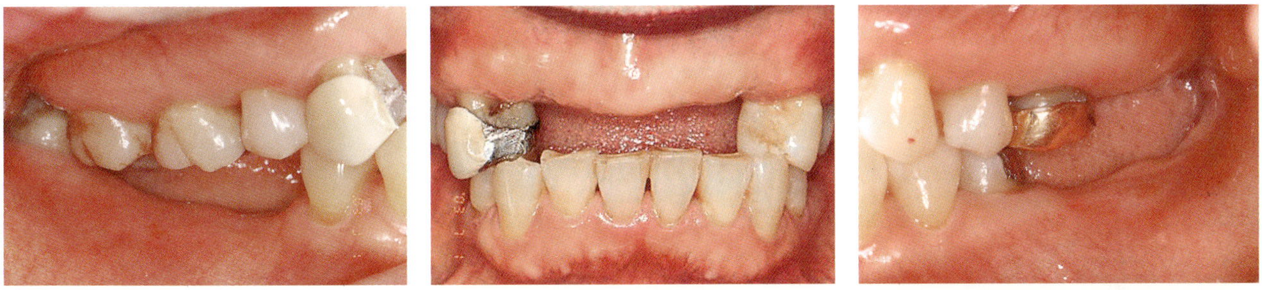

図1a	図1b	図1c
図1d	図1e	

図1a〜e ３┼３の6前歯と｜7，｜７６５，｜６７欠損を有していた．アンテリアガイダンスとバーティカルストップを失い，咬合は崩壊していた．上顎右側臼歯部の挺出が顕著であり，デンチャースペースはほとんどない．

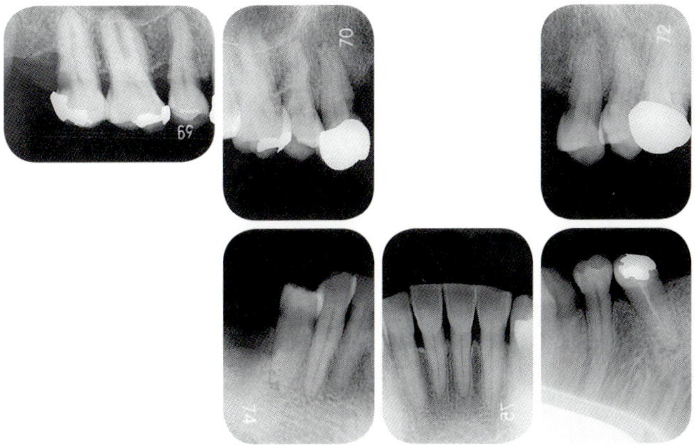

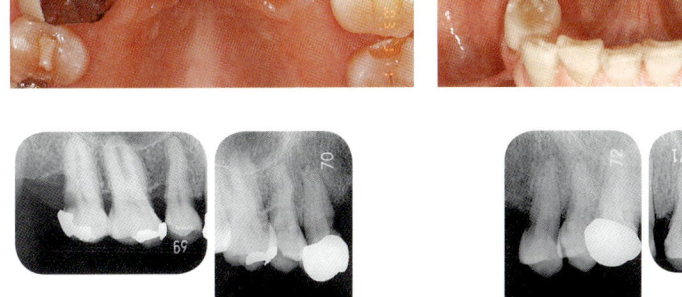

図2 ７｜遠心に歯肉縁下う蝕とそれによる垂直性の骨吸収像を認める．｜５の遠心および｜５の近心に垂直性の骨吸収を認める．アンテリアガイダンスの喪失による，偏心運動時の干渉が原因と思われる．

図3 骨吸収像が認められる部位のプロービング深さは深いが，他に出血性の深い歯周ポケットが認められたのは2部位のみであった．

21世紀の歯科臨床を読む
若手臨床家ケースプレゼンテーション 30

【診断ワクシング】

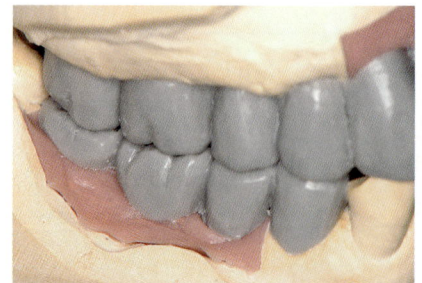

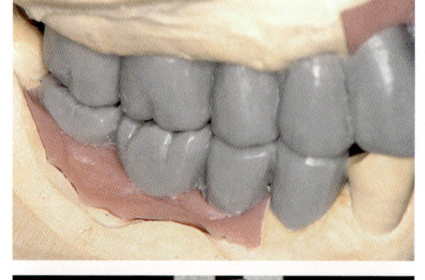

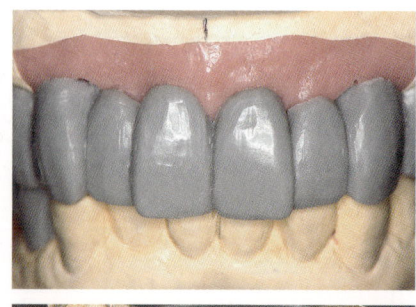

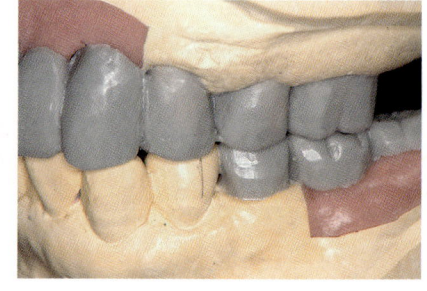

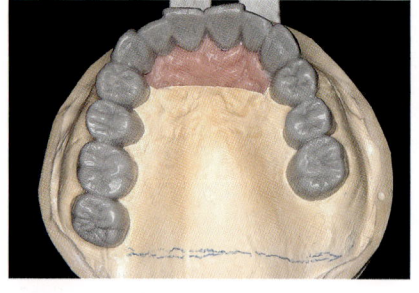

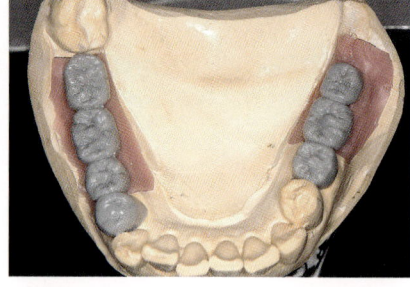

| 図4a | 図4b | 図4c |
| 図4d | 図4e |

図4a〜e 咬合器上で審美性，機能性，清掃性を考慮し診断用ワクシングを行った．上顎前歯部のファイナルレストレーションは，2|2 をポンティックとした固定性のブリッジに決定した．

【サージカルガイド】　【サージカルインデックス】

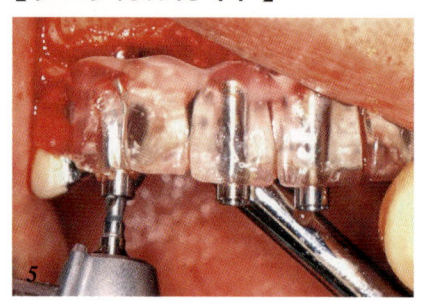

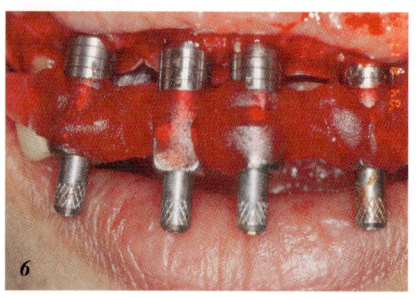

図5 診断用ワクシングより，インプラントを正確に埋入するために中空シリンダー内臓のサージカルガイドを製作した．

図6 二次手術は行わずに，パンチアウトと同時にプロビジョナルレストレーションを装着するために，埋入後インプレッションコーピングによりサージカルインデックスの採得を行った．

本症例の着眼点

本症例の問題点と理想的な治療目標

問題点としては，
①上顎6前歯欠損による審美障害およびアンテリアガイダンスの喪失．
②下顎臼歯部両側遊離端欠損による機能障害．
③バーティカルストップ喪失にともなう低位咬合．
④上顎臼歯部挺出による補綴スペースの不足．
等があげられる．

理想的な治療目標としては，一口腔一単位の咬合再構成による審美および機能回復を行い，患者のQuality of Life を向上させることである．

患者の選択した治療とそれに応じた治療目標・治療計画

患者自身インプラント治療を希望して来院されており，治療目標である一口腔一単位の咬合再構成の必要性の説明を十分に行い，治療費，治療期間，メリット，デメリット等のコンサルテーション後，スムーズに処置へと移行することができた．

治療計画
①既存のバイトで上下顎治療用部分床義歯を装着し，歯周初期治療（スケーリング，ルートプレーニング）後，診断ワクシングからサージカルガイドを製作し，上下顎インプラント一次手術（上顎は一次手術時にサージカルインデックス採得）を行う．
②粘膜治癒後，上顎右側の臼歯部歯冠長延長術を行う．
③二次手術（上顎前歯部はパンチアウト）後，プロビジョナルレストレーション装着．
④再評価後，ファイナルレストレーション→再評価

インプラントによる審美，機能修復を行った一症例

【インプラント埋入後の口腔内】

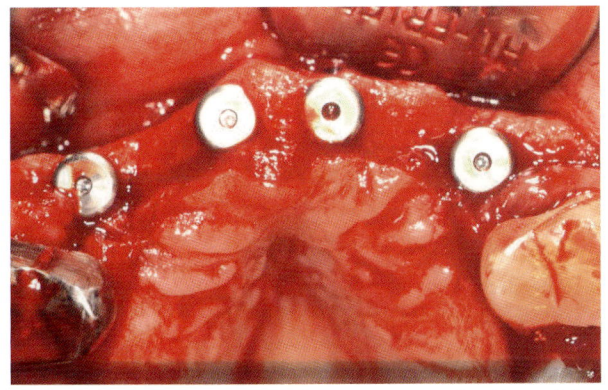

図7a サージカルガイドを利用しドリリングを行い，適正な位置にインプラントが埋入されている．

【インプラント埋入後のパノラマエックス線写真】

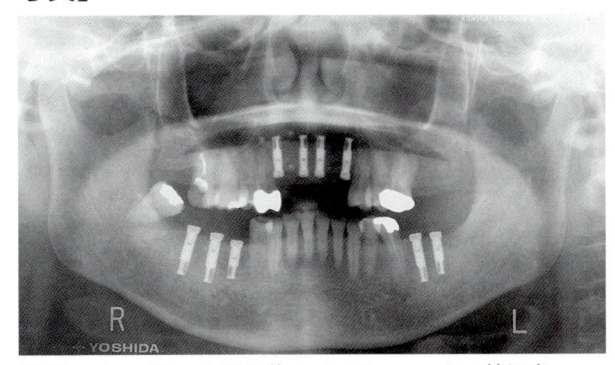

図7b インプラント埋入後のパノラマエックス線写真．

【プロビジョナルレストレーションの製作】

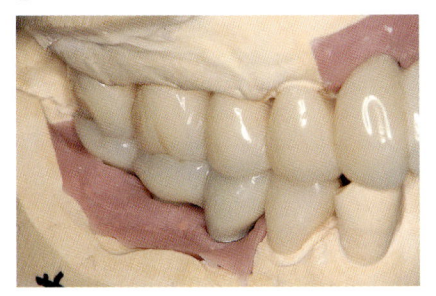

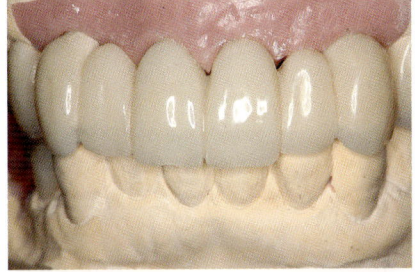

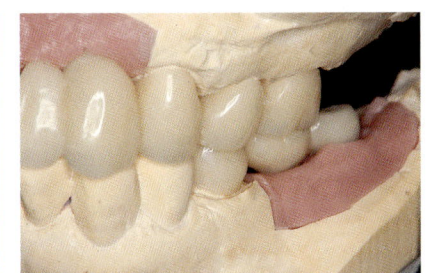

図8a	図8b	図8c
図8d	図8e	

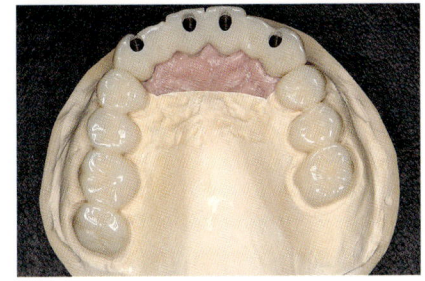

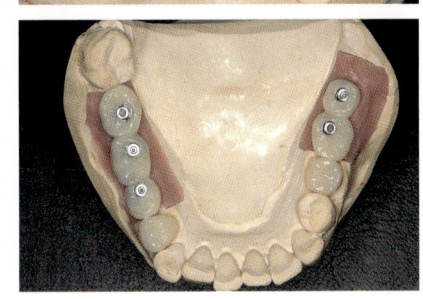

図8a〜e 診断用ワクシングを元に審美，機能，清掃性を考慮してプロビジョナルレストレーションを製作する．

【プロビジョナルレストレーションの装着】

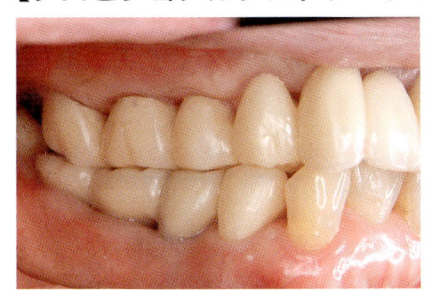

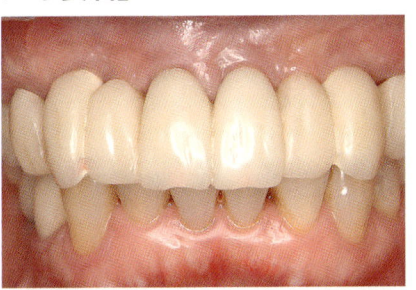

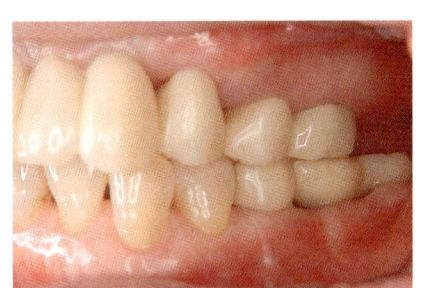

図9a	図9b	図9c
図9d	図9e	

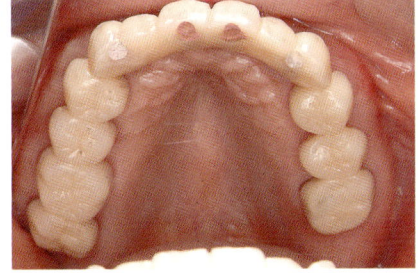

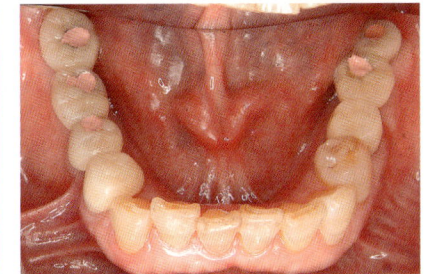

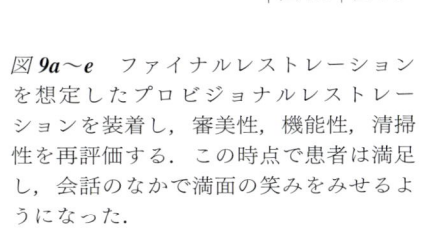

図9a〜e ファイナルレストレーションを想定したプロビジョナルレストレーションを装着し，審美性，機能性，清掃性を再評価する．この時点で患者は満足し，会話のなかで満面の笑みをみせるようになった．

治療終了時の状態──1

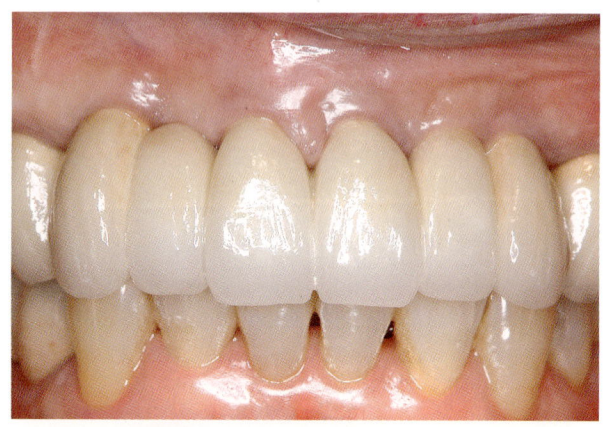

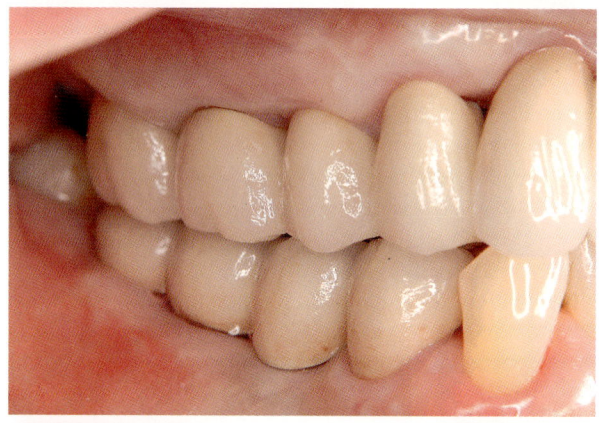

図10a	
図10b	図10c
図10d	図10e

図10a〜i プロビジョナルレストレーションの修正を繰り返し，ファイナルレストレーションへと移行した．審美，機能的に患者の満足を得ることができた．

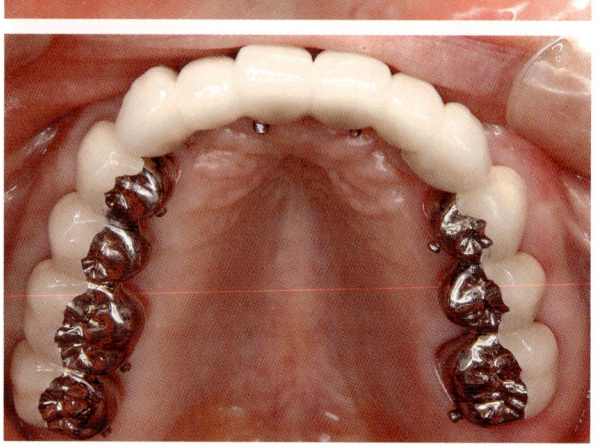

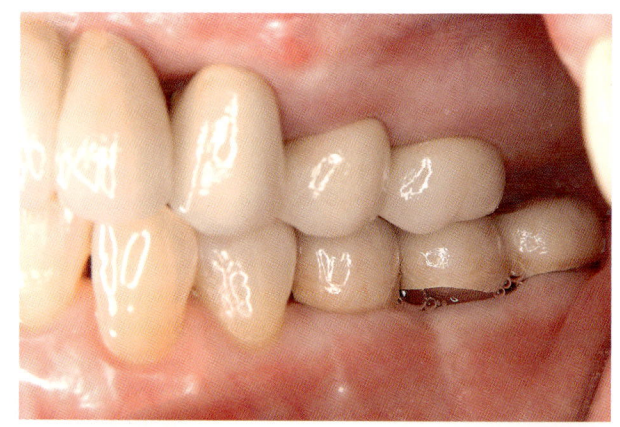

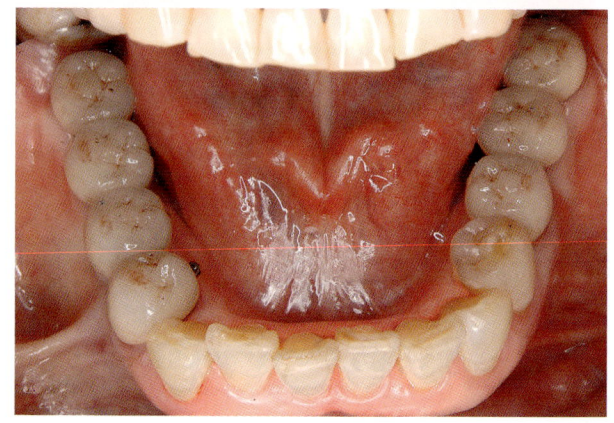

→メインテナンスへ移行．
とした．

治療過程における処置のポイント

インプラント修復においてはすべての治療過程が重要な段階であるが，本症例においてあえていうならば，インプラントによる上顎前歯部審美修復処置が重要なポイントであろう．6前歯欠損と欠損数が多く難易度は高いと思われた．診断用ワクシングより左右対称に３ １｜１ ３へインプラントを埋入し，２｜２はポンティックデザインとした．

重要なポイントは，以下のとおりである．
①ドリリング時の正確なガイドにするため中空シリンダータイプのサージカルガイドを製作し，適切な埋入位置，埋入角度・深度にインプラントを埋

治療終了時の状態——2

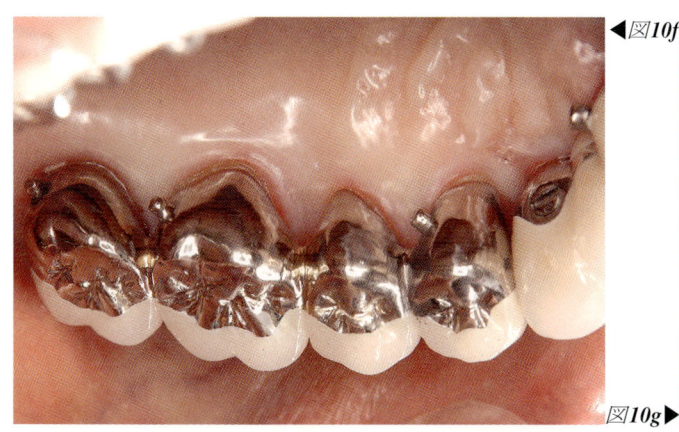

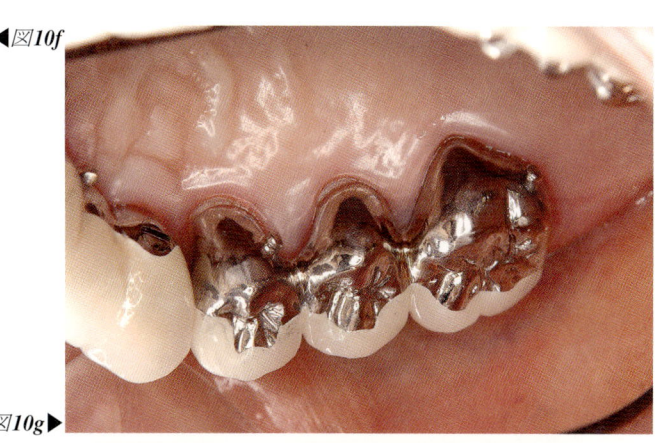

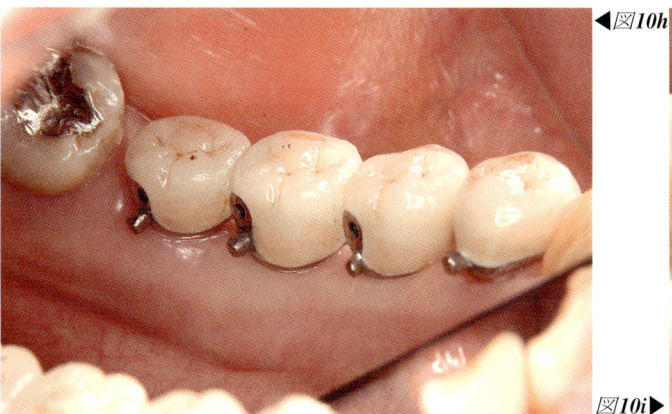

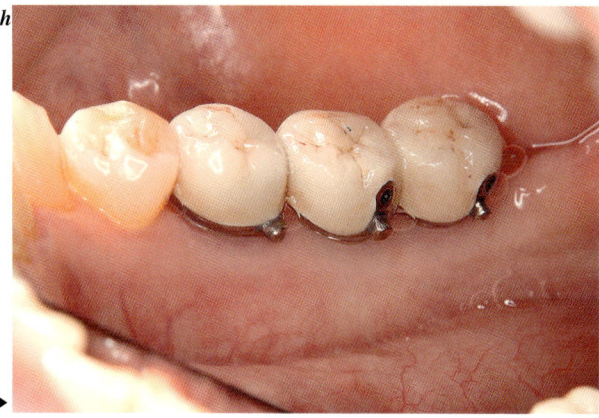

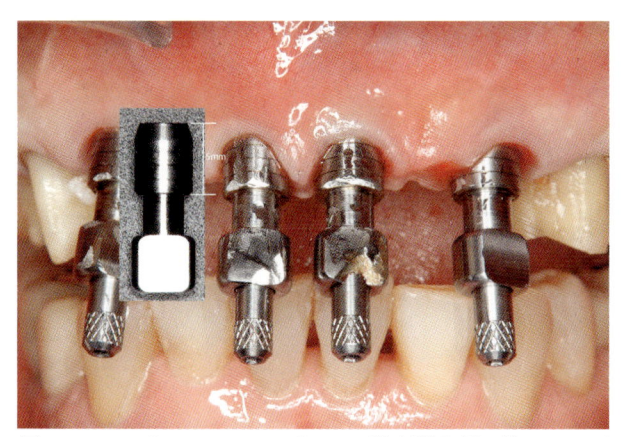

◀図10f
図10g▶
◀図10h
図10i▶

Papillary Height (mm)	Number	Percent
1	2	1.5
2	23	16.9
3	48	35.3
4	51	37.5
5	8	5.9
6	1	0.7
7	3	0.2
Total	136	100%

図11 インプラント-インプラント間歯間乳頭は約5mm再生し，審美的に良好な状態を保っている．
図12 インプラント-インプラント間歯間乳頭再生に関して，5mm以上の再生は非常に難しいことを示している．文献9より引用改変．

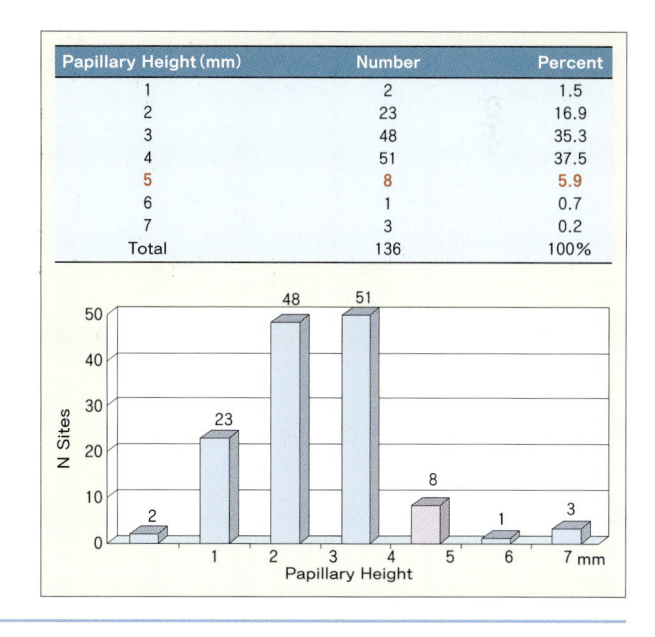

入すること（このとき 1|1 歯間乳頭再生のためにインプラント間は3mm以上空けるよう注意する）．
②サージカルインデックスを採得し，通法の二次手術は行わず，プロビジョナルレストレーションをあらかじめ製作しておき，装着時はティッシュパンチを行う（通法どおり二次手術を行ったり，真円のヒーリングアバットメントを装着すると，唇側歯肉は退縮してしまう結果となる）．

治療終了時の状態——3

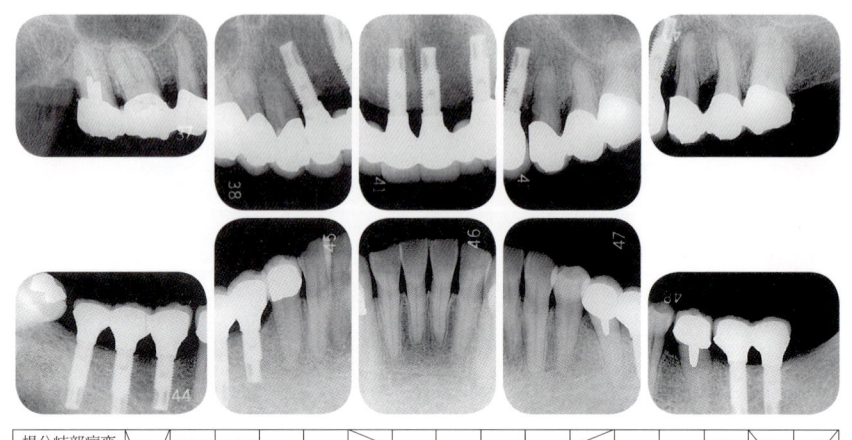

図13 インプラント周囲に骨吸収像は認められず，安定している．また残存歯周囲の歯槽骨にも大きな変化は認められない．

図14 診査時に残存歯周囲に出血は認められず，動揺も認められない．

本症例の考察

治療成功のキーはどこにあるか

　繰り返しになるが，審査・診断を十分に行い，最終ゴールをいかにイメージして治療計画を立案するかが治療成功のキーである．さらに，再評価を繰り返し，必要があれば戻る，といったステップバイステップで診療を進めていけば，誤差を少なくできるのではないかと思う．

さらに，患者，歯科技工士，スタッフとコミュニケーションを十分にとり，チームとなり治療を進めることが最重要と思われる．

本症例における課題

　インプラント補綴にアンテリアガイダンスを与えているため，偏心運動時にインプラントに対し側方力が加わってしまうということ，5|5に対しては本来再生療法を行うべきであったことなどがあげられ，今後慎重に予後を追いたいと思う．

参考文献

1. 山本美朗，河津寛．クリニカル・インプラントロジー．東京：クインテッセンス出版，2000：107-115，205-228．
2. Nevins N, Melloning JT．インプラントセラピー．臨床と科学的根拠 vol.2．東京：クインテッセンス出版，1998：14-39，119-133．
3. 山﨑長郎，髙橋常男，勝山英明，井上孝，林揚春（編集）．Ultimate Guide IMPLANTS．東京：医歯薬出版，2004：62-119．
4. 山﨑長郎（監修）．コンベンショナルレストレーション．vol.1．東京：医歯薬出版，2004：16-72．
5. 日髙豊彦．サージカルステントと概論—インプラント治療における術前診断の重要性—．Quintessence Dent IMPLANT．2001；9（5）：14-24．
6. 茂野啓示，小濱忠一，土屋賢司．インプラント審美修復—治療計画に生かす術前診断の重要性—．Quintessence Dent IMPLANT．2003；10（1）：15-35．
7. 勝山英明，北條正秋．審美部位におけるインプラント治療のクライテリアとその科学的背景　Part 1：骨とインプラントのインターフェイス．Quintessence Dent IMPLANT．2005；12（1）：11-22．
8. 勝山英明，北條正秋．審美部位におけるインプラント治療のクライテリアとその科学的背景　Part 2：インプラントとアバットメントのインターフェース．Quintessence Dent IMPLANT 2005；12（2）：11-23．
9. Tarnow DP, Cho SC, Wallace SS. The effect of inter-implant distance on the height of inter-implant bone crest. J periodontal 2000；71(4)：546-549.

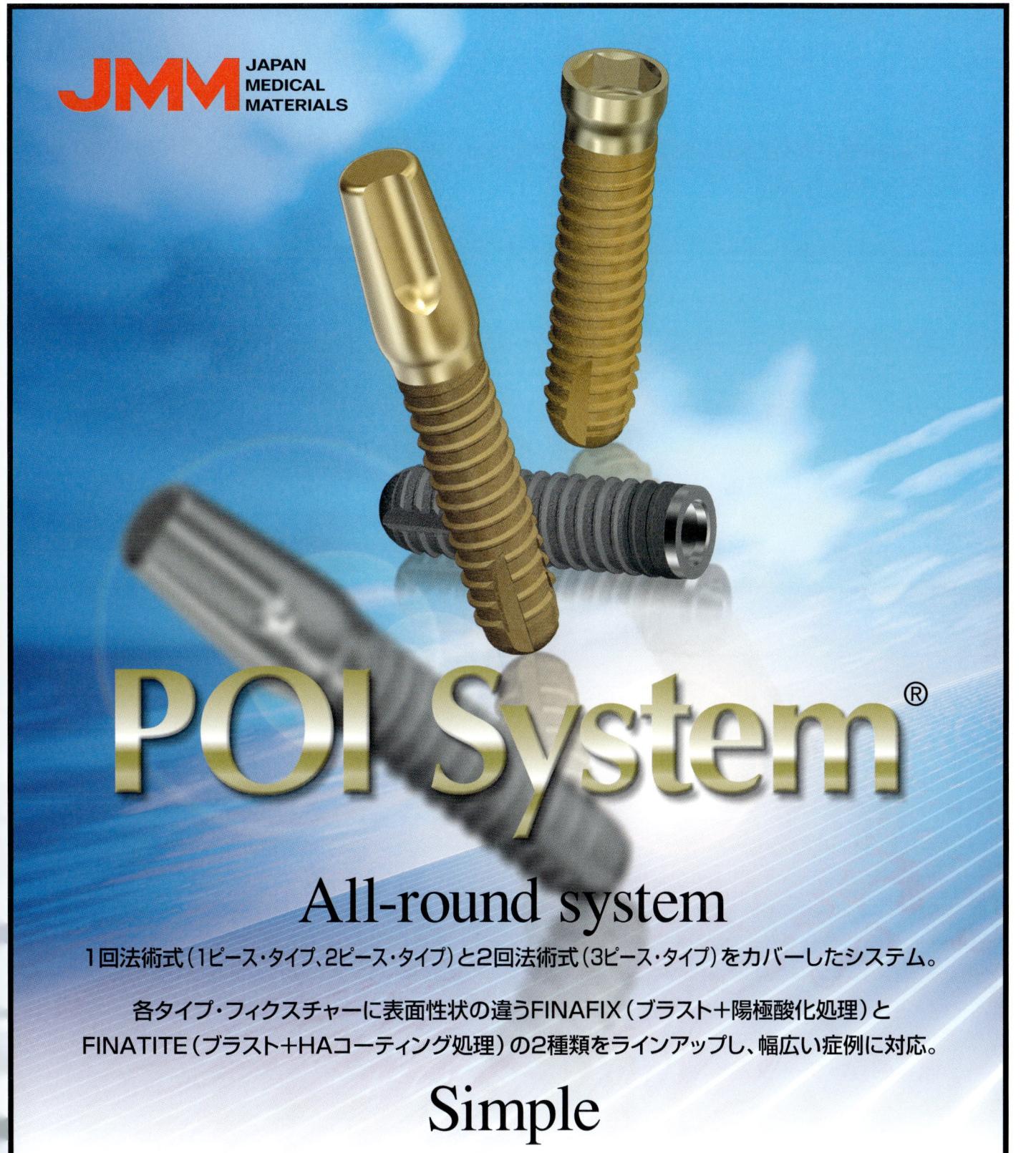

JMM JAPAN MEDICAL MATERIALS

POI System®

All-round system

1回法術式（1ピース・タイプ、2ピース・タイプ）と2回法術式（3ピース・タイプ）をカバーしたシステム。

各タイプ・フィクスチャーに表面性状の違うFINAFIX（ブラスト＋陽極酸化処理）と
FINATITE（ブラスト＋HAコーティング処理）の2種類をラインアップし、幅広い症例に対応。

Simple

同一器具により各タイプ・フィクスチャーの植立・埋入が可能。

POIファイナフィックス	医療用具承認番号20300BZZ00313000
POIファイナタイト	医療用具承認番号20500BZZ00083000
POIシステムアクセサリー	医療用具承認番号20700BZZ00070000

日本メディカルマテリアル株式会社　本　社　〒532-0003　大阪市淀川区宮原3丁目3-31（上村ニッセイビル9F）Tel:06-6350-1036　Fax:06-6350-5736

[営業所]

東　京　〒163-0810　東京都新宿区西新宿2-4-1　新宿NSビル10F
　　　　　Tel:03-5339-3627　Fax:03-3343-3096

名古屋　〒461-0004　名古屋市東区葵3-15-31　住友生命千種ニュータワービル9F
　　　　　Tel:052-930-1480　Fax:052-938-1388

京　都　〒600-8216　京都市下京区西洞院通塩小路上ル
　　　　　東塩小路町608-9　日本生命京都三哲ビル3F
　　　　　Tel:075-353-4363　Fax:075-343-3118

大　阪　〒532-0003　大阪市淀川区宮原3-3-31　上村ニッセイビル9F
　　　　　Tel:06-6350-1007　Fax:06-6350-8157

九　州　〒812-0013　福岡市博多区博多駅東2-10-35　JT博多ビル7F
　　　　　Tel:092-452-8148　Fax:092-452-8177

21世紀の歯科臨床を読む
若手臨床家ケースプレゼンテーション 30

下顎両側遊離端欠損にインプラントを用いた症例

添島義樹
熊本インプラントセンター　添島歯科医院

[著者紹介]
患者の要望を第一に考え，臨床的にバランスのとれた治療を行い，その結果が長期にわたり安定して口腔内に存続できるような診療を目指している．1992年，東京歯科大学卒業．

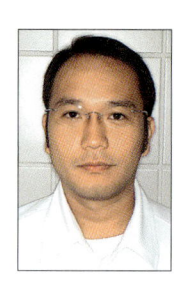

はじめに

近年インプラントによる補綴修復は，予知性の高さから欠損補綴の一分野として確立されている．とくに遊離端欠損症例においては，咬合の長期安定性や残存歯や顎堤の保護などの観点から，第一選択であると考える．本稿は下顎遊離端欠損に対しインプラントを用いて機能回復を行った症例を報告する．

患者の基本データ

患者は54歳の女性で，2002年5月17日に上顎前歯部の審美性回復と下顎両側欠損部の補綴修復を主訴として来院した．初診より数日前に3|の歯冠が破折しており，摂食時の食片圧入による疼痛が認められた．
歯科的既往歴は5年前に部分床義歯を装着し，う蝕に対しては対症療法的な治療を受けてきたとのことだった．顎関節に関する異常は認められなかった．
口腔内所見は，7 6 5|5 6 7部に両側性の部分床義歯を装着していたが，人工歯の摩耗と床内面の不適合，顎堤の吸収が著しく咬合高径の低下が疑われた．またそれにともない，上顎臼歯部の挺出による咬合平面の不正がみられた．残存歯は下顎前歯，上顎左側大臼歯を除くすべての歯に歯冠修復がなされていたが，そのほとんどが不適合冠で二次う蝕が著明であった．上顎前歯部には，臼歯部のバーティカルストップの確保がなされていないために生じたと思われる動揺とフレアーアウト，部分的な骨吸収も認められた．

本症例の着眼点

本症例の問題点と理想的な治療目標

患者は歯科治療に対し恐怖心が強く，自分の口腔内に対する関心も低い方だと思われた．

連絡先：〒860-0805 熊本県熊本市桜町1-28-205 桜町センタービル2F

下顎両側遊離端欠損にインプラントを用いた症例

初診時の状態

初診時の患者プロファイル

初診日：2002年5月17日
初診年齢，性別：54歳，女性．
主訴：前歯部の審美性回復，下顎欠損部の補綴希望
全身的既往症：特記事項なし．

初診時の所見：口腔清掃不良のため，上顎歯肉は全体的に腫脹していた．不適合義歯と上顎残存歯の動揺のため，咬頭嵌合位は定まらない状態であった．歯肉のBiotypeはThin-scallopであった．

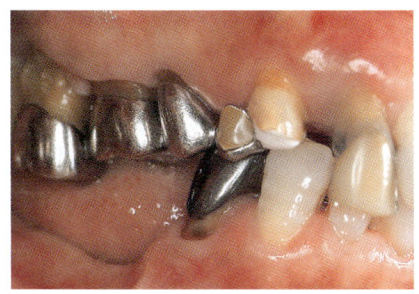

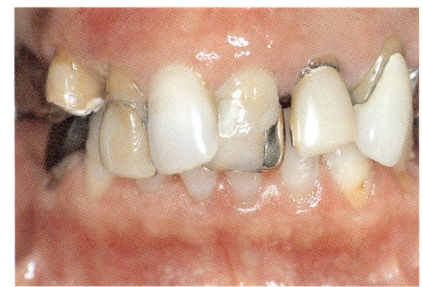

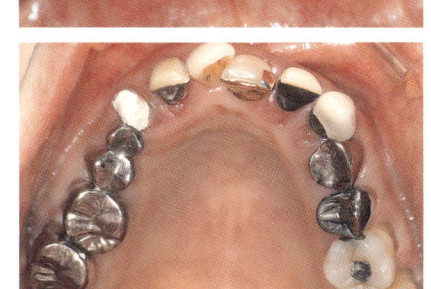

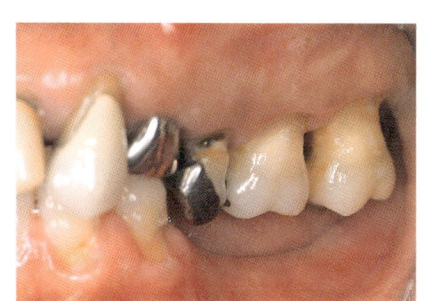

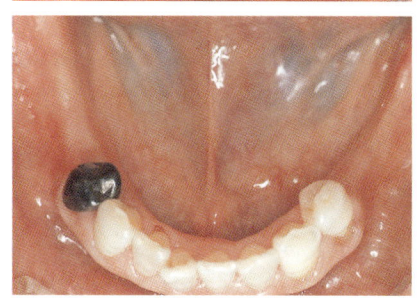

| 図1a | 図1b | 図1c |
| 図1d | 図1e |

図1a～e　上顎前歯部は|1|の突出と捻転をともなう歯列不正とほぼ全歯に二次う蝕が認められた．臼歯部の咬合支持は垂直的な動揺がある|4と4|のみで，不安定な咬合状態であると思われる．

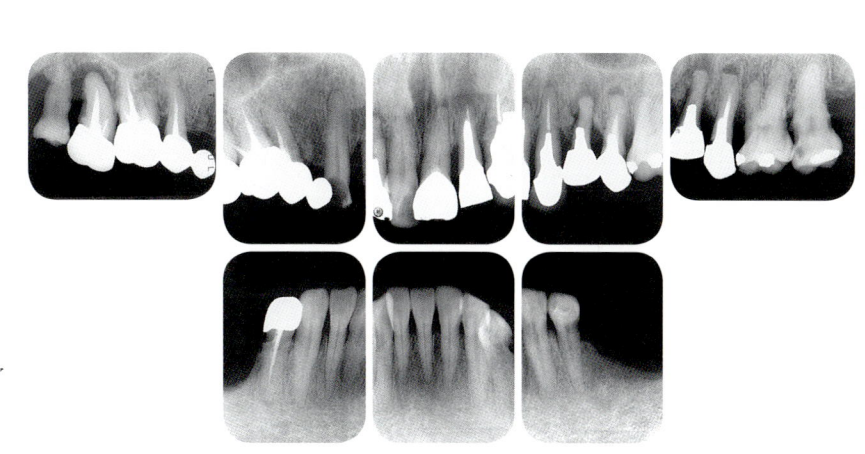

図2　骨吸収は上顎で著明で，挺出と骨吸収により歯冠-歯根比の条件が悪くなっている．

図3　上顎はほぼすべての歯にアタッチメントロスが認められ，脆弱な歯周組織であることがうかがえる．BOPも多数認められた．

局所的な問題点としては，以下のものがあげられる．
- 不適合義歯による咬合高径の低下．
- 挺出と歯牙移動による咬合平面，歯列弓の不正．
- 咬合性外傷による上顎前歯部の動揺と骨吸収．
- 上顎中切歯の捻転，歯肉レベルの不揃い．

以上の点を考慮した理想的な治療目標として，
- 下顎の欠損と上顎残存歯の動揺，歯列不正から成る不安定な咬合状態の改善．
- 上顎歯の咬合平面の乱れを修正し，上下顎の顎間距離と顎位の適正化．
- 下顎欠損部のインプラントによる補綴修復．

を設定した．

患者の選択した治療とそれに応じた治療目標・治療計画

患者は外科的侵襲を最小限にしたいと希望されたので，上顎は全歯をクラウンブリッジ，下顎はインプラント補綴にすることに決定した．治療計画は以下のとおりである．

1. 3|の歯内療法．
2. 初期治療，TBI，SRP，インプラント手術までにPCRを20％以下に保つ．
3. インプラント手術前の処置．
   抜歯：7 2|4
   不適合冠の除去：6 5 | 1 2 3 5 / 4
   根管治療：6 5 3 1|1 3 5 / 4
   プロビジョナルレストレーションの装着：
   ⑧7 6 ⑤4 3 2 ①|① ②3 4 ⑤6 7
   旧義歯を利用した治療義歯．
4. サージカルステントの作製．
   上顎のプロビジョナルレストレーションを基準にして作製．
5. インプラント手術：7 5|5 7
6. インプラント支台のプロビジョナルレストレーションの装着：⑦6⑤|⑤6⑦
7. 上顎前歯部の歯肉整形：1|1のMTM．
8. 再評価．
9. 補綴処置．
10. リコール・メインテナンス．

治療過程における処置のポイント

歯周炎に対する初期治療を行いながら，保存不可能な7 2|4を抜歯した．不適合冠を撤去し，最終補綴物の咬合平面を想定しながら上顎のプロビジョナルレストレーションを製作した．下顎は旧義歯を用いて，咬合面のビルドアップと改床を行い，咬合高径を挙上した．咬合の安定化を確認し，上顎のプロビジョナルレストレーションを基準に下顎の診断用ワックスアップを行い，インプラントの埋入位置を決定した．その下顎模型をもとにして製作したサージカルステントを用いて，初診から15週目にStraumannインプラントを埋入した．5|5は骨幅が左右とも5mmと狭かったためφ3.3mm，長さ10mm，7|7はφ4.1mm，長さ8mmのインプラント体を選択した．術野の骨質が良好だったこと，植立後のISQ（共鳴周波数分析）値が平均70以上あったこと，患者の咬合力がさほど強くなかったことから，植立から4週目にインプラント支台のプロビジョナルレストレーションを装着し早期に荷重をかけた．

インプラントの治癒期間中に，1|1の歯頸線をそろえるための歯肉整形を行った．最終補綴物製作の前に上下のプロビジョナルレストレーションからインサイザルテーブルを製作し，クロスマウントすることにより治療中に得られたアンテリアガイダンスを最終補綴物に移行させた．

本症例の考察

治療成功のキーはどこにあるか

患者の義歯で咬めないという主訴を解決するため，咬合痛があり保存不可能と思われる上顎歯を早期に抜歯し，上顎のプロビジョナルレストレーションで咬合平面の改善と審美性の回復の項目を検討しながら下顎義歯の問題を改善していったことから，治療の初期段階である程度の機能回復ができた．また下顎の骨質が良好だったのでインプラントの早期荷重が可能となり，治療中の摂食障害が少なかった点

下顎両側遊離端欠損にインプラントを用いた症例

【プロビジョナルレストレーション装着】

	図 4a	
図 4b	図 4c	
図 4d	図 4e	
図 5a	図 5b	

図 4a〜e　プロビジョナルレストレーション装着時．上顎のプロビジョナルレストレーションから下顎のインプラント埋入位置を決定する．治療用義歯から得られた顎位で下顎を装着した．前歯部で約3mm咬合挙上した．

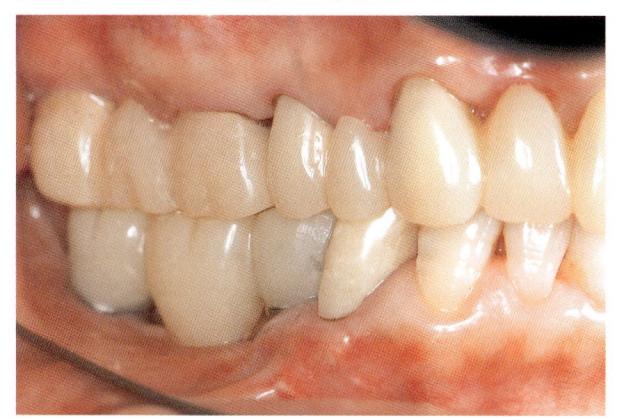

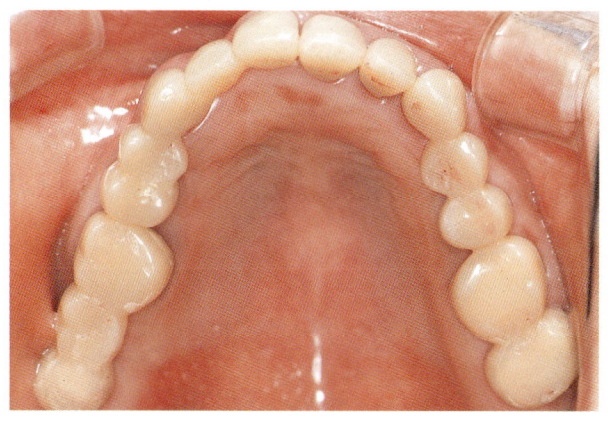

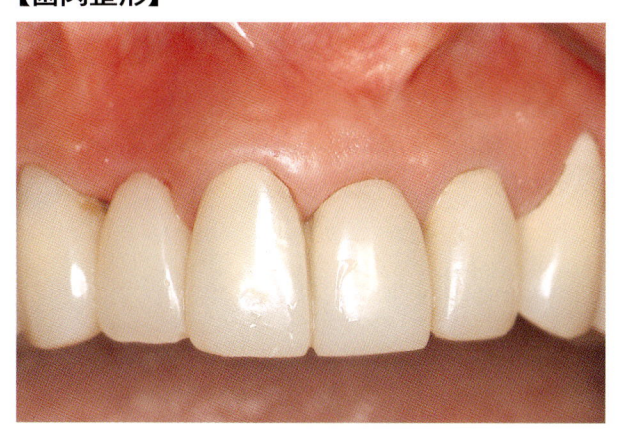

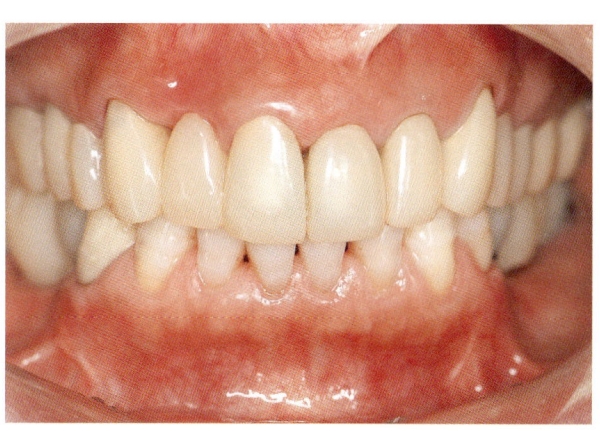

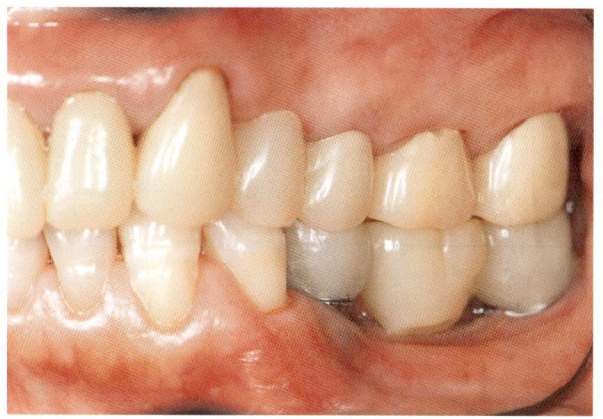

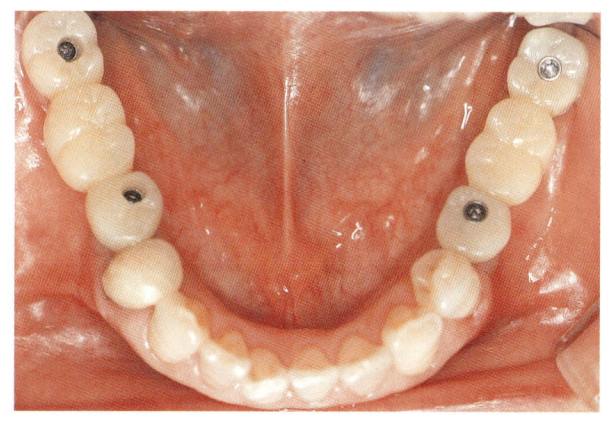

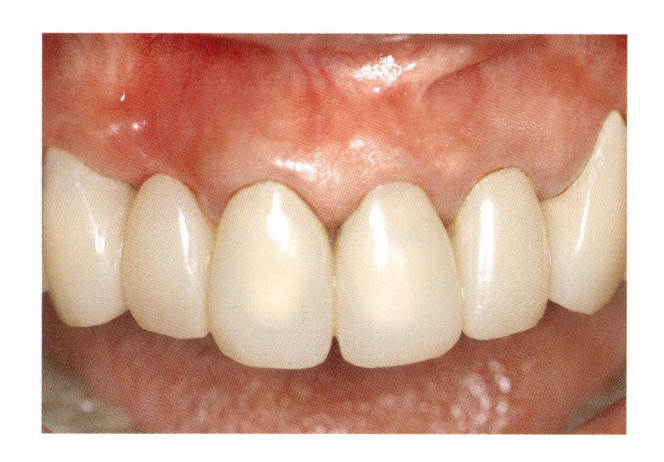

図 5a, b　1|1の歯頸線の高さをそろえるため歯肉整形を行った．ボーンサウンディングにより唇側骨レベルはほぼ同じ高さだった．*a*：術前．*b*：術後．

【歯肉整形】

21世紀の歯科臨床を読む
若手臨床家ケースプレゼンテーション 30

【作業模型のクロスマウント】

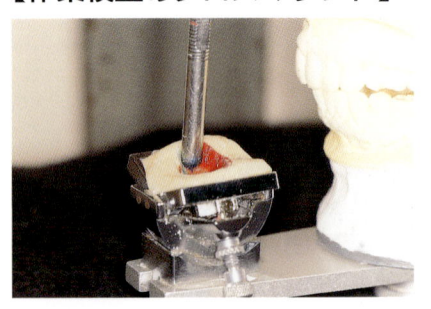

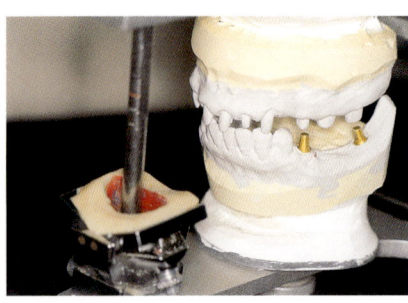

図 6a | 図 6b

図 6a, b　フェイスボウトランスファーし，プロビジョナルレストレーションから得られたインサイザルテーブルにより最終補綴物を製作した．

治療終了時の状態——1

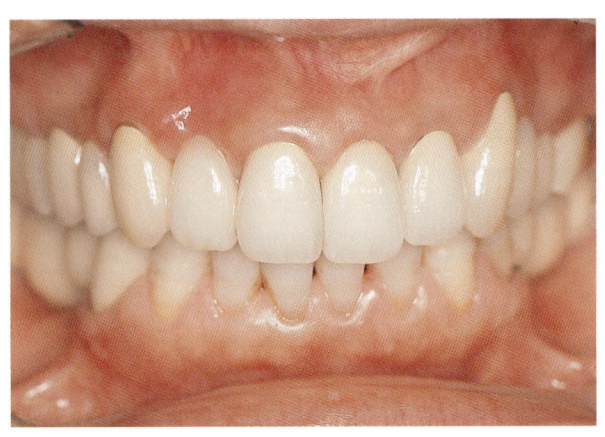

図 7a
図 7b	図 7c
図 7d	図 7e

図 7a～e　8週間仮着で咬合のチェックを行った．下顎の上部構造は患者の希望によりセメント合着とした（補綴物製作：添島歯科医院歯科技工士　藤田博美）．

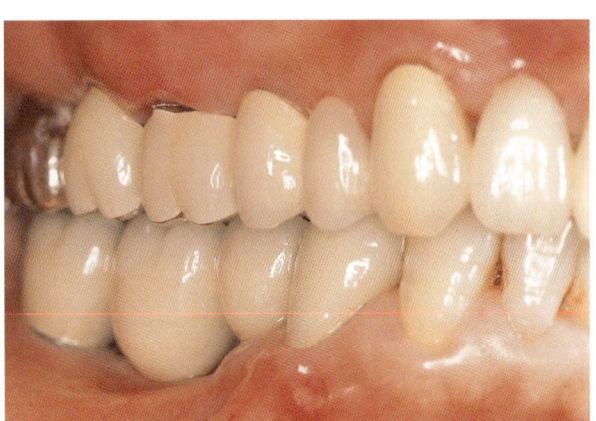

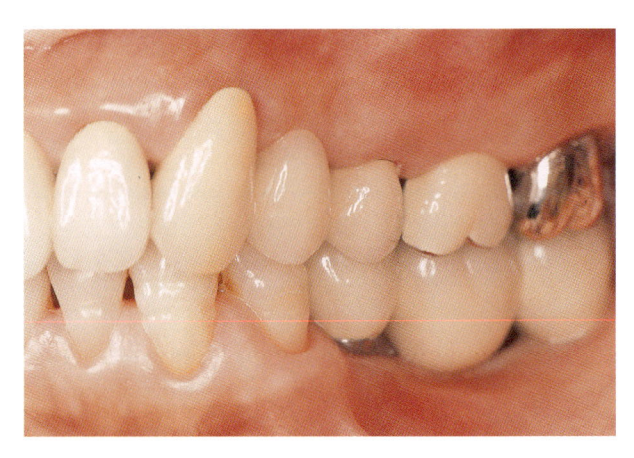

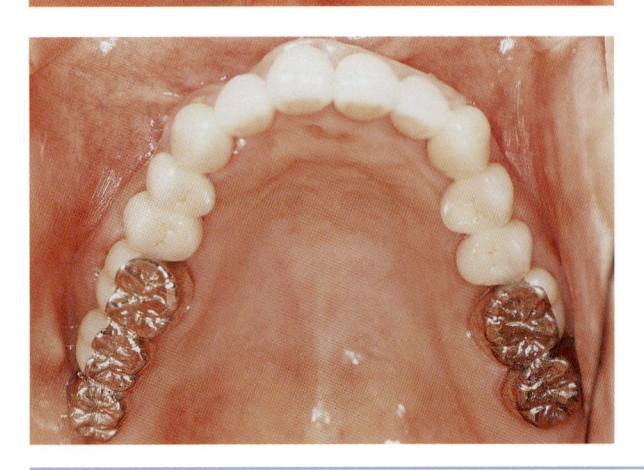

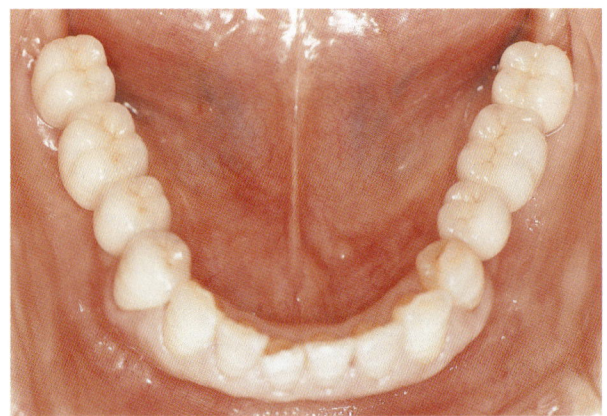

治療終了時の状態——2

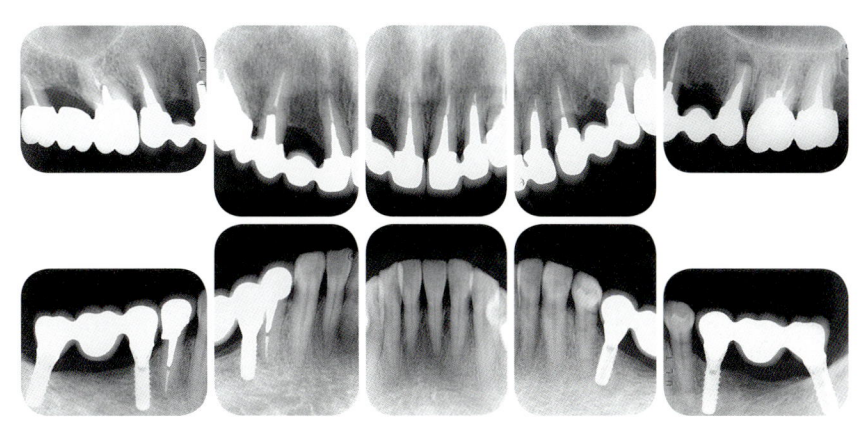

図8 術後2年10か月のエックス線写真.

図9 BOPが数か所あるものの安定した状態を示している.

が患者の治療に対するモチベーションを低下させなかった要素だったと思われた.

本症例における課題

治療中の外科的侵襲を最小限にするため上顎はクラウンブリッジによる補綴となったが，患者のう蝕活動性が高いこと，支台歯としての条件が悪い部分があることから，力学的要素や歯周組織に対する配慮をしつつフォローアップしていかねばならないと考えている.

参考文献

1. 佐藤直志. 歯周補綴の臨床と手技. 東京：クインテッセンス出版, 1997：170-184.
2. 山﨑長郎. インプラント補綴における補綴最優先の治療計画. In：岡田隆夫(ed). Quintessence DENTAL Implantology 別冊. 今，インプラント治療を考える. オッセオインテグレイション・スタディクラブ・オブ・ジャパン. 1st ミーティング抄録集. 東京：クインテッセンス出版, 2002：70-80.
3. Chiche G, Pinault A. Esthetics of Anterior Fixed Prosthodontics. Chicago：Quintessence, 1994.
4. Cochran DL, Buser D, ten Bruggenkate CM, Weingart D, Taylor TM, Bernard JP, Peters F, Simpson JP. The use of reduced healing times on ITI implants with a sandblasted and acid-etched(SLA) surface：early results from clinical trials on ITI SLA implants. Clin Oral Implants Res 2002；13(2)：144-153.

21世紀の歯科臨床を読む
若手臨床家ケースプレゼンテーション 30

下顎前歯部中間欠損症例
Bonafide Dentistry とは

高井基普

本多歯科医院

[著者紹介]
2000年，名古屋にて本多正明先生らの歯周補綴・咬合セミナーを受講．以来，本多正明先生，伊藤雄策先生に師事．歯科医療の根底に横たわる日常臨床における疑問を解決していくためには，臨床の基本，原理・原則をしっかりと学び，知識や技術を習得すべく修練することがもっとも大切であると考える．1998年，岡山大学歯学部卒業．

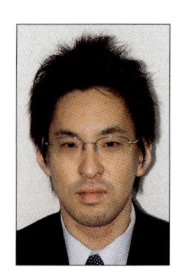

はじめに

　今回提示する症例は，患者が望む歯科医療とわれわれ歯科医師が行っていく歯科治療が，実際の臨床でどう結びついているのかを改めて考えさせられたものである．また，下顎前歯中間欠損というあまり遭遇しない状況において，日常臨床でどれだけ考えた治療を行っているかを問われている感もあった．患者の精神的背景や将来像を踏まえながら考察を加えていきたいと思う．

患者の基本データ

　患者は47歳男性(図1)，主訴は下顎前歯部の浮遊感と右側下顎舌側の腫脹である．疼痛などの急性症状はなく，全顎的な精査も希望された．下顎の腫脹は30代前半から少し気になるようになり，数年前に他院にて一度切開をしたが改善しなかったとのことであった．また，半年前にも友人の歯科医師から「骨隆起であろうから，気になるようなら口腔外科で切除したほうがよい」とアドバイスを受けたそうである．今回はその友人から近隣の歯科医院を紹介してもらった，ということで当院に来院されたそうである．

　初診時のパノラマエックス線写真(図2)では下顎右側前歯部から小臼歯部にかけて蜂巣型の像がみられ，下顎前歯の浮遊感や知覚異常という情報から，当院では主訴の解消が不可能と考え口腔外科を紹介した．検査の結果，エナメル上皮腫と診断され，下顎骨辺縁切除術および腸骨移植術が行われた．

　口腔外科での術後(図4～6)，早期に暫間義歯を製作・装着し，初期治療を行いながら治療についての方向性を，時間をかけて患者と相談していった．

連絡先：〒577-0802　大阪府東大阪市小阪本町1-8-38

初診時，再初診時の状態――1

初診時の患者プロファイル

初診日：2004年5月26日
初診年齢，性別：47歳，男性．
主訴：下の前歯が浮く，下顎右側舌側の腫脹．
全身的既往症：特記事項なし．

初診時の所見：パノラマエックス線写真より下顎右側前歯部から小臼歯部にかけて蜂巣型の像が認められ，下顎前歯の浮遊感や知覚異常がある．

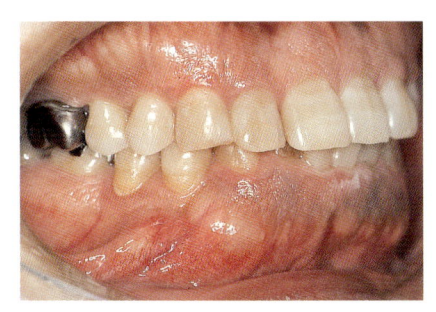

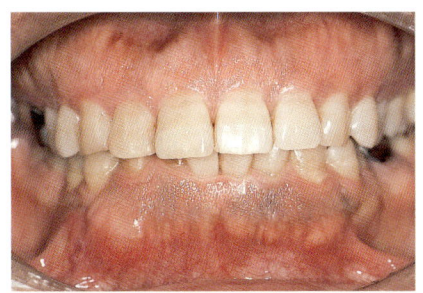

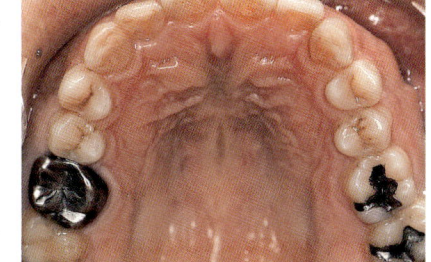

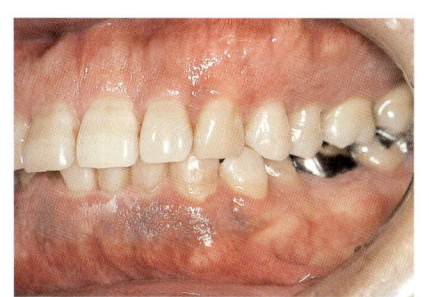

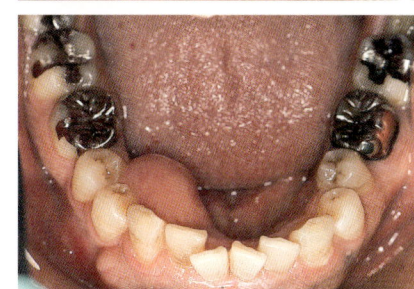

図1a | 図1b | 図1c
図1d | 図1e

図1a〜e 初診時の口腔内写真．下顎右側に腫瘤が認められる．

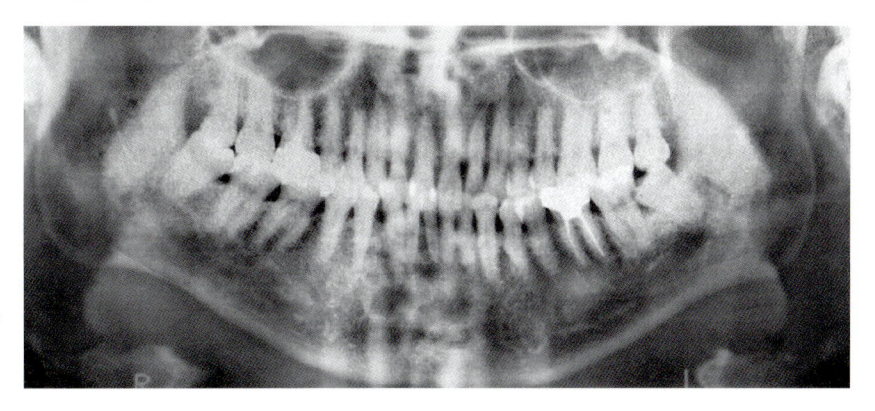

図2 下顎右側前歯部から小臼歯部にかけて蜂巣型の像が認められる．2004年5月27日．

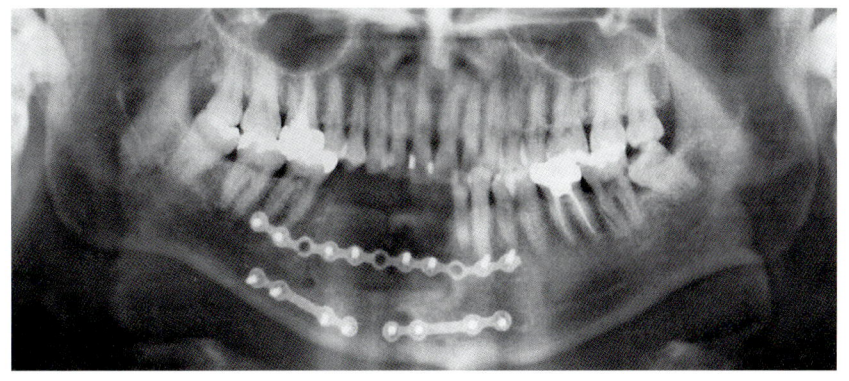

図3 再初診時(2004年11月8日)．腸骨移植がなされた．

初診時，再初診時の状態──2

図 4a | 図 4b | 図 4c
図 4d | 図 4e

図 4a〜e　再初診時の口腔内写真．

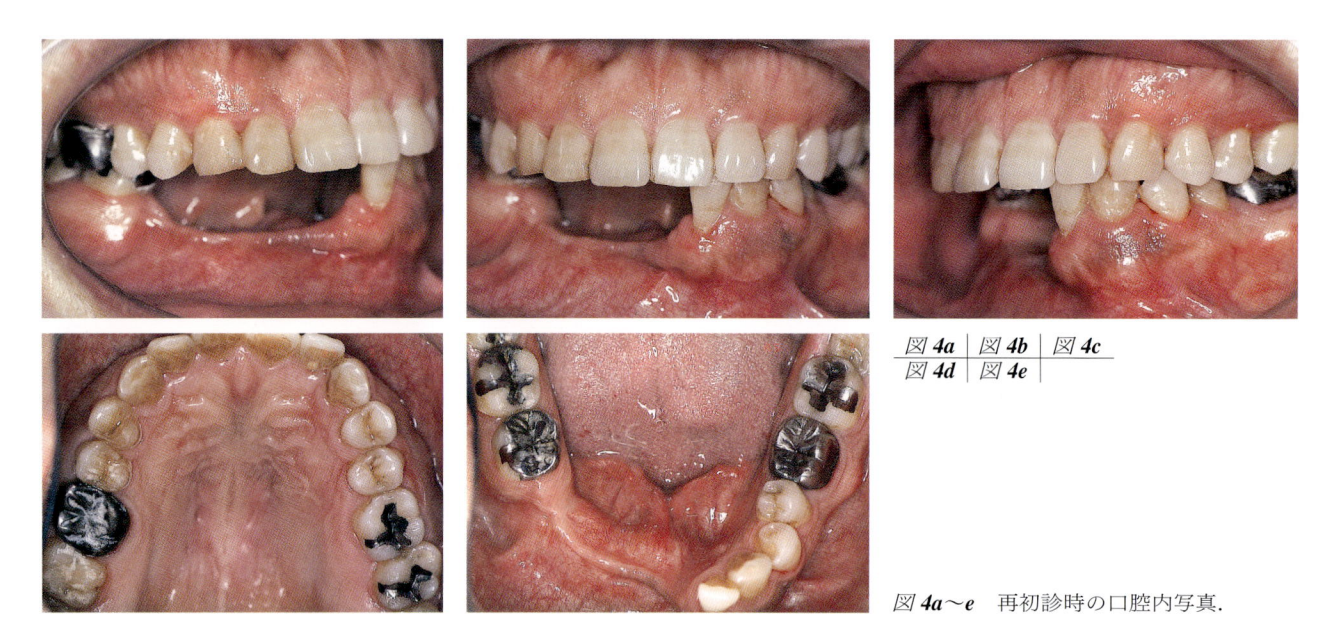

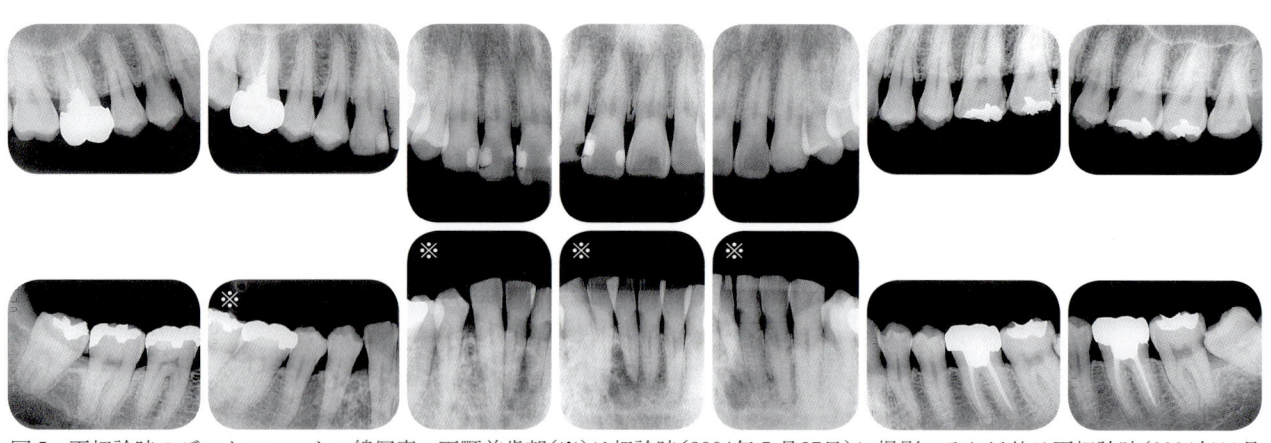

図 5　再初診時のデンタルエックス線写真．下顎前歯部（※）は初診時（2004年5月27日）に撮影，それ以外は再初診時（2004年11月8日）に撮影したもの．全顎的に軽度のアタッチメントロスが認められるが，根の長さ，形態は良好である．

図 6　再初診時のプロービングチャート．全顎的に歯肉に限局した軽度の炎症がみられる．病的動揺は認められない．

表1 腸骨移植がなされている下顎前歯部への治療計画とその特徴.

	義歯	インプラント
費用	○	××
期間	○	×
外科的侵襲	○	××
予知性	△	○
再介入	○	×

図7 本症例における基本設計.

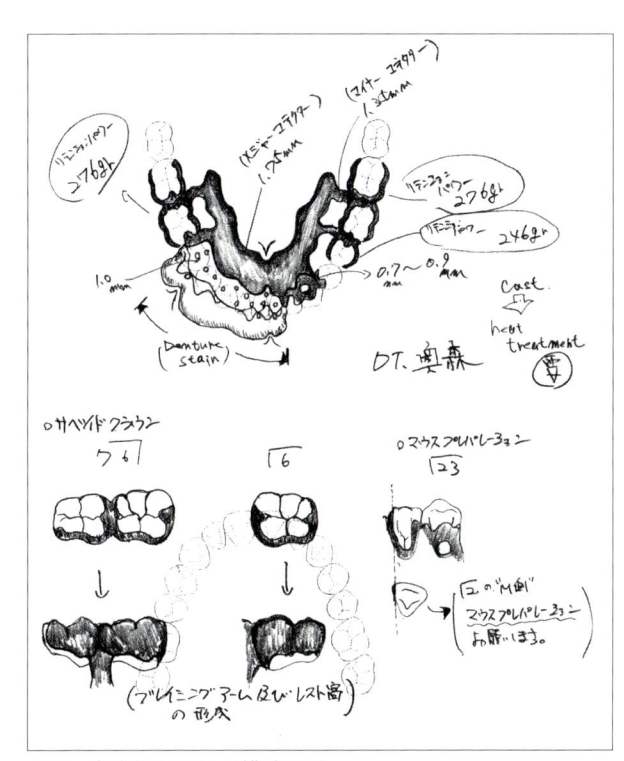

図8 本症例における構造設計.

本症例の着眼点

本症例の問題点と理想的な治療目標

本症例においては，歯周環境の問題，う蝕や不適合補綴物の問題，顎位の問題はあまり認められなかった．問題は，下顎前歯部中間多数歯連続欠損というあまり遭遇しない状況である．補綴治療計画の焦点は補綴設計になるが，選択肢は2つ，義歯かインプラントのみである(表1).

本症例において，術者側としてもっとも考えさせられたことは，腸骨移植をどう捉えるか，ということである．移植した骨の吸収をできるかぎり抑えるには，適度な負荷のコントロールが必要となる．義歯の圧ではインプラントに比較して，骨に対して適切な負荷が加わりにくく，吸収は免れないだろう．しかし，インプラントであれば吸収しない，ということでもない．そこで，骨の状況が安定する3年から5年ほど経過をみて，吸収していく過程で判断を下すことが理想と考えた．また，患者の年齢や自分の臨床経験から考えても，早い決断はすべきでないという判断もあった．

患者の選択した治療とそれに応じた治療目標・治療計画

患者が治療計画においてもっとも望んだことは，外科的侵襲の回避であった．やはり，顎骨切除という経験，インプラント埋入にともなう長期再入院(固定の除去)に対する精神的負担は計り知れないものがあったことが想像される．こういった患者の希望から，治療の再介入や長期の治療計画を考慮し，金属部分床義歯による補綴が最善であろうと考えた．補綴物を同一金属で仕上げること，下顎骨体のたわみをある程度許容させることなどを視野に入れ，ゴールド・サベイド・クラウンおよび白金加金床を選択した(図7).

21世紀の歯科臨床を読む
若手臨床家ケースプレゼンテーション 30

【下顎義歯のマウスプレパレーション】

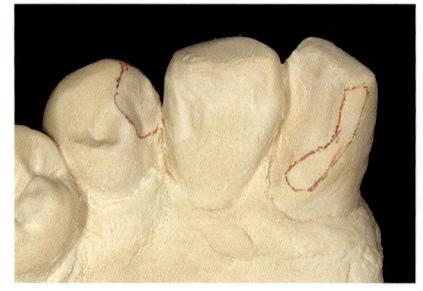

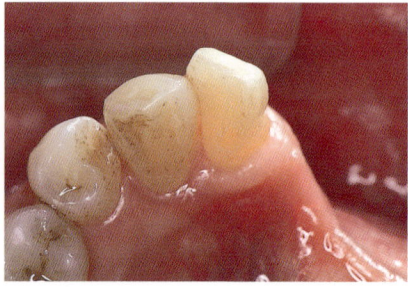

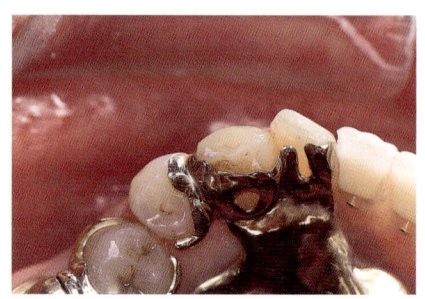

図9a～c　マウスプレパレーション．エナメル質内の切削で可能な部位は，チェアサイドで歯科医師が行う．

【大臼歯部のゴールドクラウンの製作】

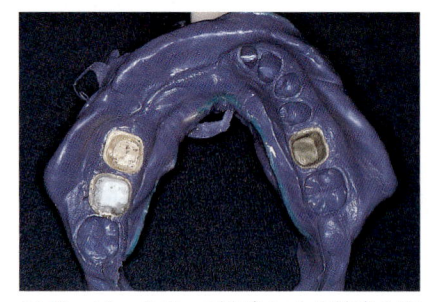

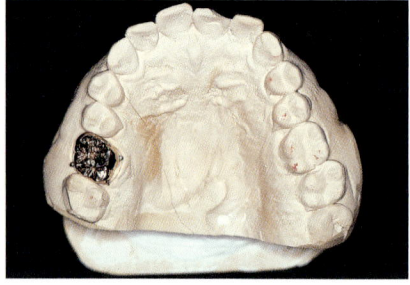

図10　ピックアップ印象により精密な印象採得を行う．

図11a, b　完成したゴールドクラウン．メタルフレームを直接クラウンと適合させて製作していく．
図11a｜図11b

【粘膜面の調整と審美的配慮】

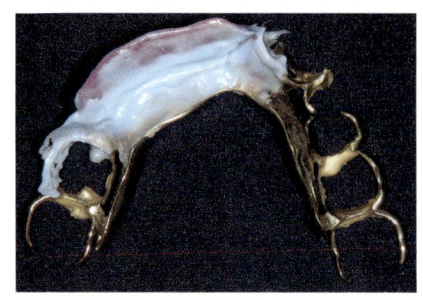

図12　下顎義歯の粘膜面．可能な限り粘膜を介して骨に圧が加わるよう配慮した．

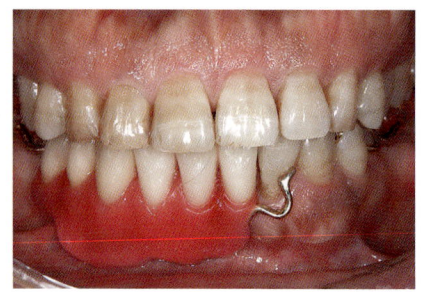

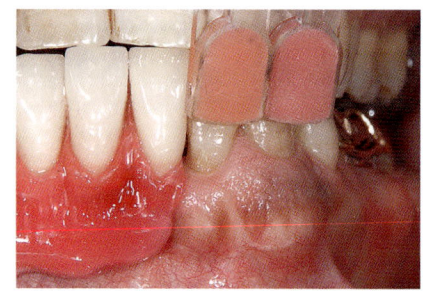

図13　構造設計の段階ではリテンティブ・アームが下顎前歯部に伸び，審美性を侵害していた．

図14　歯肉部位はハイブリッドセラミックスを使用し，キャラクタライズする．そのためのシェードテイキングを行う．

治療過程における処置のポイント

1）設計

基本設計をドクターサイドで決定し，その条件をもとにテクニシャンサイドで構造設計を立案する（図8）．本症例は，支持・把持・維持どれについても多くの装置が必要となった．マウスプレパレーションは構造設計書を参考に，エナメル質内の切削で可能な部位はチェアサイドで歯科医師が行う（図9）．下顎大臼歯は，臨床歯冠長があまりとれなかったことから，クラウン自体にマウスプレパレーションを組み込んだ．したがって，ワックスアップの段階からクラウンワーク・テクニシャンとデンチャーワーク・テクニシャンの意思疎通が重要である．ピックアップ印象を行うことにより，精度をさらに

治療終了時の状態――1

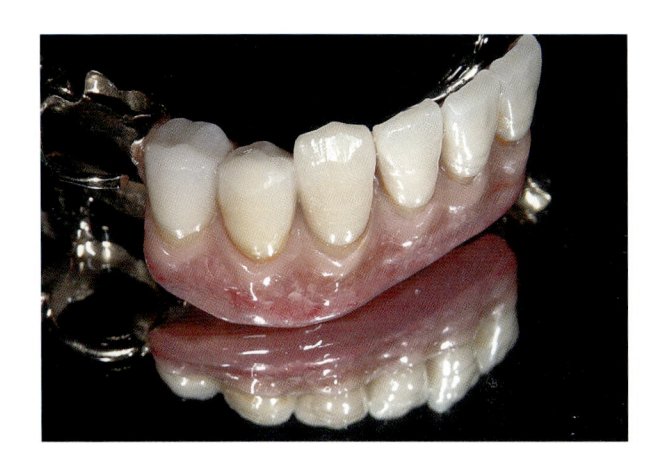

図15　完成した義歯．

図16a	
図16b	図16c

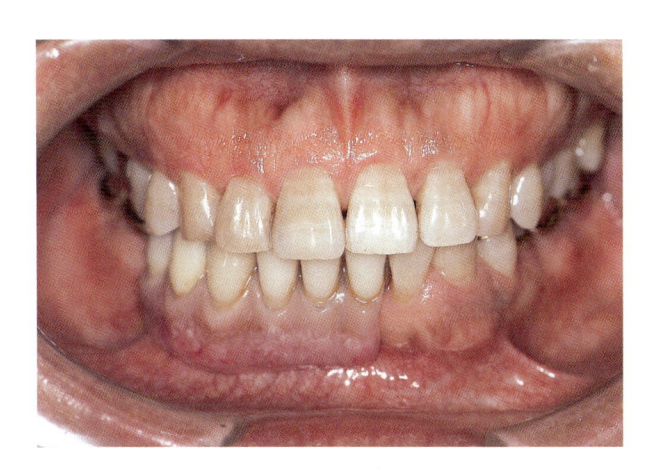

図16a〜c　ここからがスタートになると考える．特に欠損部の顎堤での変化がどうなるかをモニタリングしていくことが重要である．

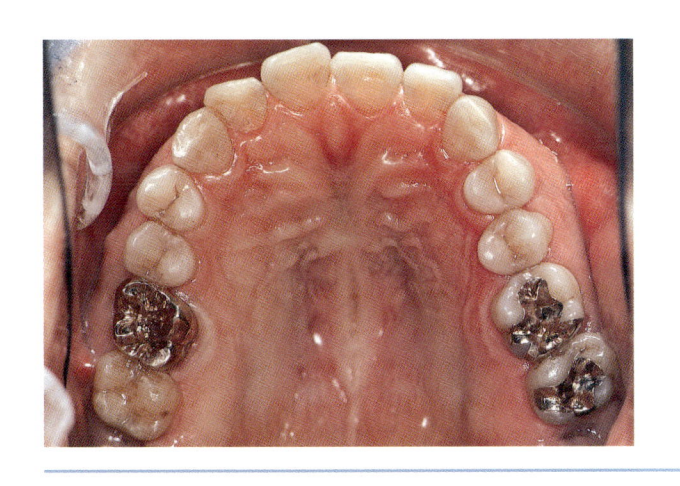

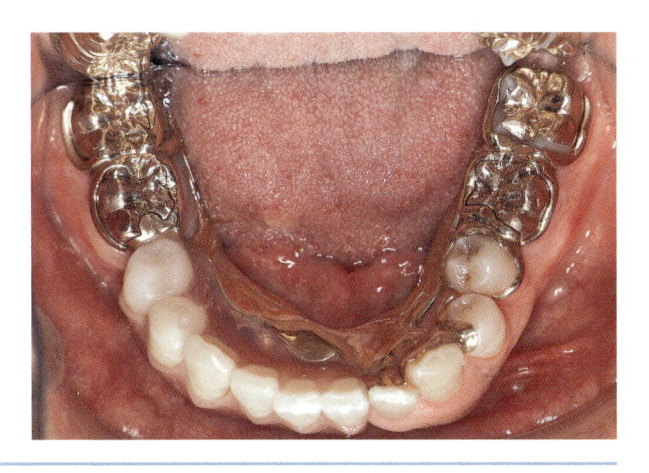

上げることができた(図10, 11)．粘膜面はアルタードキャスト印象を行い，可能なかぎり粘膜を介して骨に適正な圧が加わるようにした(図12)．

　審美性への配慮も必要である．構造設計では下顎前歯にリテンティブ・アームが伸びていたが(図13)，審美性や違和感が強かったことなどから，設計から削除し，他の部位に維持を求めることにした．研磨面はハイブリッドレジンを使用し，審美的に仕上げた(図14)．完成した床義歯を図15に，口腔内に装着したものを図16a〜gに示す．

治療終了時の状態──2

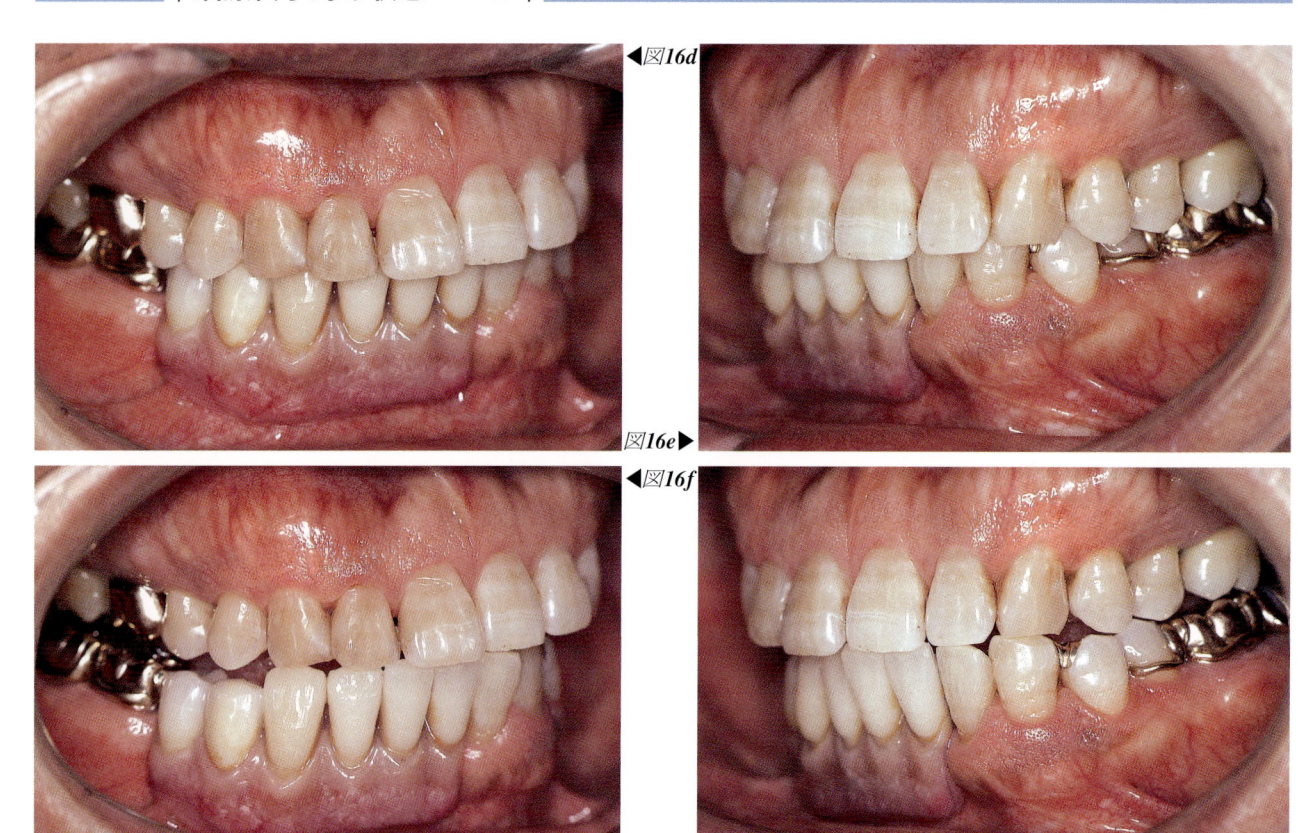

図16d〜g 機能，審美，構造力学，生物学的配慮を可能な限り付与したと考えている．この患者にとって optimum（最適な治療）と考えられる結果である．図 *16f, g* は側方滑走運動時の状態．

2）咬合

本症例では，清掃性向上のために抜歯予定であった上下顎右側第三大臼歯の抜歯は，咬合高径温存を考え最後まで行わなかった．暫間義歯と第三大臼歯によって，顎位の保持は最終補綴まで問題なかったと思われる．

一方，本症例は下顎犬歯を中心に欠損する形となっており，側方滑走運動時に人工歯がガイディングトゥースにならざるをえない（図 *16f, g*）．下顎歯の場合は，咬頭嵌合位の接触点とガイドする部位がほぼ同一であり，調整が困難である．本症例では，ガイドを調整する際は，上顎犬歯をエナメル質内で調整することも含め，上下で調整を行った．

本症例の考察

治療成功のキーはどこにあるか

施した治療に永続性をもたせるには，炎症のコントロールと力のコントロールを臨床的に留意しなければならない．しかし，力のコントロールは崩壊や破壊という結果が生じた後の推測に頼るところが大きいのが現状である．したがって，術者サイドのある一定の基準をもった設計・治療計画立案は必須になると考えられる．

本症例においては，構造力学的配慮を中心とした力のコントロールがまさに重要であった．つまり，補綴設計がキーであったということになる．その設

治療終了時の状態——3

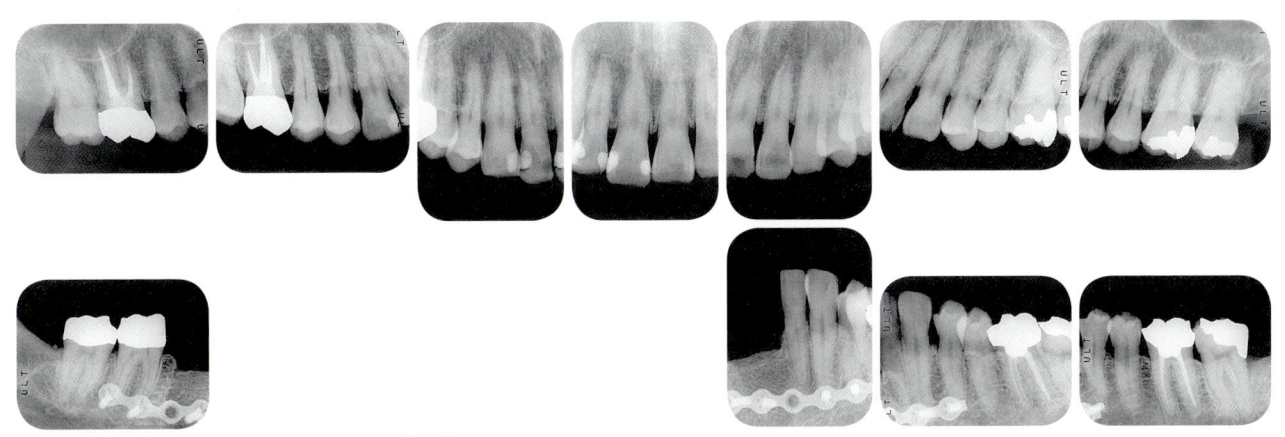

図17 治療終了時のデンタルエックス線写真.

動揺度																																	
プロービング値			3	3	3	3	3	3	3	2	3	3	2	3	3	3	3	2	2	3	2	2	2	2	3	2	3	3	3	3	2	3	3	2	3	3	3	3
			3	3	3	3	3	3	3	3	3	3	3	3	3	3	3	3	3	3	3	3	3	3	3	3	3	3	3	3	3	3	3	3	3	3	3	3
	8		7			6			5			4			3			2			1			1			2			3			4			5			6			7		8
プロービング値			4	3	3	3	3	3															2	2	2	2	2	3	3	3	3	2	2	2	2	2	3	3	3	3
			4	3	3	3	3	3															3	3	3	3	3	3	3	3	3	3	3	3	3	3	3	3	3	3
動揺度																																	

図18 治療終了時のプロービングチャート.全顎的に歯肉の炎症は見られない.

計は,単なる機能回復ということだけでなく,残存歯をいかに保護するかということも含め,ドクターサイドの基本設計,テクニシャンサイドの構造設計,そして両者の意思の疎通がすべてクリアされていなければならない.また,当然患者の背景や希望なども考慮する必要もある.

歯科技工士,歯科衛生士との十分なディスカッションを繰り返すことにより,臨床的に浮き彫りになってくる諸問題をすべてクリアできたことが成功へ繋がったと思っている.

本症例における課題

日常臨床において,与えられた環境に対応せざるをえないケースは非常に多いと思われる.その対応や判断を誤った方向に導かないようにするためには,なにが重要なのか——.現時点での私の考えは,基本に則った知識と技術ではないかと感じている.

"患者ひとりひとりにとって適切で良心的かつ誠実な歯科医療(Bonafide Dentistry)を,われわれ歯科医師が提供できるようにするためには,歯科医学(学術)と歯科治療(技術)の基本を学び,修練し,確実に身につけることが重要である"と,本症例を通して学んだ.

謝辞

今回の症例に携わるにあたり,日ごろからお世話になっている本多正明先生,歯科技工士の奥森健史先生,藤尾明先生,歯科衛生士の鈴木朋湖さんに感謝を述べたいと思います.

21世紀の歯科臨床を読む
若手臨床家ケースプレゼンテーション 30

インプラントを応用した咬合の再構築

咬合再構築における正中矢状面の必要性

高橋徹次
高橋徹次歯科診療室

[著者紹介]
1987年, 明海大学歯学部卒業. 卒業後, 阿部晴彦先生に師事. 一口腔一単位の治療を心がけている.

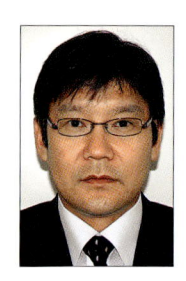

はじめに

近年, インプラント治療は従来の方法と比べさまざまな利点を有することから, 欠損補綴のオプションとして確実に認められ, 再生療法の発展とともにさらなる適応症の拡大が行われてきている. それにともない, 咬合の再構成を行う必要性がある症例も増えてきた. 今回, 正中矢状面を基準とした咬合再構築症例のなかで, インプラントを応用した症例を呈示する.

患者の基本データ

患者は53歳女性. 2004年7月, ｢５６７欠損による咀嚼障害を主訴に来院. その他, 特記事項はなかった.

本症例の着眼点

本症例の問題点と理想的な治療目標

①多数の二次う蝕, 要抜去歯
　→プラークコントロールの重要性に対するモチベーションおよびTBI
②６５｜４の重度の骨吸収, 二次う蝕
　→抜歯と同時にsocket preservation
③７｜５６７の顎堤吸収
　→GBRによる歯槽堤増大術
④顎位, 咬合平面, 正中のズレ
　→SHILLA SYSTEMによる診断と再構築
⑤不良補綴物, 形態・色(審美性)の問題
　→プロビジョナルレストレーションによるチェックと調整, 歯科技工士との連携

以上の手技を用いて, 理想的な咀嚼器の要件である①左右同矢状傾斜を有する咬合平面, ②均衡な咬合接触, ③正中矢状面に対して左右対称な歯列, ④

連絡先: 〒085-0015 北海道釧路市北大通6-1-7

初診時の状態

初診時の患者プロファイル

初診日：2004年7月12日
初診年齢，性別：53歳，女性．
主訴：5 6 7欠損による咀嚼障害．
全身的既往症：特記事項なし．
初診時の所見：残存歯： 7 6 5 4 3 2 | 1   3 4 5 6 7 / 6 5 4 3 2 1 | 1 2 3 4

補綴物： 7 6 5 4 ③ ② 1 | ① ② ③ 4 5 6 7 (Br) / ⑥ ⑤ ④   ② ③ 4
連結　　連結

失活歯： 7 5   3 | 1 3 6 / 6 5 4   2 3 4

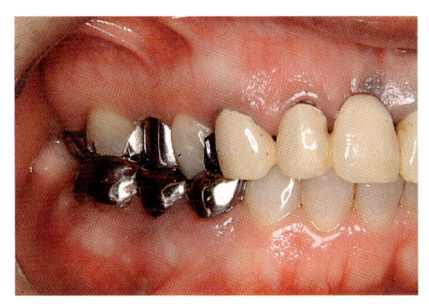

欠損歯： 1 | 2 / 7   5 6 7

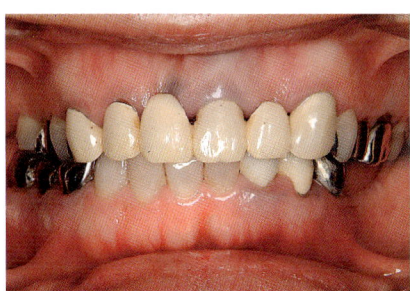

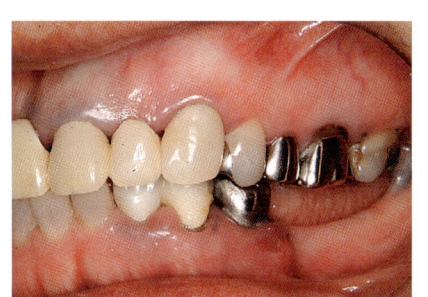

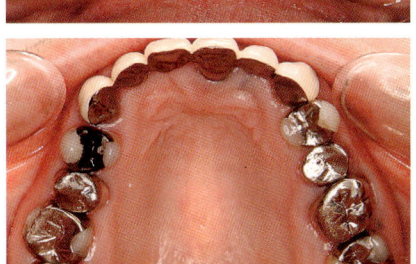

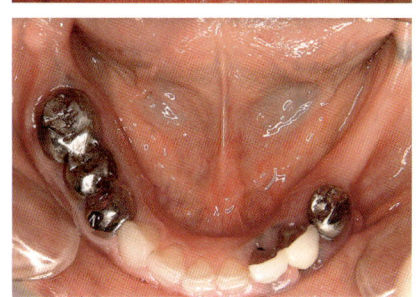

図1a｜図1b｜図1c
図1d｜図1e

図1a～e 下顎4前歯以外すべての歯に修復処置がなされている．歯肉の炎症および二次う蝕がみられる．咬合高径が低く，顎位変位も疑われる．下顎左側欠損部の顎堤が細い．

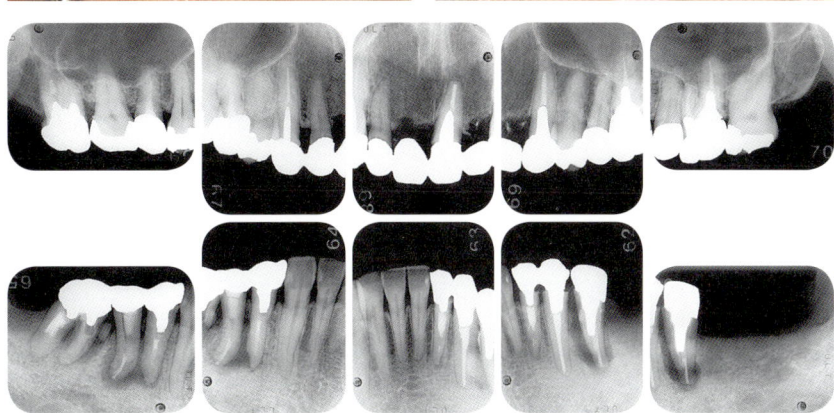

図2 診断の結果 6 5 | 4 は骨吸収，二次う蝕のため保存不可能と判断した．| 4 は保存を試みることにした．| 2 の根尖部にファイルの破折片がみられる．

図3 初診時プロービングチャート．

□ポケットの深さ4mm．□5mm以上．

【下顎位は姿勢ひいては健康に大きく関係する】

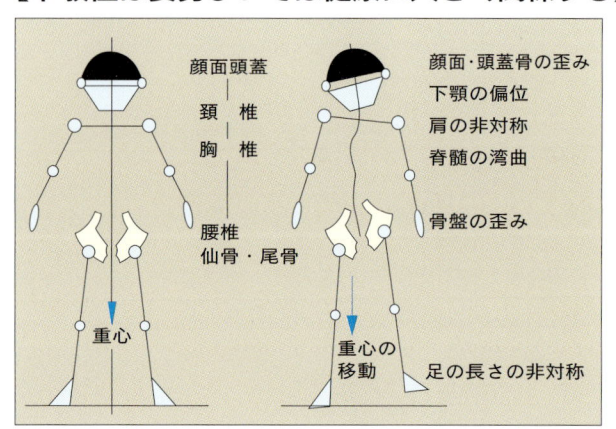

図4 健康に大きく影響を与える姿勢は，正中矢状面を中心に左右対称であることが望ましいと考えられる．姿勢を左右する要素はいろいろ考えられるが，顔面頭蓋全体の重心を大きく左右する下顎位は非常に重要な意義をもつ．（上川明久先生のご厚意による）

真前方，左右対称に移動できる下顎骨体，⑤調和したスマイルライン，⑥有機咬合，を具備する咀嚼器の構築を本症例の理想的な治療目標とした（図4）．

患者の選択した治療とそれに応じた治療目標・治療計画

正中矢状面を基準とするSHILLA SYSTEMを活用し，中心咬頭嵌合位で咬合器に付着した上下顎模型と種々の基礎資料を患者に提示してコンサルテーションを行った結果，患者は，下顎欠損に対してはインプラントを，上顎欠損に対してはブリッジを用いて治療することを希望した．それらを用いて，前述の理想的な咀嚼器の条件を具備した咬合再構築を治療目標とした．

治療計画
（1）プラークコントロールの重要性についてのモチベーションおよび歯周初期治療．
（2）治療目標達成のため，正中矢状面を基準とし生体の正中と咬合器の正中を一致させる阿部晴彦先生考案のSHILLA SYSTEMを活用した診査，診断およびそれに基づく治療の遂行．
・抜歯：$\overline{6\,5|4}$
・歯内療法：$\overline{4|2}$（$\overline{|2}$は根尖にファイルの破折あり）
・インプラント：$\overline{7\,6\,5|4\,6\,7}$
・補綴：$\dfrac{7\overline{}7}{7\,6\,5\,4|2\,3\,4\,5\,6\,7}$

治療過程における処置のポイント

1）$\overline{7\,6\,5|}$相当部のインプラント植立とティッシュマネージメント

咬合維持のために保存しておいた抜歯予定の$\overline{6\,5|}$が歯周初期治療中に急性腫脹を起こし，早期に抜歯せざるをえなくなった．患者の希望により$\overline{6\,5|4}$をsocket preservationを用いて同時に抜歯した．歯周初期治療が終了し$\overline{6\,5|}$部の抜歯窩が上皮化した抜歯後約2か月に，$\overline{7\,6\,5|}$相当部へのインプラント植立とチタンフレーム強化型非吸収性膜を使用したGBRを同時に行った（図5a）．そして，GBR 3か月後に再生組織への血液供給を考慮し，メンブレンの除去を兼ねた二次手術を行った．GBRを行った部位は再生組織で満たされていた（図5b, c）．その際，同部位の角化粘膜の幅が2〜3mmと狭かったため，歯槽頂より舌側側に切開を入れ歯肉弁を剥離してメンブレンを除去し，その後剥離した歯肉弁を頬側に移動し吸収性コラーゲン膜を狭み縫合することにより，角化粘膜の増大を行った（図5d）．

2）$\overline{|4\,6\,7}$相当部のインプラント植立とティッシュマネージメント

左側臼歯部は骨頂の幅が1mm弱と狭かったが，舌側壁をとばさないよう注意し，$\overline{|4\,6\,7}$相当部のインプラント植立とチタンフレーム強化型非吸収性膜を使用したGBRを同時に行った（図6）．同部位も3か月でメンブレンを除去して再縫合し，GBR 5か

【7 6 5 相当部のインプラント植立とティッシュマネージメント】

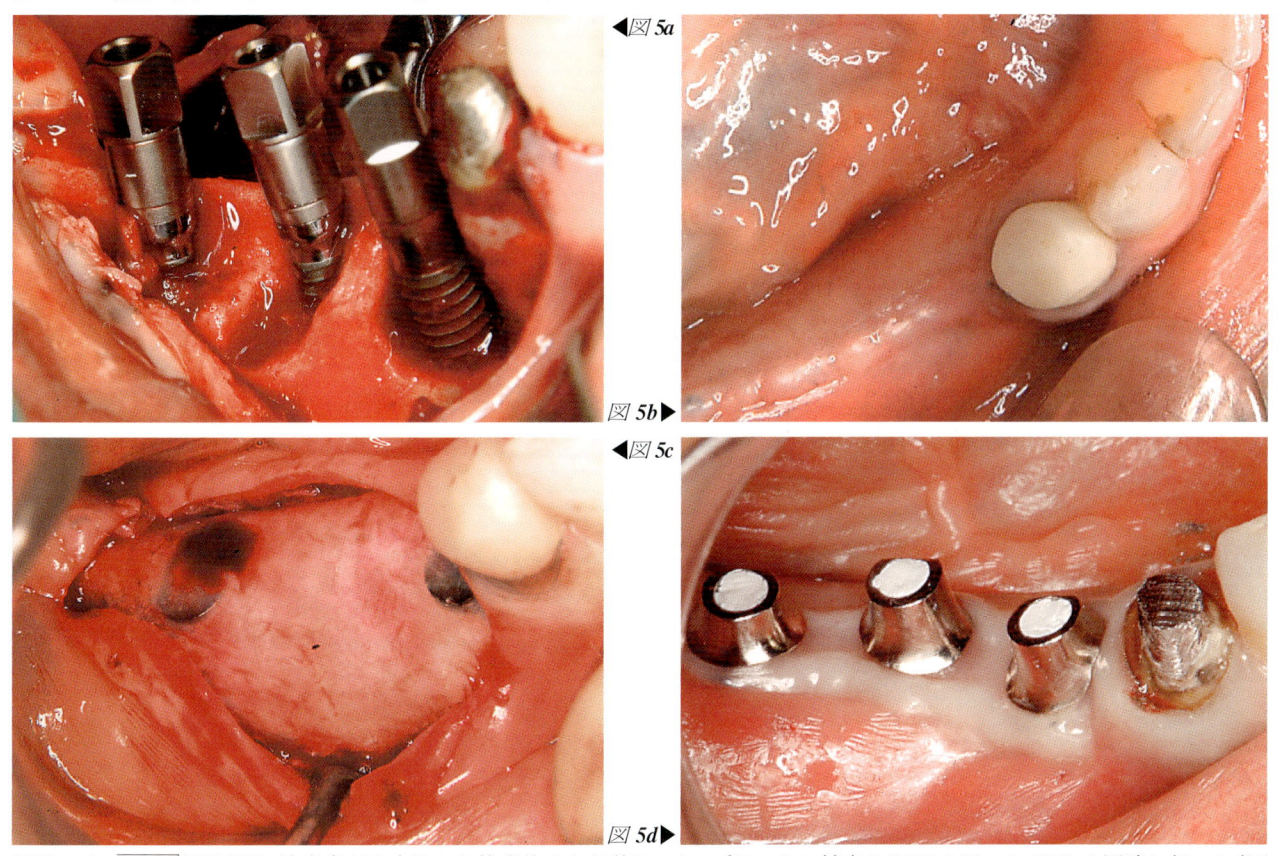

図5a~d 7 6 5 相当部は，抜歯窩が上皮化した抜歯約2か月後に，インプラントの植立とPRPを用いたGBRを同時に行った（図5a）．メンブレン除去時，同部位は再生組織で満たされていた（図5c）．その際，同時に角化粘膜の増大処置を行った（図5d）．

【4 6 7 相当部のインプラント植立とティッシュマネージメント──1】

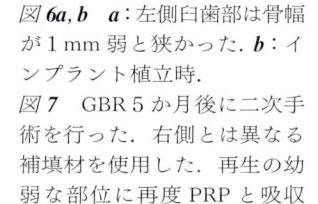

図6a, b　a：左側臼歯部は骨幅が1mm弱と狭かった．b：インプラント植立時．
図7　GBR 5か月後に二次手術を行った．右側とは異なる補填材を使用した．再生の幼弱な部位に再度PRPと吸収性メンブレンを応用した．

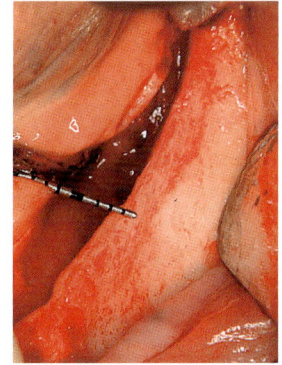

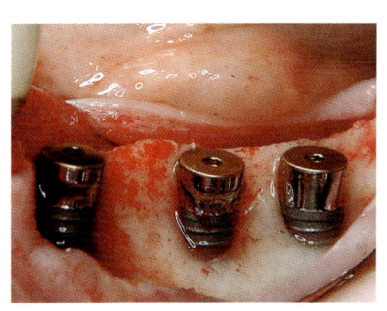

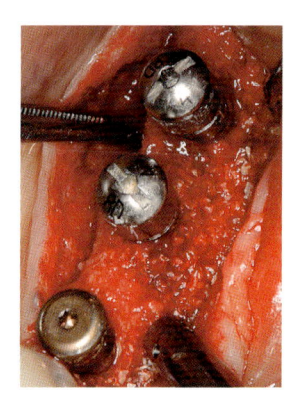

月後に二次手術を行った（図7）．同部位は角化粘膜が欠如していたため，アバットメント装着後，遊離歯肉移植を行いインプラント周囲の角化粘膜を獲得した（図8）．

3）SHILLA SYSTEMの活用

初診時の診査，診断からサージカルステント製作，プロビジョナルレストレーション製作，そして最終補綴物装着に至る一連の治療すべてにSHILLA SYSTEMを活用した（図9）．SHILLA SYSYEMでは生体と咬合器の正中矢状面を合致させる咬合器付着により，歯列全体の左右対称性・前歯部歯列の正中・歯軸の垂直性・調和したスマイルライン・咬合平面の左右同高性などが具現化され，診査・診断のみならず，それに基づく治療計画に従った一口腔一単位

【4̲ 6 7̲ 相当部のインプラント植立とティッシュマネージメント――2】

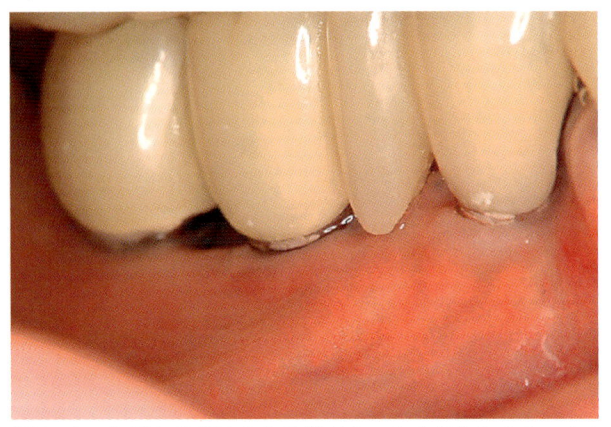

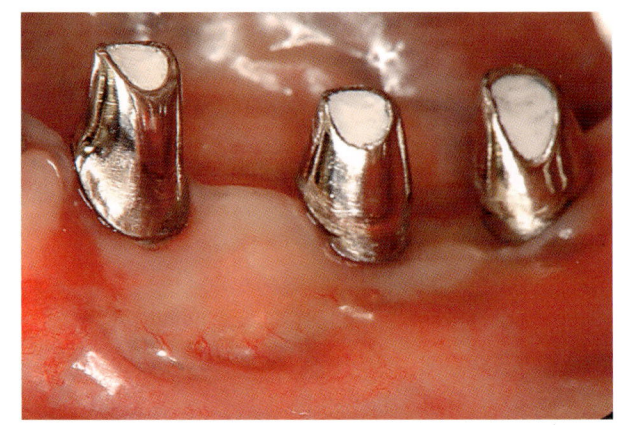

図8a,b 左側臼歯部は角化粘膜がまったく存在しなかったため，PRPを用いて遊離歯肉移植を行った． 図8a 図8b

【生体は構造上多くの歪みをもつ】

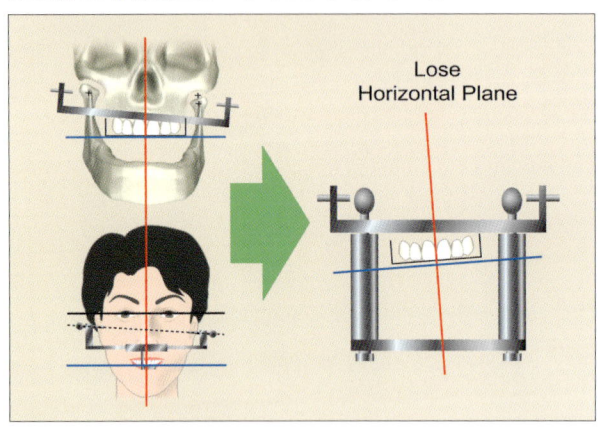

図9 生体は構造上多くの歪みをもち，トランスバースホリゾンタルアキシスポイントは正中矢状面に対し左右対称，左右同高でないことが多い．その結果，後方基準点を左右対称，左右同高に製作している咬合器にトランスファーすると，もはや生体の正中は咬合器上では正中を示さない結果を示すことが多い．

【エステティックフェイスボウによるフェイスボウトランスファー】

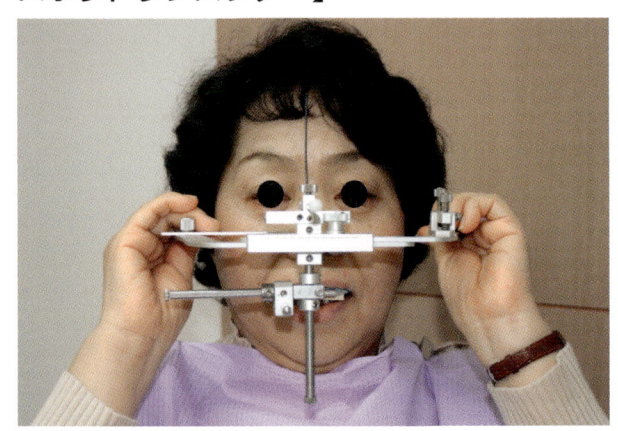

図10 生体と咬合器の正中矢状面を合致させるために，エステティックフェイスボウでフェイスボウトランスファーを行った．

【歯列の具現化】

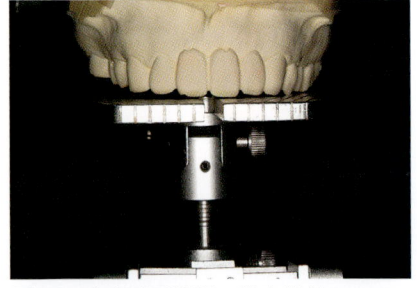

図11 咬合平面診断・設定器具 SHILLA Ⅱの上では歯列の左右対称性・左右同高性がミリ単位で一目瞭然に具現化される（本マウント前）．

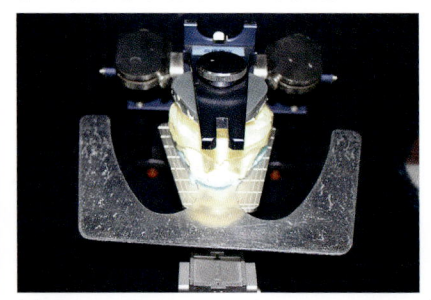

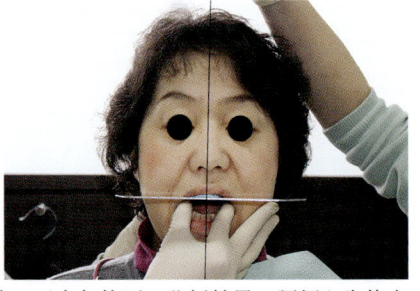

【正中矢状面合致の確認】

図12,13 エステティックフェイスボウの後，正中矢状面の分析結果の評価を生体上で行った．エステティックフェイスボウを用いた場合，ほとんど無修正で生体の正中矢状面と咬合器の正中矢状面が一致する．この場合も無修正で一致した． 図12 図13

【咬合平面の微修正】

図14|*図15*

図14, 15 補綴処置を行うまでもない挺出歯などは，レジンキャップを作りSHILLA II上で紙ヤスリなどを用いて修正し，レジンキャップを口腔内に装着して飛び出たところを削合することにより，確実に平面を合わせることができる．

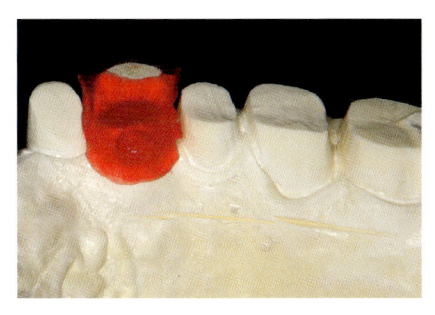

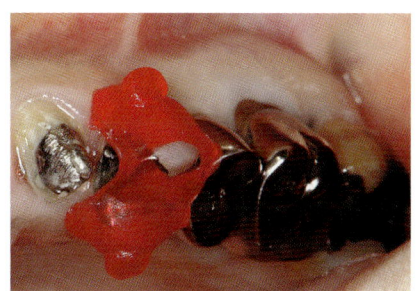

【SHILLA SYSTEMを活用したプロビジョナルレストレーション】

図16|*図17*

図16 SHILLA SYSTEMを活用した，歯列の左右対称，左右同高を具備したプロビジョナルレストレーション．
図17 ゴシックアーチ・トレーシングを活用し，いわゆる中心位で嵌合する最初のプロビジョナルレストレーション装着時の口腔内所見．

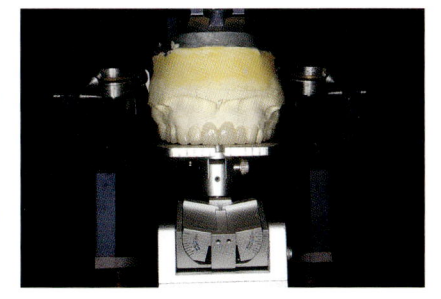

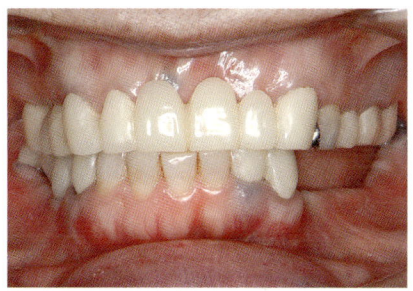

【下顎骨体の理想的ムーブメント】 【最終補綴物】

図18|*図19*

図18 動的下顎運動も前方運動は前歯のガイドにより真前方に向かい，側方運動は犬歯誘導により左右対称に動く下顎運動が理想である．
図19 SHILLA SYSTEMを活用して理想的咀嚼器像を追求した最終補綴物．

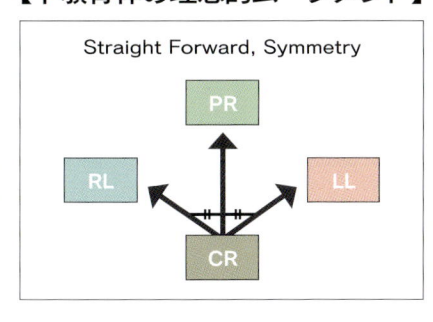

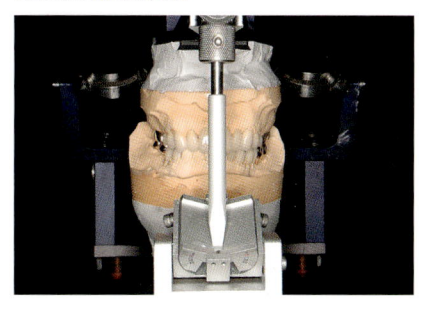

表1　咬合器調整値．

	顆路調節値（deg）		メカニカルアンテリアガイドテーブル調節値（deg）	
	矢状顆路傾斜度	ベネット角	矢状傾斜度	側翼角
前歯なし	25	15	25	10
前歯あり	40	15	45	20

下顎の理想的な動的運動を求めて，ABE咬合器を表の値に設定しプロビジョナルレストレーション，最終補綴物を製作した．（参考文献3より引用改変）

の咬合構築を実践できる．
　エステティックフェイスボウでフェイスボウトランスファーを行い，ABE咬合器に上顎模型を付着する（図10）．咬合平面診断・設定器具SHILLA IIの上では，歯列の左右対称性・左右同高性が一目瞭然にミリ単位で具現化される（図11）．上顎模型付着後，SHILLA II上でシリコンのバイトマテリアルなどを用いて上顎咬合面を採得し，患者の口腔内に試適することで正中矢状面のトランスファーの是非を確認した（図12, 13）．補綴処置を行うまでもない挺出歯などは，レジンキャップを作りSHILLA II上で紙ヤスリなどを用いて修正し，レジンキャップを口腔内に装着し飛び出たところを削合することで確実に咬合平面を合わせることが可能である（図14, 15）．

治療終了時の状態——1

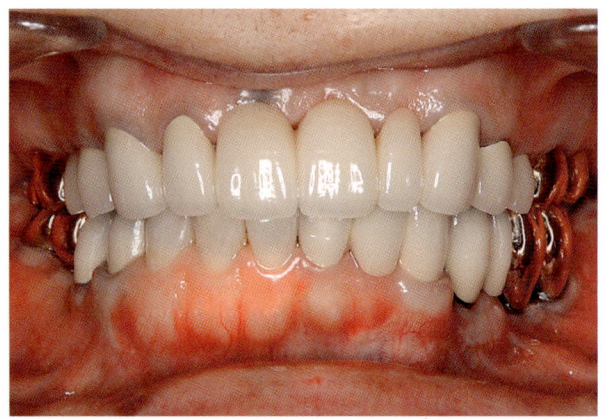

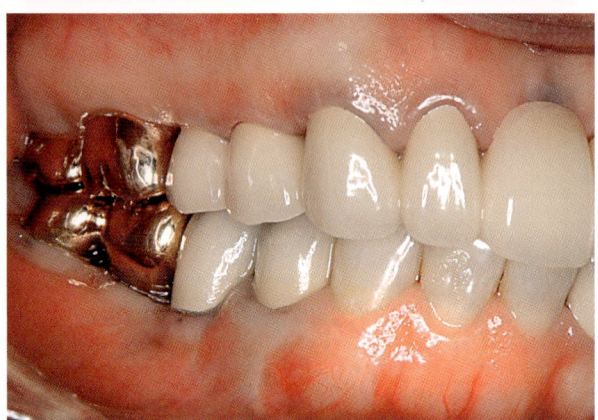

図 20a
図 20b | 図 20c
図 20d | 図 20e

図20a～e　正中矢状面に対して左右対称・左右同高で下顎運動も真前方，左右対称に動くことを目指した治療終了時口腔内所見．

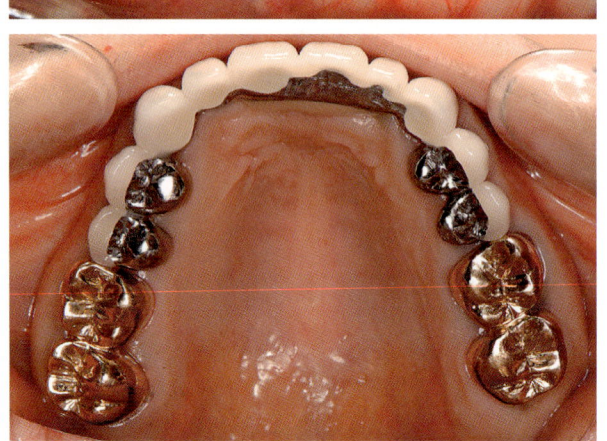

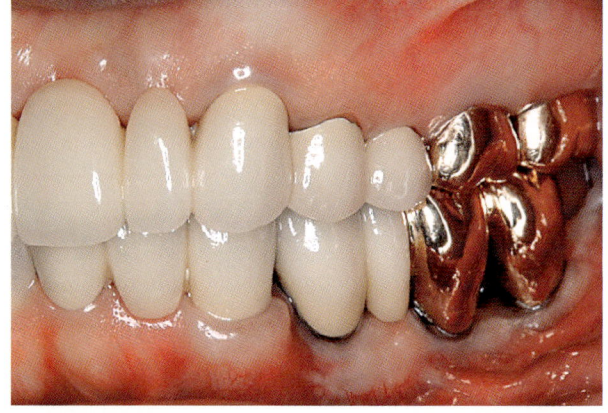

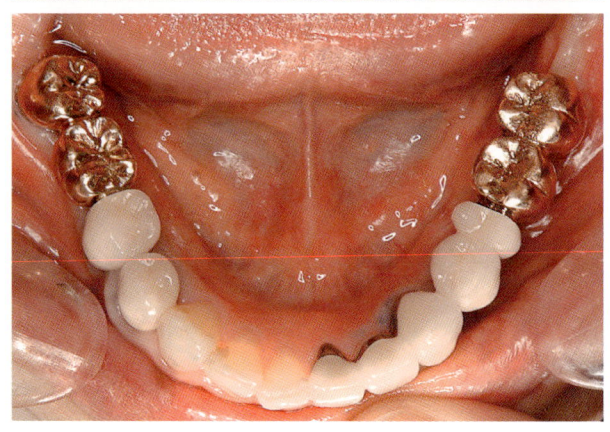

　咬合再構築症例では，設定した咬合平面より低位や高位にある歯は，削らずに足したり，一般的なプレパレーション量より多く削合する必要が生じたりするので，口腔内の状態を咬合器上で三次元的に具現化することが大切であると考える．正中矢状面を基準とするSHILLA SYSTEMでは，それらが具現化され，ミリ単位で視覚的にわかる．SHILLA SYSTEMを活用し，歯列の左右対称，左右同高を具備した，最初のプロビジョナルレストレーションを製作した（図16）．ゴシックアーチ・トレーシングを活用した，中心位咬合で嵌合する最初のプロビジョナルレストレーション装着時の口腔内所見を図17に示す．動的にも，左右対称に移動する下顎骨体を目標にメカニカルアンテリアガイドテーブルを表1の値に設定し，SHILLA SYSTEMを活用しいくつかのプロビジョナルレストレーションを経て，

治療終了時の状態──2

図21 2┘は根尖の破折ファイルの位置が悪く，ファイナルを除去できず病巣の拡大が確認されたため抜歯した．1┘は治療期間中に歯根破折を起こし，やむなく抜歯した．4┘は根管処置により保存することができた．GBRの部位には骨の再生が確認される．

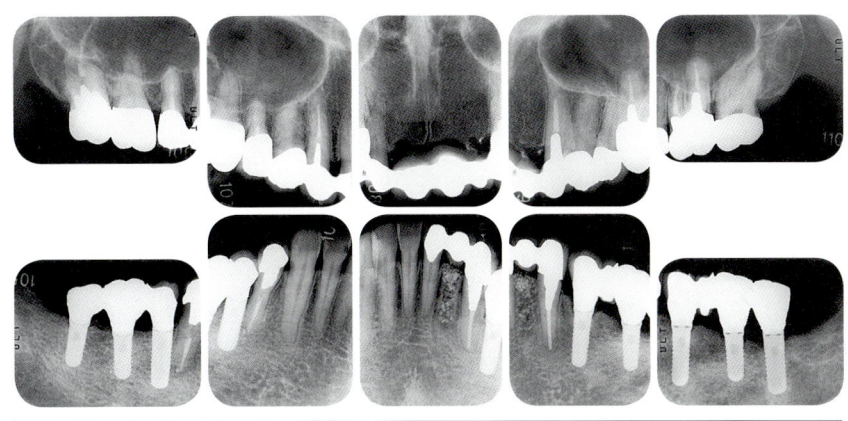

図22 終了時プロービングチャート．

本症例の考察

本症例における治療成功のキー

SHILLA SYSTEMを活用し三次元的な座標を咬合器上に具現化し，一口腔一単位の治療を行えたことが本症例の鍵と考える．

本症例における課題

①治療期間中にKey Toothの1┘を歯根破折で抜歯せざるをえなくなってしまったことがもっとも悔やまれる．インプラント治療，特にGBRやサイナスリフトなどの再生療法を応用した場合，治療期間が長期にわたるため，審美性や咬合の維持，残存歯保護などのためのテンポラリーインプラント導入の必要性を強く感じた．

②プロビジョナルレストレーションの精度と最終補綴物との連携．

③本症例のように比較的難易度の高いGBR症例でも，精度の高いインプラント植立を行えるようにしたい．

最終補綴物を製作した（*図18, 19*）．

謝辞

稿を終えるにあたり，日頃ご指導いただいております阿部晴彦先生，そして糸瀬正通先生，山道信之先生，元永三先生をはじめといたしますIPOI臨床研究会の諸先生方，スタディーグループSAEYの諸先生方に心から感謝の意を表します．

参考文献

1. 阿部晴彦 監著．佐藤直志，岩田健男，元永三（編著）．機能・審美的な咀嚼器構築の臨床．東京：クインテッセンス出版，1999．
2. 阿部晴彦（監修）．コンプリートデンチャーの臨床．東京：クインテッセンス出版，1991．
3. 保母須弥也（監著）．羽賀通夫，高山寿夫（著）．咬合学．東京：クインテッセンス出版，1995．
4. 阿部晴彦．中心位記録法としてのVisible Centric Recording Technique の紹介．顎咬合誌 1982；3（4）：21-33．
5. 阿部晴彦．ゴシック・アーチ描記法について．歯科評論 1981；469：101-109．
6. 元永三，糸瀬正通，張在光，水上哲也，林美穂．POI SYSTEMの臨床．東京：クインテッセンス出版，2001．
7. 山道信之，林佳明，牧角新蔵，河原三明，水上哲也．インプラントイマジネーション．さらなる適応症拡大への枝．東京；クインテッセンス出版，2004．
8. 佐藤直志．歯周外科の臨床とテクニック．東京：クインテッセンス出版，1997．
9. 佐藤直志．インプラント周囲のティッシュ・マネージメント．東京：クインテッセンス出版，2001．

21世紀の歯科臨床を読む
若手臨床家ケースプレゼンテーション 30

咬合育成への取り組み

態癖が口腔へ及ぼす影響について

谷　昌樹
谷歯科医院

[著者紹介]
　1995年，筒井塾に入門以来，筒井昌秀先生，筒井照子先生に師事．顎機能を重視した治療に取り組む．小児の咬合育成から成人の咬合再構成を通して，患者本来の健康な姿を取り戻せるような歯科診療を目指している．1988年，朝日大学歯学部卒業．

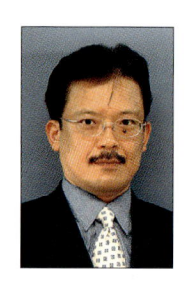

はじめに

　歯科医療の目的に，口腔内の異常な状態を取り除き，咀嚼器官として正常な機能を営めるように導き，全身の健康の獲得に寄与することがあげられる．だが，翻って考えてみると，われわれが大学教育で学んできたことはう蝕や炎症で壊れてしまった部位を上手に修復していくことを主としており，予防といえばブラッシング指導やフッ化物塗布などだと思っていた．実際，臨床の現場においてもそうしていくことが当たり前のように考えていた．
　しかし，近年の軟食の影響や筋力の低下，よくない生活習慣，悪い姿勢などによって生体の本来の機能が作用せず，口腔内にもさまざまな病態が発現してきている．今まではこれらの病態の観察，発症に対する原因の探求が軽視されがちで見逃されていたと思われる．
　今回，それらのことを踏まえて症状が改善した症例を3例，呈示したい．

症例1 (図1〜4)

初診時所見

　下顎乳切歯の交換期であるが，後継永久歯が正常に生え変わることのできるスペースがないことは明らかである．詳細に観察してみると，上顎は高口蓋で側方への発育が劣っていることがわかる．この高口蓋となった主な原因として舌低位が疑われた．
　歯列弓がU字型のきれいなアーチを保つためには，内側からは舌，外側から口唇や頬筋などの口腔周囲諸筋群がバランスよく機能しなければならない．また下顎は上顎歯列弓の内側に位置するので，上顎の形態が小さければ叢生や内側傾斜することにより対応していると考えられる．

連絡先：〒573-0084 大阪府枚方市香里ヶ丘10丁目3463-18

症例1

初診時の患者プロファイル

初診日：2005年1月
初診年齢，性別：5歳，女性．

主訴：歯並びが悪くなりそうなので，なにかよい方法はないか相談したい．

【初診時の状態】

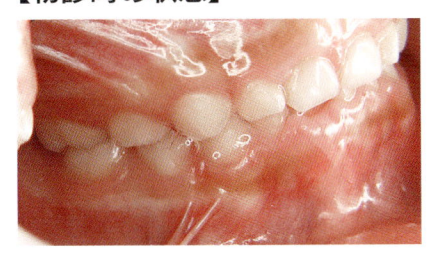

図 1a〜e　舌低位により正常な嚥下がなされず高口蓋になり，上顎の側方への成長が促進されていない．矯正による治療介入は必要であると思われるが，まずはよくない生活習慣はないかのチェックと，舌や口唇の機能を高めるため筋機能訓練をする．

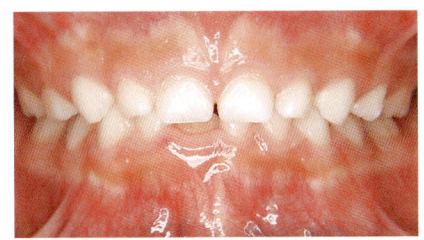

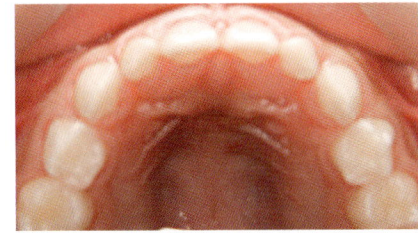

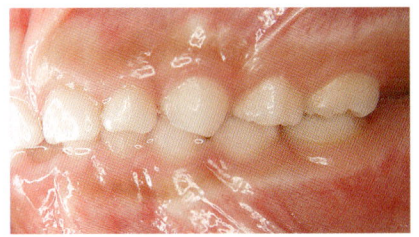

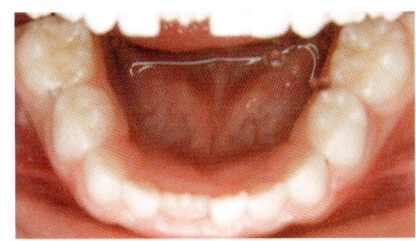

| 図 1a | 図 1b | 図 1c |
| 図 1d | 図 1e |

【10か月後の状態】

図 2a, b　筋機能訓練の効果が少しずつ現れ始め，上顎の側方への成長が促されつつある．嚥下時に舌が口蓋へ機能圧を伝えることは重要な要素である．　図 2a ｜ 図 2b

表1　上顎幅径の変化．

	初診時	10か月後
C〜C	27.6	29.7
D〜D	23.1	28.6
E〜E	33.7	34.2（mm）

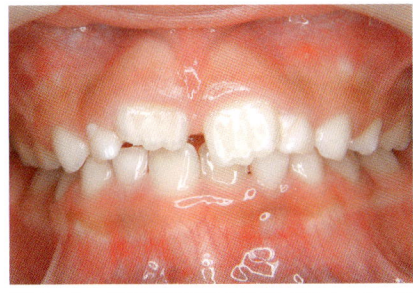

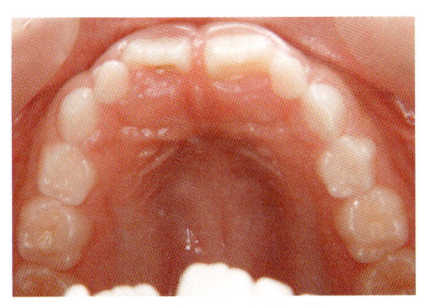

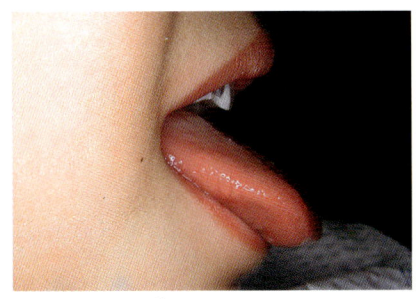

図 3a, b　初診時の力のない弱々しい舌から，機能できる形に変化した．これは，当医院のスタッフと母親の協力がないと達成できなかった．今後，動的治療を開始していく予定である．

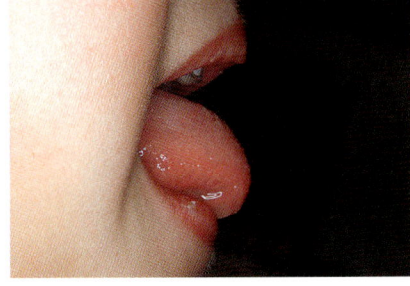

図 3a　初診時．　　　　　　　　図 3b　10か月後．

【姿勢の変化】

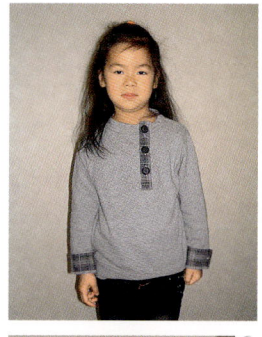

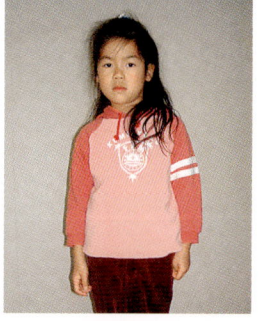

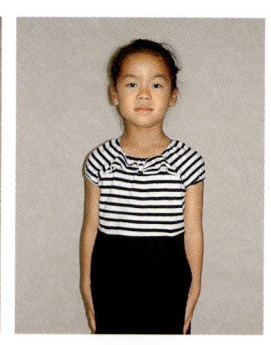

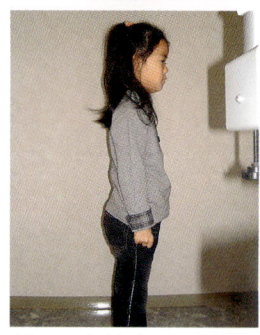

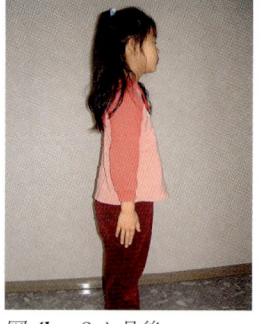

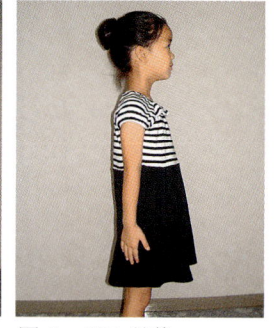

図 4a 初診時． *図 4b* 2か月後． *図 4c* 10か月後．

図 4a〜c バレエを習っているが，姿勢が右に傾く．初診より2か月後に食事の姿勢をたずねると，いつも母親が患者の右に座り食事を与えていたそうである．そのこともあり，重心が右に傾いたと考えられる．食事のときは患者の正面に座ってもらうように指導した．そうしてもらうことにより，徐々に体の傾きが直ってきた．片方だけに重心をかけて動作をしても，容易に変位することがわかった．

これらのことにより，現在は下顎の萌出スペース不足が露呈してきたと思われる．また，全身姿勢では体の中心軸に対して体が右に傾き頭部が右側に変位している．

治療上のポイント

すべて乳歯列であるため積極的な治療介入はせずに，生活習慣の改善および筋機能訓練（MFT）を中心に指導をした．母親も非常に熱心に訓練内容を受け入れてくださったので，弱々しかった舌も機能できる形態に変化し，嚥下も上手にできるようになった．

バレエを習っているにもかかわらず姿勢がどうしても右に傾いてしまうとのことであったので，原因となる態癖や生活習慣がないか探ってみた．よくよく聞いてみると，食事のときつねに母親が患児の右側に座り食事を与えていたことがわかったので，その習慣をやめてもらい，食事のときは患児の正面に座るよう改めてもらった．そうすることにより頭位も体の中心軸に近づいてきた．骨格性の変形をきたす場合もあるので，早い段階で気づくことの重要性を認識した．

症例2（図5〜9）

初診時所見

患者は，朝，舌が痛いと言って泣きながら起床してきたそうである．主訴の右側舌縁部には上顎の舌側咬頭が突き刺さった圧痕があり，これが痛みの直接的な原因であると推察された．

口腔内を咬合単位で診査すると，ICPでは下顎はわずかに右側に変位し，右側上下臼歯部が舌側に傾斜していることがわかる．

問診で右手による頬杖をしていることが判明し，この外力により右側歯列が内側へ傾斜したと考えられる．これにより右側上下の嵌合状態がきつくなり，いわゆる窮屈な咬合を招来しクレンチングを起こして舌に陰圧がかかり，結果として舌痛症が起こったと考えられる．

治療上のポイント

対症療法的に舌の圧痕の直接的な原因である舌側咬頭を丸めてしまうと，一時的には症状は緩解する

症例 2

初診時の患者プロファイル

初診日：2001 年 3 月
初診年齢，性別：9 歳，男性．

主訴：右側の舌縁部がひどく痛む．

【初診時の状態】

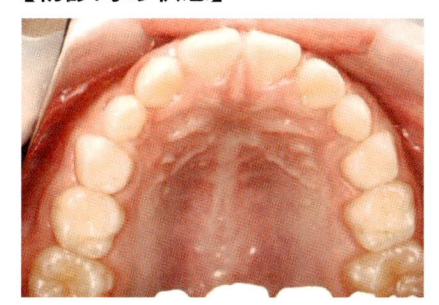

図 5a 上顎臼歯部は右側の方が直線化している．右外側からの力が加わっていることが疑われる．

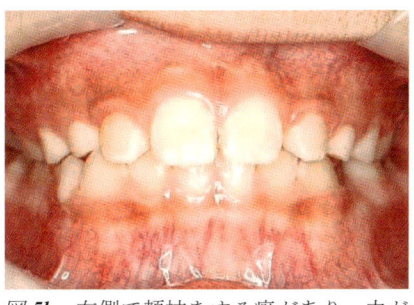

図 5b 右側で頬杖をする癖があり，力が加わった結果が右側の内側傾斜として現れている．下顎はわずかに右側に変位している．

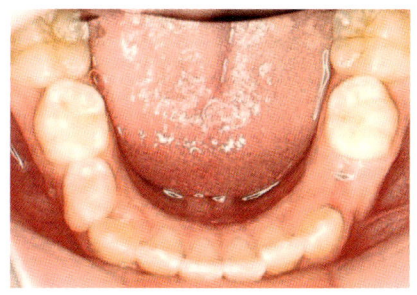

図 5c 「舌が痛い」と泣きながら訴えてきた舌の圧痕が観察される．窮屈な咬合でクレンチングを起こした結果と推察した．

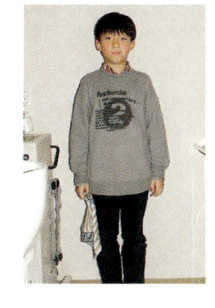

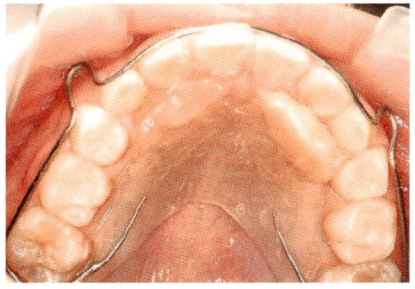

図 6 診療台で問診中も体をクネクネさせ一定の姿勢がとれず，落ち着きのない様子だった．また，まっすぐに立つことが難しく，この写真撮影も後ろの壁面に寄りかからないと姿勢が保たれなかった．下顎位が安定していないと，体の重心が取りにくいため揺れやすくなるようである．

図 7 リラックスポジショニングスプリント（筒井式）を装着し右側の臼歯部の自然提出を待つ．リラックスポジションは ICP より左側にきたので，下顎を位置づけるフラップは左側に付与することになる．

【3 か月後の状態】

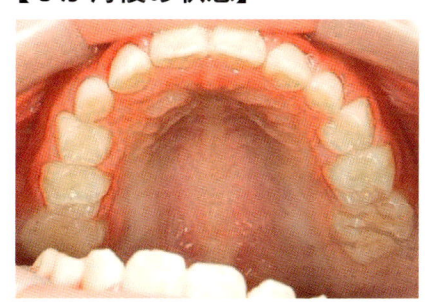

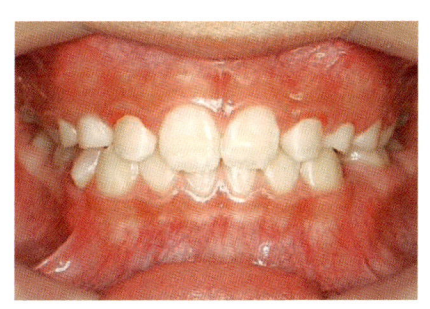

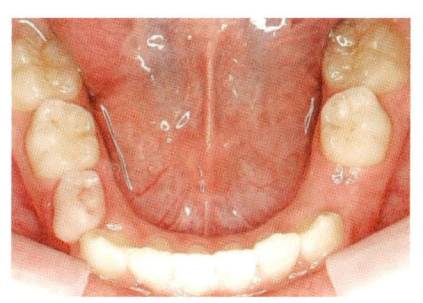

図 8a〜c リラックスポジショニングスプリントの効果が現れ，変位していた下顎が左側に戻り，右側臼歯部の内側傾斜も解消しつつある．舌痛はもちろん解消されている．

図 8a ｜ 図 8b ｜ 図 8c

だろうが，根本的な原因解決にはならないと考えた．
　患者に力を抜いてもらいタッピング（リラックスタッピング）させると，下顎位は左側に戻った．その位置を再現できるように，リラックスポジショニングスプリント（筒井式）を装着してもらった．右側の咬合接触はしなくなるが，自然挺出するまで装着してもらった．もちろん態癖の注意，MFT は併行して行った．そうすることにより，右側に変位して

21世紀の歯科臨床を読む
若手臨床家ケースプレゼンテーション 30

【2年4か月後の状態】

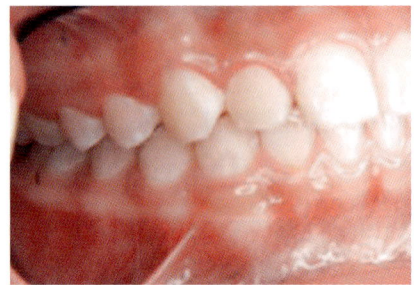

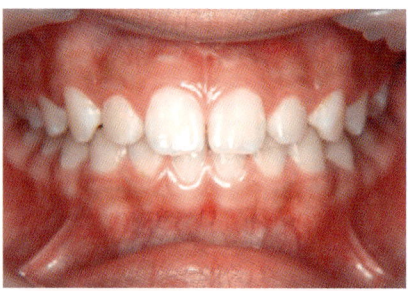

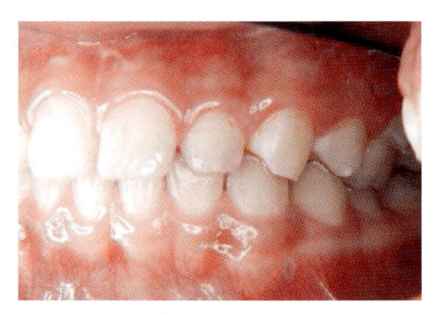

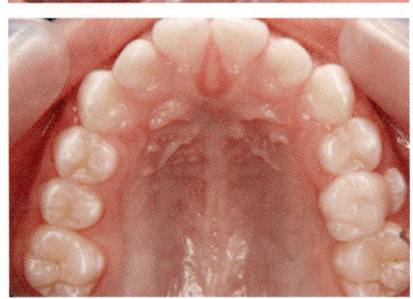

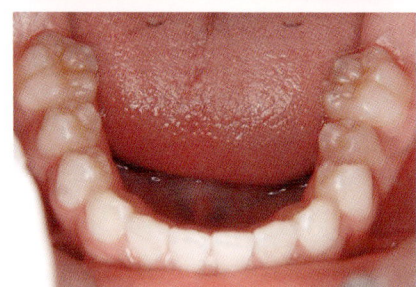

| 図 9a | 図 9b | 図 9c |
| 図 9d | 図 9e |

図 9a〜e 受験などでしばらく来院が途絶えていた．下顎位の変化もなくほぼ順調に永久歯への交換がなされたが，左からの頬杖が始まり再度注意を促した．

|症例3|

初診時の患者プロファイル

初診日：2004年7月
初診年齢，性別：7歳，女性．

主訴：下顎前歯の歯並びが悪いので治したい．

【初診時の状態】

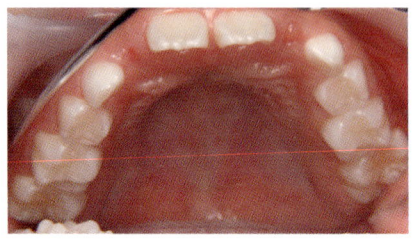

図 10a 現在の口腔内の状態がどういうことに起因して形作られているのかを，視診，問診などにより推察し，このような形態になった原因を突き止めなければならない．

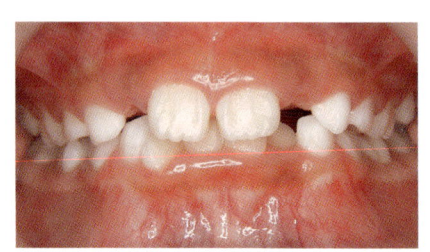

図 10b 正面観では両側臼歯部が内側へ傾斜している．舌低位で嚥下時の機能圧が口蓋へ的確に伝わらず，側方への成長が抑制されているおそれがある．左側は頬杖の影響で，より急傾斜となっている．

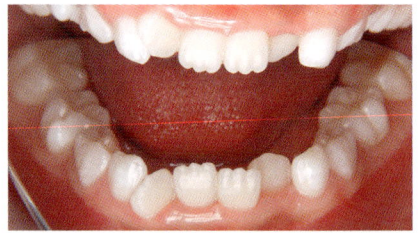

図 10c 下顎は狭まった上顎の歯列弓に対応するために，前歯部の叢生が生じている．

いた下顎も全身の中でのリラックスした位置に戻り，右側も窮屈な咬合から解放され，舌痛症の症状も解消した．

6]の舌側咬頭を削合していたら，下顎の変位はもっとひどくなり，舌痛も解消されていなかったかもしれないと考えている．

症例3（図10〜14）

初診時所見

下顎前歯部の叢生を気にされて来院されたが，なぜ今の状態になったのか原因を追求し，悪くなる要

【10か月後の状態】

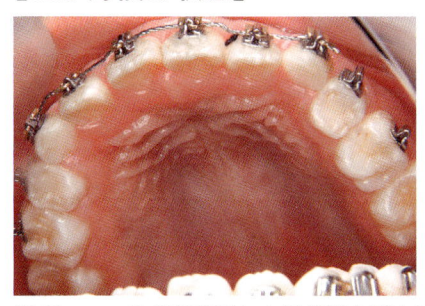

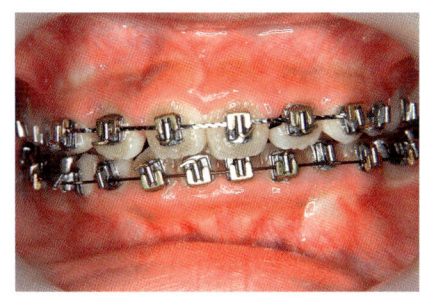

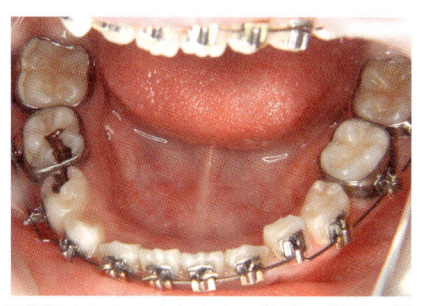

図 11a〜c 乳歯列期間に上下歯列を拡大しておくことにより，円滑な永久歯への交換が期待できる．もちろん，態癖の指導，筋機能訓練は必須である．

図 11a | *図 11b* | *図 11c*

【12か月後の状態】

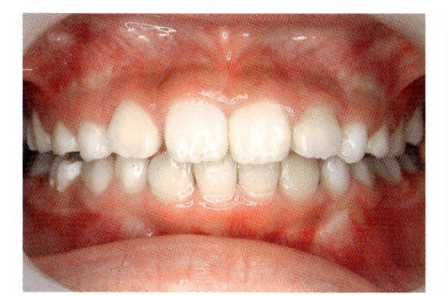

図 12a 12か月後の口腔内状態．

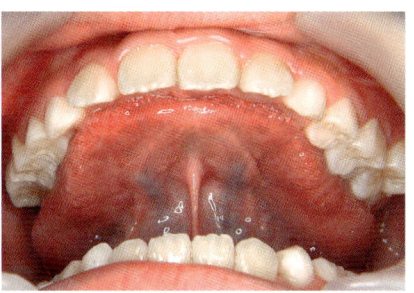

図 12b 舌が口蓋全面に吸い付けられるまで練習を繰り返す．

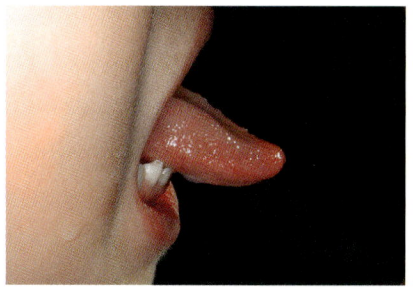

図 12c 舌が収まる場所を提供しないと正常な機能が発揮できない．機能と形態は相互に影響し合っているので，2つの要素を的確に診査し，よりよい成長，発育ができるように導く．

【セファロ写真による比較】

図 13a | *図 13b*

図 13a, b 舌骨の位置に注目してみると，初診時に舌低位であったために舌骨の位置は下顎下縁から離れていたが，筋機能訓練の成果があがり正常な位置まで回復したことがわかる．また，オトガイ部の軟組織の形態は上口唇を使って口唇閉鎖ができるようになったので，オトガイ筋の過緊張による膨らみがなくなり平坦になった．

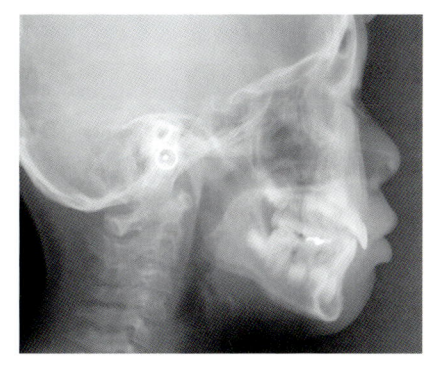

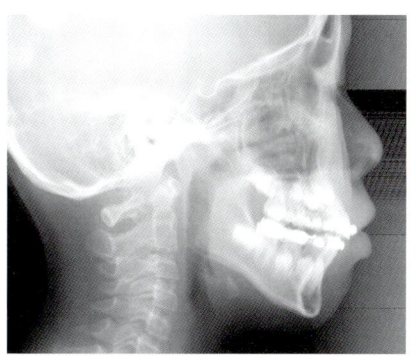

素があれば排除していかないと，よい成長，発育が促せない．口腔内を観察すると，両側の白歯部は内側傾斜し，特に左側の傾斜が強くなっている．これは左側の頬杖の影響によると考えられる．また，舌低位で嚥下時の舌の機能圧が口蓋に伝わらず，側方発育に影響していると考えられる．

治療上のポイント

下顎前歯部の叢生を取り除くためにはMFTだけでは無理であるため，レベリングを行った．また上顎の歯列弓が狭窄し舌が収まる場がないので，併せて拡大を図った．こうすることにより，MFTによる舌の訓練の効果も向上しやすくなる．また，上口

【顔貌の変化】

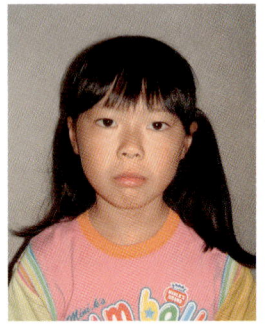

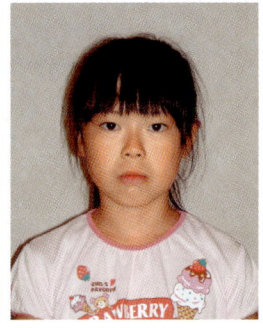

図14a 初診時．

図14b 12か月後．

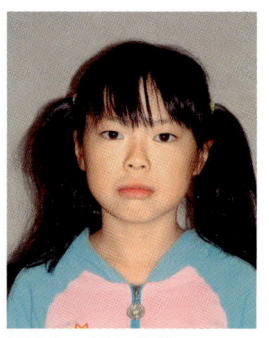

図14c 15か月後．

図14a〜c 初診時，左側の窮屈な咬合によると思われるクレンチングの様相があった．上口唇の力が弱く，口唇閉鎖をするためにオトガイ筋に必要以上の力を加えていたので，オトガイ部に過緊張の様子がうかがえたが，自然な力で口唇閉鎖ができるようになった．また，顔面全体の血色もよくなった．

唇の力が弱く口唇閉鎖するときにオトガイ筋を強く作用させているため，オトガイ部の突出観があり，上口唇の訓練はとくに注意を要した．さらに，よくない習癖である頬杖や横向きに寝る習慣はやめるよう注意を促した．このような指導をすることにより今後の健全な成長，発育が期待でき，歯牙移動処置後の後戻りの防止にも役立つものと思われる．

考察

今回の各症例に発現した病態に共通していえることは，生活習慣，あるいは口腔周囲諸筋肉群や舌の機能の低下によるところがおおいに影響していることである．巷間の各種統計によると，成長期の体格は大きくなってきているが，体力低下，筋力低下，持久力不足などの変化が近年起きてきているといわれている．このような状況をかんがみると，口腔清掃状態がよくなりう蝕経験がないとしても，口腔内の不調を訴えることが増加してくると考えられる．またこのような顎の変位や歯の位置異常は，生活習慣などにより成人においても容易に起こるものと考えられる．そのため，それぞれの個体が正常な機能を発揮し，正常な成長，発育ができるよう手助けすることがますます重要な時代になってきたといえる．

生活習慣の指導やMFTは歯科医師だけでできるものではなく，歯科衛生士をはじめとしたチームとして協力し成し遂げていかねばならない．そのためには，医院のスタッフが同じ目線で病態を観察し，患者をよりよい方向へ導けるよう努力しなければならないことを痛感している．

筒井先生の講義を拝聴するまでは生活習慣で口腔の形態が変形してしまうことは信じられなかったが，今では当然のように受け入れて治療にあたっており，それなりに結果もでつつある．今後はデータをしっかり取り，その変化を客観的にも評価できるようにしていきたいと思う．

参考文献

1．筒井昌秀，筒井照子．包括歯科臨床．東京：クインテッセンス出版，2003．
2．筒井照子，筒井昌秀．口腔筋機能療法（MFT）の臨床．東京：わかば出版，1998．
3．髙田泰．お口の体操1．2．3．こども歯科クリニック，2001．

歯科臨床撮影の理想を実現

クリックストップ操作とシャッタのみの超簡単操作で
つねに同じ**倍率・明度・色調**で撮影できるベストスペックシリーズ

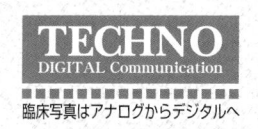

TECHNO DIGITAL Communication
臨床写真はアナログからデジタルへ
国内特許取得済
米国他海外特許出願

常時同倍率撮影用クリックストップレンズ搭載　常時同発光角度用3Dクリックストップユニット搭載

新発売!

初のバッテリーパック型サイドw&リングストロボ

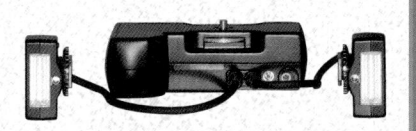

数々のオリジナル新開発機構

- 初のバッテリーパック型コントローラーを採用
- 発光間隔(チャージ時間)を大幅に短縮 ※単三電池型
- 初の白色LED補助光を採用
- 弊社従来ストロボ比で大幅な軽量化を実現
  (サイドwストロボ150g以上・リングストロボ70g以上)
- オートパワーオフ回路を搭載
- ストロボ光量安定化回路を搭載
- 倍率、しぼり、シャッタ速度の確認と操作性が大幅に向上

対応機種：ニコンD200、D70s・キヤノンEOS 30D・EOS kiss D N

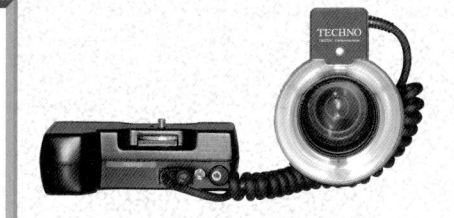

DC-DUW4　　　　　　　　　　　　　　　**DC-DUA2**

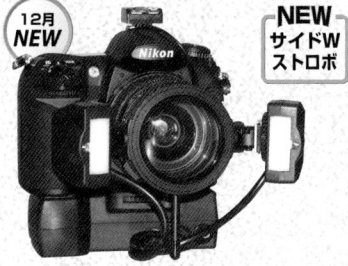

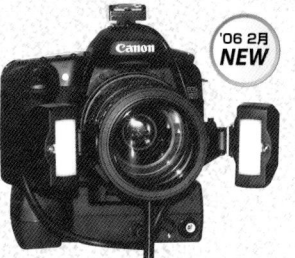

12月 NEW　／　NEWサイドWストロボ　／　'06 2月 NEW　／　'06 2月 NEW　／　NEWリングストロボ

審美用DUW4(歯科用G・矯正用O)　　　　　　　歯科用GP・矯正用OR

Nikon D200 ver.　　**Canon EOS 30D ver.**　　**Canon EOS 30D ver.**　　**Nikon D70s ver.**

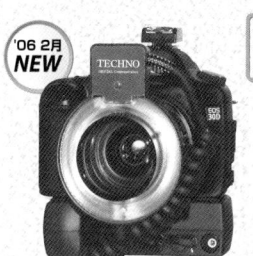

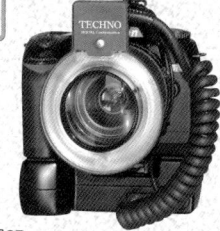

顧客様専用バージョンアップ '06 Ver.4

● 従来型サイドwストロボアームを**クリック式サイドwストロボアーム**へバージョンアップ開始!

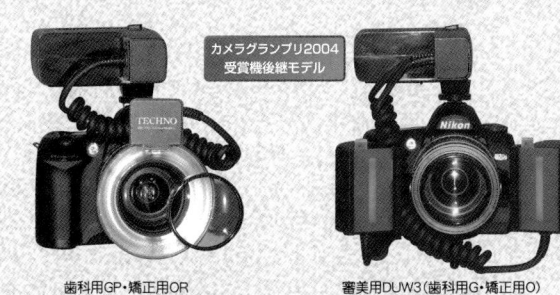

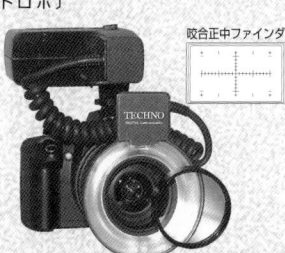

ロープライス スタンダード
〔従来型ストロボ〕

カメラグランプリ2004 受賞機後継モデル　　　　　　　　　　　咬合正中ファインダ

歯科用GP・矯正用OR　　審美用DUW3(歯科用G・矯正用O)　　歯科用GP・矯正用OR　　歯科用GP・矯正用OR

Nikon D70s ver.　　**Nikon D70s ver.**　　**Canon EOS kiss D N ver.**　　**Nikon D50 ver.**
DCN4シリーズ　　　　　　　　　　　　　　　DCC7シリーズ　　　　　　　DCN5シリーズ

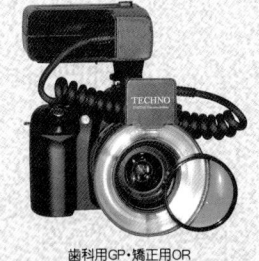

デジタル口腔内写真関連は、画像の入口から出口までをトータルに考える弊社まで

ソニックテクノホームページ
http://www.sonictechno.co.jp

ソニックテクノお客様ご相談室
0120-380-080
受付時間〈平日〉10:00～12:00／13:00～18:30(土・日・祝日除く)

M&D DIGITAL Communication　**株式会社ソニックテクノ**
デジタルシステム　〒111-0054
　　　　　　　　　本社　東京都台東区鳥越2-7-4
　　　　　　　　　TEL 03-3865-3240　FAX 03-3865-0143
　　　　　　　　　E-mail info@sonictechno.co.jp
アナログサポート　仙台、東京、横浜、大阪、名古屋、広島、鳥栖

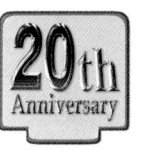

20th Anniversary

21世紀の歯科臨床を読む
若手臨床家ケースプレゼンテーション 30

顎位の修正を行い
二態咬合を改善した一症例

インプラントとの共存の中で，天然歯保存にこだわる

栃原秀紀

栃原歯科医院

[著者紹介]
　臨床に携わり約20年，どんな研修会や論文よりも，勉強会での症例報告が自身の臨床の礎であると考える．充填からインプラントまですべての分野で平均点をクリアできる診療を目指し，患者に対する思い入れや考えを臨床にどう反映ができるか，自分なりにこだわりをもってつねに臨床に励んでいる．1984年，松本歯科大学卒業．

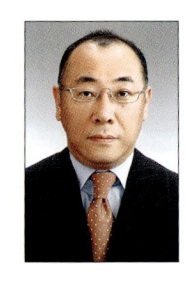

はじめに

　欠損が進行し，多数歯にわたり補綴が施されている症例においては，時に顎位に問題が生じ，それにともなう機能不全を発現しているものを経験する．なかでも習慣性開閉運動の終着点と中心咬合位が一致せず咬合位の定まらない，いわゆる「二態咬合」は，不適切な補綴物などが原因で医原性に生じたものも多い．その治療は，複雑で時間も要する．今回，適切な顎位を模索・修正し，補綴を行った症例を経験したので報告する．

患者の基本データ

　患者は43才の女性で，2001年10月23日に右側下顎臼歯部ブリッジの咬合痛と全体的な補綴の再製を主訴に来院した．特に現在装着されている左側上顎のブリッジの咬み合わせと形態が気になるとのことであった．主訴であるブリッジの咬合面には，穿孔し二次う蝕となったう窩に食片が圧入されていた．

　下顎左側は遊離端欠損で，2⎯2の4本は単冠が装着されていたが，すべてに根尖病変が認められた．歯周組織は炎症も少なく安定しており，4本に軽度の付着の喪失と出血が認められた．8｜で2度，7｜，｜12，｜45にはそれぞれ1度の咬合性外傷が原因と思われる動揺が認められた．

　顎位は不安定で，日常的に安定する咬合位は2か所存在していたが(図5, 6)，それぞれ左右に偏位した位置であった．これは患者も自覚しており，"顎がだんだんずれてきている"感覚と，"どこで噛んでいいのかわからない"ことから，かなりの精神的なストレスを抱えていた．

　開口運動時での下顎の偏位，右側側頭筋の圧痛と右側の肩凝りも観察された．また修復物の咬耗や問診からブラキシズムが存在が疑われた．

連絡先：〒860-0807 熊本県熊本市下通1-10-28

顎位の修正を行い二態咬合を改善した一症例

初診時の状態──1

初診時の患者プロファイル

初診日：2001年10月23日
初診年齢，性別：43歳，女性．
主訴：右下臼歯部ブリッジの咬合痛．全体的な補綴のやり換え．特に現在装着されている 3〜5 のブリッジの形態が気になる．

全身的既往歴：特記事項なし．
初診時の所見：主訴である右側下顎ブリッジは 7 咬合面に咬耗による穿孔があり，二次う蝕が存在する．その部位に食渣の圧入が認められた．

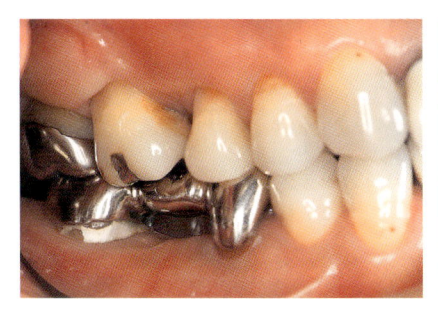

図 1a	図 1b	図 1c
図 1d	図 1e	

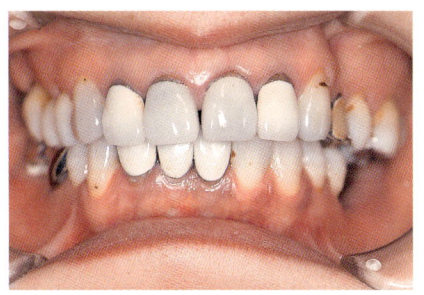

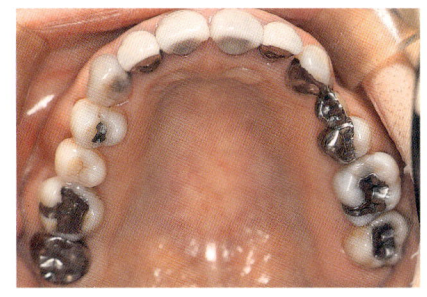

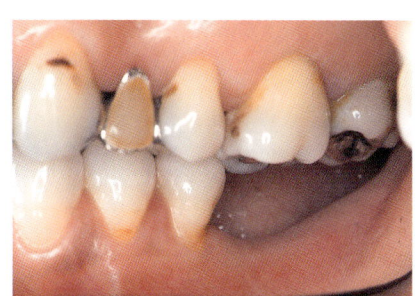

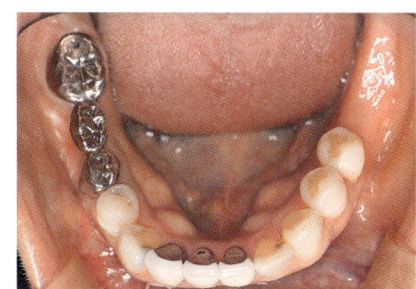

図 1a〜e　初診時の口腔内写真．

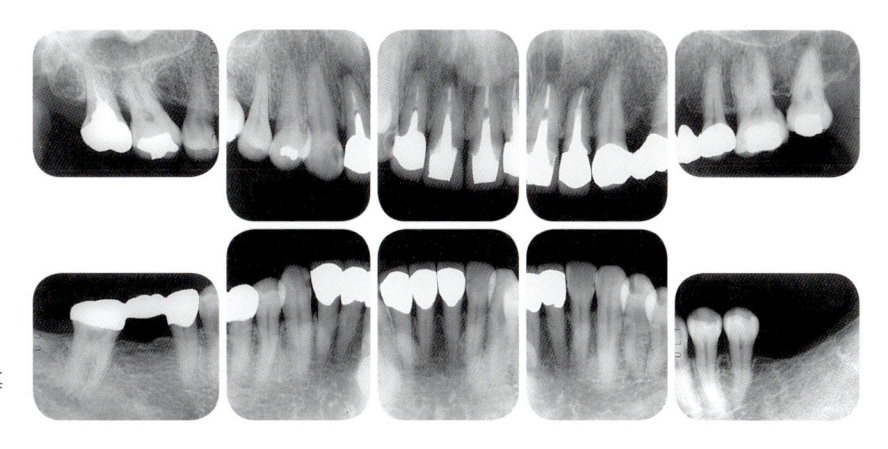

図 2　初診時のデンタルエックス線写真10枚法．

図 3　初診時歯周組織検査表．3 mm 以上のみ記載．

初診時の状態——2

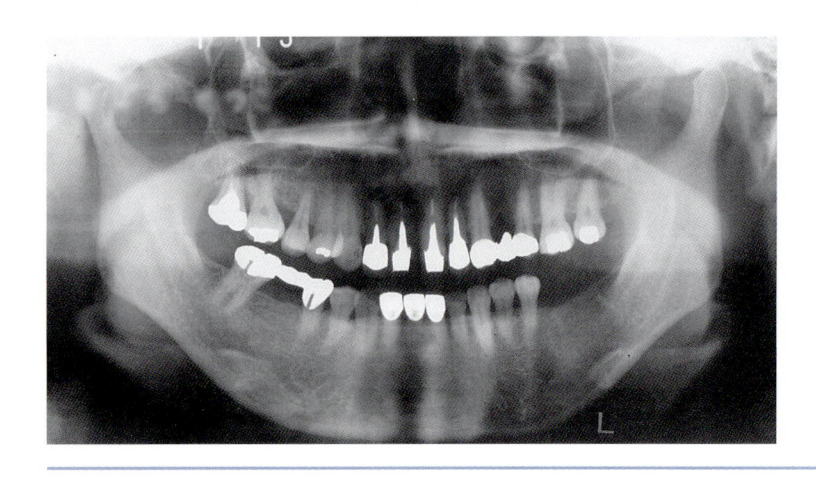

図4 初診時のパノラマエックス線写真.

【二態咬合の状況】

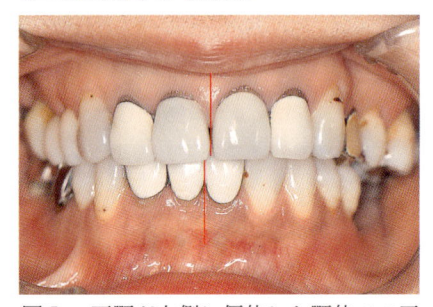

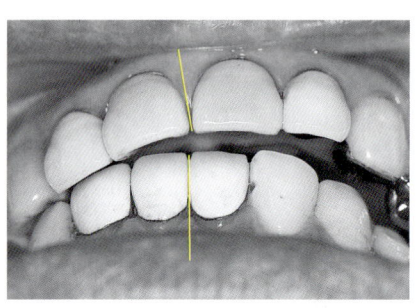

図5a 下顎が右側に偏位した顎位での正面観.

図5b その状態での前歯部被蓋の状態.

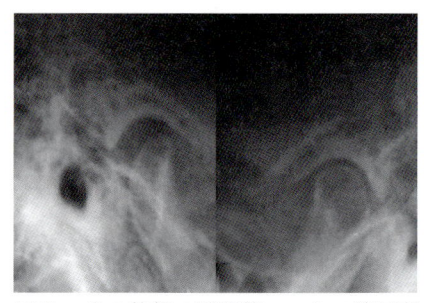

図5c その状態の顎関節エックス線写真（シューラー法）.

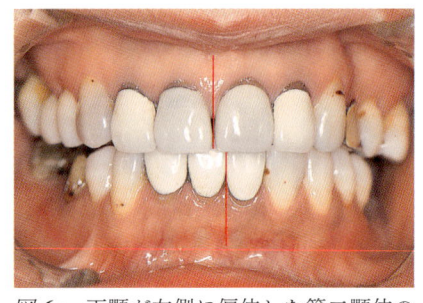

図6a 下顎が左側に偏位した第二顎位の正面観.

図6b その状態での前歯部被蓋の状態.

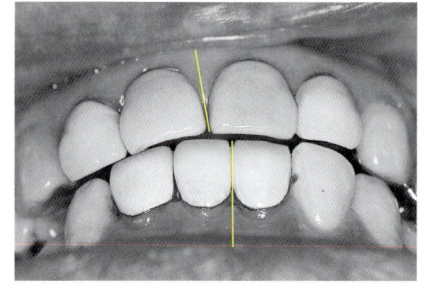

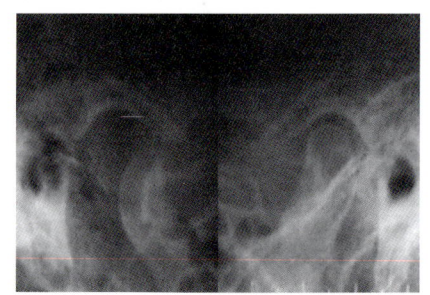

図6c その状態の顎関節エックス線写真（シューラー法）．右側の顆頭が大きく前方に移動している．

　初診時，前歯部に装着されていたクラウンは変色し，適合も悪くマージンが露出し，審美的に問題があった．

　患者の性格はおとなしく落ち着いた雰囲気の女性で，デンタルIQも高く，説明もよく理解いただき，治療にも積極的であった．

本症例の着眼点

本症例の問題点と理想的な治療目標

　まずは顎位の問題である．筆者は通常咬合位が不適切な場合，顆頭位を採用し，その位置で咬合位を確立していく．しかし，これは顎関節に構造的な問

【ゴシックアーチと治療用スプリント】

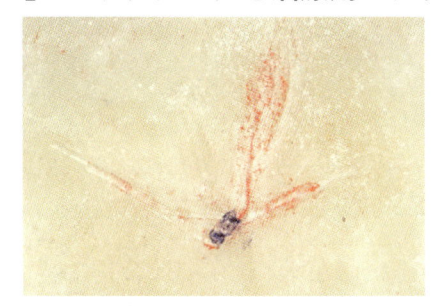

図7a 初診時のゴシックアーチ．まずはじめにタッピングをさせると左前方で行い，その後少しずつ右後方に移動した．側方前方にさせると，右側方に比べ左側方の運動量が少なかった．前方運動は左側に偏位し不安定であった．最終的なタッピングはアペックスの位置に落ち着いて安定した．

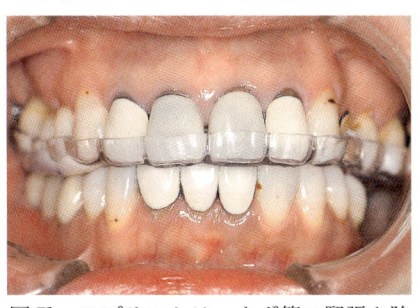

図7b スプリントは，まず筋の緊張を除去するため，全歯が接触し面をフラットにしたスタビライゼーションタイプを使用してもらった．その後アペックスの位置で安定するようなものに変更した．

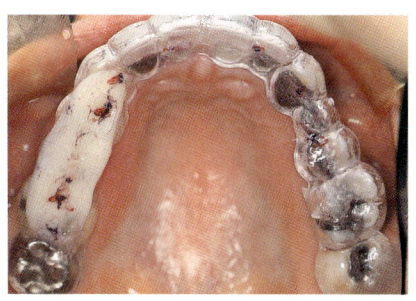

図7c 削除，添加を行いながら安定した位置で，少しずつ高径を歯が接触する位置まで下げていった．

題がないということが条件になる．次にその設定した顎位で，咬合に起因するとみられる諸症状が消失または軽減していくかをスプリントやテンポラリーレストレーションを用い確認する必要がある．そして最後にその位置で補綴修復を行う．

片側性の遊離端欠損に関しては，条件さえ整えば可撤性義歯よりもインプラントによる固定性上部構造にアドバンテージがあると考え，その方向で進めることとした．右側下顎と左側上顎の欠損はブリッジで，その他修復物がある部位はそれぞれ単冠で修復することとした．

患者の選択した治療とそれに応じた治療目標・治療計画

前記を説明し，患者からはおおむね同意を得られたが，下顎右側と上顎左側の中間欠損に関しては，ブリッジではなく欠損部にインプラントを植立して，それぞれ単独歯での修復を希望された．患者はその理由として，現在の諸問題の根源がそれらの修復物に起因しているであろうこと，よってできれば支持歯を増やし，予後をより確実で安定したものにしたいことなどをあげた．

当初それらの部位は支台歯がすでに削合され修復も施されており，3ユニットのブリッジであれば予知性も問題ないと判断していた．一方，⌊4の欠損は歯槽骨の吸収が大きく，骨移植やGBRが必要でリスクも高くなり，治療期間も延長されるということから熟考を要したが，患者に十分説明し，同意を得られたためインプラント植立に踏み切ることとした．

前歯部の歯冠修復に関しては，できるだけ審美的に修復してほしいとのことであったため，オールセラミックスクラウンを用いて修復することとした．

治療過程における処置のポイント

顎位設定の具体的な目標と手法であるが，より再現性が高い顆頭位（顆頭安定位）を採用し，その位置に対応した咬合位を作り上げることを目標とした．

まずアンテリアジグを用い運動路を記録した．はじめにタッピングをさせた際は左前方でばらついていたが，しだいに後方に移動し1点で収束した．運動をさせると左前方の運動量が少なく，前方が不安定であった．症状がある右側の関節になんらかの原因があるものと思われた．しかし何回か繰り返し描記させると，スタイラスの動きはさらにスムーズになり，アペックスの形態も鋭角でより鮮明になり，タッピングの位置とアペックスの位置が完全に一致した．これらのことから，関節部自体には思ったほどのダメージはなく，器質的変化も少ないのではないかと思われた．アペックスの位置がDawsonの誘

【修正前後の変化】

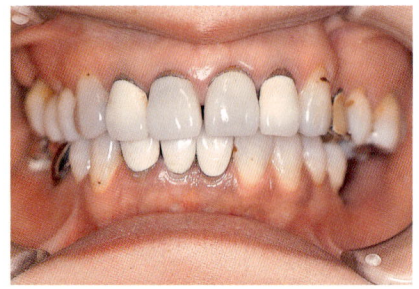

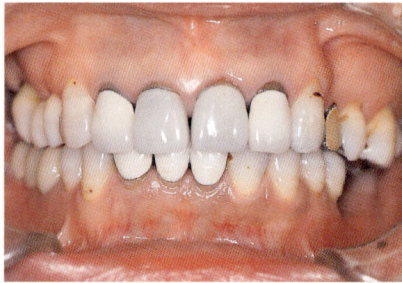

図8 スプリント，テンポラリークラウンの修正，咬合調整によって顎位の修正を行う前と後の状態の比較．*a, c, e*：修正前，*b, d, f*：修正後．

図8*a, b* 正面観．下顎が左側に偏位している．

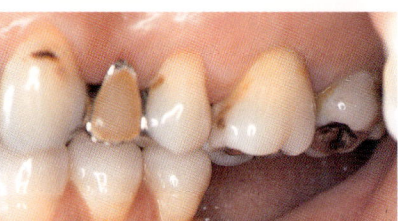

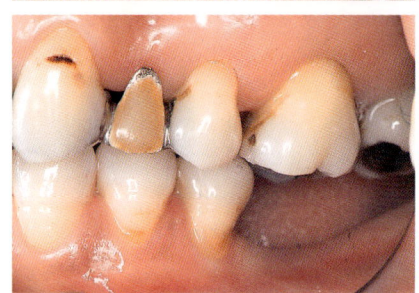

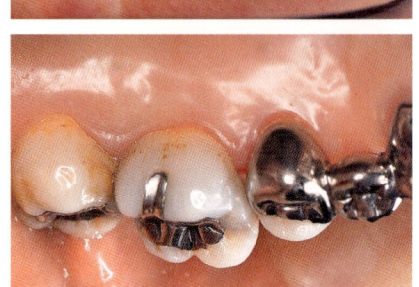

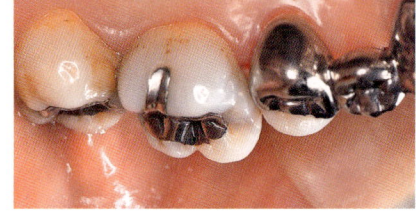

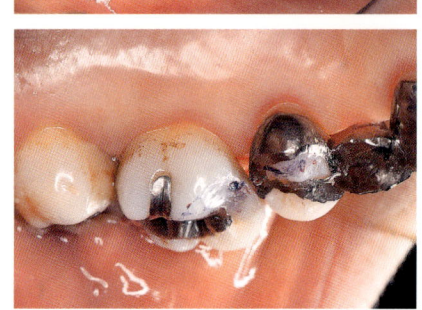

図8a	図8b
図8c	図8d

図8*c, d* 左側方観．修正前は完全な1歯対1歯であった咬合が，後上方に偏位している．

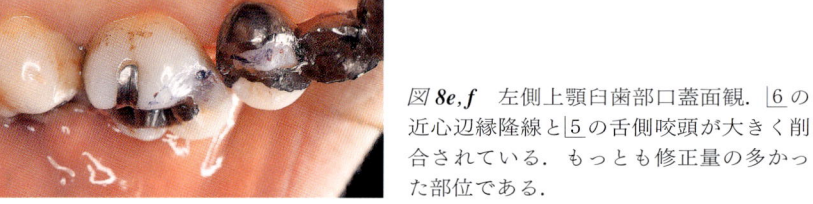

図8e	図8f

図8*e, f* 左側上顎臼歯部口蓋面観．|6の近心辺縁隆線と|5の舌側咬頭が大きく削合されている．もっとも修正量の多かった部位である．

【修正前後の変化】

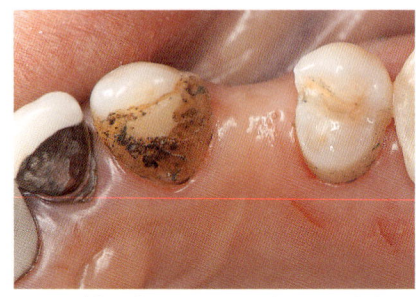

図9*a* ③④⑤ブリッジを除去した状態．支台歯はほとんど削合されていなかった．|3の舌面形態はガイダンスを与える際，大変参考になった．

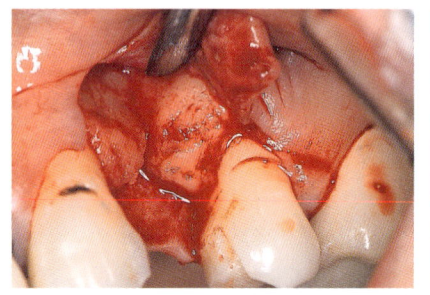

図9*b* インプラントを植立しようと粘膜を切開，剥離した．歯槽骨は裂開が認められ，吸収が著しかった．植立は断念し，自家骨を移植してGBRを行った．

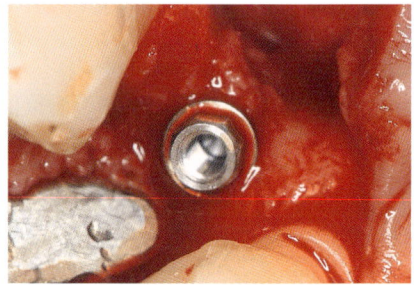

図9*c* インプラント植立時，歯槽骨の裂開部は骨の再生が認められたが，全体的に容量が少なく，ナロータイプのインプラントしか植立できなかった．

導法で一致するか確認し咬合採得を行った．その位置で咬合器の指導針を下げていくと，右下のブリッジに強く嵌合していた．ブリッジの穿孔もあったため，早期にレジンのテンポラリークラウンに置き換えた．

次に顎位の三次元的な把握と筋の緊張緩和のため，しばらくはスタビライゼーションタイプのスプリントを装着してもらい，後にアペックスの位置で安定するリポジショニングタイプに変更した．必要な所はテンポラリーレストレーションに変更し，削合・添加を繰り返し，徐々に歯が接触するまでスプリントを調整した(図7)．顎位が安定しているか，機能

顎位の修正を行い
二態咬合を改善した一症例

治療終了時の状態——1

|図 *10a*|
|図 *10b*|図 *10c*|
|図 *10d*|図 *10e*|

図 *10a〜e*　補綴終了後の口腔内写真．2003年9月13日．

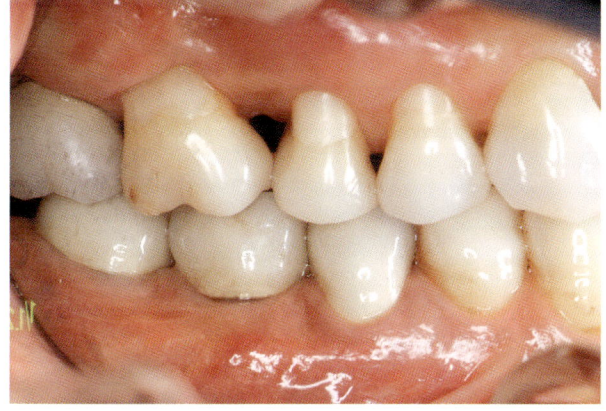

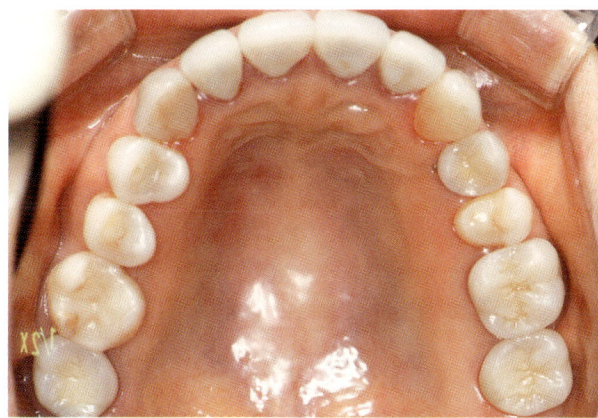

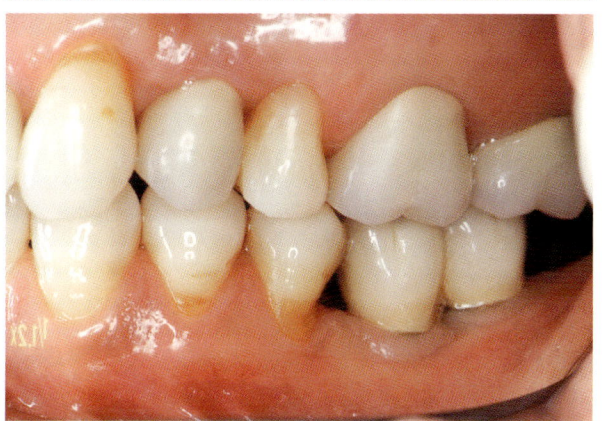

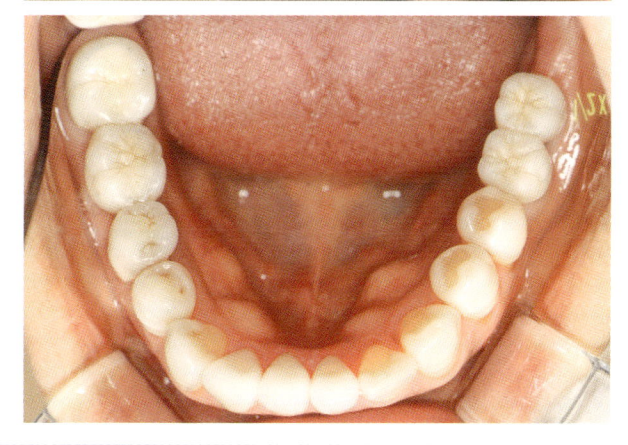

的に問題がないか，症状が改善したか，スムーズな顎運動ができるか，それに順応したガイダンスは確立されているかなど，時間をかけて確認していった（図8）．
　スプリントで咬合高径を下げていく過程で左上のブリッジを大きく調整することとなり，最終的にはブリッジを除去した．除去してみると，|3，|5とも

にほとんど削合せずにブリッジが装着されていることがわかった．7〜5|と|3〜5のブリッジの調整量の大きさからみて，これらが顎位のズレに多大な影響を及ぼしていたことが示唆された．
　その後，左側下顎の遊離端，6|，|4の欠損部に，それぞれインプラントを植立した．|4は予想以上に骨の狭窄が著しくGBRを行ったが，それでもナ

181

治療終了時の状態──2

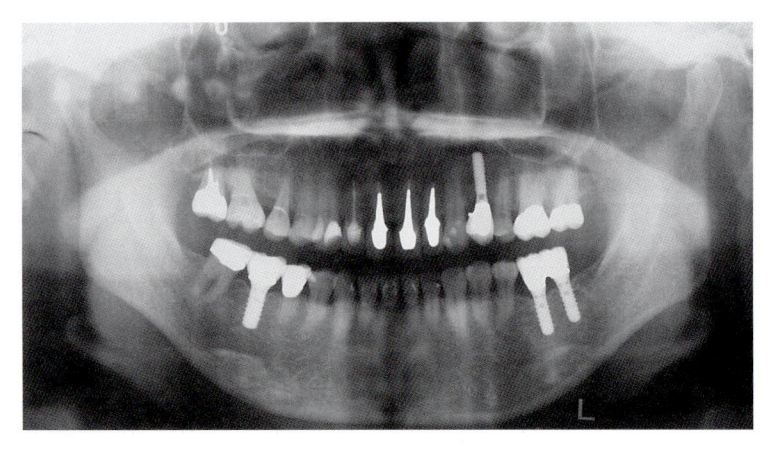

図11 補綴終了時のパノラマエックス線写真．

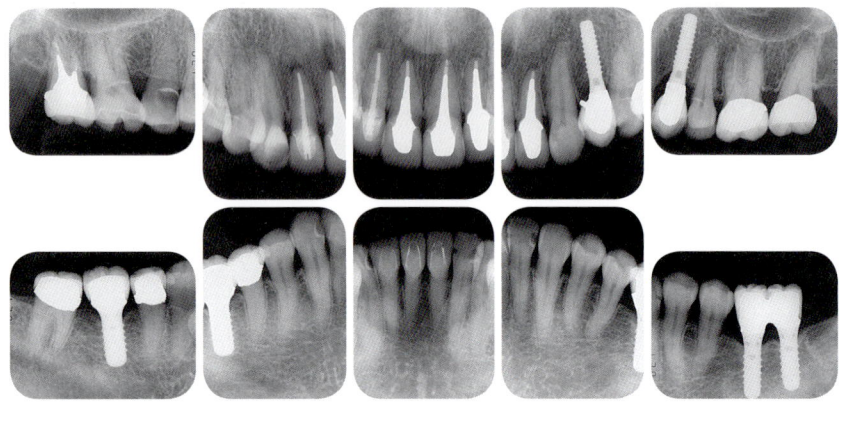

図12 補綴終了時のデンタルエックス線10枚法写真．

図13 補綴終了時の歯周組織検査表．3mm以上のみ記載．

ロータイプしか植立できなかった(*図9*)．

臼歯部の咬合の安定を確認したうえで，最後に前歯部の補綴を行った．

本症例の考察

治療成功のキーはどこにあるか

顎位の修正を行い約2年半経過しているが，現在のところ顎の偏位や機能障害，パラファンクションの所見もなく，顎運動もスムーズに行われている．また咀嚼筋群の圧痛，肩凝りなどの症状も完全に消失している．これらから現在の顎位は，習慣性開閉口路の終着点と顆頭安定位での咬合位が一致した患者本来の顎位にほぼ修復されたものと推測している．

本症例を省みて，比較的良好な治療結果が得られた要因には次の5点などがあげられると考える．

顎位の修正を行い
二態咬合を改善した一症例

【術後経過】

図14a 2005年11月．補綴物装着から約2年半後の正面観．
図14b 術後約2年半．最新のゴシックアーチ．

図14c 2005年5月．術後約2年のデンタルエックス線写真10枚法．

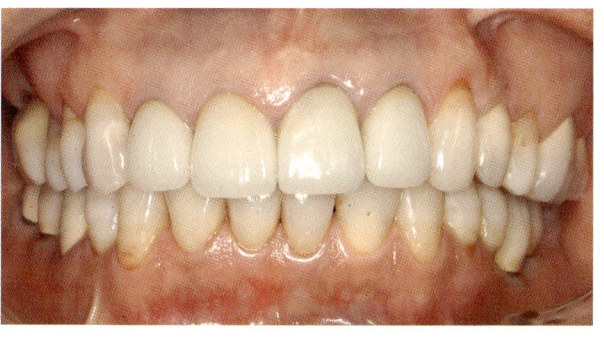

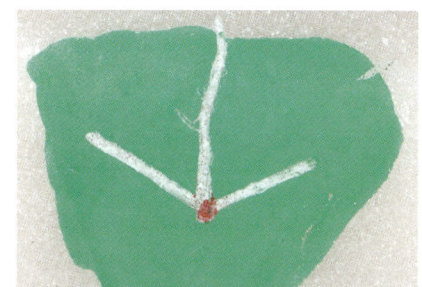

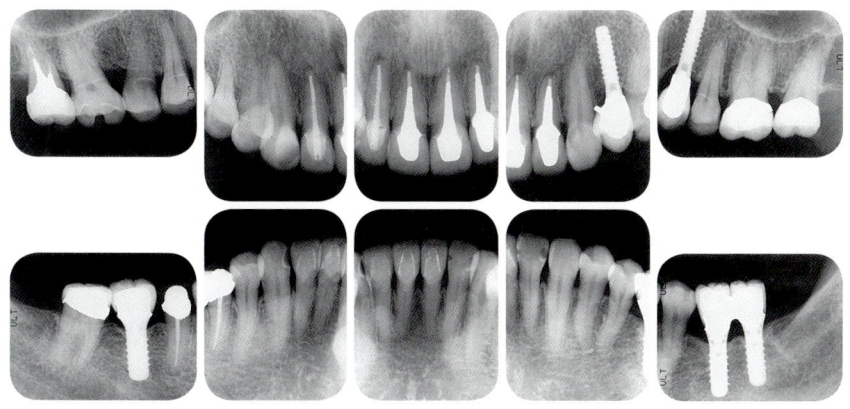

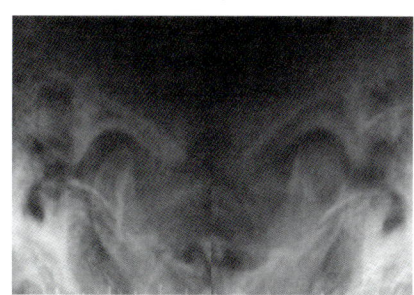

図14d 2005年5月．術後約2年の顎関節エックス線写真（シューラー法）．

①顎関節部に大きな器質性の変化が起こっていなかったこと
②設定した顎位で咬合や周囲筋が比較的早期に順応したこと
③患者の理解度が高く積極的に協力してくれたこと
④口腔内の清掃状態が良好で，歯周組織の付着に問題がなかったこと
⑤ゴシックアーチでの顎位の確認や咬合調整をこまめに行ったこと

しかし一方では，

①治療期間をもう少し短縮することができたのではないか
②4̲欠損部にはナロータイプを使ってまで、無理にインプラントをする意義があったのか
③4̲にインプラントをするにしても，将来的に骨の吸収や歯肉の退出が懸念される．そのことを考慮し，少し多めで確実な骨造成や結合組織移植の併用を行うべきではなかったのか

など，反省点も多い．

現在1か月に1回のメインテナンスを行っているが，関節部のリモデリングや安定にはある程度の時間を要するものと思われ，きめ細かな咬合状態のチェックが必要と考えられる．インプラントの部位は，出血や付着の喪失もなく安定した状態を維持している．経過が2年半と短いため，今後さらなる経過観察を継続していきたい．

183

21世紀の歯科臨床を読む
若手臨床家ケースプレゼンテーション 30

歯周疾患に罹患した部分欠損症例における
インプラント治療の応用

殿塚量平
とのつか歯科

[著者紹介]
　数多く存在する治療方法，または使用材料それぞれの利点を最大限に生かし，欠点を最小限にしていく努力を惜しまずにいたいと考えている．またその治療内容も，歯科医師主体の治療にならないよう心がけている．1994年，昭和大学歯学部卒業．

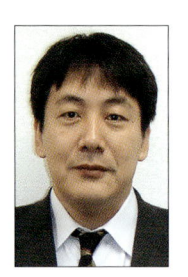

はじめに

　近年，全部欠損症例のみならず，部分欠損症例においてもインプラント治療はより確実で予知性の高い治療オプションとして確立されてきている．しかし，歯周疾患によって歯を失った多くの場合に残存歯でも程度が軽いにしろほぼ確実に歯周病がみられ，長期にわたる一口腔単位としての治療結果の安定性を考慮すると，より正確な診査・診断に基づく残存歯に対する歯周治療が必須であると思われる．また，インプラントに対しても歯周治療学的な配慮をしたいと考えている．
　今回は，欠損部に対してはインプラント治療を，残存歯に対しては歯周治療を行った症例を提示する．

患者の基本データ

　2002年11月に 4| の痛みを主訴に来院された．患者は，下顎の欠損部に対しては初診時より固定式の補綴物を希望していた．
　当院に来院される以前は，10年ほど歯科医院には通院したことがなく，以前も痛くなったところのみの処置を繰り返していた．内科的な疾患はなく，全身状態は良好であったが，1日20～30本の喫煙習慣があった．

本症例の着眼点

本症例の問題点と理想的な治療目標

　現在のところ，前歯部には咬合力による歯周組織の破壊を示す所見はみられないが，問題点は臼歯部における咬合支持の欠如であると思われる．本症例において，長期的に安定を得るには，下顎の歯牙欠

連絡先：〒145-0064 東京都大田区上池台3-38-3

歯周疾患に罹患した部分欠損症例における インプラント治療の応用

初診時の状態

初診時の患者プロファイル

初診日：2002年11月26日
初診年齢，性別：63歳，男性．
主訴：4̲の疼痛．
全身的既往症：特記事項なし．

初診時の所見：下顎臼歯部の欠損を放置していたため上顎臼歯部の挺出が顕著であるが，咬合支持の不足にともなう前歯部のフレアーアウトは認められない．

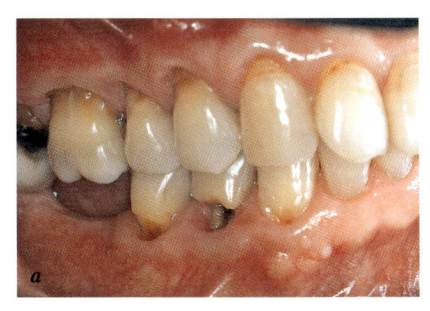

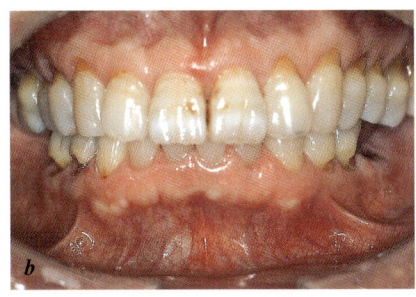

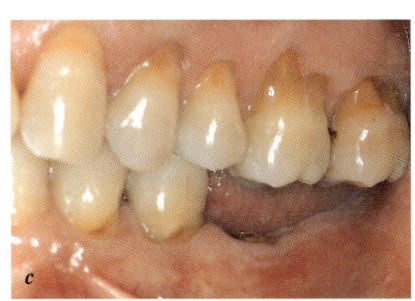

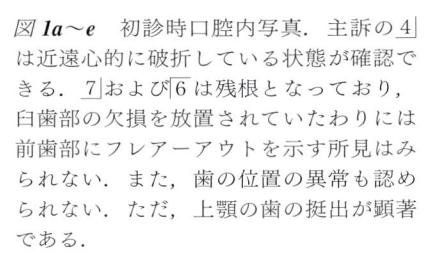

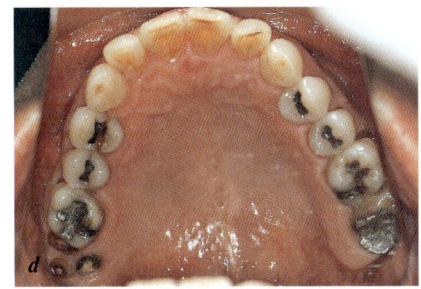

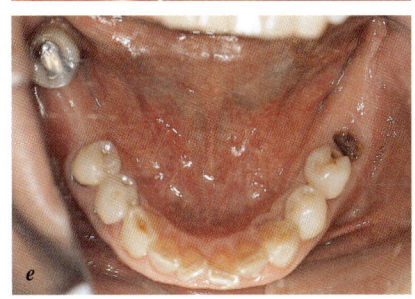

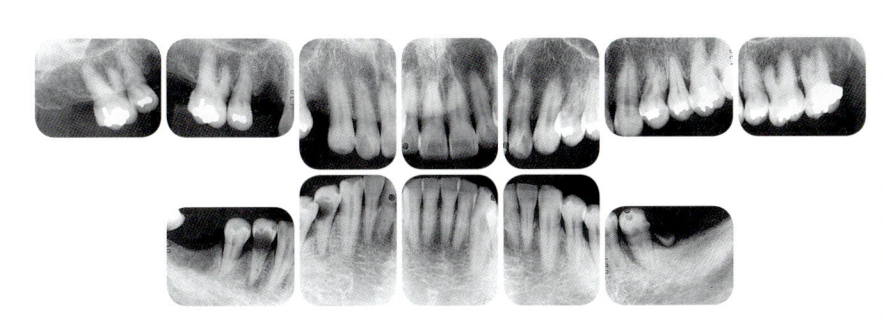

図1a～e　初診時口腔内写真．主訴の4̲は近遠心的に破折している状態が確認できる．7̲および6̲は残根となっており，臼歯部の欠損を放置されていたわりには前歯部にフレアーアウトを示す所見はみられない．また，歯の位置の異常も認められない．ただ，上顎の歯の挺出が顕著である．

図2　初診時エックス線写真．主訴の4̲は抜歯した後である．上顎臼歯部に骨吸収がみられ，5̲|5̲には深い垂直性骨欠損，4̲には大きなう蝕がみられる．4̲は2根分岐しており，そこには根分岐部病変の存在を疑わせる透過像も認められる．前歯部の骨吸収は，上下ともに軽度である．

図3　初診時ペリオチャート．臼歯部においては深い歯周ポケット，およびほぼそれらすべてにプロービング時の出血がみられ，付着の喪失にともなう強い炎症が認められる．また，根分岐部病変もみられる．それに比較して前歯部のプロービング深さは浅い値である．

21世紀の歯科臨床を読む
若手臨床家ケースプレゼンテーション 30

【プロビジョナルレストレーションの装着と 4|4 の抜歯】

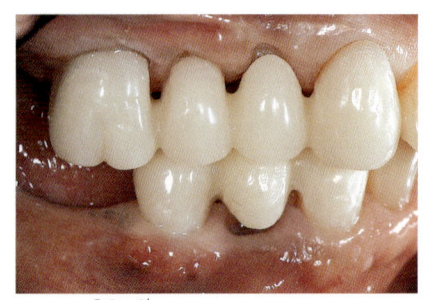

図 4a ⑥⑤4③/⑤4③ プロビジョナルレストレーション装着時.

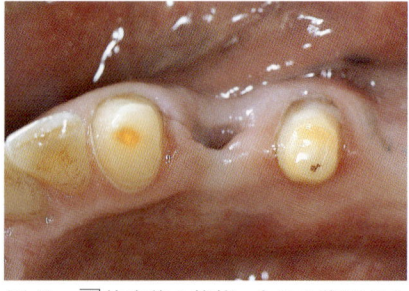

図 4b 4| 抜歯後の状態. 大きな陥凹がみられる.

図 4c |4 抜歯後の状態.

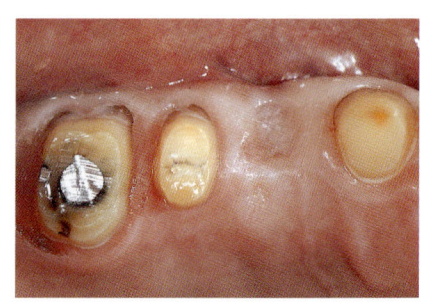

【|6 4| 部へのインプラント埋入】

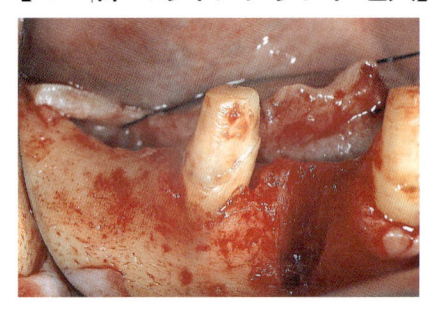

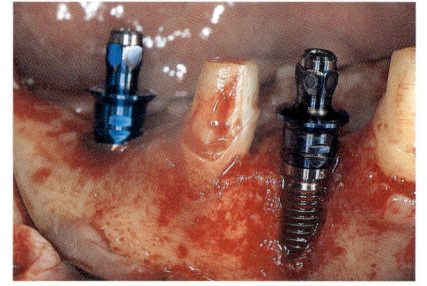

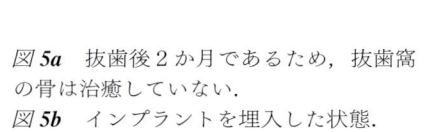

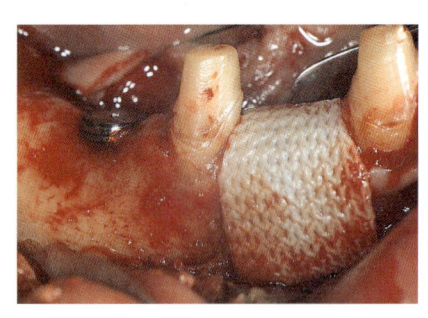

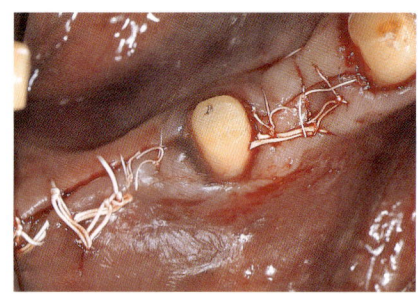

図 5a | 図 5b

図 5a 抜歯後2か月であるため, 抜歯窩の骨は治癒していない.
図 5b インプラントを埋入した状態.

図 5c | 図 5d

図 5c 頬棚より採取した自家骨と吸収性メンブレンで GBR を行う.
図 5d 減張切開の後, 緊密に縫合.

損部への治療オプションとしては現在のところインプラント治療が最良と思われる. しかし, 対合歯である上顎臼歯部は歯周疾患に罹患している.

歯周病治療およびインプラント治療を行う場合, 治療期間は比較的長期になる場合が多い. 治療期間中の咬合をどこで支持していくかも問題である.

歯周ポケットの深い上顎臼歯部に対しては, 歯周治療を確実に行い, 欠損部にはインプラント治療にて対応することとした. さらにアンテリアガイダンスを獲得することにより安定した咬合状態をつくり, 歯列の長期的な維持・安定の獲得を目標とした.

患者の選択した治療とそれに応じた治療目標・治療計画

本症例においては, 患者には提示した治療内容にすべて同意してもらえた.

治療計画は, 以下のとおりである.
①禁煙指導と初期治療.
②保存不可能な歯の抜歯.
③下顎臼歯部へのインプラント治療.
④上顎臼歯部の深い歯周ポケットに対しては, ポケット除去手術. ただし, |6 の頬側には根分岐部病変が存在するため, 再生療法の後にポケット除去手術を行う.

186

歯周疾患に罹患した部分欠損症例における
インプラント治療の応用

【 5 6 7 部へのインプラント埋入】

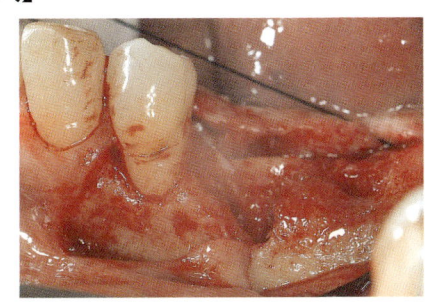

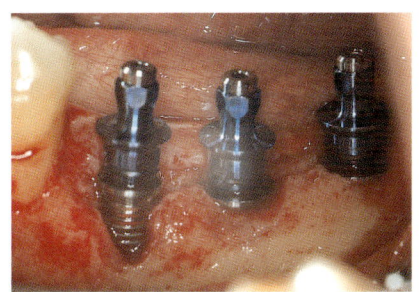

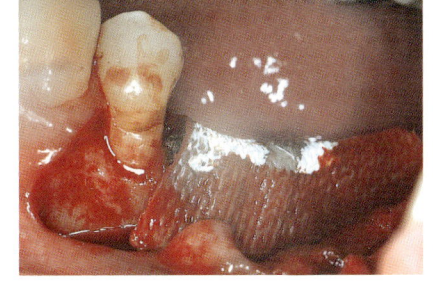

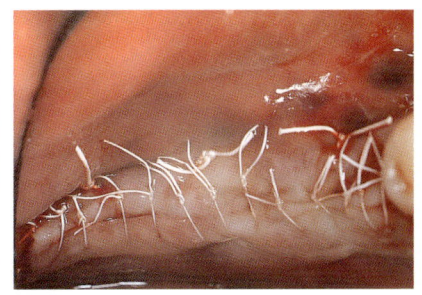

図 6a　フラップを開いた状態．
図 6b　インプラントを埋入した状態．

図 6c　自家骨と吸収性メンブレンで GBR を行う．
図 6d　縫合終了時．

⑤挺出した上顎臼歯部は，補綴的に対応していく．
　また，上顎小臼歯欠損部は，それにともないクラウンブリッジにて対応する．
⑥メインテナンスにおいては，夜間のブラキシズムにナイトガードで対応していく．

治療過程における処置のポイント

　初期治療においては，まず禁煙指導とプラークコントロールの徹底を図り，スケーリング・ルートプレーニングを行い，口腔内全体の炎症の抑制とバクテリアの総数を減らしていく．

　5 の動揺に対する固定，および右側の咬合の確保のため，プロビジョナルレストレーションを装着し，同時に 4|4 を抜歯する（図 4a〜c）．保存不可能な下顎歯の抜歯時には，後のインプラント治療のために入念に抜歯窩の不良肉芽組織を掻爬しておく．

　また，6 4 部へのインプラント埋入は，歯肉粘膜の治癒する 2 か月後に吸収性メンブレンを用いた GBR を併用して行う．5 はプロビジョナルレストレーションの支台として使用するためインプラント埋入時に一時的に保存し，二次手術時に抜歯する（図 5a〜d）．5 6 7 は，右側の治癒後に同様にインプラント埋入を行った（図 6a〜d）．

　6 の頬側の Class II の根分岐部病変には，エムドゲイン® と骨移植により歯周組織再生療法を行った．この際，徹底的に骨欠損部を掻爬し，EDTA による歯面処理，エムドゲイン® 塗布後骨移植を行い，歯肉弁を歯冠側に移動し緊密に縫合した（図 7a〜f）．

　下顎のインプラント埋入後，6 か月の治癒期間をおいて右側より二次手術を行う．二次手術の術式は，インプラント周囲の清掃性の向上も目的とし，角化歯肉の獲得と口腔前庭の拡張を同時に行える頬側には遊離歯肉移植術を，また舌側には歯肉弁根尖側移動術を行い歯槽頂の角化歯肉を舌側に移動した．同時に 5 は抜歯した（図 8a〜c）．左側も同様に二次手術を行った（図 9a, b）．

　3 4 5 6 7 については，ポケット除去手術を行った．術式は，付着歯肉の獲得および歯周囲の生物学的幅径の確立を同時に期待することができ，術後の歯周組織の安定度のもっとも高いと思われる，部分層弁による歯肉弁根尖側移動術を用いた（図 10a〜c）．

　再生療法を行った上顎右側については，術後 6 か月時にプロービング値は 2〜3 mm を示した．また，

【6̲ 頬側の Class II 根分岐部病変への歯周組織再生療法】

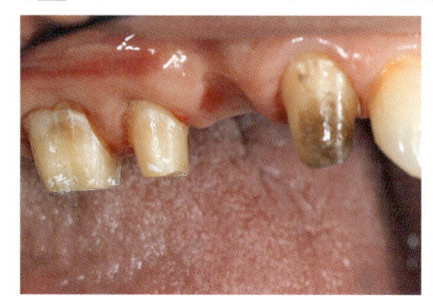

図7a　手術直前の状態.

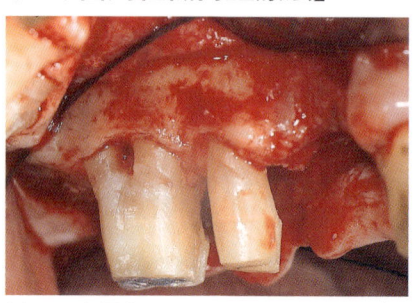

図7b　全層弁にてフラップを開き，6̲根分岐部の確認とデブライドメントを行う．

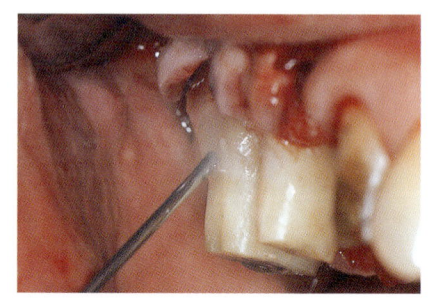

図7c　EDTA にて抜歯処理後，エムドゲイン®ゲルを塗布する．

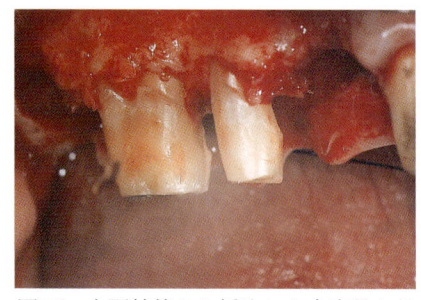

図7d　上顎結節より採取した自家骨を骨欠損部に填入する．

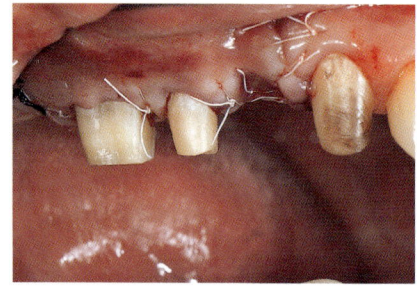

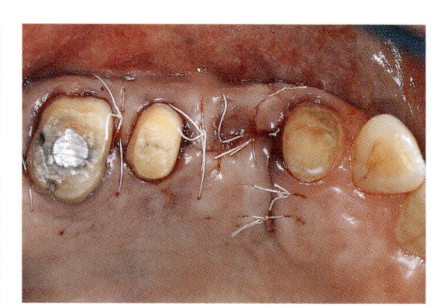

図7e, f　緊密に創を閉鎖していく．

図7e｜図7f

【二次手術】

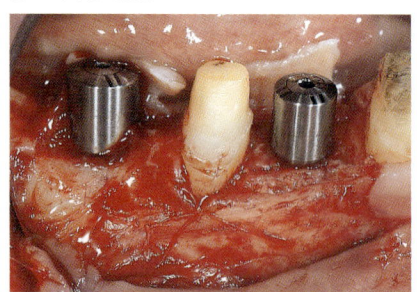

図8a　部分層弁にてフラップを開く．

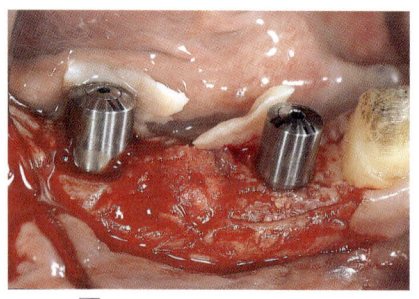

図8b　5̲を抜歯し，抜歯窩にコラーゲンを填入した状態．

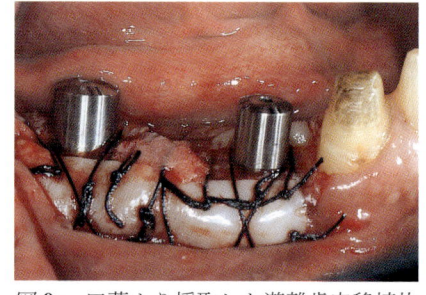

図8c　口蓋より採取した遊離歯肉移植片を縫合により固定した状態．

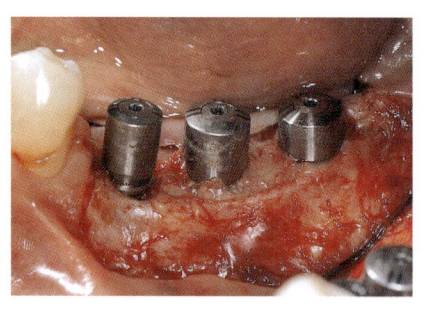

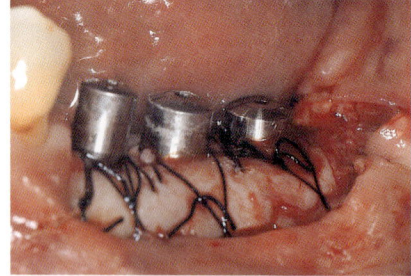

図9a｜図9b

図9a　部分層弁によりフラップを開いた状態．5̲の周囲の骨が少し足りない．

図9b　移植片を縫合糸で緊密に固定していく．

根分岐部病変のみられた頬側についても，プローブを挿入することは困難であった．しかし，歯周組織の部分的な再生が起こっていたとしても，骨の不正形は残存すると思われる．また，支台歯でもあるた め，歯周囲の生物学的幅径を確立させておく必要があると思われるので，処置後8か月に再度骨外科処置をともなった部分層弁による歯肉弁根尖側移動術を行った．この際，6̲の頬側根分岐部が骨様組織で

188

【3 4 5 6 7| のポケット除去手術】

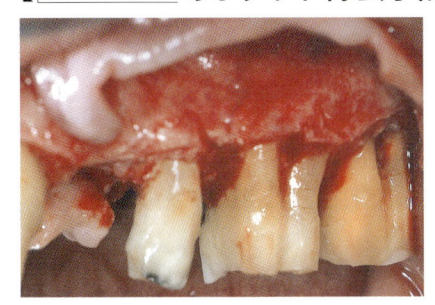

図10a 部分層弁にてフラップを開いた状態．|6 7 頬側の根分岐部病変はClass Iなのでオドントプラスティーにて対応していく．

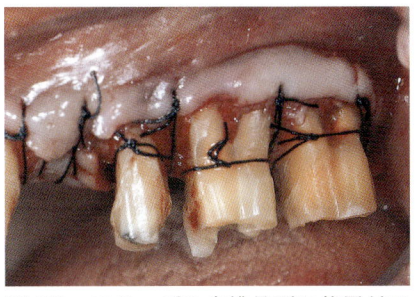

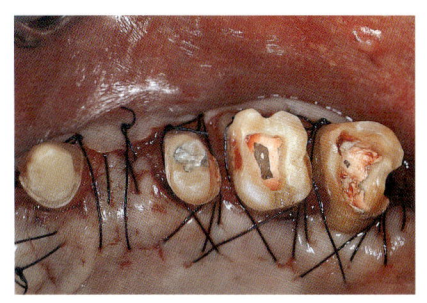

図10b フラップを歯槽骨頂に位置付けて縫合する．

図10c 口蓋側には水平マットレス縫合を追加し，弁を密着させる．

【骨外科処置をともなった歯肉弁根尖側移動術】

図11a | *図11b*

図11a 部分層弁にてフラップを開き，骨外科処置後，|4 欠損部に結合組織移植片を吸収性縫合糸で固定する．
図11b 歯槽骨頂にフラップ断端が位置付けられた状態．

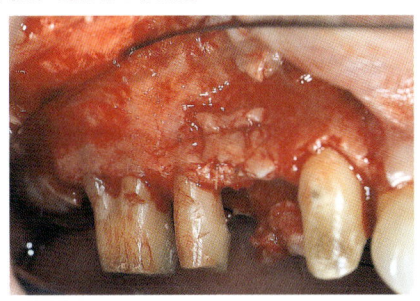

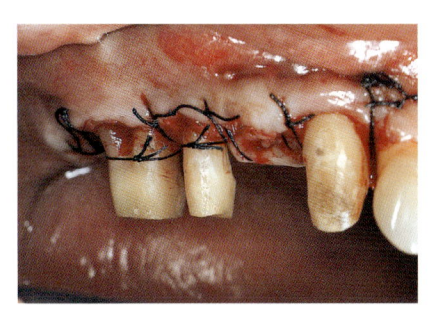

【プロビジョナルレストレーションの装着】

図12a〜c プロビジョナルレストレーション．

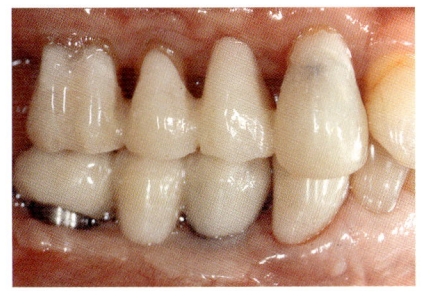

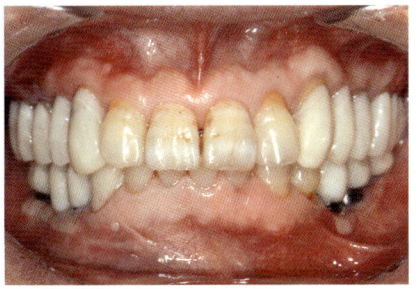

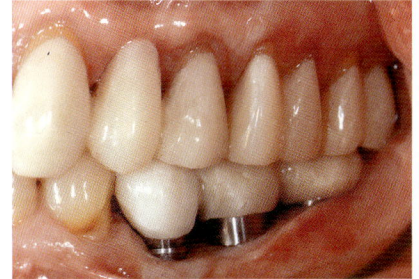

図12a | *図12b* | *図12c*

満たされていることを確認するとともに，|4 の歯牙欠損部の頬側には上顎結節部より採取した結合組織を移植し，欠損部歯槽堤の陥凹も同時に改善を図った（*図11a, b*）．

手術後の治癒，組織の成熟を待つ6か月間はプロビジョナルレストレーションを装着し，咬合状態，清掃性の確認を行いながら最終補綴物の形態を決定していく（*図12a〜c*）．最終補綴物はプロビジョナルレストレーションで得られた形態を転写していき，また咬合状態もそのまま移行していくことを心がけた．

本症例の考察

治療成功のキーはどこにあるか

本症例は，患者の希望のみを尊重してしまうと，

治療終了時の状態──1

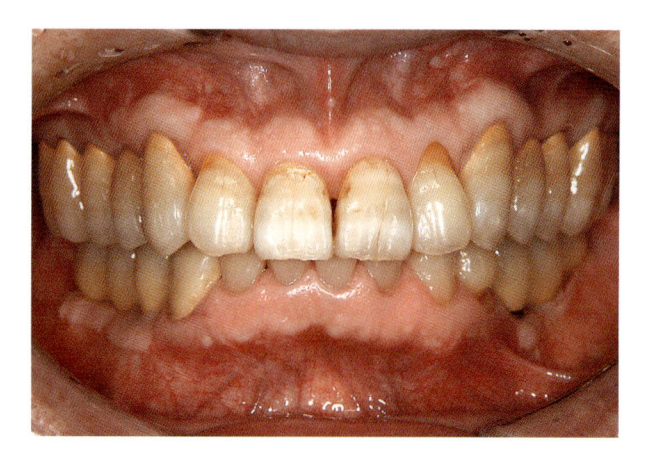

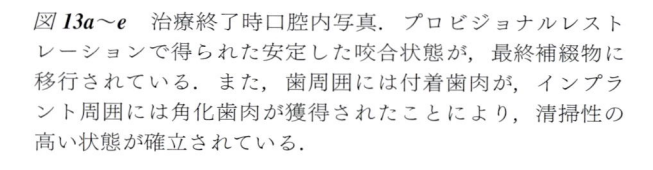

図 13a	
図 13b	図 13c
図 13d	図 13e

図 13a〜e　治療終了時口腔内写真．プロビジョナルレストレーションで得られた安定した咬合状態が，最終補綴物に移行されている．また，歯周囲には付着歯肉が，インプラント周囲には角化歯肉が獲得されたことにより，清掃性の高い状態が確立されている．

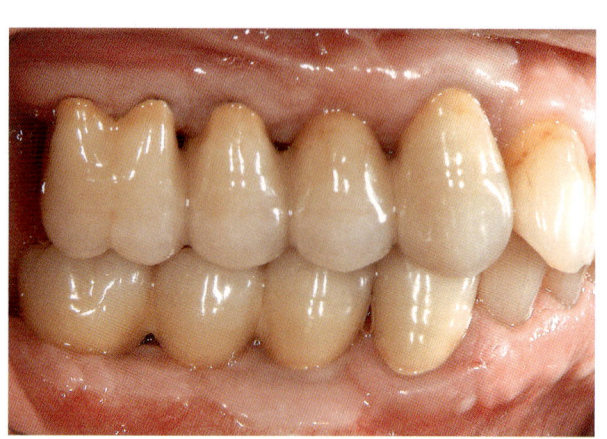

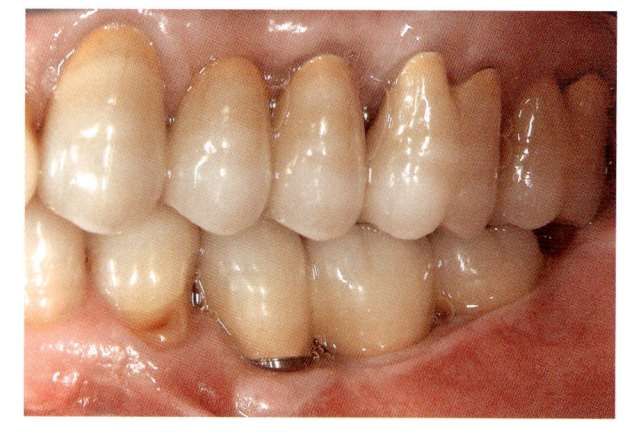

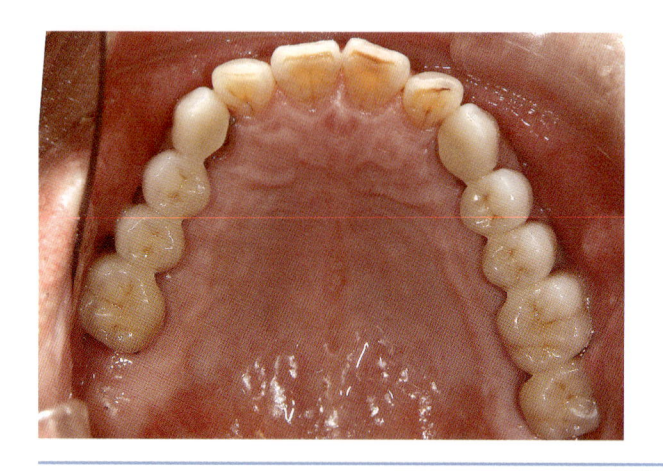

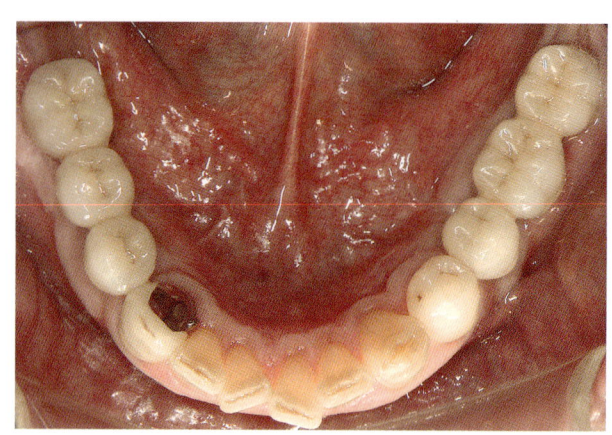

下顎臼歯部欠損に対してのインプラント治療のみで終了してしまいがちなケースであると思う．しかし患者には，対合歯にあたる上顎臼歯部にも歯周治療をしっかり行うことによって，一口腔単位としての治療結果の永続性につながるということを，時間はかかったが理解してもらえた．その結果，本症例では外科処置の回数が 7 回にも及んだが，処置を完結することが可能となった．このことは，言うまでもなく担当歯科衛生士の患者に対する精神的なフォローアップなくしては不可能であったと考えている．

治療終了時の状態——2

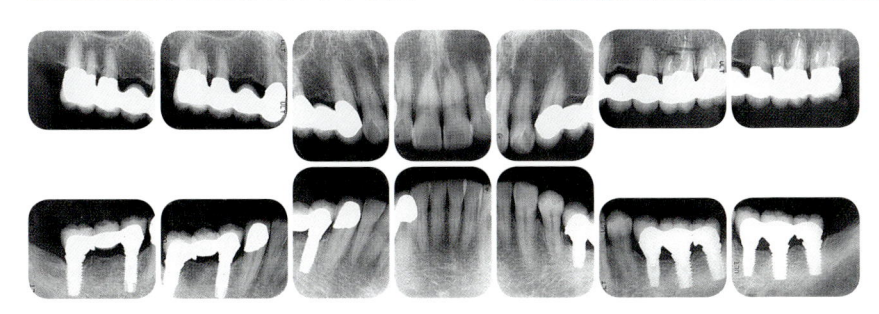

図14 治療終了時エックス線写真．歯槽骨の平坦化が達成されている．また補綴物の適合状態もエックス線写真所見的には良好であると思われる．下顎臼歯部のインプラント治療を行った部分は，Platform Switching の効果により，アバットメント連結後に引き起こされるリモデリングによる骨頂の形態変化がコントロールをされている．

図15 治療終了時ペリオチャート．歯周ポケット，プロービング時の出血もみられず，また根分岐部病変も存在しないため，メインテナンスに移行できると思われる．

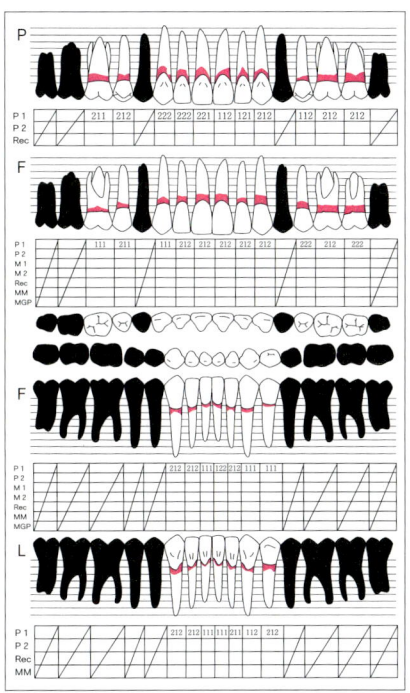

本症例における課題

5| のインプラントについては，GBR の結果が今ひとつであった．原因は治癒期間中，肉眼的には創の状態は良好に見えたが，歯肉弁にピンホールが開いており，そこからわずかな感染が起きていた可能性がある．また現在であれば，隣接する天然歯との骨と歯肉の高さの不調和を避けるために，5| はポンティックにするであろう．

5| は本症例においては抜歯となったが，現在であれば再生療法を行い，|6 にインプラントを1本埋入するのみで対応できた可能性もある．

謝辞

いつもご指導いただいております小野善弘先生，中村公雄先生にこの場をお借りして厚く御礼申し上げます．また，執筆にあたり多大なご助言をいただきました，船登彰芳先生，石川知弘先生に深謝いたします．そして，私の臨床を支えていただいている当院のスタッフの皆様や，技工担当の林政利氏に感謝いたします．

参考文献

1. 小野善弘，畠山善行，宮本泰和，松井徳雄．コンセプトをもった予知性の高い歯周外科処置．東京：クインテッセンス出版，2001．
2. 中村公雄，宮内修平，森田和子，多田純夫，藤井康伯，重村宏．現代の臨床補綴——歯周治療をふまえた補綴治療——．東京：クインテッセンス出版，1998．

21世紀の歯科臨床を読む
若手臨床家ケースプレゼンテーション 30

残根の挺出による歯牙保存の可能性と歯周組織の変化

歯の位置と補綴物の調和について

豊田真基
豊田歯科

[著者紹介]
　歯の保存を第一に考え，歯周組織の健康をすべてのベースに，審美性なども考慮に入れた口腔機能の回復・改善を行えるように治療目標を設定し，包括的に治療を行って行きたいと考えている．また，生涯にわたって患者の健康な口腔内環境を維持するために，メインテナンスにも十分配慮していきたいと思っている．1987年，神奈川歯科大学卒業．

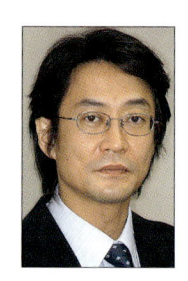

はじめに

　近年の歯科医療は，痛みの除去・歯冠修復・欠損補綴・咬合再構成などの機能回復のみならず，審美性などの要素を含めた包括的な医療へと進んできている．

　また再生療法やインプラントなどの分野の発展は目覚しく，確実に現代歯科医療の一部分を占めるようになってきた．痛みや欠損補綴などの領域は客観的な評価がしやすいが，審美性などの評価は主観的な部分が多く，患者‐歯科医師間のコンセンサスを十分に煮詰めていく必要がある．患者の要求は，補綴物（歯冠）の形態・幅・長さ・色調などにとどまらず，歯冠を取り巻く歯周組織の形態・色調にまで広がってきている．たとえば，歯間乳頭の形態・存在，歯列不正による歯頚線のバランス・欠損にともなう歯槽堤変形の修正などの要求も数多くなり，それぞれのケースに対応しなければならない状況になってきている．しかしながら，患者の要求にすべて応えられない状況も多々ある．

　これらを踏まえて，どこに最終目標を設定するかという治療計画の立案が大変重要であると考えている．

患者の基本データ

　1996年5月17日に初診で来院．主訴は上顎右側第一小臼歯の冠脱離であったが，口腔内は歯肉の腫脹・発赤が顕著であり，歯周治療を中心にして治療を行う予定であった．プラークコントロールが改善され，歯周初期治療が終了した後，上顎右側臼歯部の補綴および上顎左側臼歯部の咬合平面の是正を行った．その後に下顎左側の補綴治療を行う予定であったが，治療が中断してしまった．全身疾患，顎関節症状，悪習癖等は特に認められなかった．喫煙はしていない．

連絡先：〒106‐0032 東京都港区六本木3‐3‐7 NKビル3F

残根の挺出による歯牙保存の可能性と
歯周組織の変化

初診時の状態

初診時の患者プロファイル

初診日：1996年5月17日
初診年齢，性別：35歳，女性．
全身的既往歴：特記事項なし．

主訴：上顎右側第一小臼歯の冠脱離．
初診時の所見：顕著な歯肉の腫脹，発赤．

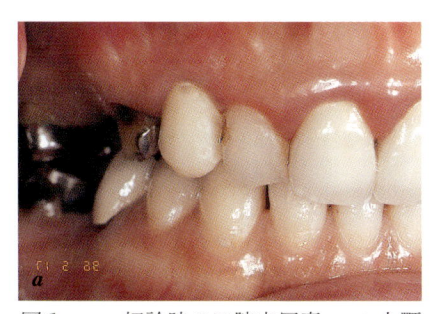

図1a〜e 初診時の口腔内写真．a：上顎臼歯部の欠損により，臼歯部の咬合支持が失われている．b：上顎歯肉の発赤・腫脹が顕著である．c：下顎臼歯部の欠損により，小臼歯1か所でかろうじて咬合支持をしている．上顎大臼歯部の挺出が起きている．d：大臼歯部歯肉の発赤・腫脹が認められる．e：炎症のコントロールは比較的良好である．左側には残根が認められる．

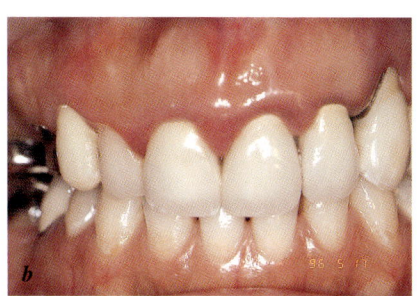

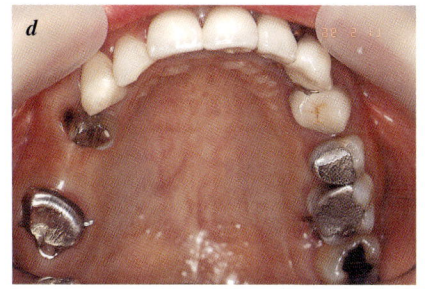

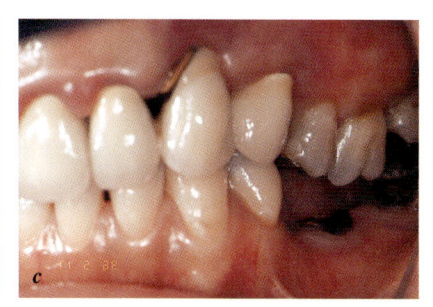

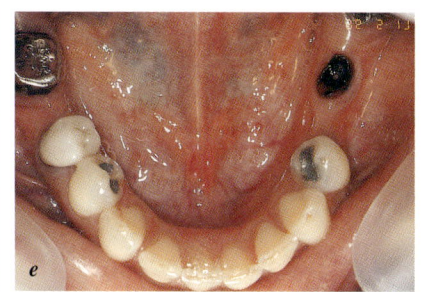

本症例の着眼点

本症例の問題点と理想的な治療目標

歯科的既往歴は10年前に全顎的な補綴治療を受けている．プラークコントロールが悪く，6年前に当院にて歯周病の治療を受けるも，中断になってしまった．上顎左側側切歯から第一小臼歯までの広い範囲で歯肉退縮が認められ，二次う蝕によって歯根破折・残根状態になっていた．また，それによって左側の咬合支持が失われEichner B2（左側第三大臼歯を含む．本来はB3）の状態になっていた．そのため，長期的な咬合・顎位の安定を図るためには咬合支持の増加が望まれる．上顎左側臼歯部上方の上顎洞底線は下降しており，インプラントを埋入する場合には大がかりな骨移植が必要となると予測された．

上顎の正中線はやや右側に変位していて，歯頚線は左上がりの様相を呈していた．そのため上顎の変形した歯槽堤の修正，そして抜歯後に変形を起こすであろう歯槽堤の改善を行い，極力不揃いな歯頚線を修正することにより審美性の回復を図る．方法としては，矯正と歯周外科の併用が必要となる．また，治療後にはプラークコントロールが行いやすい環境を整えることが必要であった．

上顎右側犬歯にはインプラントを埋入する計画を立案した．

患者の選択した治療とそれに応じた治療目標・治療計画

咬合支持を増加させるためのインプラント埋入には理解を示していただいたが，上顎左側臼歯部の骨移植に関しては同意が得られなかった．したがって，アタッチメントの量は少ないが，上顎左側犬歯の保存を試みることにした（図7, 8）．歯冠-歯根比の改善

再初診時の状態

再初診時の患者プロファイル

再初診日：2002年6月19日
年齢, 性別：41歳, 女性.
全身的既往歴：特記事項なし.
主訴：そろそろすべて治そうと思う. 義歯には絶対したくない.

再初診時の所見：上顎左側前歯から小臼歯にかけての歯頸部歯肉が退縮し, 根面のう蝕が深く進行していた. 上顎右側犬歯は骨縁下深くまでう蝕が進んでいた. プラークコントロールは良好であった.

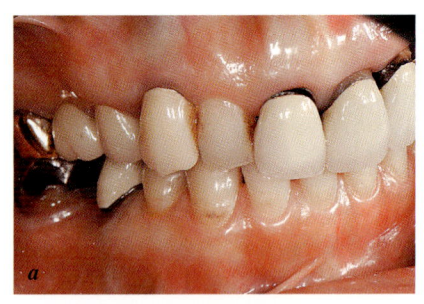

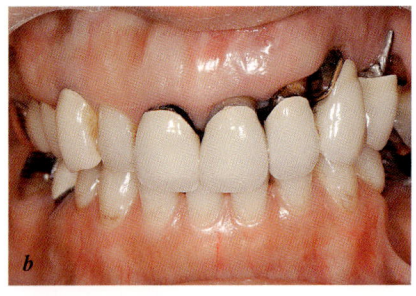

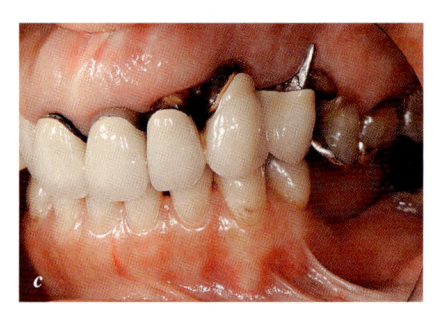

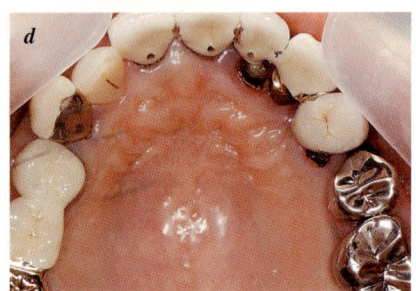

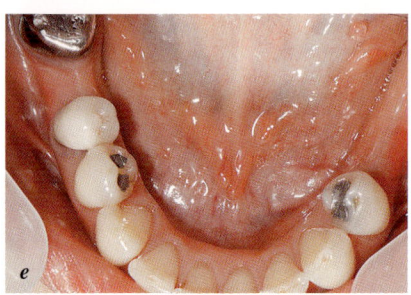

図2a〜e 再初診時の口腔内写真. a：右側面観. 咬合高径は保たれている. b：正面観. 上顎左側前歯部の歯肉退縮が認められ, 第一小臼歯のメタルコアが完全に露出している. c：左側面観. 咬合支持は失われ, 大臼歯部は挺出をしている. d：上顎咬合面観. 残根状態の歯は移動を起こしているのがわかる. e：下顎咬合面観. プラークコントロールは比較的良好である.

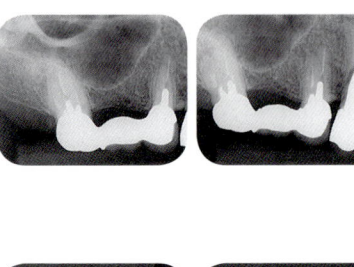

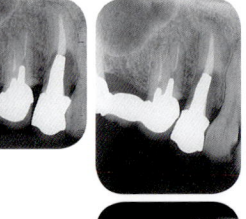

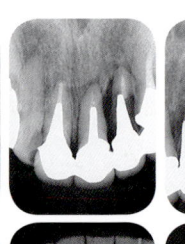

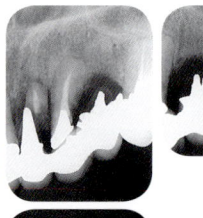

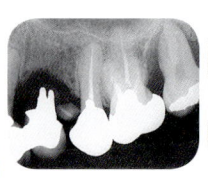

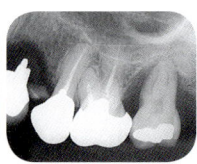

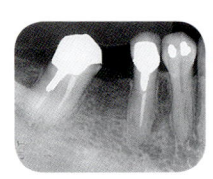

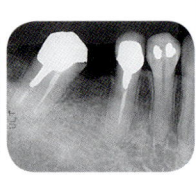

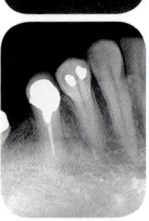

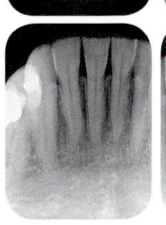

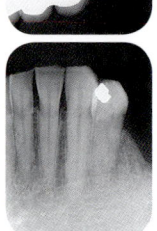

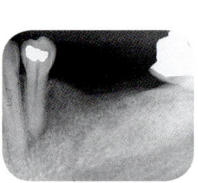

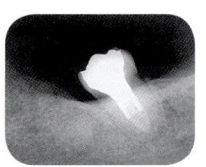

図3 再初診時のエックス線写真.
図4 術前のポケットチャート. 残根や根面う蝕が多数認められる.

動揺度																												
プロービング値			3 2 3		3 3 3	4 5 4	3 4	3 2 3	3 2 6		2 2 3		3 3	4 3 2 3		5 4 4
			3 2 3		3 3 3	4 4 4	3 2	4 3 2	2 3 5		2 2 2		3 3	3 3 3 3		6 3 4
	8	7	6	5	4	3	2	1	1	2	3	4	5	6	7	8
	8	7	6	5	4	3	2	1	1	2	3	4	5	6	7	8
プロービング値		3 3 3		3 2 3	2 3	2 2	2 2	2 2	2 2	2 2	2 2	2 3	3 2 3			3 3 3
		3 2 3		3 2 3	3 2	2 2	2 2	2 1	2 2	2 2	2 1	2 3	3 2 2 3			3 2 3
動揺度																												

残根の挺出による歯牙保存の可能性と
歯周組織の変化

【初期治療終了後】

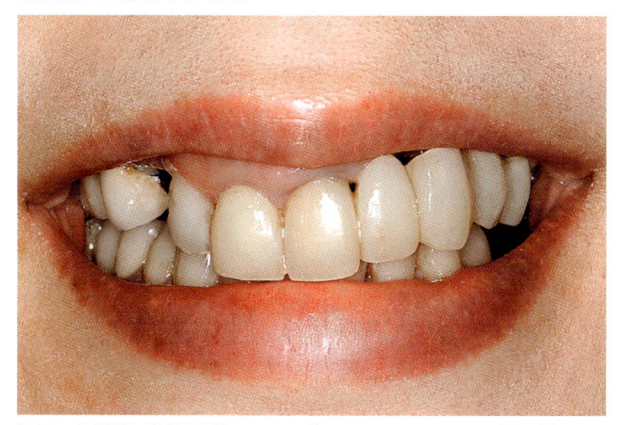

図5 初期治療終了後，テンポラリークラウンに置き換えたところ．ガミースマイルが顕著に現れ，審美性に障害がでている．

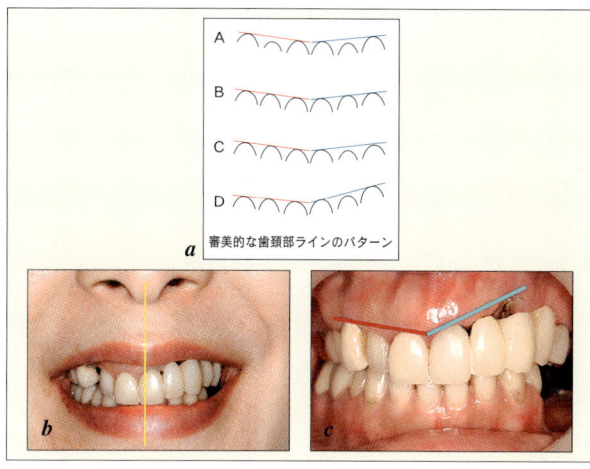

図6a〜c　a：文献4より引用改変．b：顔貌と歯列の正中が大きくズレている．与えられた条件のなかで最終補綴物の形態を予想しなければならない．c：審美的な歯頸部ラインのパターンDをはるかに超えて非対称である．口唇の位置，スマイルラインを考慮する必要がある．

【上顎左側犬歯の低位唇側転移】

図7｜図8

図7 テンポラリークラウンを外したところ．上顎左側犬歯が低位唇側転移しているのがわかる．
図8 残存歯は歯肉縁上に十分な歯質が残っていない．アタッチメントの量や歯冠-歯根比などを考慮し，治療計画を立案していく必要がある．

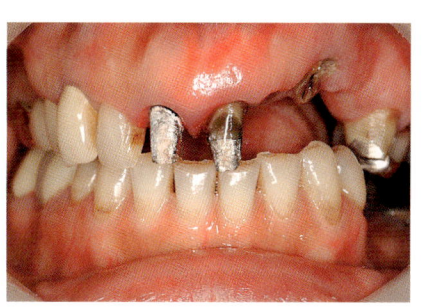

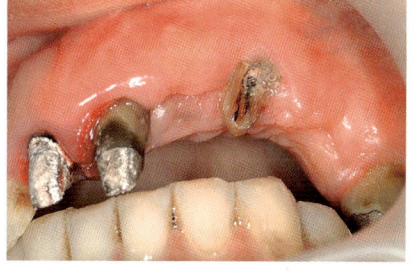

【犬歯の挺出】

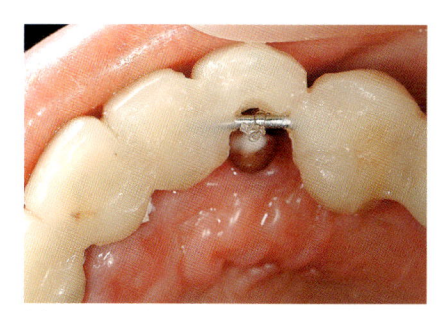

【下顎左側臼歯部へのインプラント埋入】

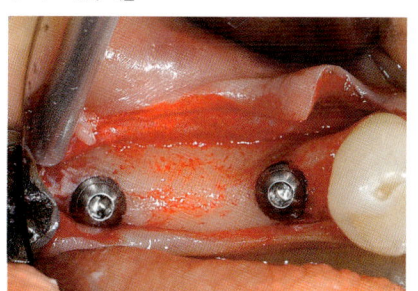

図9 テンポラリークラウンを改良し，エラスティックを用いて犬歯の挺出を図る．
図10 犬歯挺出時の側方面観．テンポラリークラウンと犬歯に挿入してあるフックの距離を十分にとっておく． 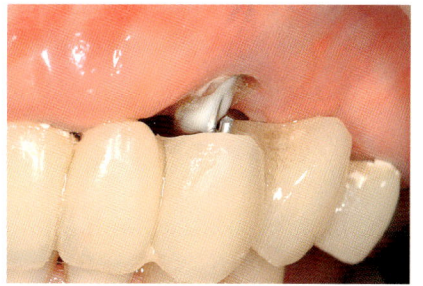
図11 下顎左側臼歯部にインプラント埋入を行い，咬合支持の増加を図った．

と歯頸線をできる限りそろえることを目標に，矯正的挺出を行うこととした．しかしながら，ブラケット装着に関しては了解が得られず，エラスティックによる牽引にとどまった（図9, 10）．そして上顎左側犬歯を保存することにより，上顎左側のロングスパ

ンのブリッジを回避する計画に変更した．
　下顎左側臼歯部にはインプラントの埋入を行い，咬合支持を増やすこととした（図11）．
　上顎正中線の右側変位と上顎前歯部の歯頸線を左右で極力バランスをそろえるために，リップライン

【歯冠長延長術】

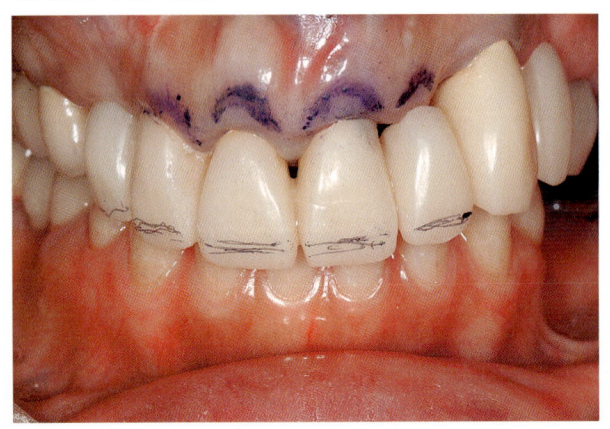

図12　上顎前歯部の歯冠長延長術を行う．術後の補綴物の形態も予想しておく必要がある．

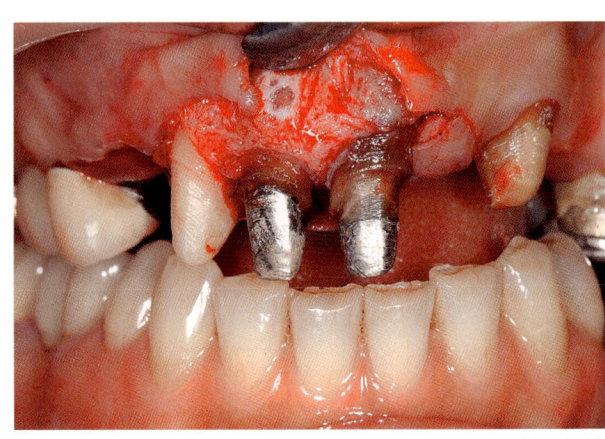

図13　歯冠長延長術施行時．生物学的幅径と補綴物を維持するのに十分な歯冠長を確保する．

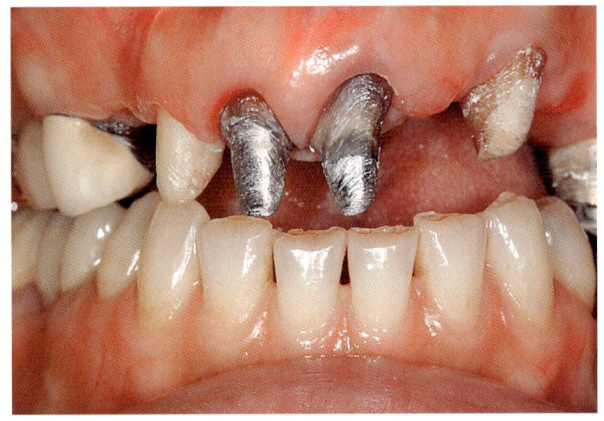

図14　術後．左右対称にはできないが，相対的なバランスを考えて処置を行った．

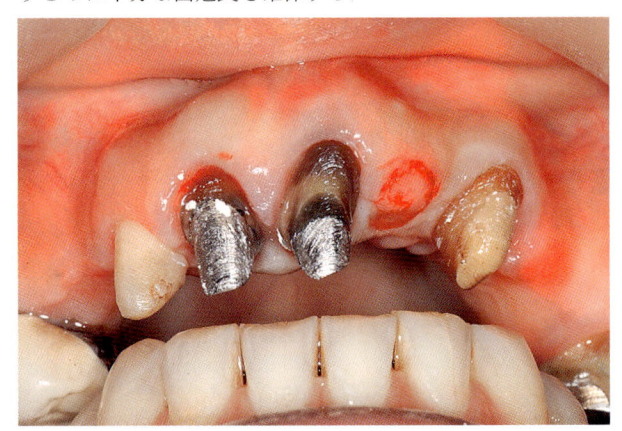

図15　上顎左側側切歯部のダミーは，オベイトポンティックにすることとした．

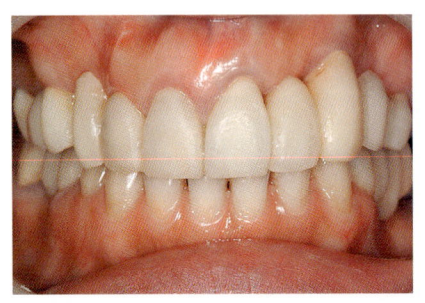

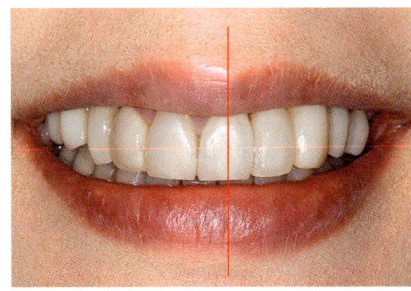

【テンポラリークラウンの修正】

図16a｜図16b

図16a, b　口唇の正中と歯列の正中がズレているのがわかる．顔貌・リップライン・発音・歯肉の露出の度合い・歯冠長などを考慮してテンポラリークラウンを煮詰めていく．

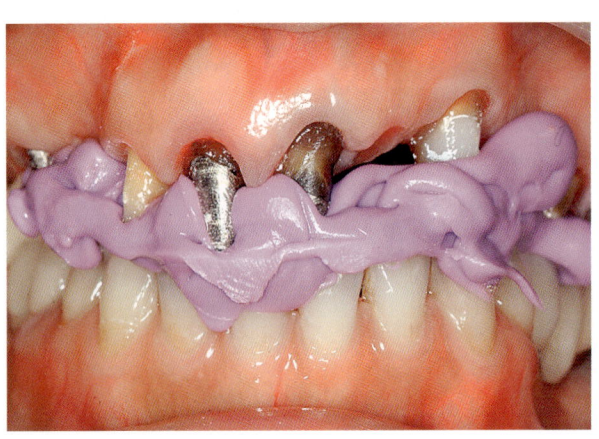

【最終印象・咬合採得】

図17　最終印象を行うと同時に咬合採得を行う．レジンブロックとシリコンバイトを用いた．

残根の挺出による歯牙保存の可能性と
歯周組織の変化

治療終了時の状態──1

図 18a 最終補綴物装着時の正面観．上顎左側中切歯が正中にきているが，顔貌・リップラインとの調和を図っている．

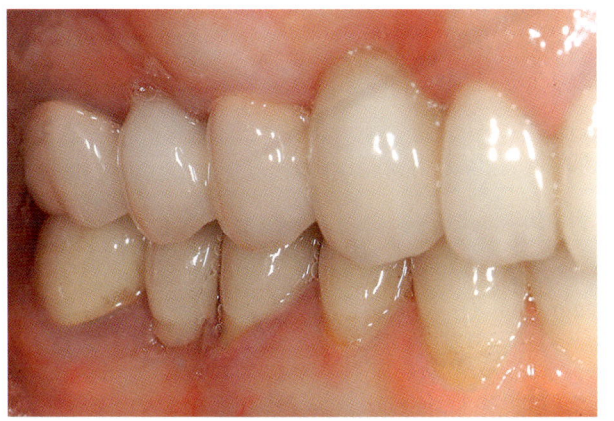

図 18b 術後の右側方面観．天然歯同士の咬合支持が行われている．歯肉の炎症は認められない．

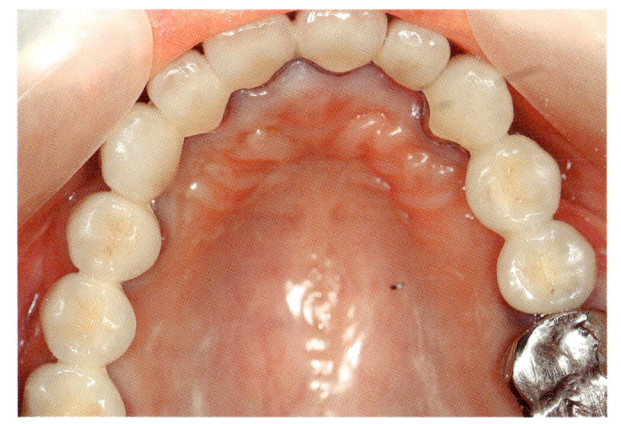

図 18c 術後の左側方面観．下顎はインプラントによる咬合支持の増加を行った．

図 18d 術後の上顎咬合面観．

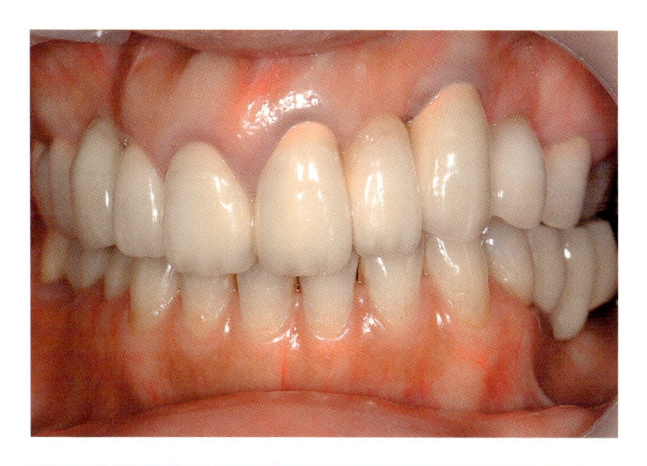

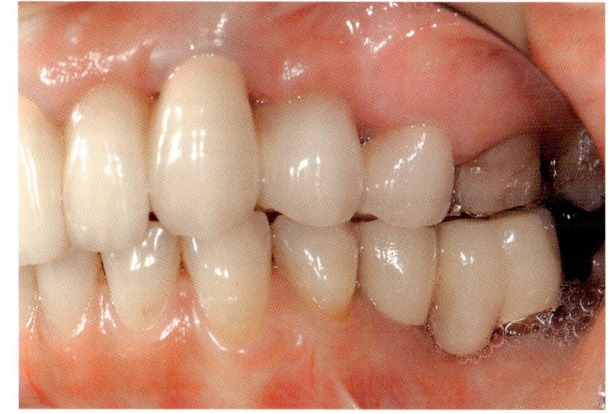

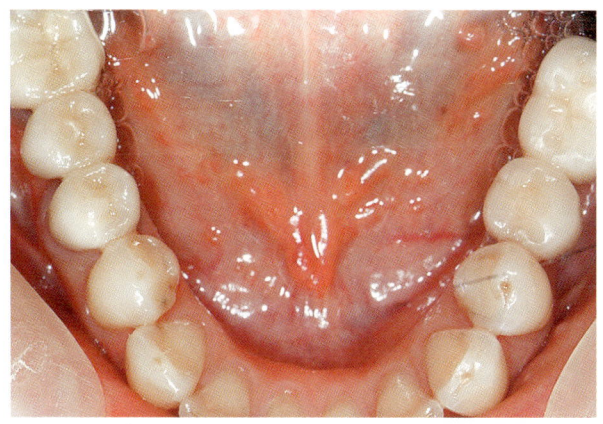

図 18e 術後の下顎咬合面観．

や顔貌などを参考にしながら上顎左側前歯部には付着の減少を最小限にとどめるように骨整形を行う（図 *12, 13*）．

　上顎右側犬歯部頬側の骨吸収は予想以上に大きく，GBR の後インプラントを埋入する予定であったが，咬合誘導を担うことのリスクを説明した結果，ブリッジによる補綴を選択された．

治療終了時の状態――2

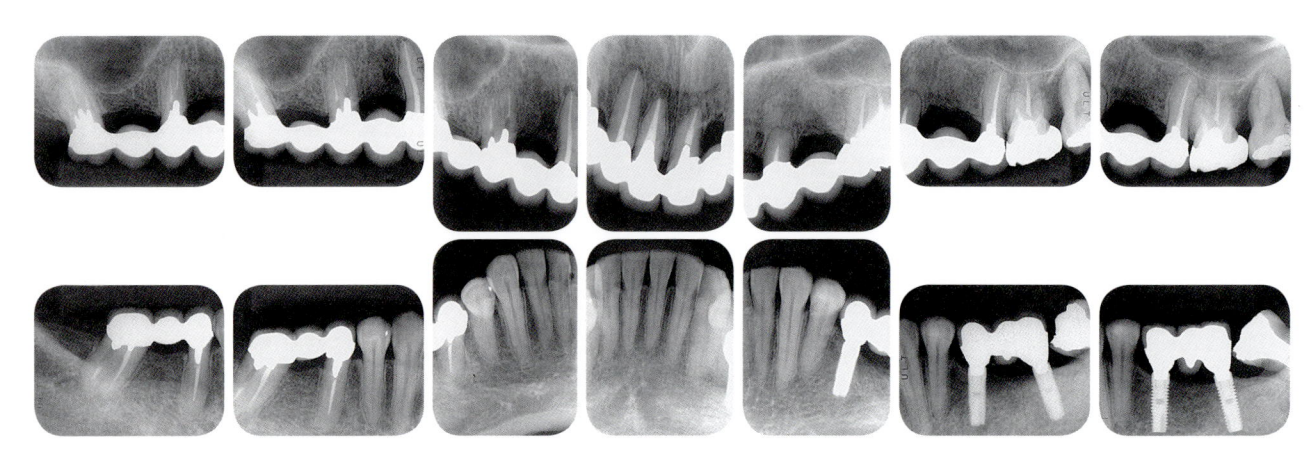

動揺度																1	
プロービング値				323		333		323232323		223		323323			434	
				323		333		222322333		222		323333			434	
	8	7	6	5	4	3	2	1	1	2	3	4	5	6	7	8	
	8	7	6	5	4	3	2	1	1	2	3	4	5	6	7	8	
プロービング値		333	323323222222222222223232223												333	
		323	323322221222212223222323												323	
動揺度								1	1								

図19　術後のエックス線写真．歯槽硬線は明瞭である．挺出を行った上顎左側犬歯周囲の骨の増大が認められる．

図20　術後のポケットチャート．

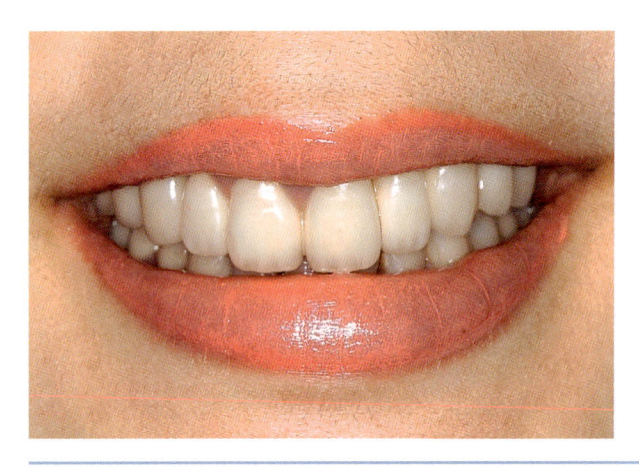

図21　術後のリップラインと最終補綴物の調和．上顎左側中切歯歯冠長を長めにしたことで，正中のズレはさほど気にならない．

治療過程における処置のポイント

　上顎左側犬歯の矯正的挺出を行う方法として，ブラケットを用いることができずエラスティックによる牽引を行ったが，この際，歯槽堤から根尖が逸脱しないようにその方向と力の大きさに注意しながら行った．また矯正的挺出を行っている間も，プラークコントロールは特に慎重に行う必要がある．なぜなら，炎症が存在している状態での矯正力は，二次性咬合性外傷を人為的に与えているのと同じであるからである．

　上顎前歯部の審美性を考慮するためには，歯頸線のバランスを考えなくてはならないが，骨欠損最深部に合わせて骨整形を行うと，かなりのアタッチメントロスをともなうことになる．また同時に，補綴物を維持するのに必要な歯冠長を確保することも考慮しなければならない．これらの兼ね合いを考え，

あらかじめ術後の補綴物の形態を予想しておく必要がある．また，ダミー部にはオベイトポンティックを用いることにより，歯冠乳頭の形成を行った．

本症例の考察

治療成功のキーはどこにあるか

　上顎左側犬歯を保存することによって，ロングスパンの欠損にすることなく補綴物を製作することができた．また，矯正的挺出と骨整形を併用することによって歯槽堤の変形と歯頸線の不揃いを患者の満足できる審美的範囲内に収めることができた．正中のズレに関しては，上顎左側中切歯の形態・長さを考慮することによって，審美的なバランスをとることがおおむねできたと考えている．

本症例における課題

　上顎左側犬歯の矯正的挺出による周囲骨の形態改善を，予知性をもって行うことができれば，インプラントの埋入も大がかりな骨移植を行わずに低侵襲で埋入できたかもしれない．もしそれができたなら，本症例のようなロングスパンのブリッジにすることなく，咬合支持を増やすことができたと考えている．

参考文献

1. Amsterdam M : Periodontal Prosthesis Twenty-five Years In Retrospect. Alpha Omegan 1974 ; 67(3) : 8-52.
2. Marks MH, Corn H : Atras of Adult Orthdontics. Lea & Febiger, 1989.
3. 豊田真基，西堀雅一．矯正による付着の移動2　審美性の改善を目的とした歯周組織の移動．Dental Review 2001 ; 61(7) : 115-121.
4. Chiche GJ, Pinault A 原著，岩田健男，伊藤公一，蓮見禎彦 共訳．シーシェの審美補綴．東京：クインテッセンス出版，1995．

21世紀の歯科臨床を読む
若手臨床家ケースプレゼンテーション 30

重度歯周病患者への
オクルーザルリコンストラクション

インプラントとの共存の中で，天然歯保存にこだわる

林　美穂
歯科・林美穂医院

[著者紹介]
「温故知新」——新しい医療を取り入れながら，基本的な医療を疎かにしない．保存できる天然歯はできる限り残し，将来を見据えた自分のできる精一杯の歯科医療を提供できるよう，日々精進していきたいと考えている．さらに，「より美しく，より快適に」をキーワードに，女性の感性を活かした歯科医院づくりを目指している．1992年，日本歯科大学卒業．

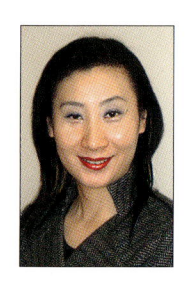

はじめに

重度歯周疾患をともなった症例においてわれわれ臨床家がいつも悩むところは，天然歯を抜歯するか否か，保存するならばどのようなアプローチを行うべきなのか，というところであろう．

今回，このようなケースにおいて歯周外科や骨造成を行い，あくまで天然歯の保存にこだわりながら，臼歯部にはインプラント植立を行い，インプラントによって天然歯を保護することができた一症例を呈示してみたい．

患者の基本データ

初診時，患者は他院に長年通院されていたが，「このままの状態で経過観察をしましょう」と主治医に言われ，積極的な治療は行っていなかったそうである．当院に来院している友人の紹介で受診されたのが最初のきっかけである．

患者は独身女性で，定年退職されるまではキャリアウーマンとして仕事一筋であったとのことである．現在は，時間的にも余裕ができ，「今まで噛むことをあきらめていたので，噛むことによる食の楽しみを味わいたい」と言われていた．

性格は温厚で，熱心なクリスチャンである．

本症例の着眼点

本症例の問題点と理想的な治療目標

保存不可能な歯は抜歯し，欠損大臼歯部にバーティカルストップを確立するためにインプラントを植立する計画を立案したが，垂直的骨量が不足している部位に対してどのようなアプローチを行うべきか，上顎前歯部の重度垂直性骨吸収部への審美性の対応をどう行うべきかが，本症例のポイントであろう．

連絡先：〒810-0041 福岡県福岡市中央区大名2-6-5 天神西通り館4F

重度歯周病患者への
オクルーザルリコンストラクション

初診時の状態

初診時の患者プロファイル

初診日：2001年5月23日
初診年齢，性別：67歳，女性．
主訴：噛めない．歯を入れたい（インプラント希望）．
全身的既往症：特記事項なし．

初診時の所見：初診時の所見　全顎的に重度の歯周疾患に罹患しており，審美的，機能的にも問題がある．全顎的咬合再構築と審美性の改善を行う必要がある．

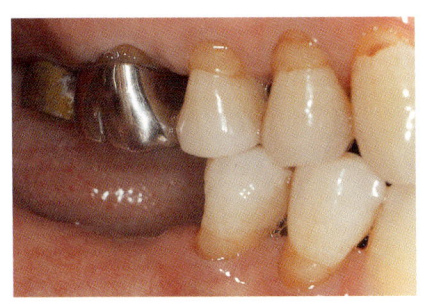

図1a	図1b	図1c
図1d	図1e	

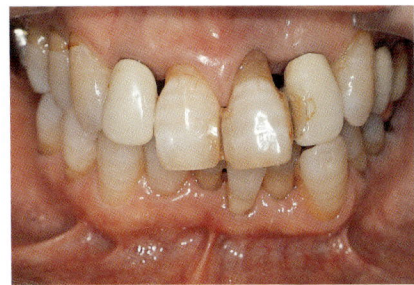

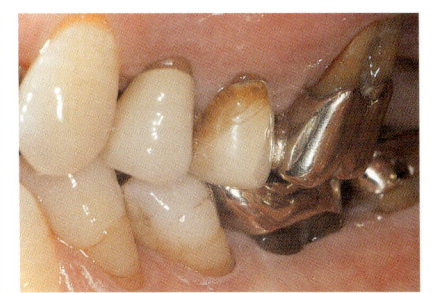

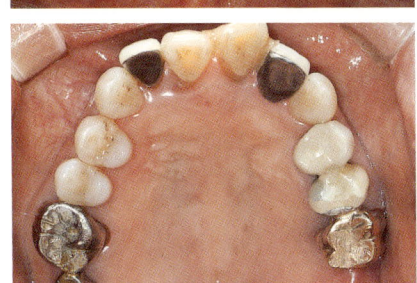

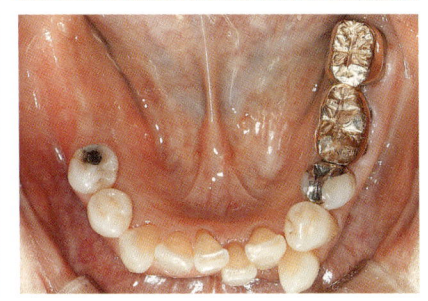

図1a〜e　上下顎前歯部および左右上顎大臼歯部は，Ⅱ〜Ⅲ度に及ぶかなりの動揺があった．下顎前歯に叢生があり[3]が唇側転位しているため，左側側方写真より下顎の歯がかなり近心傾斜していることがわかる．

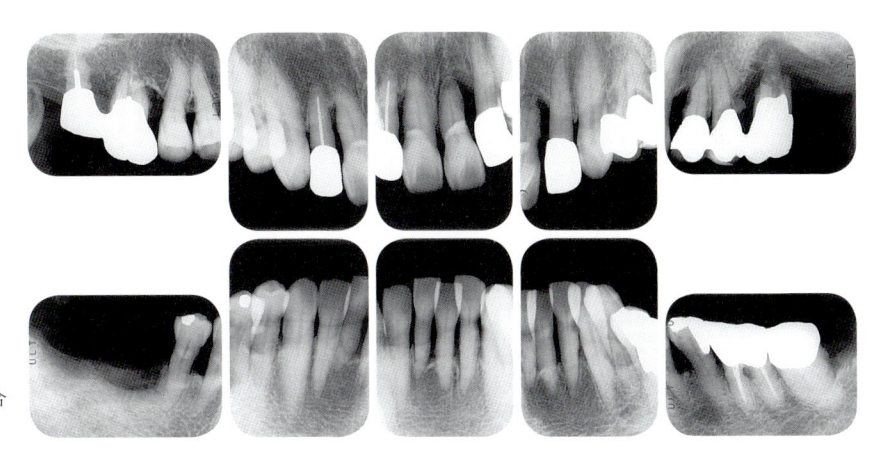

図2　全顎的に重度の骨吸収を認める．再生治療による歯周疾患への対応と咬合の改善が必要である．

図3　全体的にポケットが深く，重度歯周疾患であるといえる．

【6 垂直的な骨吸収へのGBR】

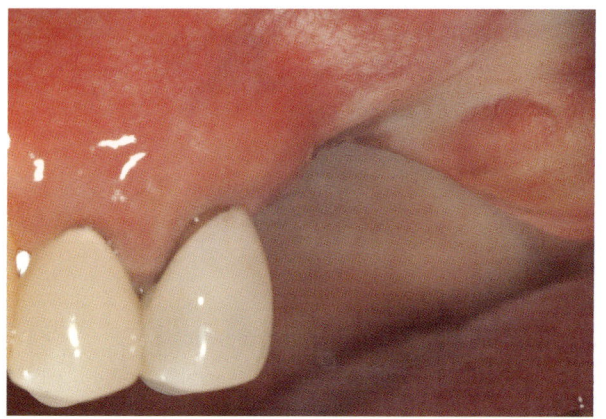

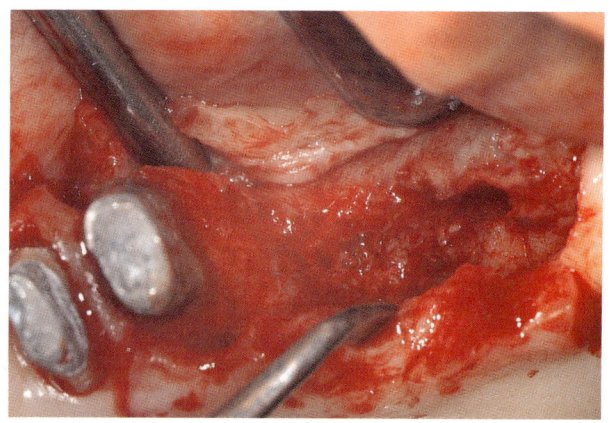

図4 抜歯後の6の状態．垂直的な骨吸収が顕著である．

図5 GBRを行うため，粘膜を剥離した際の骨の状態．

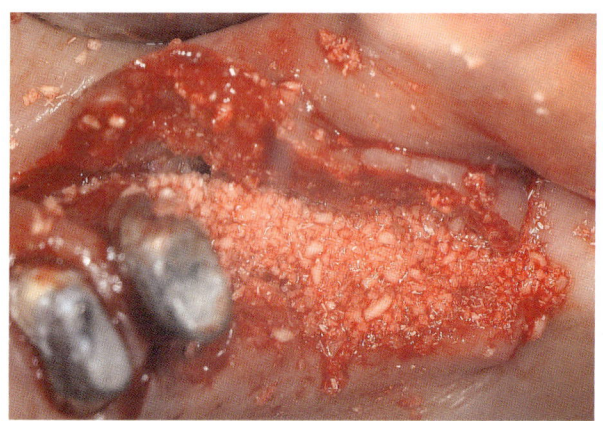

図6a, b 骨欠損部に骨補填材をおき，非吸収性チタン入りメンブレンを設置した．この後，慎重に減張切開を行い，ていねいに縫合することが予後を大きく作用する．
図6a｜図6b

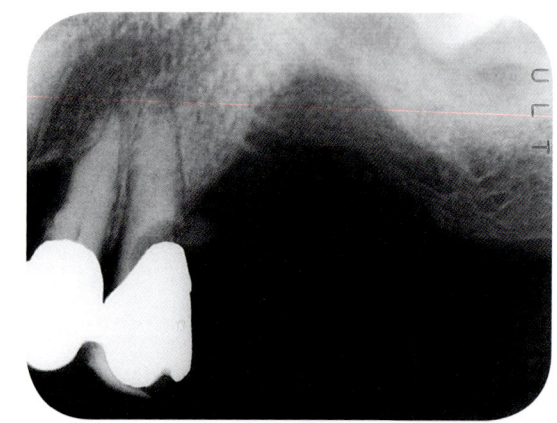

図7 抜歯後約3か月，術前の状態．

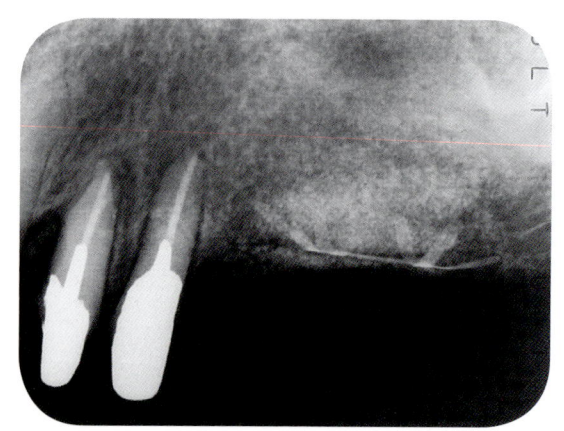

図8 GBR後3か月の状態．垂直的な骨の増大がなされている．

重度歯周病患者への
オクルーザルリコンストラクション

【1 骨吸収へのGBR】

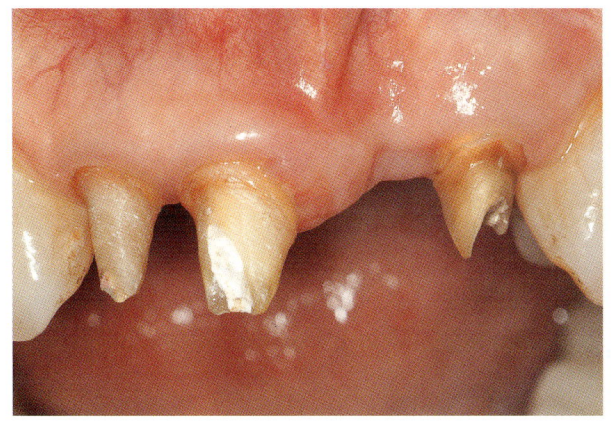

図9　抜歯後約1年．1̲骨吸収の状態．この状態では審美的な修復には限界がある．

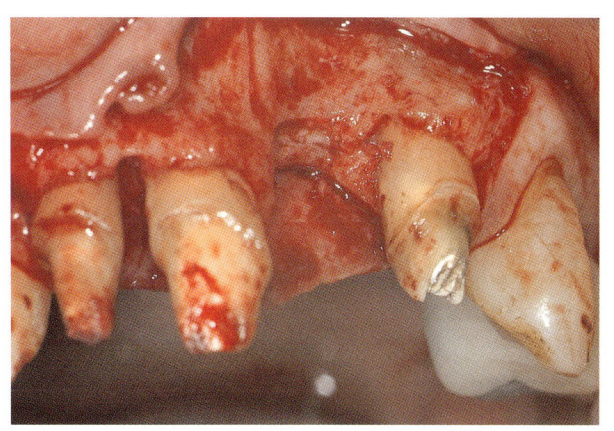

図10　粘膜を剥離した状態．かなりの垂直的骨欠損が認められる．

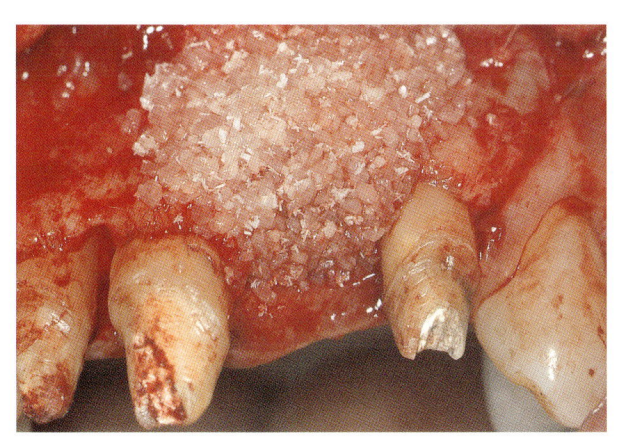

図11a, b　骨補填材を唇側，歯槽頂におき，非吸収性のチタン入りメンブレンを設置した．　図11a｜図11b

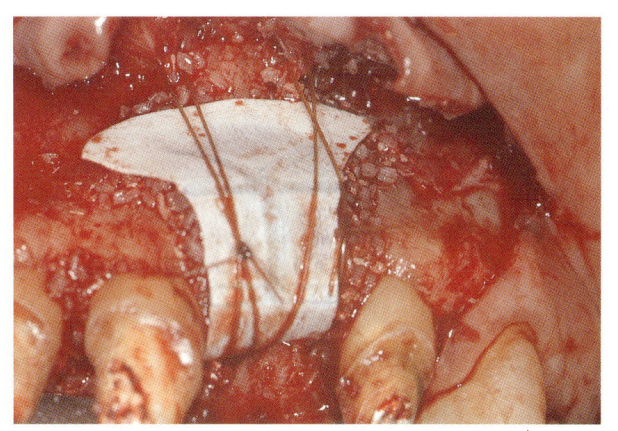

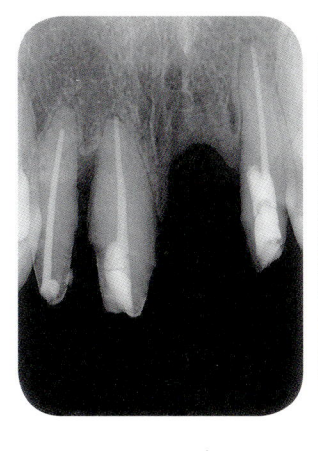

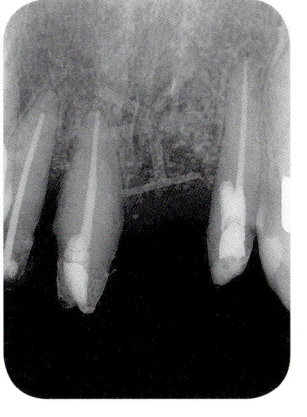

図12a｜図12b

図12a　GBR前のエックス線写真．
図12b　GBR後のエックス線写真．骨が増大されたようすがわかる．

　また，下顎前歯の叢生による上顎前歯部への影響を考慮した場合，審美，咬合の面からも下顎の矯正は必要であると考えた．理想的には，骨造成を行った部位にインプラントを植立し，臼歯部で安定したバーティカルストップを確立，インプラントが重度歯周疾患をともなった天然歯を保護することができれば，と考えた．

【1 骨吸収への結合組織移植】

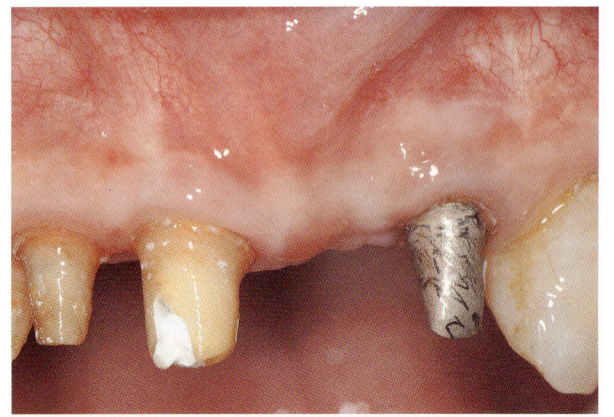

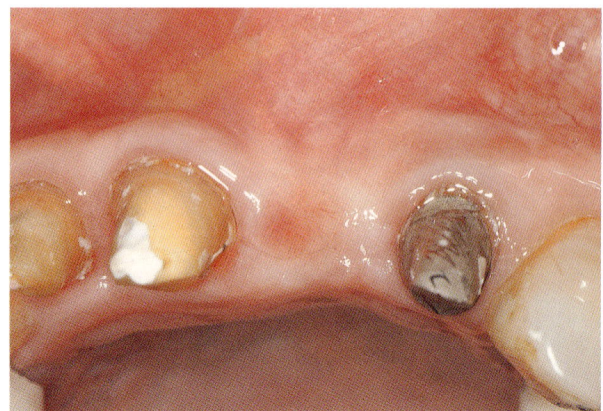

図13a, b　GBR後，6か月の状態．減張切開をしているため，唇側粘膜のボリュームが不足している．　図13a｜図13b

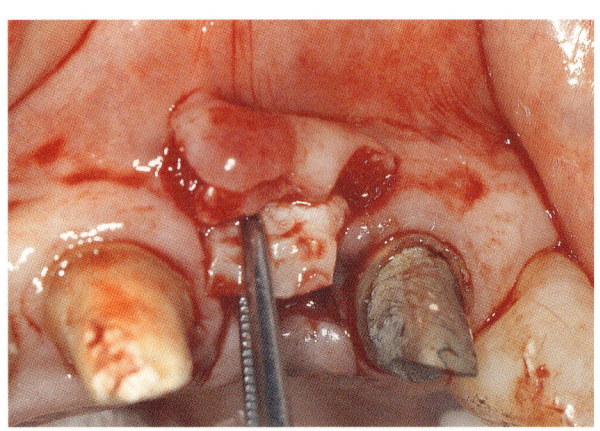

図14a, b　結合組織移植（CTG）を行った．縫合はゆったりと，締めつけないように行った．　図14a｜図14b

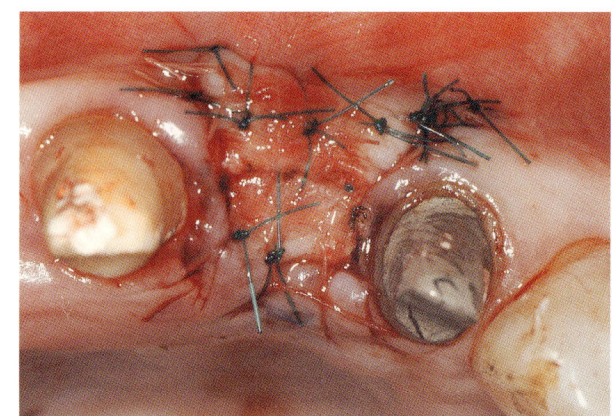

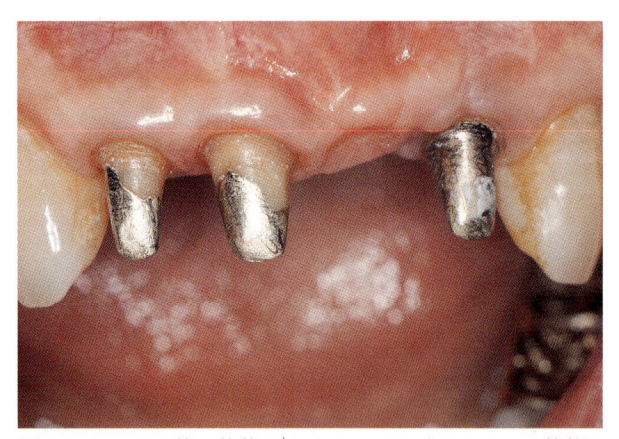

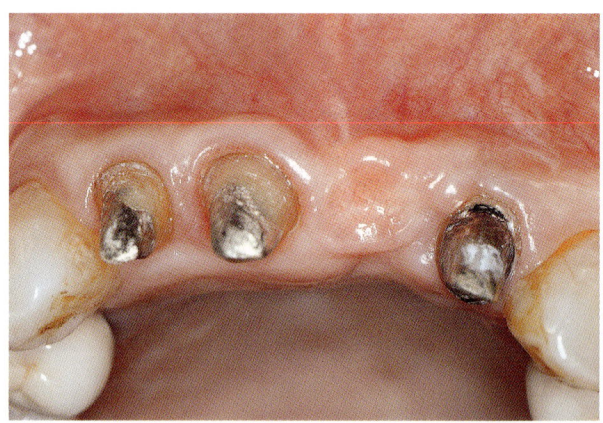

図15a, b　CTG後の状態．|1はオベイトポンティック状態としている．　図15a｜図15b

患者の選択した治療とそれに応じた治療目標・治療計画

　初診時より，患者は歯の欠損している右側下顎大臼歯部にインプラントを希望していた．しかし，その他にも保存不可能な歯があること，重度歯周疾患に罹患しているために再生治療を含む全顎的治療が必要であること，下顎においては矯正治療が必要であることなどを説明し，了解していただいた．患者

【下顎の矯正治療】

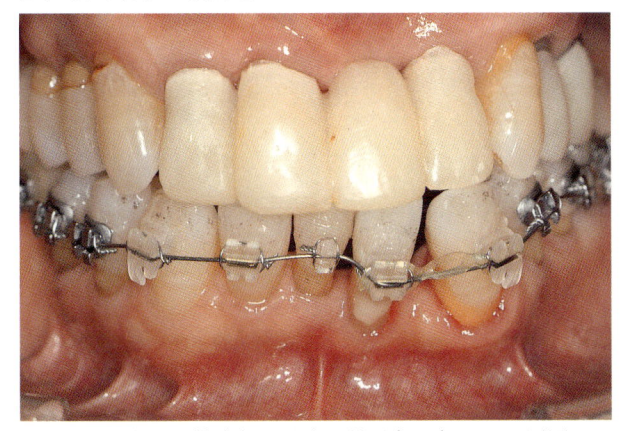

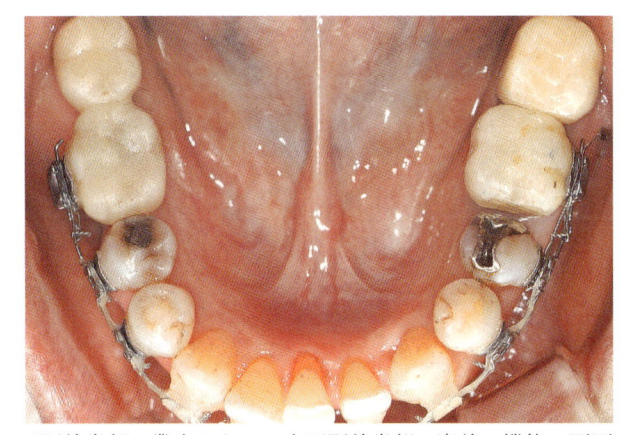

図16a, b　上下顎前歯部が重度の骨吸収を起こした原因の1つに，下顎前歯部の叢生がある．上下顎前歯部の審美，機能の両面から|2を抜歯し，下顎に矯正治療を施した．また，下顎に矯正治療を行うことにより，臼歯部の近心傾斜を治すことができる．

図16a｜図16b

自身は，審美性の回復より機能の回復を望んでいたが，上顎前歯部には，限界があるとはいえ少しでも審美性の回復を考慮し，再生的アプローチを行った．治療期間は約3年と考えた．

治療過程における処置のポイント

最初に保存不可能な1|，|6，7|6は順次抜歯し，同時にプロビジョナルレストレーションにより前歯部審美性の回復を行った．|16の重度垂直性の骨吸収に対してはGBRを行った（図4～8, 9～12）．骨補填材を填入し，骨高径の保持を目的として，非吸収性のチタン入りメンブレンを使用した．|6のもっとも骨吸収が進んでいる部位で，約10mmの骨高径を増大することができた（図7, 8）．また，限界があるものの審美性の向上を図るため，|1には後に結合組織移植（CTG）をも行った（図13～15）．

下顎前歯部は|2を抜歯し矯正治療を行い，上下前歯部の保存および審美，機能性の回復を図った（図16）．

本症例の考察

治療成功のキーはどこにあるか

上顎の垂直的な骨の増大はGBRの中でももっとも難しいといわれている．本症例は|6に約10mmという垂直的骨造成を行うことができた．成功の要因としては，骨補填材とともに非吸収性のチタン入りメンブレンを使用し，軟組織に減張切開を施してテンションのかからない緊密な縫合を行ったことにある．よってメンブレンの露出もなく，骨高径の確保ができたと考えている．この結果，後にインプラント植立を容易に行うことができ，予後不安な|45をどうにか保存するに至ったと考えている．また|7に関しては歯槽骨頂から上顎洞までの距離が約5mmであったため，インプラント植立は行わなかった．しかし|45を保存したことを考えるならば，|7にインプラント植立を行っておくことが|6の長期安定にも繋がるのではないかと考えている．患者との相談の中で，予後不安な歯を抜歯しなかったわけであるが，将来|45を抜歯する際にはインプラントを埋入することをお伝えして治療終了とした．

なお，43|34，|4567にはエムドゲイン®を用いた再生療法を行っている．

前歯部においてもGBRを行ったことが，ある程度の審美性の獲得に繋がったのではないかと考えている．また，下顎前歯部を矯正することにより，重度の歯周疾患に罹患した上下顎前歯部を咬合という点からも保存することができたと考えている．

治療終了時の状態――1

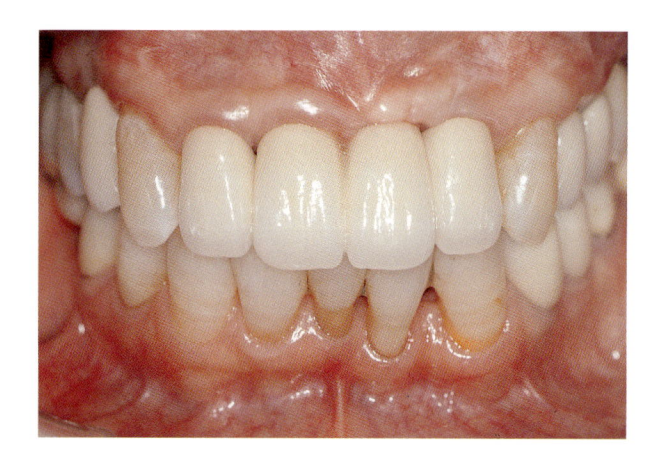

図 17a 必ずしも審美的とはいえないが，術前の状態からすると筆者には限界であったと考える．

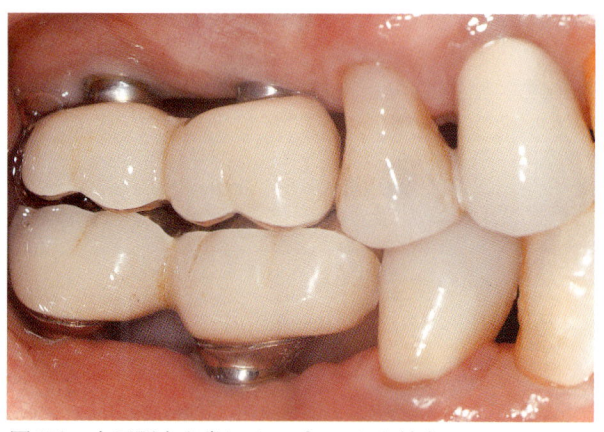

図 17b 上下顎大臼歯にインプラントを植立しているため，インプラント同士のディスクルージョンに配慮した．

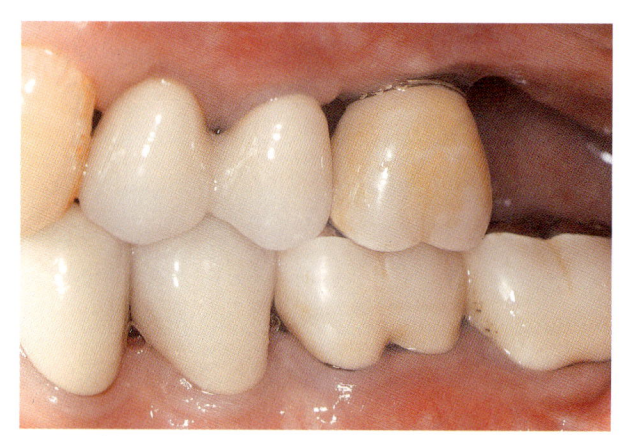

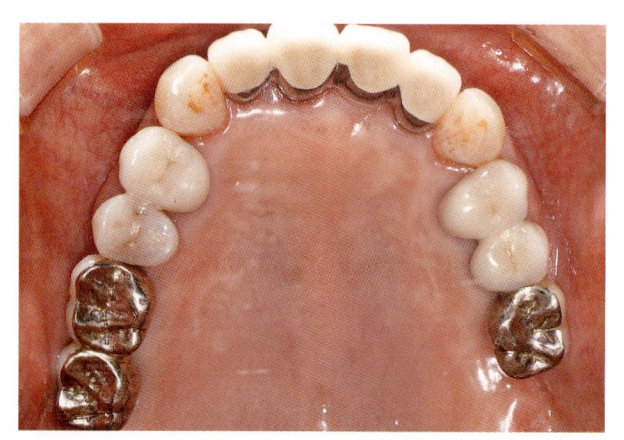

図 17c 矯正治療を行ったことにより，下顎の近心傾斜による上下顎の咬合関係が改善されている．

図 17d 大臼歯部の咬合面はメタルにて対応した．

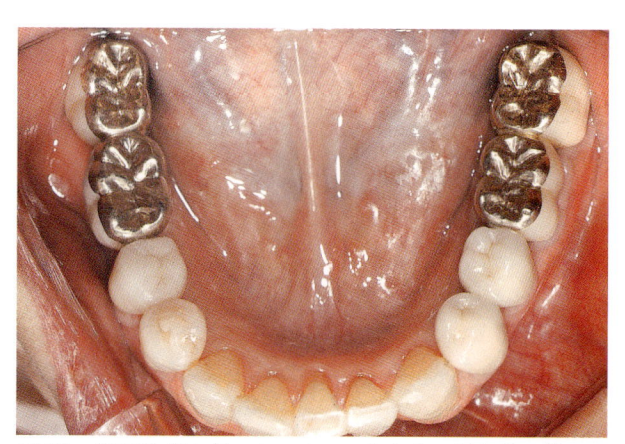

図 17e 矯正治療を行ったことにより左右の対称性が得られた．また，前歯部は透明レジンセメントにて T-Fix している．

重度歯周病患者への
オクルーザルリコンストラクション

治療終了時の状態——2

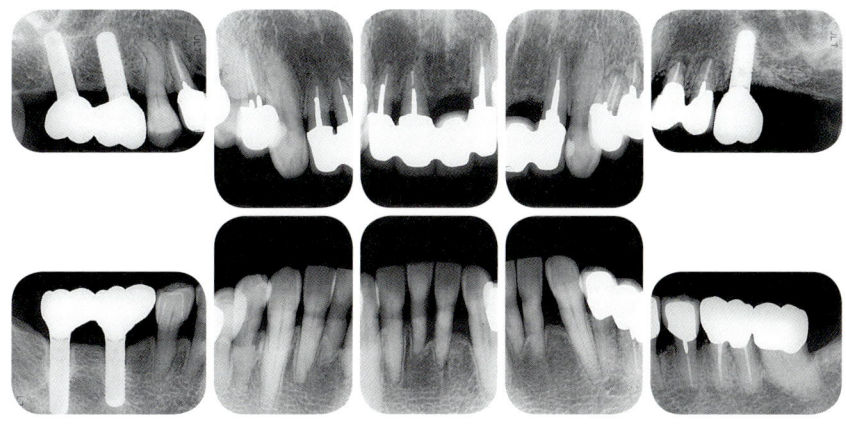

図18 初診時と比較して，かなりの骨レベルの改善が認められる．また，大臼歯部にインプラントを植立しバーティカルストップを確立させることにより，天然歯を保存できたと考える．

図19 治療終了時の歯周チャート．

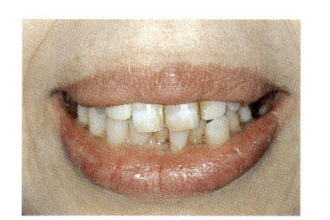

図20a, b 術前の患者の口元．

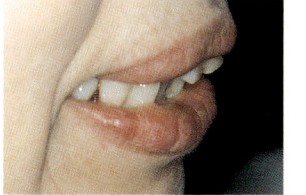

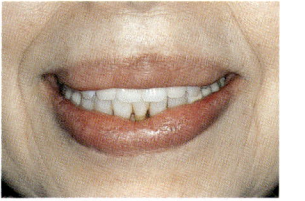

図20c, d 術後の患者の口元．審美的にも改善がみられる．

本症例における課題

治療計画では，治療期間3年を目標にしていたのだが，結果的に3年半の期間を要してしまったことは，今後の課題でもあり，研鑽を積んでいかなければならない点である．術後1年半しか経過していない症例であるが，注意深く予後を観察していきたいと考えている．

謝辞

いつも懇切丁寧にご指導してくださいます，河原英雄氏，糸瀬正通氏，下川公一氏，山道信之氏，元永三氏，張在光氏，林佳明氏，牧角新蔵氏，河原三明氏，水上哲也氏，歯水会，IPOI臨床研究会の諸先生方，そして歯科技工を担当してくださった有限会社セラミックデンタル井川の永田守氏，および当院のスタッフに心より感謝申し上げます．

参考文献

1. 山道信之，林佳明，牧角新蔵，河原三明，水上哲也．インプラントイマジネーション．さらなる適応症拡大への技．東京：クインテッセンス出版，2004.
2. 山道信之．インプラント治療に必要な骨環境改善について―診断・治療計画・術式を考える―．第1回　下顎編．Quintessence Dent IMPLANT 2001；8（1）：117 - 124.
3. 山道信之．インプラント治療に必要な骨環境改善について―診断・治療計画・術式を考える―．第2回　上顎編．Quintessence Dent IMPLANT 2001；8（2）：109 - 119.
4. 元永三，糸瀬正通，張在光，水上哲也，林美穂．POI SYSTEMの臨床．東京：クインテッセンス出版，2001.
5. 下川公一．インプラント治療と残存天然歯．Quintessence Dent IMPLANT 2000；7（5）：26 - 38.
6. 筒井昌秀，筒井照子．包括歯科臨床．東京：クインテッセンス出版，2003.

21世紀の歯科臨床を読む
若手臨床家ケースプレゼンテーション 30

超音波による骨再生療法の臨床応用
治癒期間の短縮・適応症の拡大・成功率の向上を目指して

藤井秀朋
河津歯科医院

[著者紹介]
臨床家として患者の望むコンセプトを大切にした治療方針を提案し、歯だけでなく健康という意味で治療とアドバイスのできる幅広い知識をもった引き出しの多いGPを目指したい。また、クリニカルリサーチや、臨床研究につねに関与し、なんらかの形で研究を続けていきたい。少し早いが20年後には自身の失敗と成功を分析し紹介できるよう、研鑽をつみたい。1997年、朝日大学卒業。

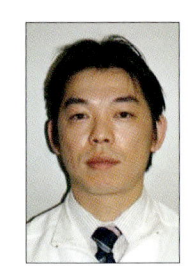

はじめに

インプラント治療の需要は年々増加しており、高度化してきている患者の要求にも対応しなければならない。補綴的に治療のゴールを決定し、組織再生療法と上部構造の設計を立案する補綴主導型の治療が必要不可欠とされている日常臨床において、骨増成や上顎洞底挙上術を施術する機会は増加しており、より高い成功率で治療期間を短縮し、広い適応範囲を有する臨床術式が求められている。そこで、生体の局所における組織活性の向上に影響を与える「超音波療法」の有効性について、臨床症例を通して紹介する。

医科では、創傷部に対する適度な刺激、すなわち物理的刺激、化学的刺激、電気的刺激等が生体組織の活性化を促し、治癒を促進するということは以前より報告されており、リハビリテーションの分野では広く認知され、実際に積極的な治療方法としてオリンピックやプロスポーツ界では頻繁に応用されている。特に整形外科領域ではその効果に着目し、関連する学会や研究会では頻繁に研究報告がなされている。

近年、超音波刺激を軟組織および硬組織の再生に応用する基礎研究が、盛んに行われている。特に、超音波療法のなかでも出力が小さく非温熱的に生体深部へメカニカルストレスを作用させる low-intensity pulsed ultrasound(以下LIPUS)は、新鮮骨折、難治性の骨折の治療に有効であることは実証されており、本邦でも1998年より難治性骨折に対して健康保険が適応されている。そこで、積極的な再生療法が求められる臨床現場では、特にその高い安全性――副作用がなく非侵襲的であり一定の効果が得られる、そして使用方法が簡便であるという点でLIPUSは注目されるようになってきた。

これらの現状を背景に、筆者は「LIPUS」という物

連絡先：〒163-0505 東京都新宿区西新宿1-26-2 新宿野村ビル5F

理的刺激の特性に着目し，大学院生として所属していた朝日大学歯学部総合歯科学講座保存修復学研究科にて骨再生促進に関する研究に従事し，超音波療法の有効性を示唆する結果を得た[1]．大学院卒業後も，現在勤務している河津歯科医院にて臨床研究を続けている．今回は両側上顎洞底挙上術の症例に超音波治療器を応用し，組織形態計測学的ならびに臨床的に良好な結果が得られたので報告する．

超音波とは

超音波(ultrasound)とは「人間の耳に聞こえないほど高い周波数の音」と定義されている音波である．その特徴を以下に示す．

①人体に対して安全である

超音波診断装置が臨床に使用されるようになって40年，障害の発生についての報告はない．

②生体中を直進する

伝搬速度は電磁波と比較して数万倍遅く，波長は短いため直進性を有する．エコー診断法はこれを利用している．

③減衰が小さい

弾性波の一種であり，生体内での減衰は他と比較して非常に小さく，光に対し不透明な生体中や液体中でもよく伝搬する．

④出力条件の設定が容易である

強い力では破壊的な作用を発生させることもできるが，強度のコントロールが容易であるため安全である[2]．

上記の特性を利用して，エコー法やハーモニックイメージングに代表される診断的応用や理学療法，温熱療法，加熱凝固療法，体外衝撃波砕石術，軟部組織破砕吸引術，超音波振動メスなど，超音波は医療の分野において，多様な用途で用いられている．また，歯科においても超音波スケーラーは馴染みが深い．後述する今回使用した超音波治療器は上記の特性を生かし，非常に微弱なパルス波(LIPUS)を用いて局所の骨再生を促進する治療器である．

超音波治療の臨床的有効性

両側上顎洞底挙上術による組織形態計測学的検討

上顎のインプラント治療を希望し来院した50歳女性に，静脈内鎮静下で両側の上顎洞底挙上術を施術した．移植材料は，自家骨を右側脛骨より採取し，β-TCP(オスフェリオン®)を1：1で混入しPRPを加えて用いた[3]．術前と術直後のCTを図1，2に示す．右側の洞粘膜の著しい肥厚が認められるが，これは隔壁部の洞粘膜における小範囲のパーフォレーションによる術後の浮腫である．左右同時に行った上顎洞底挙上術であるが，リスクを有する右側上顎洞部での新生骨の再生促進を目的に，超音波治療器(伊藤超短波社製　図3a, b)を4週間使用した．使用方法は簡便であるため，治療器を患者の自宅に郵送し毎日1回15分間の使用を指示した．術後26週時のCTを図4に示す．患者了承のもと，インプラント埋入時に両側の骨開窓部(図5a, b)より，トレフィンバーを用いて新生骨組織を一部採取し，Villanueva Goldner Stain による非脱灰標本を作成，組織形態計測学的に検討した(図6a, b，表1)．

結果，左側骨開窓部新生骨組織(Control側)に比較して，超音波治療器を応用した右側骨開窓部新生骨組織(Test側)は，明らかに成熟傾向にあることが組織所見から観察された．これは，同時に同一の術式を行った同一の生体内において，LIPUSが骨再生を顕著に促進したことを示唆する．それと同時に，本治療器の応用により，骨組織に関連する各種治療の期間短縮が可能であることが推測された．

超音波治療器を全顎的に応用した症例

患者の基本データ

患者は53歳の男性．機能回復のための全顎的な治療を希望して来院された．高血圧，緑内障の既往があり，喫煙者であった．左上ブリッジの動揺と排膿がみられた．

【術前のCT像】

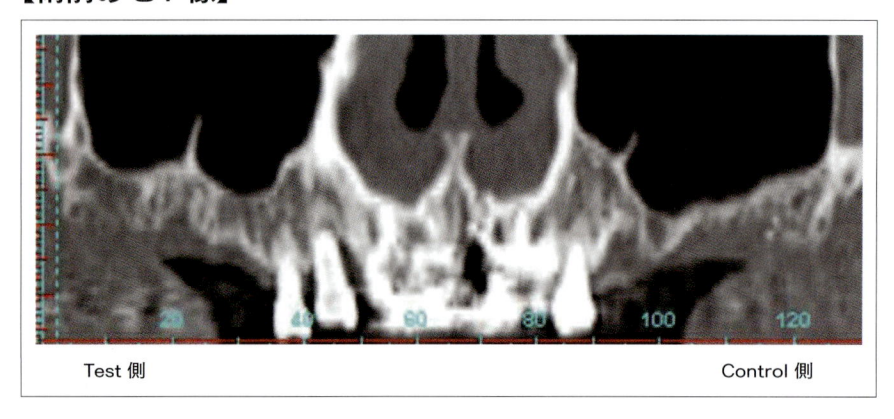

図1 術前のCT像. 臼歯部の顕著な骨吸収と隔壁が認められる.

【術後2週時のCT像】

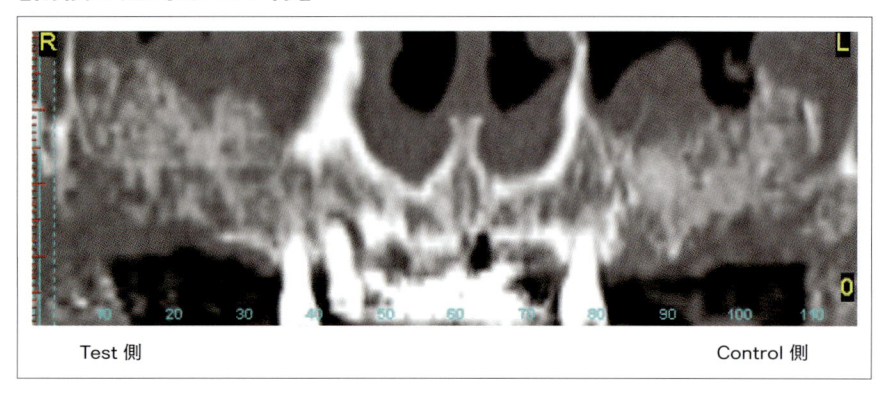

図2 術後2週時のCT像. 洞粘膜挙上部には脛骨より採取した自家骨＋β-TCP＋PRPを各側に約4cc填入している.

【超音波の治療器】

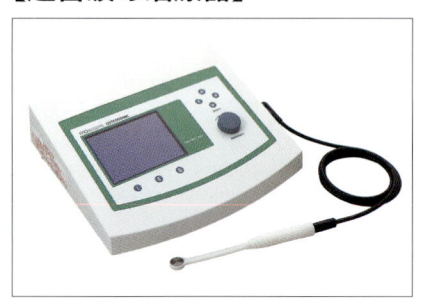

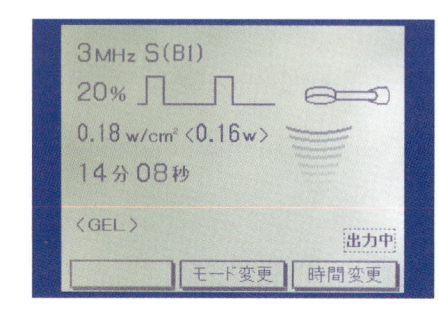

図3a | *図3b*

図3a, b 超音波治療器（伊藤超短波社製）. 1日1回, 専用のプローブを患部に設置し, ブザーが鳴るまでの15分間, 患者が保持. これを右側のみに4週間行った. 照射条件は, パルス幅2ms, パルス周期10ms, 総出力240mW, 発振周波数3.0MHzとした.

【術後26週時のCT像】

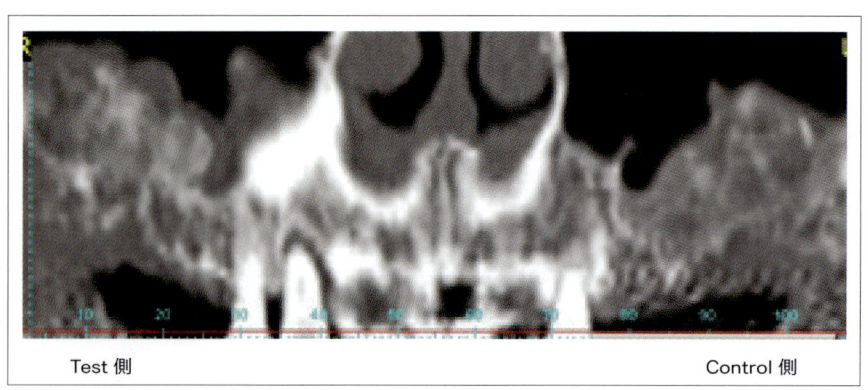

図4 術後26週時のCT像. 左側（Control側）の移植骨部のエックス線透過度は亢進し, 吸収されその体積は減少している. 一方, 右側（Test側）の移植骨部はエックス線透過性, 移植材料残留量の変化は軽度である.

【骨開窓部の肉眼所見による比較】

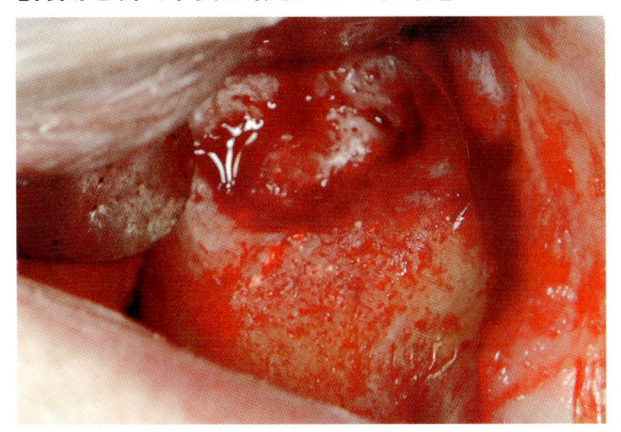

図 5a　右側 (Test 側) の骨開窓部の肉眼所見．移植材料は吸収され，新生骨に置換し母床骨と同化している．

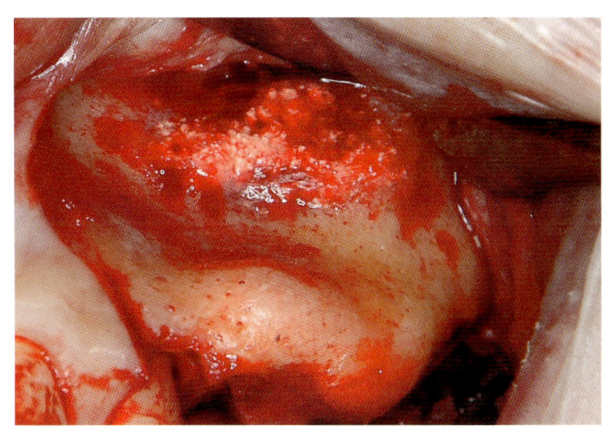

図 5b　左側 (Control 側) の骨開窓部の肉眼所見．移植材料の残留が認められる (白い顆粒が β-TCP である)．

【非脱灰標本による比較】

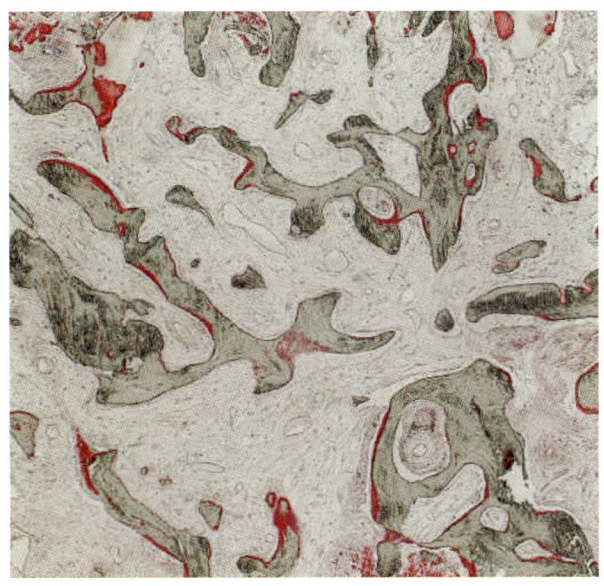

図 6a　右側 (Test 側)．V Goldner 染色標本 (非脱灰薄切標本)．赤色部は新生類骨，深緑色の染色部は成熟骨を示す．Control 側と比較して成熟骨が多く観察される．

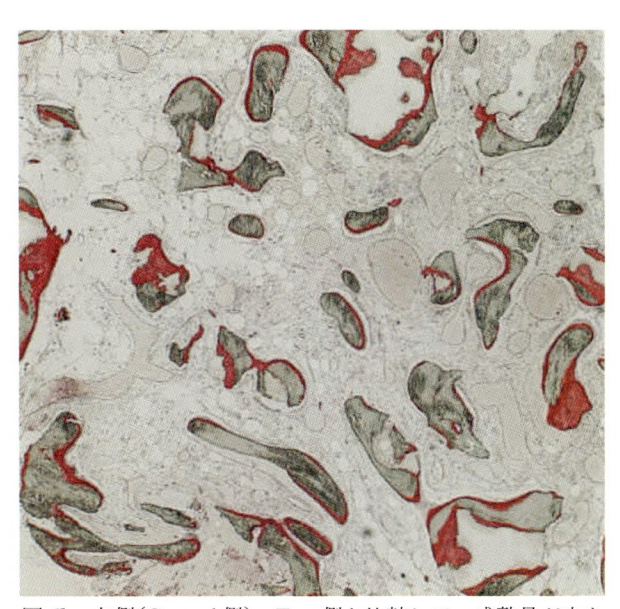

図 6b　左側 (Control 側)．Test 側と比較して，成熟骨が少なく，成熟途中の類骨が占める割合が高い．

表 1　骨形態計測結果．

	単位骨量	骨梁幅	骨梁数	骨梁間隙	類骨面	類骨厚	骨芽細胞面	吸収面	破骨細胞数	破骨細胞面	β-TCP 量
	BV/TV (%)	Tb.Th (μm)	Tb.N (/mm)	Tb.Sp (μm)	OS/BS (%)	O.Th (μm)	Ob.S/BS (%)	ES/BS (%)	N.Oc/B.Pm (/100mm)	Oc.S/BS (%)	IV/TV (%)
Cont L	14.512	73.850	1.965	435.041	54.934	20.759	8.175	0.372	24.717	0.395	20.892
Test R	26.958	104.528	2.579	283.213	14.982	15.799	6.308	2.585	44.392	0.694	3.119

Control 側に比較して，Test 側では残存する β-TCP 量は約 1/6 に減少，組織量に占める骨量 (BV/TV) は 2 倍近く増加し，骨梁構造 (数，厚み) も成熟傾向にある．Test 側は骨形成および骨吸収が亢進した状態で，β-TCP がよく吸収され，新生骨が活発に作られリモデリングの旺盛な骨となっている．破骨細胞数・破骨細胞面は骨梁表面に存在しているものを計測しており，β-TCP を吸収しているものは計測対象とはしていないので，数値としては低いものと思われる (標本作製・分析 KUREHA SPECIAL LABORATORY CO. LTD.)．

超音波治療器を全顎的に応用した症例——初診時

初診時の患者プロファイル

初診日：2003年4月19日
初診年齢，性別：53歳，男性．
主訴：機能回復のための全顎的な治療を希望．

全身的既往症：高血圧，緑内障，喫煙．
初診時の所見：左上ブリッジの動揺と排膿．

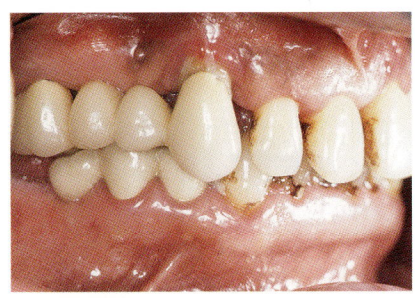

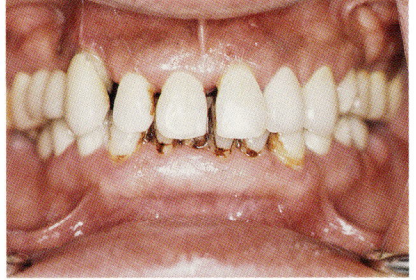

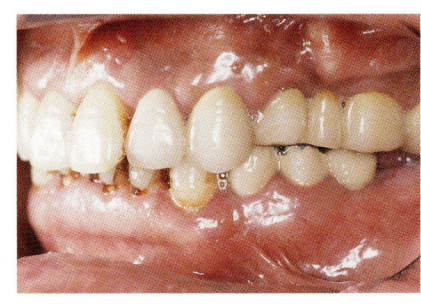

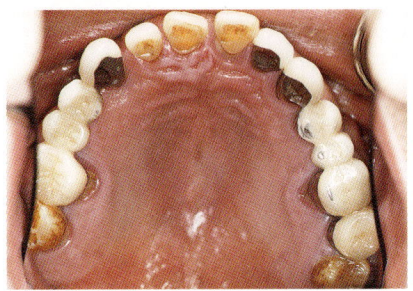

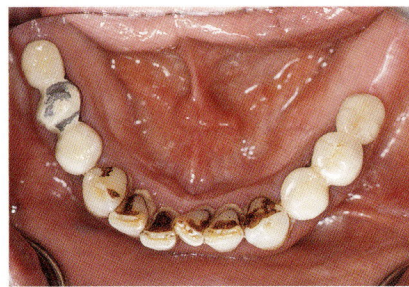

図7a	図7b	図7c
図7d	図7e	

図7a〜e　初診時口腔内写真．咬合高径の低下，過度のオーバーバイト，上顎全体のフレアリング，臼歯部のアンチモンソンカーブ，ポーセレンの破折を認める．

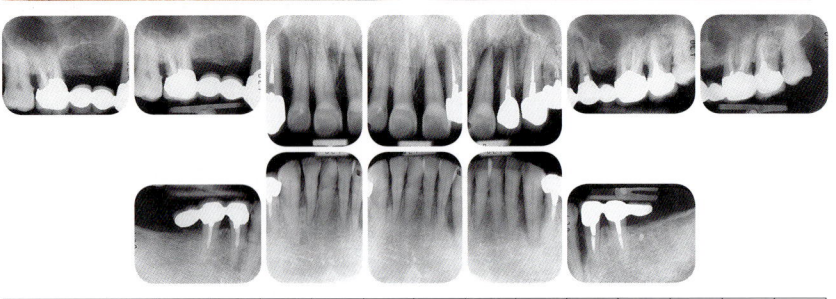

図8　初診時エックス線写真．咬合性外傷による|14，|3に著明な垂直的骨吸収が観察され，|3は歯根破折に至っている．その他，全顎的に水平的な骨吸収が認められる．

図9　初診時ペリオチャート．下顎前歯を除くほとんどの歯に動揺がみられ，プロービング深さ4mm以上は全体の53.7%，プロービング時の出血は全部位に認められた．

本症例の着眼点

　前医にて下顎臼歯部欠損を長期間放置された後，低位した顎位の状態で補綴されている．力学的に無理が生じる補綴設計にクレンチングが加わり，咬合崩壊に至った症例である．したがって，力学的に耐えうる補綴設計のもと，咬合高径の挙上をともなう下顎位の補正とバーティカルストップの確立，およびアンテリアガイダンスの付与が必要なリコンスト

超音波治療器を全顎的に応用した症例——治療の流れ1

図10 下顎インプラント埋入後10日経過時のパノラマエックス線写真．両側下顎大臼歯部には各3本のインプラントを埋入．ポンティック基底面をレジンタッチにした，メタルプロビジョナルレストレーションを術前より製作し，準備をしておく．|3部は事前にボーンサウンディングにより唇側骨を確認し，抜歯後即時埋入を選択した．遠心部に生じた既存骨とのギャップには，大臼歯部の埋入時に採取した自家骨を転入している．

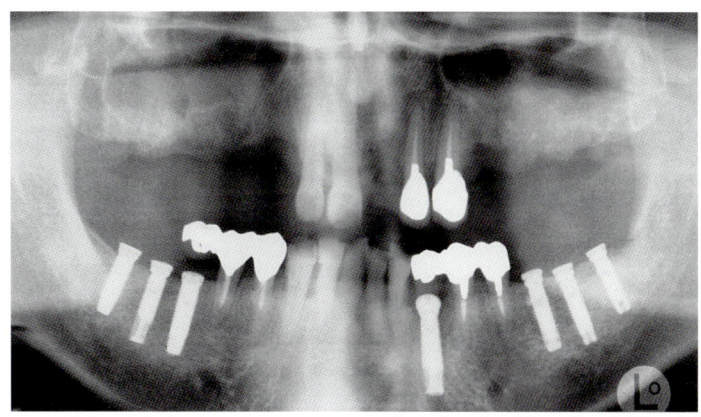

図11 下顎インプラント埋入後6週時のパノラマエックス線写真．即時埋入を行った|3部には，抜糸時より2週間の超音波治療を実施．新生骨の添加が観察される．下顎インプラント埋入後4週時に，両側の上顎洞底挙上術を施術．術後2週時の抜糸時のパノラマエックス線写真となる．この時点より，両側上顎洞部には4週間の超音波治療を開始した．

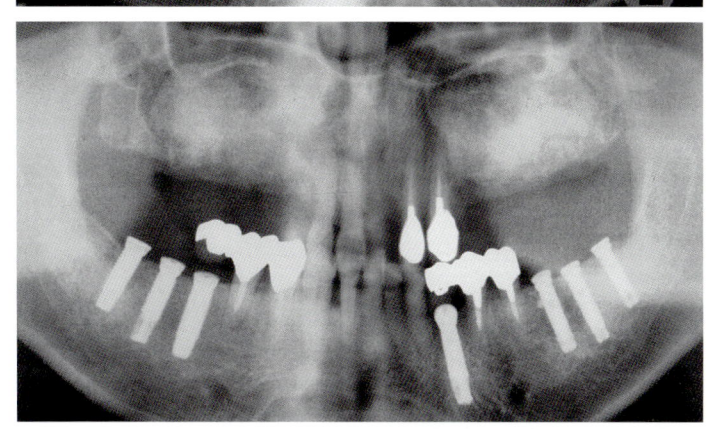

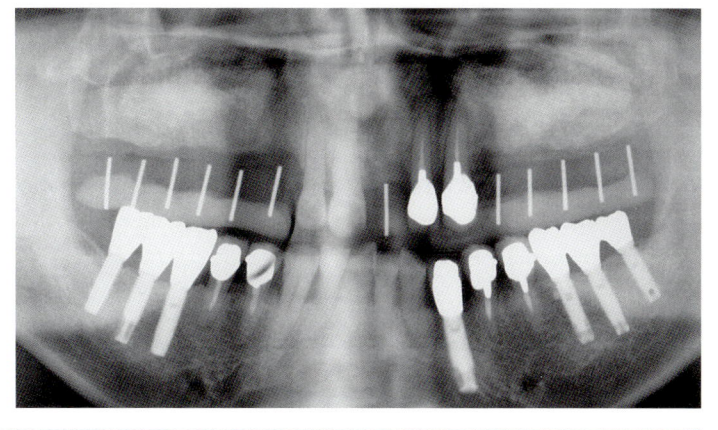

図12 上顎洞底挙上術術後15週時のパノラマエックス線写真．移植材料と母床骨との間には新生骨稜が認められ，吸収量も少なく経過は良好であった．下顎は術後8週時より荷重を開始し，先に最終補綴物を装着した．

ラクションケースである．上顎大臼歯は，保存的治療による予知性の点で抜本的な治療を望む患者の要望から，インプラント補綴を選択している．加えて，クレンチングに耐えうる補綴設計と，患者自身の都合により治療期間の短縮を望まれた．

治療の流れ

①歯周初期治療，要抜歯歯の抜歯，メタルプロビジョナルレストレーションを製作し，下顎両側にインプラントを埋入．|3は抜歯即時埋入＋GBRとした．術後10日後に抜糸し超音波治療を開始．2週間の使用を指示した．パノラマエックス線写真(図10)は，抜糸時のものである．

②下顎へのインプラント埋入後4週時，両側の上顎洞底挙上術を行った．移植材料はオトガイ部より自家骨を採取し，β-TCP(オスフェリオン®)を1：

21世紀の歯科臨床を読む
若手臨床家ケースプレゼンテーション 30

| 超音波治療器を全顎的に応用した症例──治療の流れ2 |

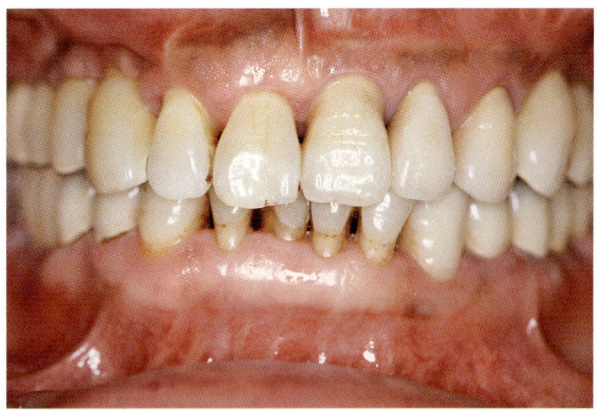

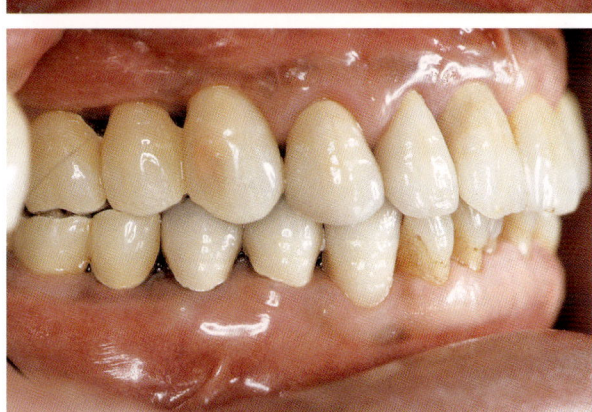

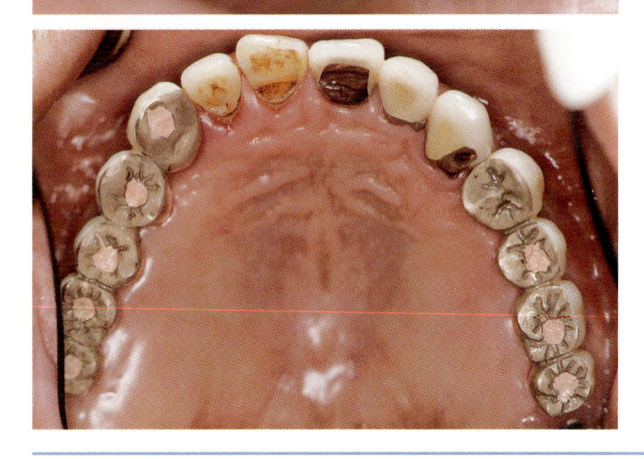

図 13a	
図 13b	図 13c
図 13d	図 13e

図 13a〜e　最終補綴物装着時の口腔内写真．プロビジョナルレストレーションで顎位を補正中にフレアーアウトにより生じた2|1の空隙は閉じていた．上部構造は耐久性とメインテナンス性を重視した設計を心がけている．クレンチングの既往からメタルオクルーザルとし，リカバリー性に優れたスクリューリテイニングを選択している．審美的ではないがメリットは大きい．

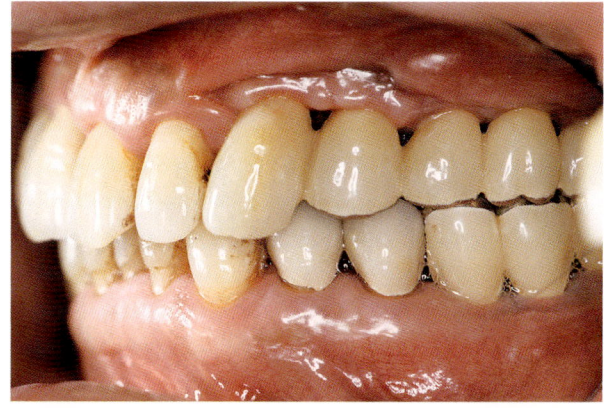

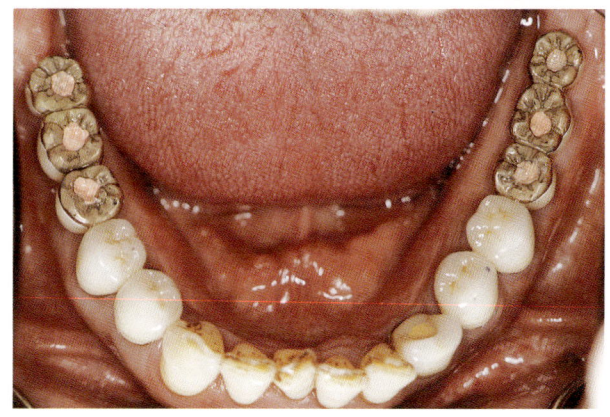

　1で混入しPRPを加え用いた．同時に|1部にはGBRを行っている．術後2週時に抜糸し超音波治療を開始，4週間の使用を指示．|3のフィクスチャー周囲には新生骨の添加が認められる(図11)．
③上顎洞底挙上術を行って15週後のパノラマエックス線所見(図12)では，上顎洞底挙上術を行った部位，|1GBR部ともに移植材料の著明な吸収は認められず，母床骨との間には新生骨稜が観察され，エックス線不透過性は損なわず経過は良好であっ

た．下顎は術後8週時より荷重を開始し，リマウントの後，先に最終補綴物を装着した．
④上顎洞底挙上術を行って16週後，上顎にインプラントを埋入した．血流が豊富な良質の新生骨を確認し，十分なトルクで埋入することができた．18週後，プロビジョナルレストレーションを装着した．リマウントを繰り返し，形態修正と顎位の補正を行った後，最終補綴物を装着した(図13a〜e)．術後1年のパノラマエックス線写真を示す(図14)．

超音波治療器を全顎的に応用した症例——治療の流れ 3

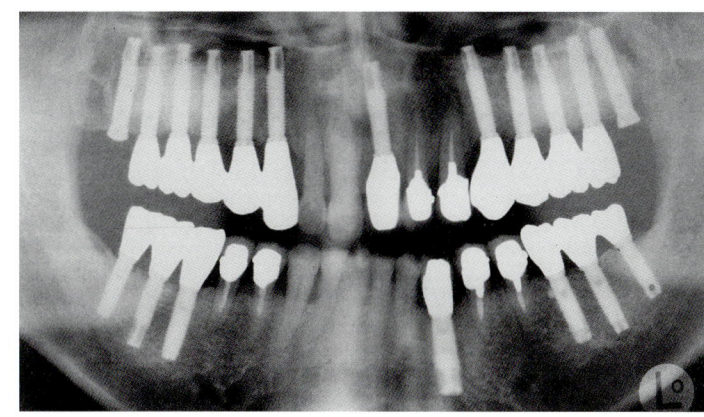

図14 術後1年のパノラマエックス線写真．クレンチングの既往から，"保険"として上顎最後部には1本余分にインプラントを埋入している．

図15 2|に軽度の動揺を認めるも，力学的な問題が解決され安定が得られた．プロービング深さ4mm以上は全体の3.8％，プロービング時の出血は3.8％だった．

経過は良好であるが，やはりクレンチングの傾向が強い．今後も長期的に経過を追っていきたい．

まとめ

インプラント補綴は，機能回復と同時に天然歯の保存に非常に有効な治療方法である．咬合性外傷による天然歯の過負荷（over load）をコントロールすることで新たな欠損を可及的に防ぐことができ，また天然歯の保存治療の延長線上に位置する二次的な予防治療とも認識できることから，積極的に活用したいと考えている[4]．

本症例のように，多数歯欠損に加えて歯槽堤増大術を必要とする症例では，暫間的に機能回復（インプラントのプロビジョナルレストレーション）するまででも治療期間が1年を優に超すことが少なくない．上顎洞底挙上術，GBR，およびインプラント補綴を含め治療期間の短縮の必要性を痛切に感じるとともに，治療期間中のQOLを維持することも治療計画のなかの重要なファクターであると考える．一方，即時負荷が注目されるが適応範囲はけっして広くない現状から，治療期間の短縮という点で本法のような局所の組織活性の向上を図る治療法への期待は高まる．また，全身疾患，骨密度，広範囲な骨移植等，リスクを有する症例への応用も期待される．

本症例では，超音波治療を応用し，可及的に治療期間を短縮し，良好な結果が得られた．しかし，治癒能力には個体差があり，生体依存性が高い．今後，臨床的なクライテリアを構築するためにもデータを蓄積していきたい．

参考文献

1. 藤井秀朋，梶本忠保，永原國央，山本宏治：インプラントの治療期間短縮における超音波刺激療法の有用性．日本口腔インプラント学会誌 2004；17(2)：183-195．
2. 日本超音波医学会 編．新超音波医学：第一巻医用超音波の基礎．東京：医学書院，2000．
3. Garg AK. インプラントのための骨の生物学，採取法，移植法．その原理と臨床応用．東京：クインテッセンス出版，2005．
4. Newman MG, Takei HH, Carranza FA. CARRANZA'S クリニカルペリオドントロジー．第9版．上巻・下巻．東京：クインテッセンス出版，2005．

21世紀の歯科臨床を読む
若手臨床家ケースプレゼンテーション 30

インプラントと矯正的圧下，そしてエムドゲイン® を用いた咬合再構成

Orthodontic Intrusion の応用

藤本　博
ふじもと歯科医院

[著者紹介]
確実な診断のできる，診たてのよい歯科医師を目指している．また，歯科医師としての本分とはなにかをつねに考え，その尊厳を守りながら，臨床を通じて患者はもちろん，歯科衛生士や歯科技工士，その他自らに関わるすべての人と幸福を分かち合うことを診療理念としている．1988年，九州大学歯学部卒業．

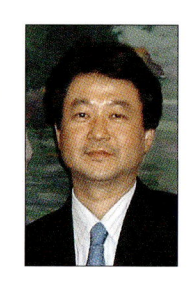

はじめに

　近年，咬合崩壊している患者の治療にインプラントを用いることは珍しいことではなくなった．しかしそれと同時に，インプラント治療という名目の下に安易に抜歯が行われることも危惧される．われわれ歯科医師は，個々の患者の口腔を目の前にしたとき，なにを守り，なにを目指すのかを明確にしておかなければならない．そして，患者自身が本来もっている生体の治癒力の再賦活化を促進し，美しい天然歯列の再現とメインテナンスしやすい環境の構築を目指すべきである．そのためにやるべきことは，原因の究明に基づいた診断とその診断の上に成り立つ治療ゴールの設定，そしてトリートメントプランの作成である．

　今回の症例を治療するにあたり，患者との相談のうえ決定したことは，残存する歯および歯槽骨を含む歯周組織を可及的に保存しつつ，インプラント，矯正，エムドゲイン® などを用いることによって，病的咬合状態から脱却し，治療咬合を与え，口腔の健康を回復することであった．そしてもし仮に支持組織の少ない歯が不幸にして偶発的に欠如するに至ったとしても，きわめてシンプルにリカバリーできるような，術者側と患者側双方がメインテナンスしやすい環境を整えておかなければならないと考えた．

患者の基本データ

　患者は51歳の女性，主婦であるがパートで建設関係の仕事もしている．中肉中背で比較的がっしりとした体格である．顔貌は Brachy-facial pattern で咬筋は左右とも比較的発達している．若年期より甘味物が好きでう蝕は多かったとのことであった．全身的な基礎疾患などに特記事項はない．

連絡先：〒864 - 0163 熊本県荒尾市野原1277 - 1

インプラントと矯正的圧下,
そしてエムドゲイン® を用いた咬合再構成

初診時の状態

初診時の患者プロファイル

初診日：2003年3月17日
初診年齢，性別：51歳，女性．
主訴：5̅の咬合痛．
全身的既往症：特記事項なし．

初診時の所見：主訴である5̅には不適合な鋳造冠が装着されており，動揺と歯肉の腫脹および頬側の瘻孔からの排膿が認められた．

図 **1a〜e** 初診時の口腔内写真．下顎両側大臼歯部が喪失し，バーティカルストップが失われ，上顎前歯部がフレアーアウトを起こしてアンテリアガイダンスがとれなくなっている．歯槽堤はU字型で上下顎ともにアーチの乱れは比較的少ない．成人性歯周炎と不良補綴物，二次う蝕，外傷性咬合などにより崩壊が進行しつつある病的咬合状態である．

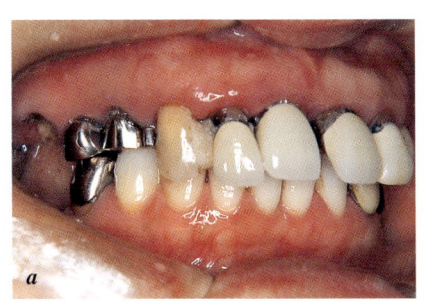

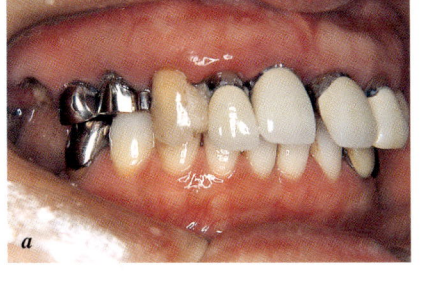

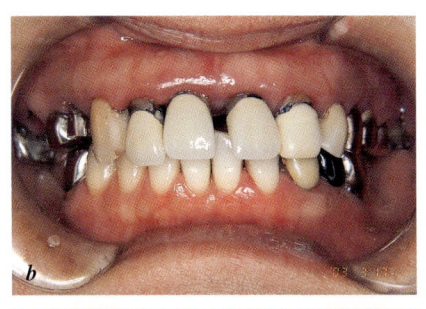

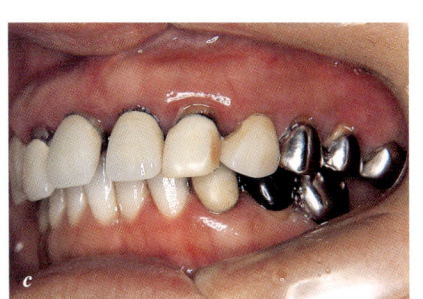

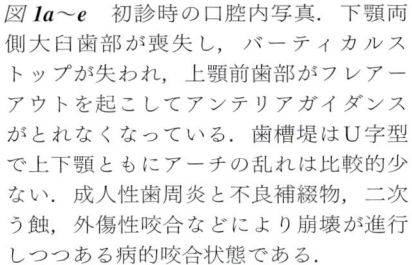

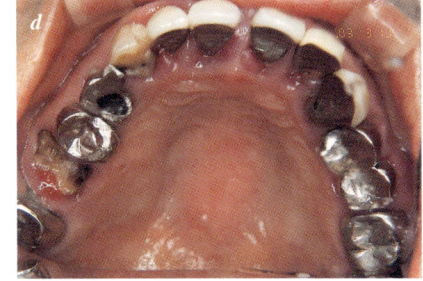

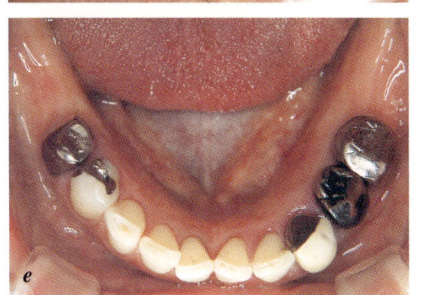

図 **2** 初診時のエックス線写真．主訴である5̅にエンドとペリオの複合病変（歯内-歯周病変）が認められる．下顎前歯部にはファセットが著しい．不適合な補綴物と二次う蝕が多くみられる．広汎型慢性歯周炎で，下顎の歯は levis 型であるが，上顎の歯はほとんどが gravis et complicata であり，上顎歯槽骨へのダメージが大きい．抜歯か保存かを決定することは複雑である．

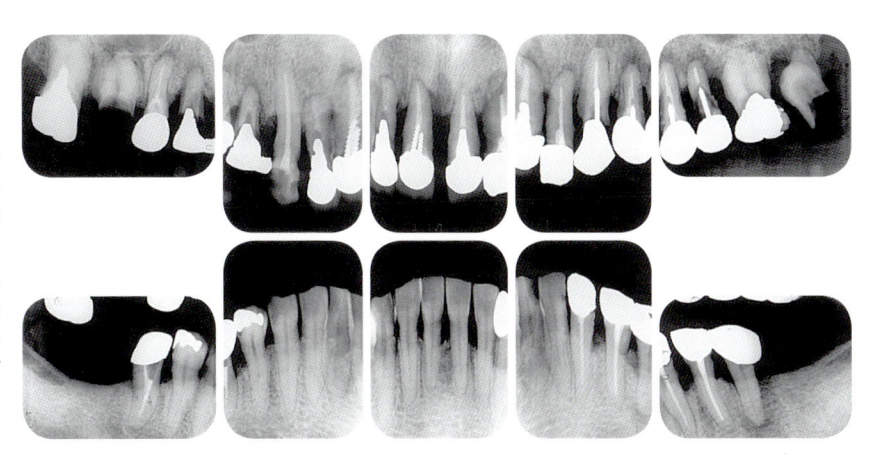

図 **3** 初診時のペリオチャート．BOPのみられたところは赤字で示してある．最大10mmのポケットがあり，Ⅲ度の動揺度を示している歯もある．O'Leary Index は52.3％に及んでいる．6̅|7̅ は検査時，保存不可能と判断したため測定していない．

217

【4｜と 7 6｜へのインプラントの埋入】

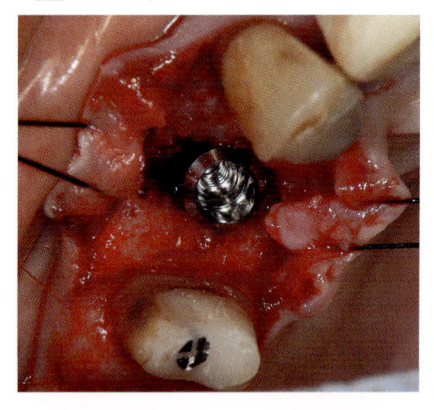

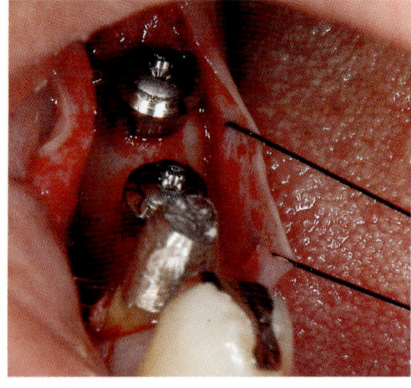

図4｜図5

図4 4｜部に Straumann インプラント EP を GBR を併用して埋入．ロングスパンブリッジを回避するとともに，3｜の遠心移動および前歯部の retraction，および intrusion のアンカーとする．

図5 7 6｜には2本の Straumann インプラントを植立し，バーティカルサポートとする．

【矯正治療のためのプロビジョナルレストレーション】

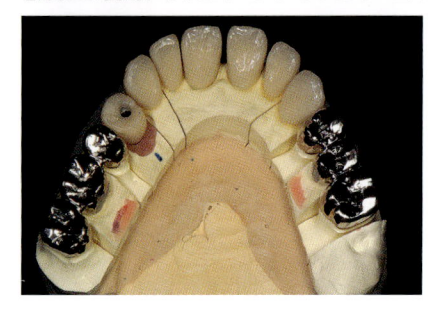

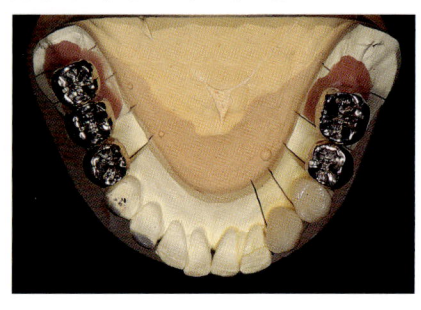

図6a｜図6b

図6a, b 咬合面をメタルにすることにより，矯正期間中の咬合高径の低下を防止して前歯部の移動をスムースにすることができる．

■ 本症例の着眼点

本症例の問題点と理想的な治療目標

1）問題点

問題点としては，歯周炎，歯冠‐歯根比の悪化，不良補綴物，二次う蝕，不良根管治療，バーティカルストップの喪失，外傷性咬合，アンテリアガイダンスの喪失，上顎前歯部のフレアーアウトなどがあげられる．

2）理想的な治療目標

理想的な治療の目標としては，
①歯周炎の進行停止
②安定したバーティカルサポート
③失われた歯周組織の再生
④アンテリアガイダンスの確立に基づく咬合再構成
⑤メインテナンスのしやすい口腔状態の獲得
である．

この症例においては，下顎よりも上顎に対する補綴処置の決定が問題となる．つまり，上顎の歯をすべて予後不良と診断し，抜歯をして全部床義歯にするのか，またはボーンアンカードブリッジにしてしまうのか，あるいは可及的に保存できるであろう歯を保存し，部分欠損症例として補綴していくのかがキーポイントとなる．

患者の選択した治療とそれに応じた治療目標・治療計画

1）患者の選択した治療

- 可撤式ではなく固定式の補綴．
- 可能な限りの歯の保存．
- 見た目がよく，よく噛めて，気持ちがよく，壊れず安定していること．

2）治療目標

- 天然歯質の可及的保存．
- 審美と機能のバランスのとれた最終補綴物．
- 患者と術者がともに楽にメインテナンスが行える状態の維持．

【3̲の遠心移動とレベリング】　【前歯部のretractionとintrusion】

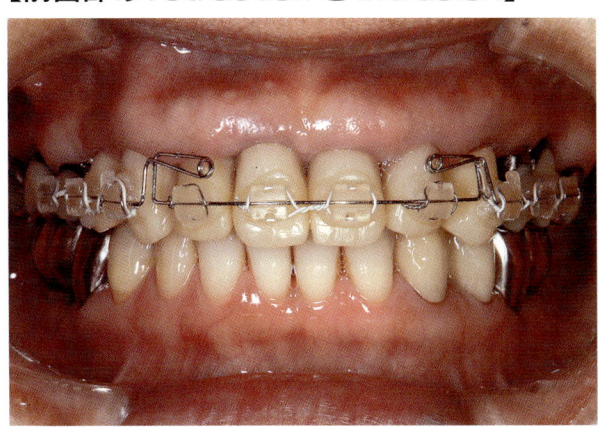

【エムドゲイン®を使った再生療法】

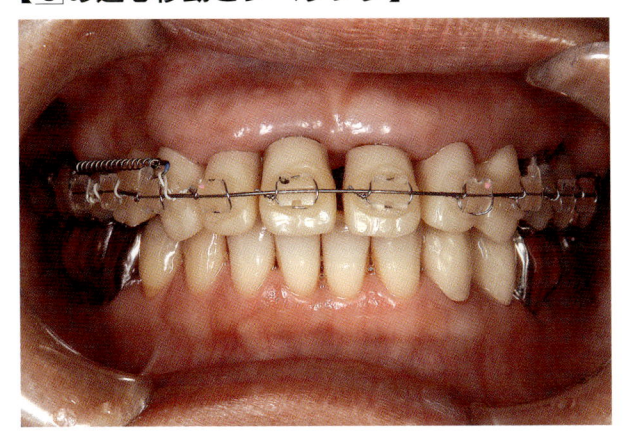

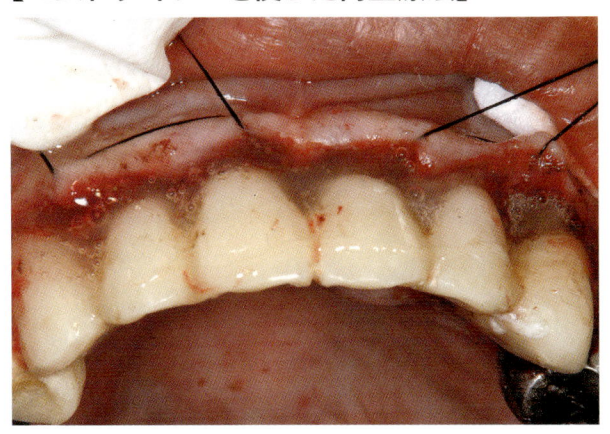

図7	図8
	図9

図7 通常，骨レベルの平坦化と補綴のためのレベリングを行うのであれば，歯肉縁からのブラケットポジション設定となるが，intrusionを行うため切端から行っている．
図8 動的治療がほぼ終了した状態．歯を歯槽窩の中に戻す．
図9 エムドゲイン®を使用し，セメント質の再生を期待する．根面の活性を失わないために，エッチングにはEDTAを使用した．

3）治療計画

- プラークコントロールから初期治療，繰り返される再評価のなかで行われる歯周外科，再生療法に至るまでの歯周治療による炎症の除去と歯周組織の改善．
- インプラントを用いた臼歯部のバーティカルサポートの確立．
- 矯正を併用したアンテリアガイダンスの回復．
- スプリントを用いた補綴治療による治療咬合の付与．
- メインテナンス．
具体的には，以下のようになる．
- CRマウントによる治療方針の暫定的確立．
- 初期治療．
- 再評価後，歯周外科(3̲4̲5̲に歯肉剥離掻爬術，6̲と5̲に歯肉弁根尖側移動術，7̲遠心にディスタルウェッジ)．
- 4̲，7̲6̲，6̲にインプラント(図4, 5)．
- 上顎前歯部にMTMとエムドゲイン®(図7〜9)．
- 2̲+2̲は咬合調整．
- スプリントによる顎位の確認(図10, 11)．
- 補綴処置(図12〜14)．

治療過程における処置のポイント

原因の追究に基づいた診断，これなくして治療に手をつけるべきではない．

本症例は，「若年期のう蝕リスクにより修復物が増加し，不良補綴物および壮年期のペリオリスクによる炎症に外傷性の咬合力が加わった病的咬合状態」と診断した．以下の5点が処置のポイントとなる．

- モチベーションと初期治療に対する患者の心理的

【スプリント製作のためのフェイスボウ】

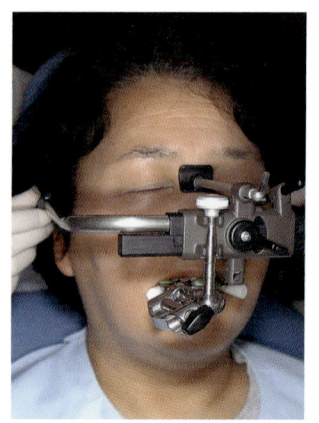

図10　フェイスボウマウントを行う．

【上顎に装着された全顎型スプリント】

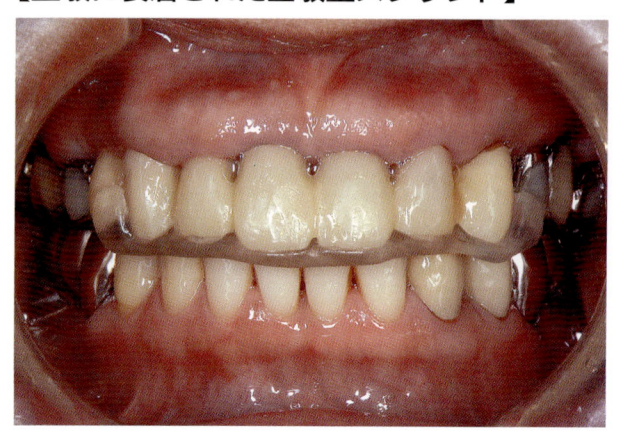

図11　スプリントを使用し顎位を確認する．

【スプリントリマウント後のアンテリアカップリング】

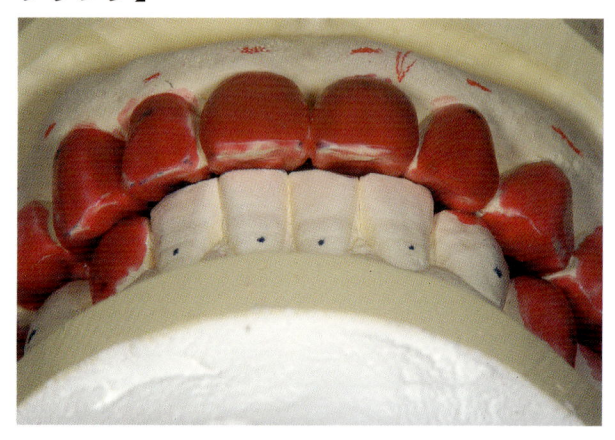

【新製されたプロビジョナルレストレーション】

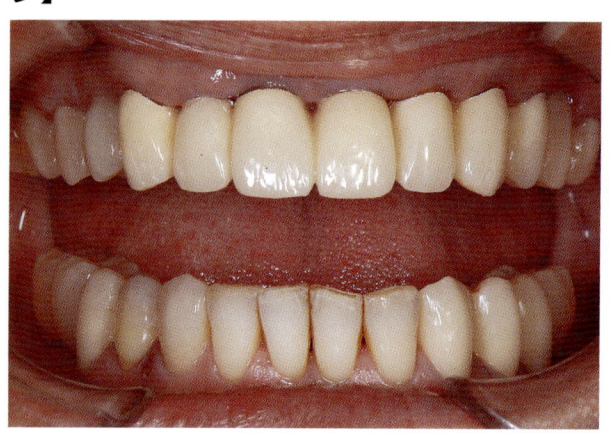

【最終補綴物装着後の口元側方観】

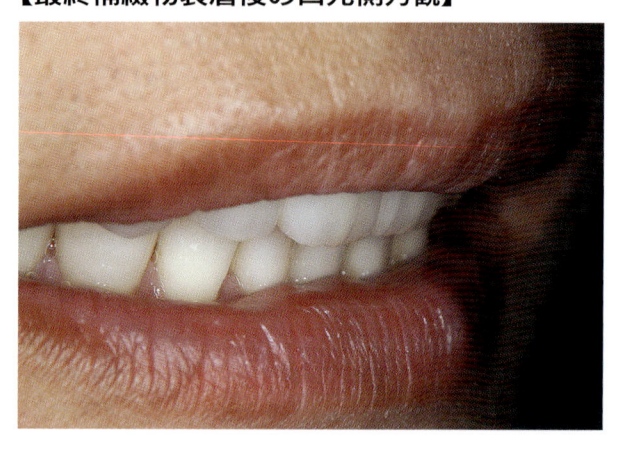

図12｜図13
図14

図12　アンテリアカップリングの状態を確認しプロビジョナルレストレーションのワックスアップを行う．
図13　最終形態を煮詰めるためのプロビジョナルレストレーションの装着．
図14　最終補綴物のリップラインとの調和．

　　反応と歯周組織の反応．
・インプラントの使用による下顎遊離端欠損の解決と上顎右側におけるロングスパンブリッジの回避．
・臼歯部におけるインプラントとメタルプロビジョナルレストレーションによる強固なバーティカルサポートを確保したうえでの矯正治療と再生療法．
・Orthodontic Intrusion とエムドゲイン®の応用を裏付ける文献的考察．

インプラントと矯正的圧下,
そしてエムドゲイン® を用いた咬合再構成

| 治療終了時の状態——1 |

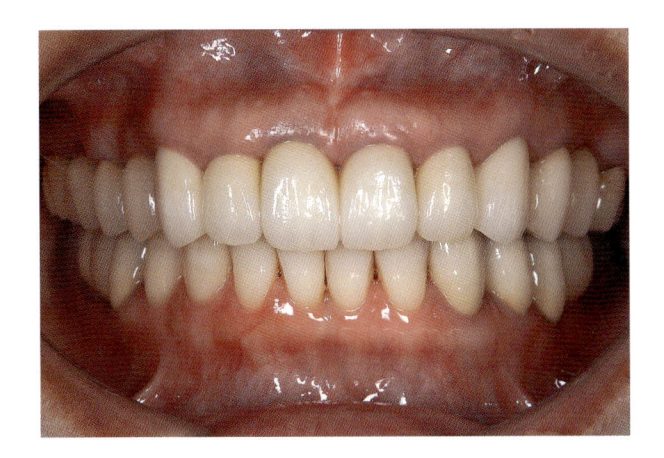

図 15a	
図 15b	図 15c
図 15d	図 15e

図15a〜e　*a*：審美と機能の回復を達成し，メインテナンスしやすい状態となった．技工は近藤誠氏による．*b*：正中は一致しない症例であったため，右側方でのガイドには特に注意を要した．*c*：6̄ にはワイドタイプのインプラントを用いている．主訴であった 5̄ は経過良好である．*d*：歯槽骨と歯肉および歯列のアーチが保たれている．*e*：下顎中切歯の捻転は咬合調整で対応した．

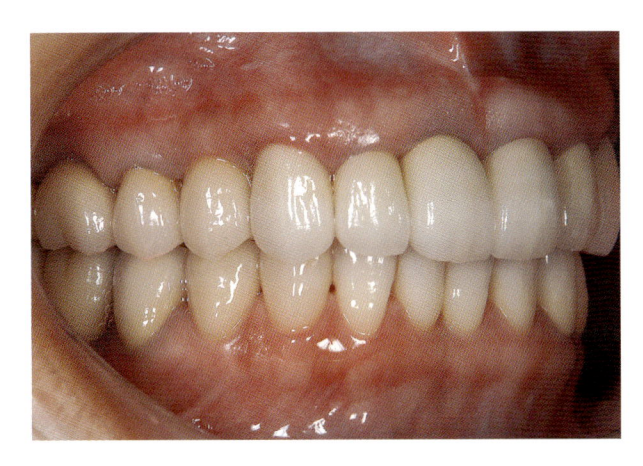

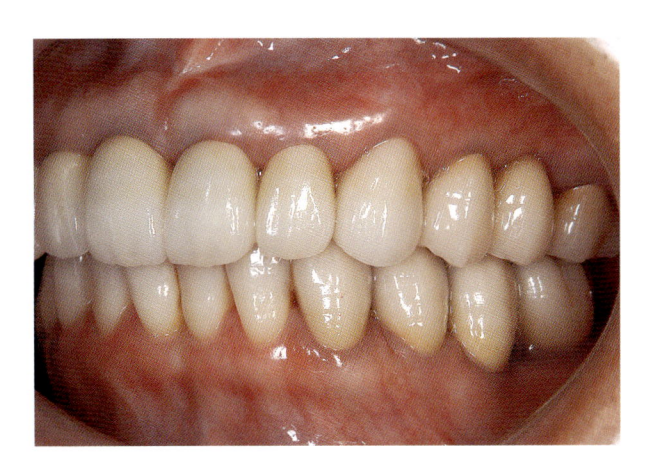

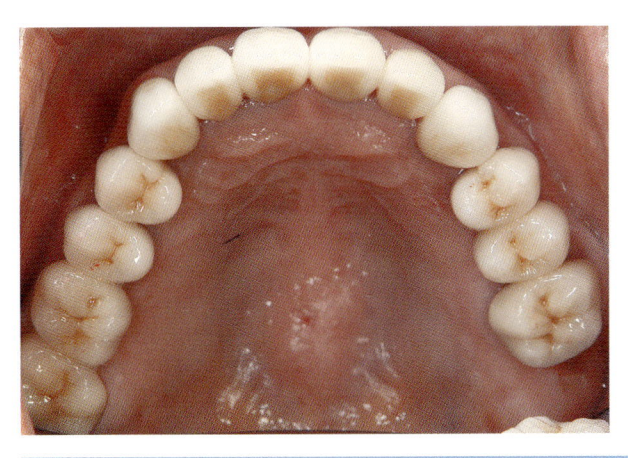

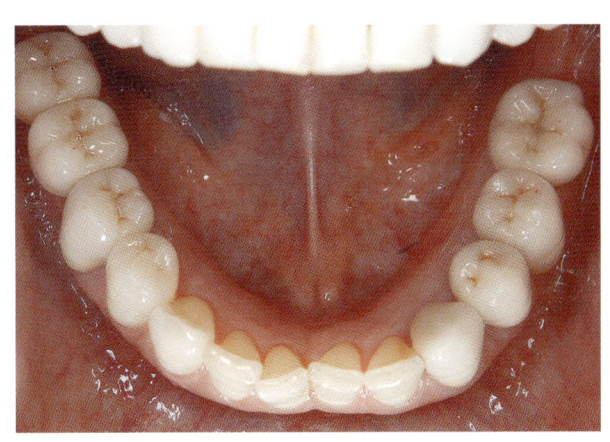

- スプリントと必要に応じて調製されたプロビジョナルレストレーションによってもたらされた，安定した顎位における最終補綴物の装着とメインテナンス．

本症例の場合，これらをさらに細かい項目に分けていくと以下のようになり，これらを的確に行うことが成功のポイントになる．

①問診（全身的・局所的疾患の既往歴）．
②口腔内写真，エックス線写真，スタディモデル，その他の資料の収集と分析によって，現症の原因

治療終了時の状態——2

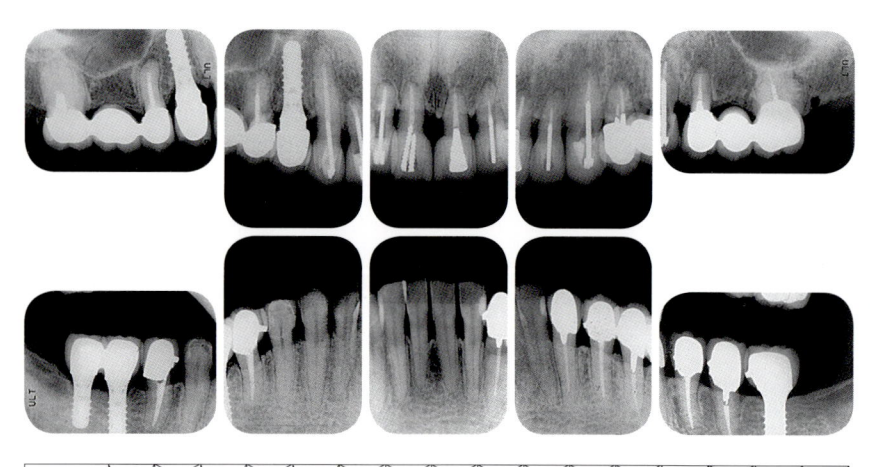

図16 治療終了時のエックス線写真．歯槽骨レベルは安定し，骨梁も良好である．インプラント周囲の骨吸収はなく，確実なバーティカルサポートのなかで再生療法の経過も順調である．

図17 治療終了時のペリオチャート．ポケットはもっとも深いところでも4mmであり，動揺度は1度以内である．O'Leary Indexは2.5%ときわめて良好な状態を保っている（担当歯科衛生士は，丸山なおみ氏）．

を追究する．
③診断．
④初期治療とその反応（上顎歯の保存決定）．
⑤CRマウントによる治療ゴールの設定．
⑥インプラント（目的は，バーティカルストップの確保，矯正治療のアンカー獲得，ロングスパンブリッジの回避）．
⑦咬合高径を低下させないための臼歯部メタルプロビジョナルレストレーション，前歯は移動終了時をイメージした形態のプロビジョナルレストレーション．
⑧矯正（目的は，上顎前歯の前突と傾斜の改善，歯根を歯槽窩に戻す，3壁性から4壁性の骨欠損をつくりエムドゲイン®が貯留しやすい環境をつくる）．
⑨再生療法，負荷に対してより抵抗力があるといわれている無細胞セメント質の形成を狙ったエムドゲイン®，イントリュージョンとの併用による歯冠‐歯根比の改善．
⑩スプリントリマウントによる顎位の確認．
⑪最終補綴物をイメージしたプロビジョナルレストレーション．
⑫最終補綴物．
⑬メインテナンス．

本症例の考察

治療成功のキーはどこにあるか

　まず，問診をはじめとする必要十分な資料の収集を行うことがあげられる．そしてそれを分析し，そこに基づいた診断と適切な治療オプションの選択を行うことが治療成功の鍵となる．極論を言えば，診断をしたときにその症例の治療の成否は決まっているのである．その後，術者は的確に術式を遂行していくだけなのであるが，本症例においても，ほとんどすべての補綴物を製作した院内歯科技工士と，患者をあらゆる側面においてサポートし続けた担当歯科衛生士との綿密なコミュニケーションも重要であったと考える．そして，術者側のアプローチに対

してみせた患者側の良好なレスポンスも成功のキーポイントであろう．

本症例における課題

当時，筆者は咬合力の強い患者の失活した歯の根管内に深いメタルコアを装着することによって，歯根破折が偶発症となることを危惧していた．そのため，あえて手をつけていない根管もある．現在であればファイバーポストを使用して対応したいと考えている．

本症例における理論的背景

Brånemark らや Schroeder らによって確立されたオッセオインテグレーテッドインプラントの部分欠損患者への応用においては，インプラント治療が必要となった歯の欠損の原因を考え，その主たるものがう蝕によるものか，歯周疾患によるものか，力によるものかを診断し，治療を行い，メインテナンスへと進んでいかねばならない．

AAP の Research, Science and Therapy Committee が報告しているように，歯周炎に罹患している部分無歯顎の患者の残存歯は，かなりのアタッチメントロス，あるいは動揺をともなっていることが多く，こういった歯を抜歯するか，もしくは残してメインテナンスをしていくかを決めることは複雑である．骨内インプラントを埋入することは，このような患者の包括的な歯周治療計画において，ひとつの選択肢となってきている．

一方，エムドゲイン® の使用においては，pH が低いリン酸溶液によるエッチングは，早期に根面の豊富なコラーゲン線維を壊死させるため，根面処理には EDTA を使用している．エナメル基質タンパクは生理的条件下で不溶化被膜を形成し，この被膜にセメント芽細胞が付着し，その結果として新生セメント質が形成され，歯根膜，歯槽骨の再生ならびに接合上皮細胞の根尖方向への深行増殖を阻止するものと考えられている．また，エムドゲイン® によって形成される無細胞セメント質は，GTR 法などによってできる有細胞セメント質よりも負荷に対して強いともいわれている．

さらに矯正治療と歯周炎に関しては，田代らによる歯周疾患に罹患した歯に対する intrusion の効果についての研究において以下のように述べられている．

「アタッチメントゲインと歯肉縁の歯冠側への移動は矯正的圧下の期間のみならず，保定の期間でも認められた．組織学的には，上皮付着と新生有細胞セメント質の伸展がみられた．分岐部より隣接面部において効果は顕著であった．プラークコントロール下における矯正的圧下と保定は，歯周組織の再生のための有効な治療法であることが示唆された．矯正的圧下はセメント芽細胞と骨芽細胞を活性化させるのかもしれない」

本症例は，臼歯部の咬合崩壊に対して，残存歯の負担軽減を目的としたインプラント支持による垂直圧のコントロールを行い，外傷と歯周炎による上顎前歯部のフレアーアウトに対して，エムドゲイン® と Orthodontic Intrusion による改善を図ったものである．そして，アンテリアガイダンスを確立することにより，咀嚼時における側方圧からインプラントを含む臼歯部を保護しようとしたものである．残存している支持組織を保護し，歯周病により失われた機能，審美や動揺歯の安定をインプラントにより補綴的に図ることが，歯周病患者にインプラントを用いる目的であると考えている．

参考文献

1. Tashiro Y, Yokota M. Une étude expérimentale sur les effets de l'intrusion orthodontique et de la contention sur la régénération parodontale. J Parodontol Implantol Orale 2002；21(3)：237-250.
2. Cochran DL, Wennström JL, Funakoshi E, Heiji L．エムドゲインを用いた再生療法の基礎と臨床．東京：クインテッセンス出版，2005.
3. 山﨑長郎．審美修復治療．複雑な補綴のマネージメント．東京：クインテッセンス出版，1999.

21世紀の歯科臨床を読む
若手臨床家ケースプレゼンテーション 30

MI時代のインプラント治療

抜歯後即時インプラント埋入により数回の通院で
審美的修復を可能にした一症例

桝屋順一
桝屋歯科医院

[著者紹介]
　歯科医療のなかに予防の概念が生まれ，修復においてもMI（minimal intervention）コンセプトが浸透しつつある．そのなかで，包括的トリートメントプランニングにより，可能な限り短期間・少ない侵襲で予知性の高い治療を行うことが真のMIであると確信しており，この概念を医院の根幹理念とし，スタッフとともに日常臨床を行っている．1990年，九州歯科大学卒業．

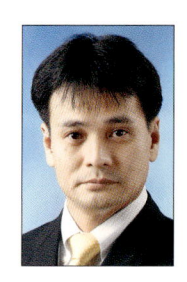

はじめに

　昨今のインプラント治療の予知性・審美性を向上させるティッシュマネージメントについては，科学的な裏づけが得られた手法として，幅広く臨床で応用されている．
　その代表的なものとして，硬組織ではメンブレンを使用したGBR法・骨移植・歯槽堤増大術，軟組織では遊離歯肉移植術などがあげられる．しかしながら，これらのティッシュマネージメントは治療期間の延長・大きな外科的侵襲・治療費の増加など，患者サイドからはけっして望まれる医療ではないと確信している．
　これに対し筆者の医院では，抜歯が必要なケースに遭遇した際には，HAインプラントを応用したフラップレスの抜歯後即時インプラント埋入を応用することにより，メンブレンを使用せず，付着歯肉の喪失を最小限に抑えた，審美的なインプラント補綴へとシフトしている．
　今回はその臨床ケースを示す．

患者の基本データ

　初診時50歳の女性で，|4部の咬合痛と|5部の動揺を主訴に来院した．当該部位の頬側歯肉の疼痛，歯の動揺，強い打診痛がみられた．

本症例の着眼点

本症例の問題点と理想的な治療目標

　患者の下顎歯列の正中は右側に偏位しており，顎位にずれが生じている．そのために早期接触等が発現し，パラファンクションへと移行したものと思われる．よって理想的には，当該歯（|4 5）の抜歯のうえ，インプラントを適用し，矯正治療を前提とする

連絡先：〒850-0861　長崎県長崎市江戸町6-5 江戸町センタービル2F

初診時の状態

初診時の患者プロファイル

初診日：2005年4月29日
初診年齢，性別：50歳，女性．
主訴：4̄部の咬合痛，5̄部の動揺．

全身的既往症：アレルギー体質，薬剤過敏症．
初診時の所見：当該部位の頬側歯肉の疼痛，歯の動揺，強い打診痛．

図1 初診時口腔内写真正面観．パラファンクションが原因と思われる楔状欠損が上下顎臼歯部歯頸部に認められるが，本症例における患者の主訴は4̄ 5̄の疼痛除去と可及的に迅速な審美・機能回復であるため，Protection Splint で対処することとした．

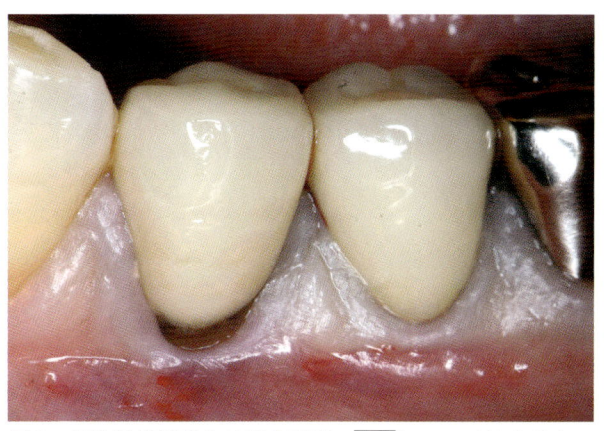

図2 初診時当該部位口腔内写真．4̄ 5̄についてはクラウンの不適合が認められた．また4̄については，歯頸部にう蝕がみられた．歯肉については両部位とも角化歯肉が狭小であった（4̄の角化歯肉幅：0.5mm，5̄の角化歯肉幅：1.0mm）．

図3 初診時エックス線写真．4̄は，クラウンの不適合およびクラウン直下にう蝕と思われる透過性亢進像を認める．5̄については太いダウエルコアが装着されている．

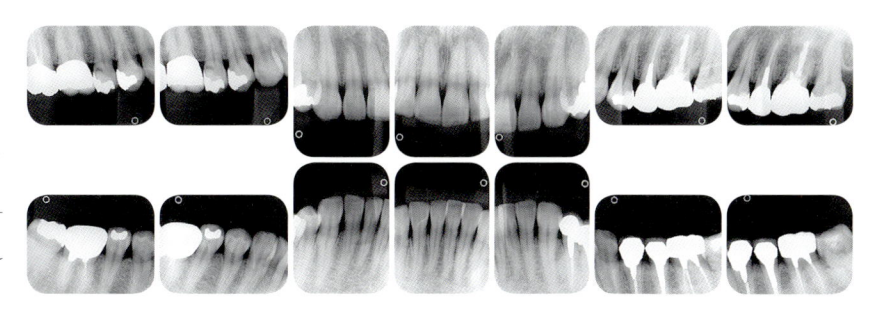

図4 初診時ペリオチャート．

【抜歯した歯と抜歯直後の口腔内】

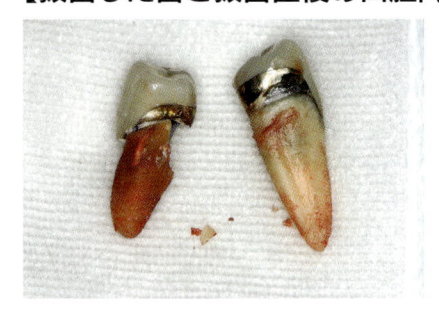

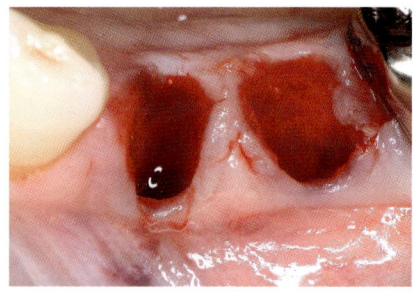

図5｜図6

図5 クラウンマージン部付近に二次う蝕が存在し，歯根全体が変色して脆弱である．また，舌側には歯根破折が認められた（写真左）．歯根に亀裂（横破折）が生じており，相当部抜歯窩内には骨吸収が認められた（写真右）．
図6 歯肉縁形態と角化歯肉の温存に最大限の注意を払い，抜歯を行った．

【インプラント埋入後の所見】

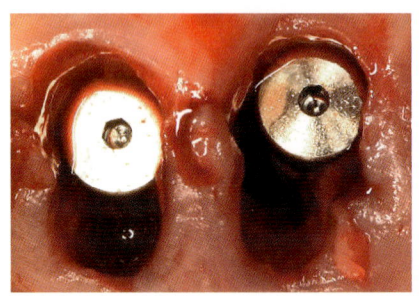

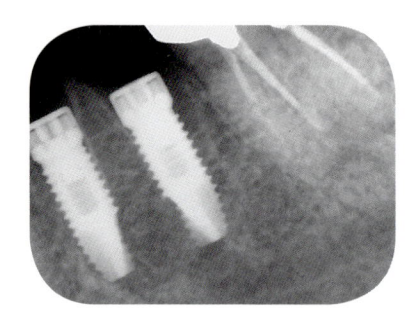

図7｜図8

図7 フィクスチャーを低位舌側に埋入（手前が頬側）．
図8 埋入直後のエックス線所見．フィクスチャーのプラットフォームが隣在歯槽骨頂より2mm深くなるように埋入（歯肉辺縁より約4〜5mm）．

全顎的治療が必要であると推察される．

患者の選択した治療とそれに応じた治療目標・治療計画

患者は矯正治療を含む全顎治療を選択せず，当該歯のインプラントによる欠損補綴のみを希望した．また患者は医療従事者であり，通院回数・治療期間の短縮と可及的に少ない外科的侵襲での治療を希望した．そのため，HAインプラントを応用した抜歯後即時埋入を行った．

以下に治療計画の詳細を示す．
①抜歯と同時のインプラント埋入手術とオベイトポンティック製作．
②約6週間の治癒期間を設定して，二次手術と同日に上部構造の印象採得．
③アバットメント（内冠）の試適とロウ着のインデックス採得．
④上部構造装着．

上記の治療計画による通院回数は4〜5回で，治療期間は約2.5か月である．

治療過程における処置のポイント

1）フラップレスの抜歯

4はう蝕が縁下に波及しており，5は太くて長いダウエルコアが装着されていることから，抜歯に際して歯根破折を招きやすい．歯根破折をきたした場合には，残存歯根除去のために歯槽骨削合やフラップ形成を必要とする．また角化歯肉も狭小であるため，歯肉縁形態を損ねないよう注意深くフラップレスで抜歯を行った．抜歯した歯と抜歯直後の口腔内所見を図5,6に示す．

2）抜歯後即時インプラント埋入

さらにHAタイプのSpline calcitec implant twist-type，径3.75mm（platform＝4.0mm）を低位舌側に埋入することにより，メンブレンを用いたGBR法を行うことなく，抜歯窩とフィクスチャー間のいわゆるjumping distance 3.0mmに骨再生を期待した．インプラント埋入後の所見を図7,8に示す．

抜歯窩に対するインプラント埋入に際しては，Schroppら[1]は，抜歯後即時埋入と抜歯後待時埋入

【オベイトポンティック製作】

図9 フィクスチャー上部にコラーゲンフリースとβ-TCPを添入し，吸収性縫合糸(Vicryl®)で縫合したところ．なるべく歯間乳頭部を押さえないよう，弱いテンションでの縫合とした．

図10 オベイトポンティックを隣在歯に接着性レジンで固定．頬側歯頸部はレスカウンターとした．

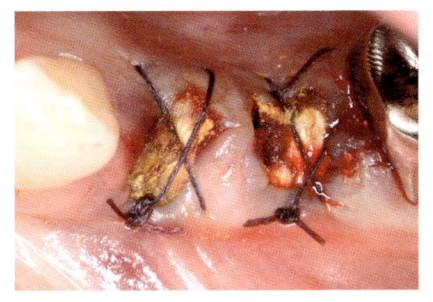

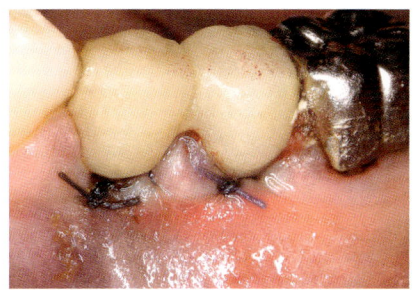

【二次手術】

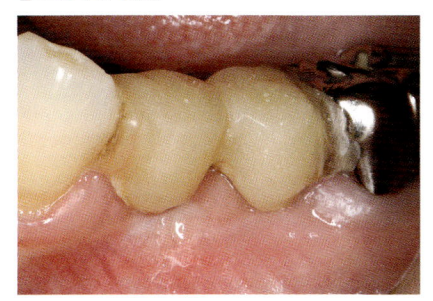

図11 フィクスチャー埋入6週後の状態．歯肉に炎症像を認めない．

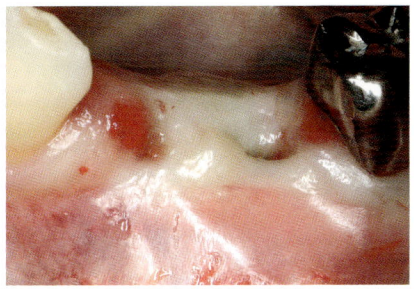

図12 オベイトポンティックを除去した状態．歯間乳頭・付着歯肉が温存されている．

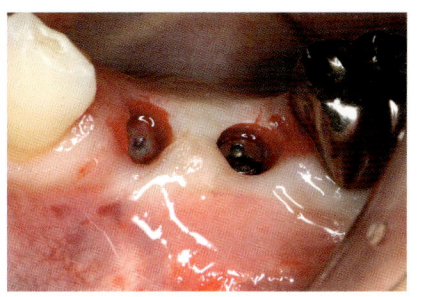

図13 歯肉パンチでフィクスチャーの開窓を行ったところ．歯肉縁形態を保持するように，細心の注意を払う．

時の骨欠損形態と術後の骨形態を比較した結果，生存率に大きな差はないこと，抜歯後即時埋入のほうが多くの骨再生が得られ，骨欠損(裂開)の深さ(vertical defect height：VDH)においては，裂開より3壁性骨欠損のほうが，より多くの骨再生が得られたことを報告している．

このことから，骨再生を求めるならば舌側寄りに埋入し，意図的に3壁性骨欠損にした方がより多くの骨が得られることが推察される．

またStephen[2]らは，抜歯後即時埋入インプラントでの裂開症例に対して，骨移植やメンブレンを使用した場合と使用しない場合とを比較した結果，骨移植やメンブレンを使用しても唇側骨板の骨吸収が起こりやすく，その有無にかかわらず，骨欠損(裂開)の深さ(VDH)，骨欠損(裂開)の水平的奥行(horizontal defect depth：HDD)は改善されると報告している．

すなわち，低位舌側埋入を行い3壁性骨欠損を形成し，骨欠損(裂開)の水平的幅(horizontal defect width：HDW)≦骨欠損(裂開)の水平的奥行(HDD)の関係を付与することで，メンブレンなしで骨再生ができることがわかる．

3）オベイトポンティック製作

インプラント埋入後にβ-TCP(BIORESORB®)をインプラントと歯槽間隙およびフィクスチャー上部に填入し，さらにその上にコラーゲンフリース(コラコート®)をおき，吸収性縫合糸(Vicryl®)で縫合した(*図9*)．

そして抜歯前の歯肉形態，特に歯間乳頭の形態の保持のために即時重合レジンでポンティックを製作し，頬側をレスカウンター・基底部を卵型に調整し，接着性レジンで固定した(*図10*)．このレスカウンターにより，歯肉の退縮およびそれにともなう骨吸収を可能な限り予防する．

4）二次手術

*図11*は埋入手術6週後の口腔内写真である．二次手術のときは，歯肉縁形態を傷つけないように注意深くレジンポンティックを除去し(*図12*)，歯肉パンチのみでフィクスチャーを露出させる(*図13*)．こ

【印象採得と作業模型上でのアバットメント(内冠)の製作】

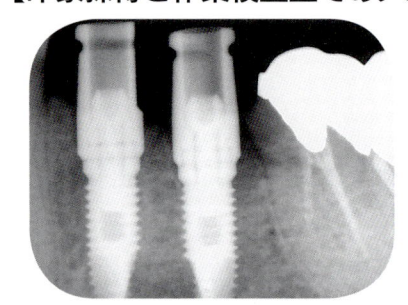

図14 エックス線所見．印象採得のため，フィクスチャーにインプレッションポストを装着し適合を確認．

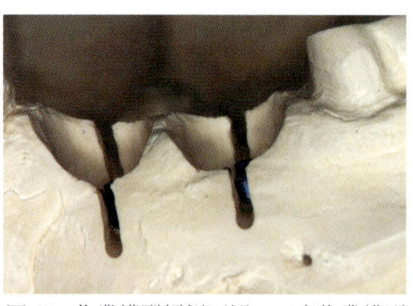

図15 作業模型頰側面観．石膏作業模型のフィクスチャー埋入位置にスリットを入れる．これにより，各コンポーネントの適合確認が確実に行える．

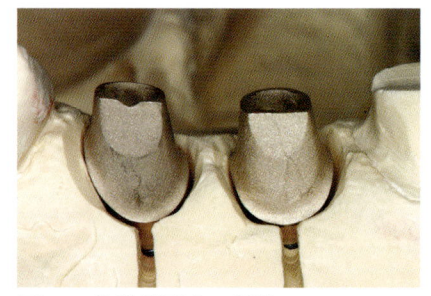

図16 作業模型上で製作したカスタムアバットメント(内冠)の頰側面観．フィニッシュラインは縁下1mm以内．

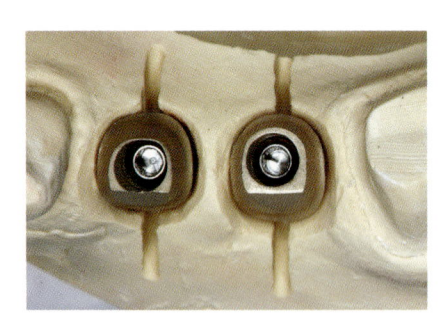

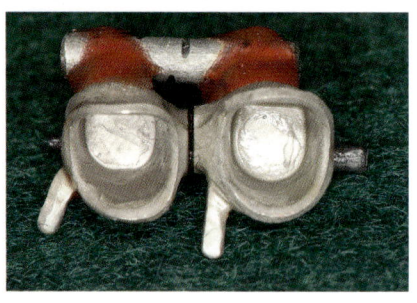

図17 ｜ 図18

図17 カスタムアバットメント(内冠)の咬合面観．回転防止のためにベベルが付与されている．

図18 2つのアバットメントのロウ着インデックスを採得したところ．ロウが隣接面に流れていないことを確認する．

【アバットメント(内冠)の試適と外冠のロウ着インデックス採得】

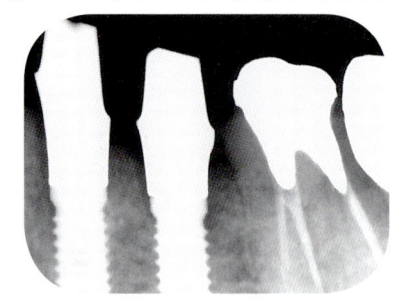

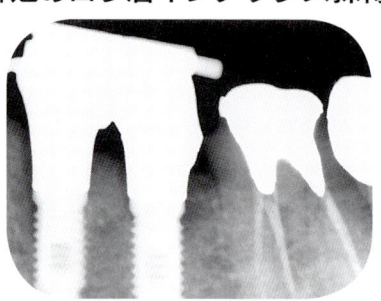

図19 ｜ 図20

図19 アバットメント(内冠)の適合状態をエックス線で確認．アバットメントのショルダー部がフィクスチャーから離れている．

図20 アバットメント(内冠)と外冠の適合とロウ着インデックス採得後に浮き上がりがないかをエックス線で確認．

の時にフィクスチャーのプラットフォーム径より大きい歯肉パンチを行わないように注意する．印象操作にも同様の配慮が必要である．

5) 印象採得

このときにも，インプレッションポストとフィクスチャーの適合状態を，必ずエックス線で確認する(図14).

6) 作業模型製作・アバットメント(内冠)試適・外冠のロウ着インデックス採得

アバットメント(内冠)のフィニッシュラインは縁下1mm以内とし，生物学的幅径を保つように製作する．そのためには作業模型上で再現性の低いシリコンガムを使用せず，石膏のみで上部構造を製作することがポイントとなる．

さらにアバットメント(内冠)の適合は，必ずエックス線写真で確認する．また，その辺縁が周囲歯肉を圧迫していないか，アバットメント(内冠)の辺縁が歯肉縁下1mm以内に設定されているか確認する．

また外冠のインデックス採得の場合にも，必ずエックス線を使用する．またロウ着面にパターンレジンを流さないようにすることも重要である(図15〜20).

MI時代のインプラント治療

【本症例の治療の流れ】

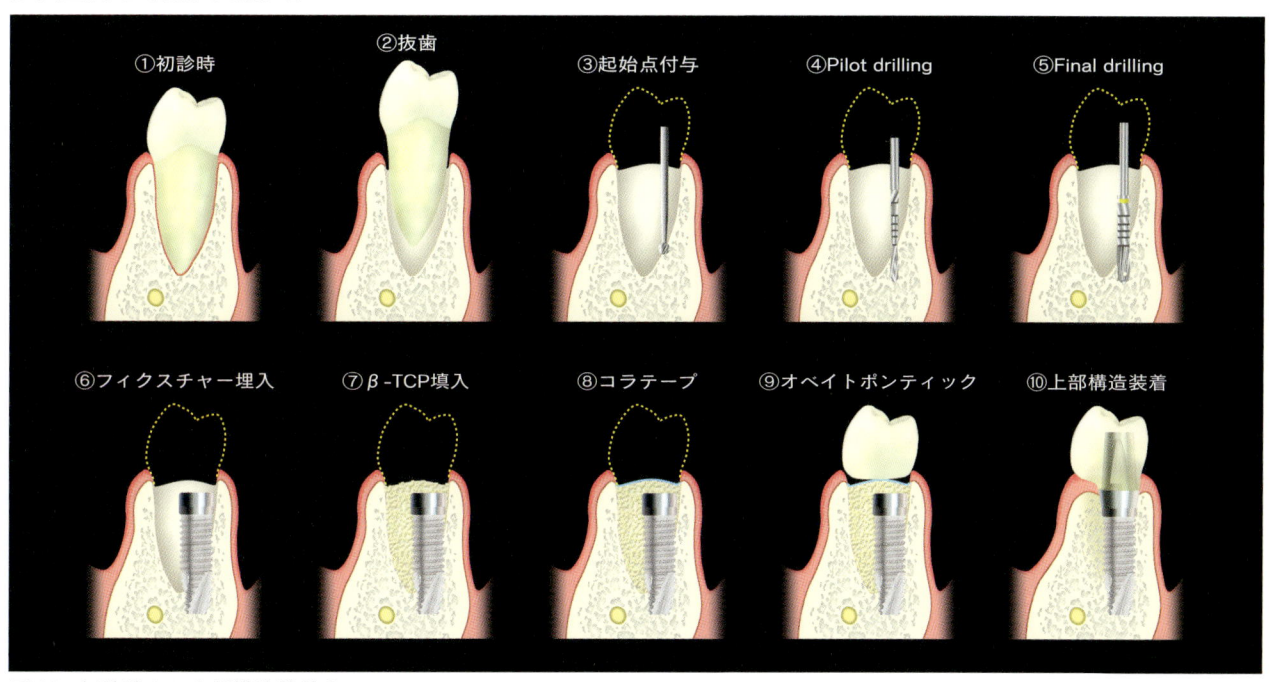

①初診時　②抜歯　③起始点付与　④Pilot drilling　⑤Final drilling

⑥フィクスチャー埋入　⑦β-TCP填入　⑧コラテープ　⑨オベイトポンティック　⑩上部構造装着

図21　初診時から上部構造装着までのフローチャート．

治療終了時の状態――1

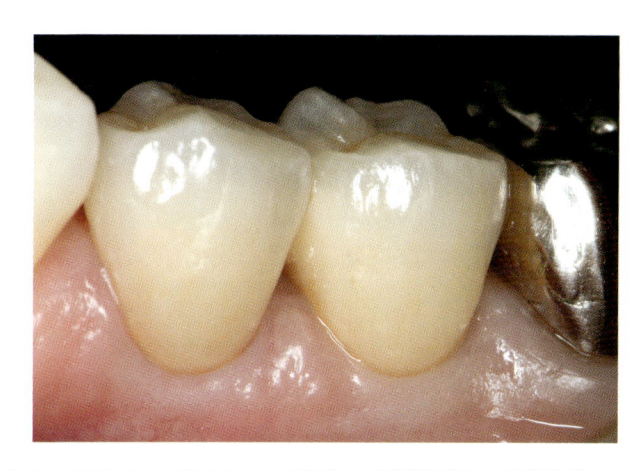

図22　治療終了時の当該部位の側面の口腔内写真．歯間乳頭を含む歯肉縁形態は保持され，角化歯肉幅も術前に比較して増大している．また，歯肉の色調も周囲と調和している．

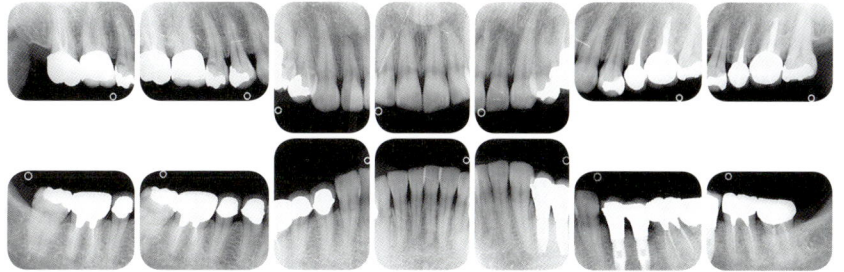

図23　治療終了時エックス線写真．

|治療終了時の状態——2|

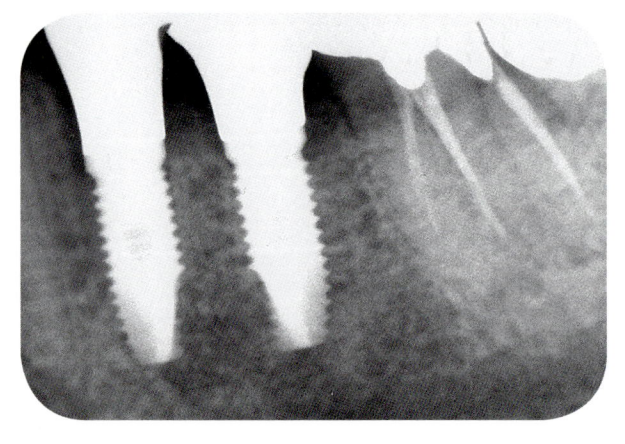

図24 アバットメント（内冠）とインプラント．外冠とアバットメント（内冠）の適合は良好で，初診から3か月ではあるが骨レベルは安定している．

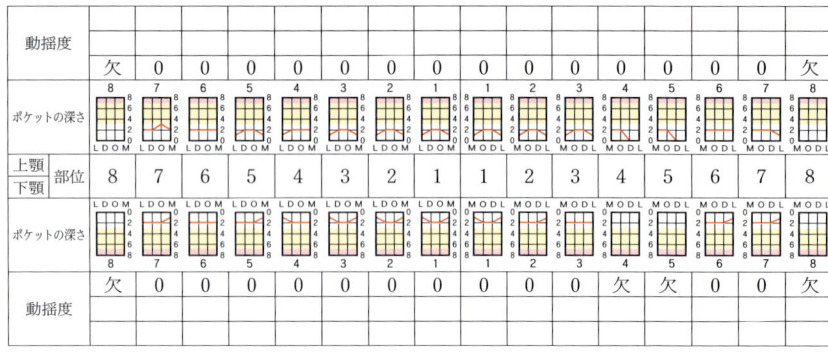

図25 治療終了時ペリオチャート．

7）抜歯後即時埋入から上部構造装着まで

図21にこの症例の治療の流れを図示する．

本症例の考察

本症例成功のキーはどこにあるか

本症例と，一般的なチタンインプラントを用いて抜歯後待時埋入ケースを行った場合を比較したものを図26に示す．

抜歯後待時ケースでは，抜歯後から一次手術までに顎堤の水平的・垂直的骨量が減少し，それにともない角化歯肉も少なくなり口腔前庭が狭くなる．よって一次手術の際には，メンブレンを用いたGBRや歯槽堤増大術が必要となることは周知のとおりである．しかしながら，GBRに対しては否定的な論文が多く存在する[3〜7]．

また，抜歯後即時埋入時にGBR法を併用した場合，付着歯肉の減少や隣在歯の歯肉縁退縮や骨吸収を引き起こすうえ，偶発症としてメンブレンの露出・感染が起こる．さらに二次手術時にメンブレン除去が不可欠で，遊離歯肉移植術などの角化歯肉獲得を必要とするケースが多く，患者への外科的侵襲がさらに大きくなる．それに対して，本症例においては外科後の消毒も含めてわずかに5回の通院でファイナルレストレーションを終えている．

以上を踏まえると，HAインプラントを応用した抜歯後即時埋入インプラントは，インプラント治療のMI（minimal intervention）ともいうべき治療であり，これからのインプラント治療の方向性を示すものだといえる．

【抜歯後待時埋入(delayed) vs 抜歯後即時埋入(immediate)】

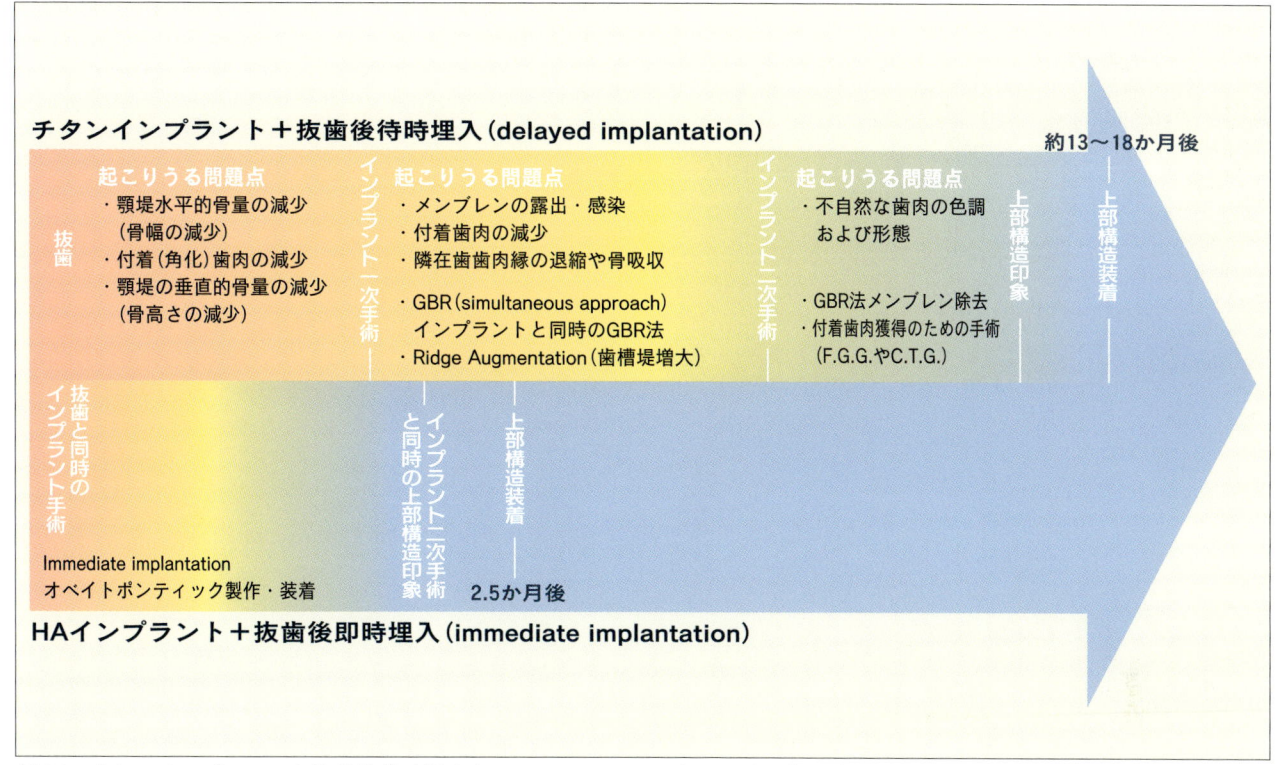

図26 チタンインプラントを抜歯後待時埋入(delayed implantation)した場合(上段)とHAインプラントを抜歯後即時埋入(immediate implantation)した場合(下段)のトリートメントフローの比較.

本症例における課題

- 抜歯後即時インプラント埋入後の縫合は,歯肉退縮や歯間乳頭の喪失を招く結果になるため,可及的に避けるべきである.
- 顎位のずれ,および全顎的な咬合の問題は,Protection splintで対処したが,当該歯2本を連結せざるをえなかったことはこれらの問題に起因する.この点については注意深く観察していく必要がある.

謝辞

本稿を執筆するにあたり,ご多忙にもかかわらず多大なご指導をいただいた,木原歯科医院の木原敏裕先生,優ビル歯科医院の林揚春先生,(有)ファイン代表で歯科技工士の桜井保幸様・同技工士の皆様(技工担当),森山秀樹氏(イラスト担当),ならびに当院のスタッフに心から感謝いたします.

参考文献

1. Schropp L, Kostopoulos L, Wenzel A. Bone healing following immediate versus delayed placement of titanium implants into extraction sockets : a prospective clinical study. Int J Oral Maxillofac Implants 2003 ; 18(2) : 189-199.
2. Chen ST, Darby IB, Adams GG, Reynolds EC. A prospective clinical study of bone augmentation techniques at immediate implants. Clin Oral Implants Res 2005 ; 16(2) : 176-184.
3. Van der Zee E, Oosterveld P, Van Waas MA. Effect of GBR and fixture installation on gingival and bone levels at adjacent teeth. Clin Oral Implants Res 2004 ; 15(1) : 62-65.
4. Gelb DA. Immediate implant surgery : three-year retrospective evaluation of 50 consecutive cases. Int J Oral Maxillofac Implants 1993 ; 8(4) : 388-399.
5. Zitzmann NU, Scharer P, Marinello C. Long-term results of implants treated with guided bone regeneration : a 5-year prospective study. Int J Oral Maxillofac Implants 2001 ; 16(3) : 355-366.
6. Becker BE, Becker W, Ricci A, Geurs N. A prospective clinical trial of endosseous screw-shaped implants placed at the time of tooth extraction without augmentation. J Periodontol 1998 ; 69(8) : 920-926.
7. Becker W, Dahlin C, Lekholm U, Bergstrom C, van Steenberghe D, Higuchi K, Becker BE. Five-year evaluation of implants placed at extraction and with dehiscences and fenestration defects augmented with ePTFE membranes : results from a prospective multicenter study. Clin Implant Dent Relat Res 1999 ; 1(1) : 27-32.

1st Immediate Implant Symposium

―第1回 イミディエート インプラント シンポジウム―

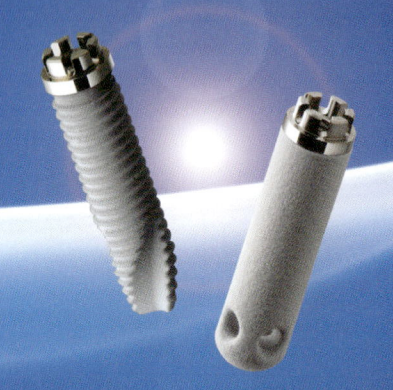

外科主導から患者主体の抜歯即時埋入へ

2006.7/2（SUN）● 9:30〜17:00
リーガロイヤルホテル大阪／3F ロイヤルホール

Presentator 後藤 昌昭　MASAAKI GOTO　佐賀大学医学部 歯科口腔外科学講座 教授

木原 敏裕　TOSHIHIRO KIHARA
【①-臨床におけるインプラントの位置づけ】
【②-これからの臨床的方向性】

日本の歯科界においてもインプラント治療が日常的になってきた現在、治療にあたる我々自身がその用い方を再考する時期にも来たと感じられる。インプラント治療における臨床での位置づけとこれからの方向性について考えてみたい。

桝屋 順一　JUNICHI MASUYA
【HAインプラントを用いた抜歯即時埋入のメリット】

今までの抜歯即時埋入では、審美性や予知性においては問題が残るという見解が一般的であったが、HAインプラントを用いた新しい概念下での即時埋入により、それが大きく変わりつつある。今回はこの点について述べてみたい。

武田 孝之　TAKAYUKI TAKEDA
【患者中心のインプラント治療】

最近のインプラント関連の報告の多くは術者の満足感を得るための治療に思えてならない。しかし、治療は患者さんのために行なうものであるため、患者負担が少なく、効果のある治療法を再考したい。

森田 耕造　KOZO MORITA
【臼歯部における抜歯即時埋入】

生体活性なHAインプラントを用いることにより、インプラントにおける臨床的判断基準が大きく変わり、「予知性の高い、患者さんへの侵襲の少ないインプラント治療」が可能になってきている。臼歯部抜歯即時インプラントの症例を提示しその優位性を考えてみたい。

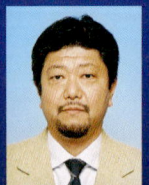

荒垣 一彦　KAZUHIKO ARAGAKI
【審美領域における抜歯即時埋入の注意点】

抜歯即時埋入は、抜歯と同時にインプラントの埋入を完了し、早期に補綴処置へ移行することで、治療回数を減らし、患者と術者の負担の軽減など多くの利点が上げられる。単独即時埋入の、特に審美領域におけるケースの選択とその術式の注意点を検証する。

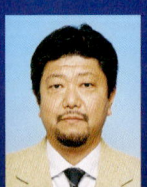

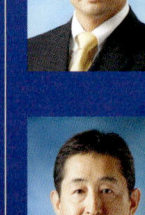

林 揚春　YOSHIHARU HAYASHI
【多数歯の即時埋入・即時負荷の臨床】

Minimum invasive surgeryとしての抜歯即時埋入は、患者にとっては大きな喜びであり、成功率も高い。今回は多数歯欠損症例を通して、補綴設計から最終補綴物装着までの術式と注意点を解説する。

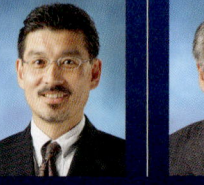

※講演者は敬称略・順不同です。※【　】内の講演内容は予告なく変更する場合があります。

HIKUHO
Japan Distributor of zimmer dental.

● HAの特性を最大限に引き出したインプラント治療

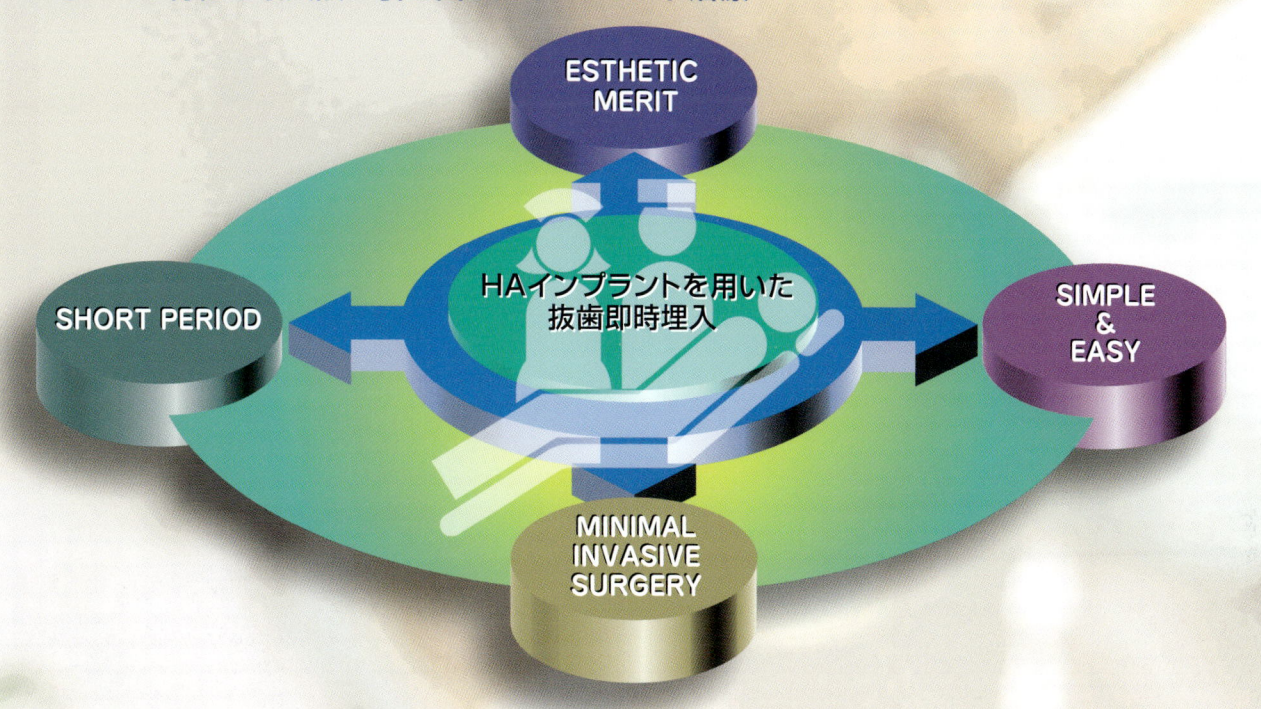

- ESTHETIC MERIT
- SHORT PERIOD
- SIMPLE & EASY
- MINIMAL INVASIVE SURGERY

HAインプラントを用いた抜歯即時埋入

● HAインプラントを用いた抜歯即時埋入と一般的なインプラント治療との違い

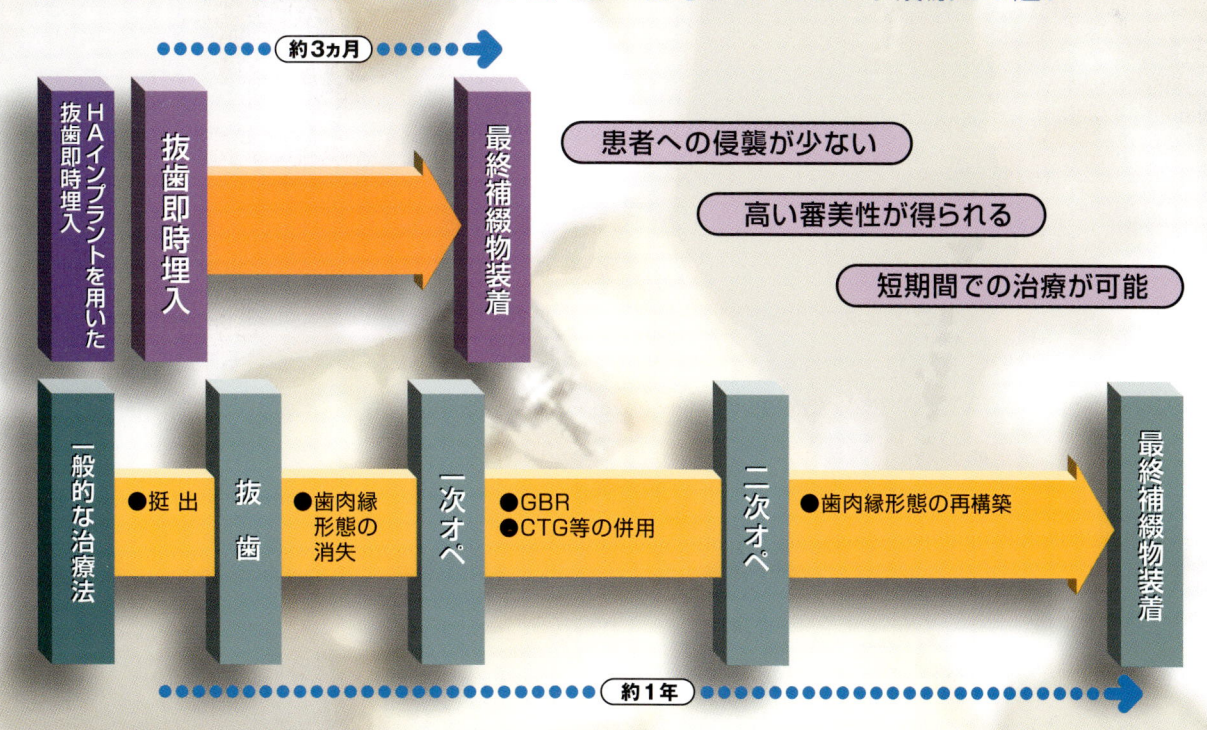

約3ヵ月

HAインプラントを用いた抜歯即時埋入 → 抜歯即時埋入 → 最終補綴物装着

- 患者への侵襲が少ない
- 高い審美性が得られる
- 短期間での治療が可能

一般的な治療法 → 挺出 → 抜歯 → 歯肉縁形態の消失 → 一次オペ（●GBR ●CTG等の併用）→ 二次オペ → 歯肉縁形態の再構築 → 最終補綴物装着

約1年

Proposer / Y.hayashi　J.Masuya

当シンポジウムへの参加につきましては、下記までお問い合わせください。
● 株式会社 白鵬 研修会事務局／TEL.03-3265-6251／FAX.0120-118-084
● ホームページでも参加申込書が引き出せます。http://www.hakuho-d.com/

zimmer dental社輸入販売元
株式会社 白鵬
〒102-0083 東京都千代田区麹町1-3-23
JQA-QMA11494 ISO 9001

21世紀の歯科臨床を読む
若手臨床家ケースプレゼンテーション 30

包括的歯科治療と
オーラル・リハビリテーション

症例報告

松田 哲

明海大学歯学部機能保存回復学講座オーラル・リハビリテーション分野，
同 PDI 東京歯科診療所

［著者紹介］
治療中，治療後の患者 QOL を向上させるような治療を目指す．患者教育に力を入れ，口腔内の現状と，今後の治療の選択肢，または選択した治療の方向性を十分に理解していただいて治療を進めて行くよう心がけている．また治療方針の立案には，患者の生涯という時間軸を考慮し，患者にとって最適な治療を提案するようにしている．1994年，明海大学歯学部卒業．

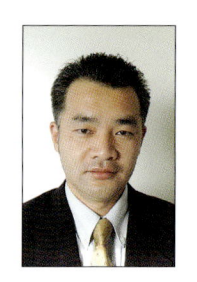

はじめに

　歯の喪失は，患者にとって，摂食，発音，審美障害が生じるなど著しく口腔機能を低下させ，歯の喪失後に長期的に引き起こされる口腔内環境の変化は，患者の ADL(Activity of Daily Life)に制限を加える．また，一般的に患者は歯の喪失を老化現象の1つとして認識しているために，加齢への恐怖といった精神的な障害を負うことにより QOL(Quality of Life)の低下も生じる．歯科医療は，疾病により失われた口腔機能を回復させ，患者の QOL を向上させるとともに新たな疾病の発生を予防し，治療効果を長期にわたり維持安定させるものであることから，オーラル・リハビリテーションと考える．
　今回，慢性歯周炎，臼歯部欠損による低位咬合により咬合崩壊をきたした症例に対し，インプラントを応用した包括的治療を行い，オーラル・リハビリテーションを行った症例を紹介する．

患者の基本データ

　初診時患者は Eichner の B3で，欠損部には適合不良の可徹性局部床義歯が装着されていたが，局部床義歯の違和感が強く，外していることが多かった．また全顎的な慢性歯周炎による歯肉腫脹と易出血性を認めた．臼歯部の咬合崩壊と慢性歯周炎により上顎前歯部はフレアーアウトが生じ，アンテリアガイダンスが崩壊し，臼歯部に強い咬頭干渉を認めた(図1, 2)．
　患者は人前で話をする機会が多く，特に歯列の審美性，また発音・口臭を気にしていた．しかしながら，初診来院時は咬合崩壊とともに審美性の低下，慢性歯周炎による口臭が認められた．このため口腔内の疾病による ADL 低下のみならず，QOL も大幅に低下していた．

連絡先：〒151-0053 東京都渋谷区代々木1-38-2 ミヤタビル1階
　　　　明海大学 PDI 診療所

包括的歯科治療と
オーラル・リハビリテーション

初診時の状態

初診時の患者プロファイル

初診日：2000年10月27日
初診年齢，性別：46歳，男性．
主訴：噛めない．
全身的既往症：特記事項なし．

初診時の所見：臼歯部欠損による咬合支持の欠如，前歯部フレアーアウトが生じ，口腔機能の著しい低下が生じている．

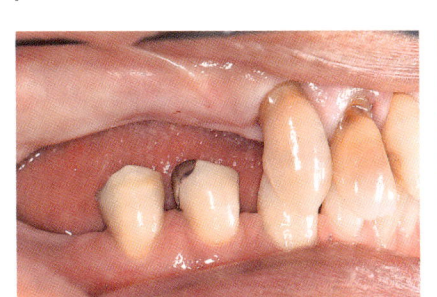

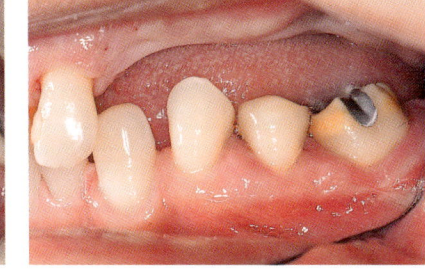

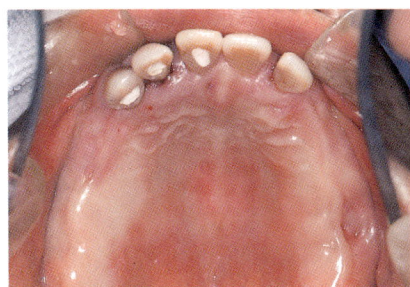

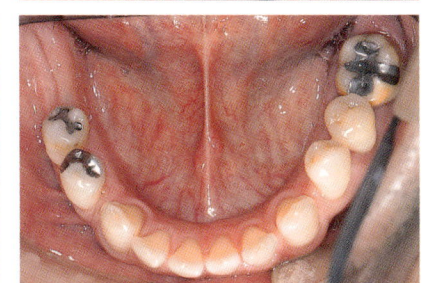

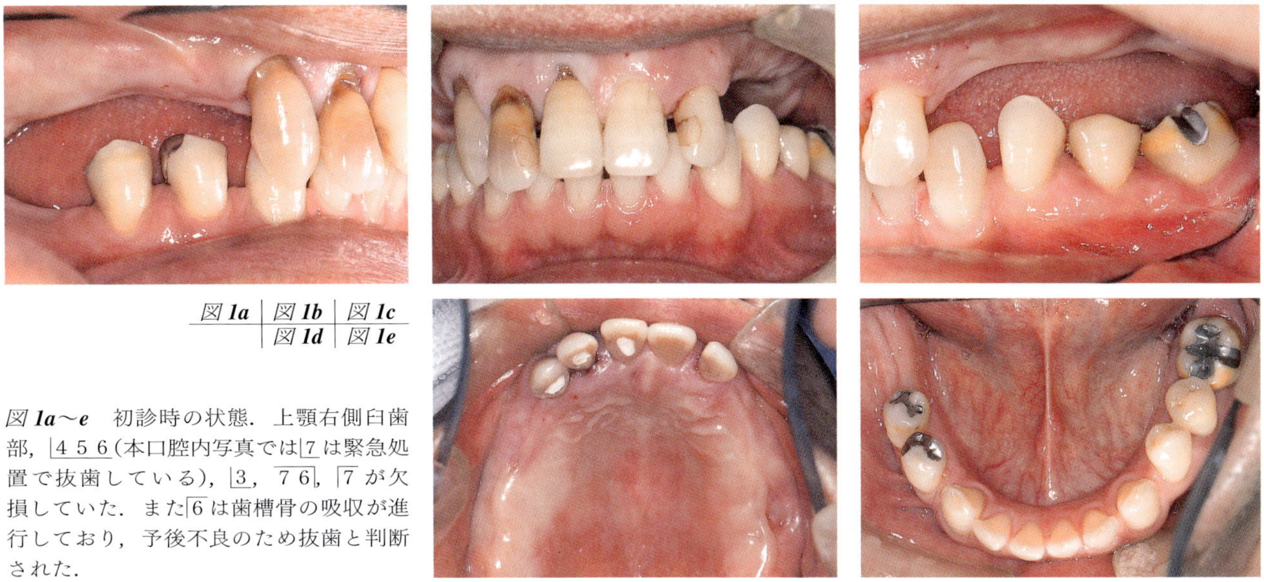

図1a	図1b	図1c
図1d	図1e	

図1a〜e　初診時の状態．上顎右側臼歯部，|4 5 6（本口腔内写真では|7は緊急処置で抜歯している），|3，7 6|，|7が欠損していた．また|6は歯槽骨の吸収が進行しており，予後不良のため抜歯と判断された．

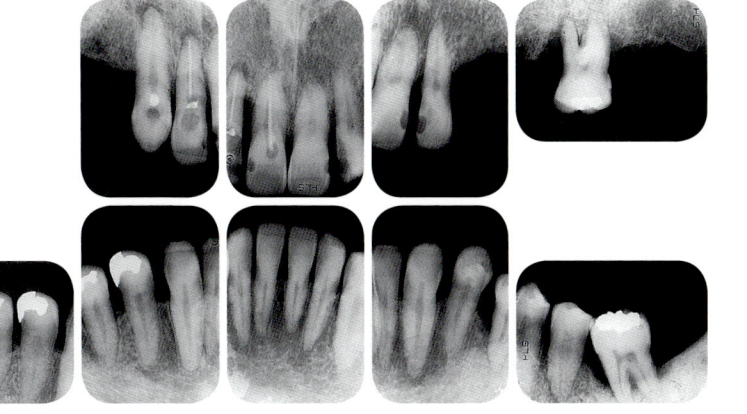

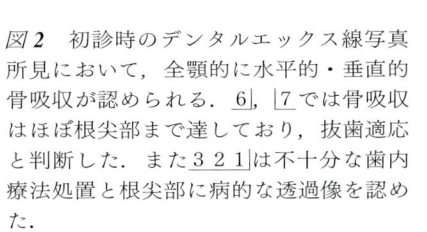

図2　初診時のデンタルエックス線写真所見において，全顎的に水平的・垂直的骨吸収が認められる．6|，|7では骨吸収はほぼ根尖部まで達しており，抜歯適応と判断した．また3 2 1|は不十分な歯内療法処置と根尖部に病的な透過像を認めた．

図3　初診時の歯周チャート．

BOP							○	○	○	○	○				○		
動揺度							1	2	1	1	1				3		
ポケット B						5	4	4	3	3	8	4	3	3	3	4	7	3	4			10	8	10
ポケット P						4	4	5	7	8	9	4	4	4	4	4	5	5	4			8	6	8
	8	7	6	5	4	3	2	1	1	2	3	4	5	6	7	8
ポケット L					3	3	6	2	2	3	3	3	3	2	3	3	2	3	3	2	3	3	3	3	2	3	6	8	8	6	7	10
ポケット B					4	3	6	4	3	4	3	2	4	3	3	3	3	3	3	2	2	3	2	3	3	2	4	2	2	2	8	4	4	8	4	10
動揺度						1	0	0	0	0	0	0	0	0	0	1	2	3
BOP						○								○	○	○		

図4 治療の推移．フェーズ1は初期（原因除去）治療，フェーズ2は修復治療，フェーズ3はメインテナンスである．

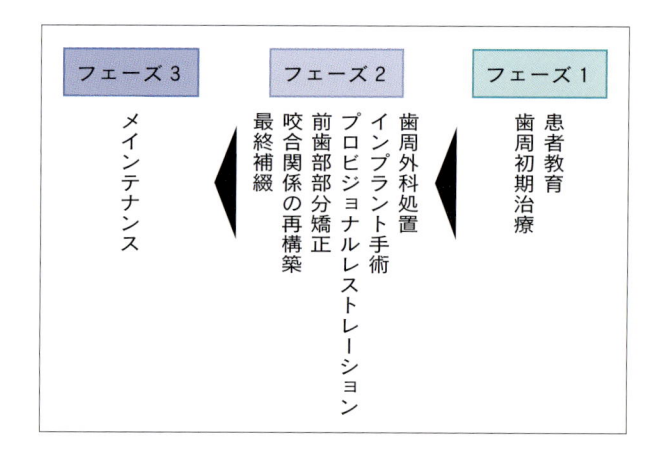

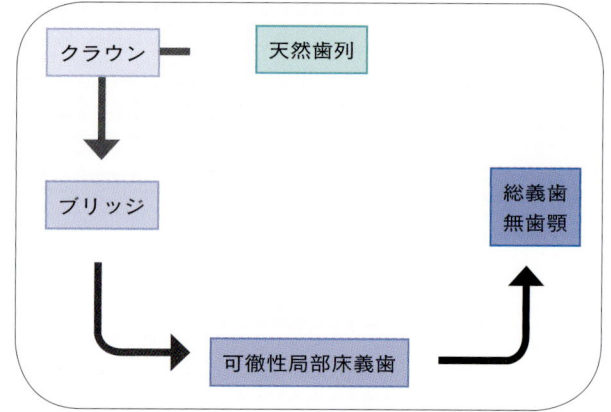

図5a 口腔の遍歴①．以前は天然歯から無歯顎へのサイクルを止めることは難しかった（Takei H と Kawazu H より引用改変）．

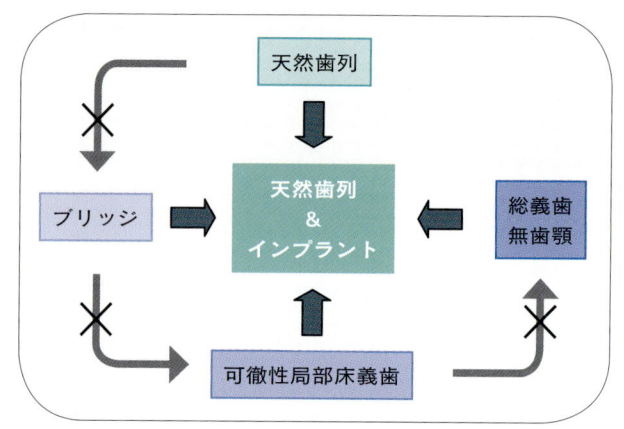

図5b 口腔の遍歴②．インプラントが臨床応用され，歯科医療が大きく変わり，無歯顎へのサイクルは断ち切ることが可能となった（Takei H と Kawazu H より引用改変）．

本症例の着眼点

本症例の問題点と理想的な治療目標

本症例における問題点は，まず臼歯部欠損による低位咬合，前歯部フレアーアウトによるアンテリアガイダンスの喪失，アンテリアガイダンスの喪失による下顎側方運動時の臼歯部咬頭干渉，また慢性歯周炎の進行といった，口腔内環境の崩壊がとめどなく進行している状態である．

理想的な治療目標としては，現在まで進行した口腔内の崩壊を止め，口腔機能を向上させる．さらに審美性も向上させ，患者固有の永久歯列が崩壊し始める前の状態よりも，機能的・審美的な状態に修復することである．

患者の選択した治療とそれに応じた治療目標・治療計画

患者は，固定式の欠損補綴，全顎的な審美的改善を希望した．このため治療計画は，歯周基本治療の後，上顎前歯部へは歯周外科処置（歯根端切除併用）を行い，口腔内の歯周病的な因子を可能な限り取り除いた後に，欠損部インプラント埋入を行う計画とした．フレアーアウトした上顎前歯部には，インプラントを固定源とした歯列矯正を行い，前歯部の歯軸傾斜角度を理想的なものに誘導し，適切なアンテリアガイダンスを付与することとした（図4）．

インプラントが臨床応用される前の歯科医療では，天然歯に欠損が生じた場合に選択される欠損補綴はブリッジであり可撤性局部床義歯であった．かつては欠損部に隣接する健全歯を切削しブリッジの支台歯として用いることが，何の躊躇もなく行われてい

【上顎前歯部歯周外科】

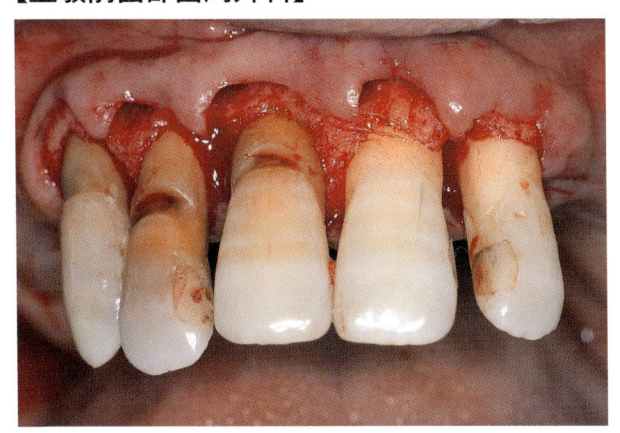

図6a 通常，Apically Positioned Flap は術後の付着歯肉の獲得のために部分層弁で行われることが多いが，本症例では角化組織も十分に存在し，3 2 1|の歯根端切除を同時に行ったため，全部層弁で施術した．

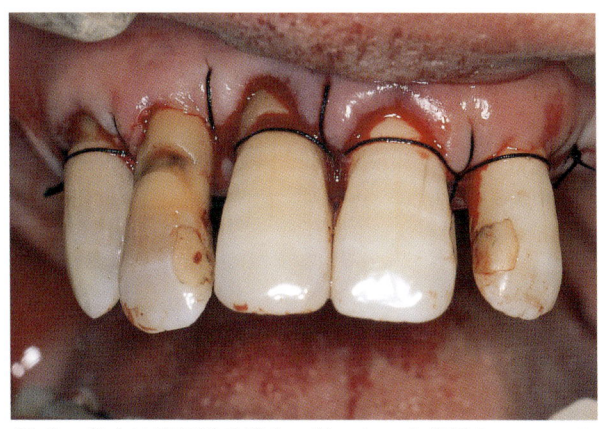

図6b 縫合は連続懸垂縫合で行った．全部層弁のApically Positioned Flap ではこの縫合が重要で，歯肉弁を根尖側に移動させるためにけっして強く縫合してはいけない．歯肉弁はある程度たるみをもった状態になるが，縫合後，歯周パックで十分に圧迫することによって，根尖方向へ移動し部分層弁の Apically Positioned Flap の骨膜縫合と同程度の効果が得られる．

た．そしてブリッジの支台歯や局部床義歯の鉤歯は，負担荷重により抜歯，最終的には無歯顎，総義歯を装着するというものが口腔の遍歴と考えられていた（図5a）．われわれはこの誤った認識を改善し，適切な歯科医療について患者教育すべきである．

インプラントが臨床応用されるようになり，歯科治療のあり方が大きく変わった．天然歯列に欠損が生じた場合，インプラントを使用することにより，他の歯に負担をかけずに治療を行うことが可能となった．もちろん，無歯顎患者においてもインプラントの恩恵にあずかることが可能である（図5b）．本症例では，以前であれば可撤性局部床義歯が適応だった．しかしながらインプラントによる咬合支持により残存天然歯の咬合負担を軽減し，可撤性局部床義歯の違和感・精神的マイナス面から開放され，患者QOLの向上につなげることができると考える．

治療過程における処置のポイント

1）患者教育

歯周病は慢性疾患のひとつとして認められている．しかし多くの人びとは生活習慣病と認識しておらず，歯周病や歯の喪失は加齢現象のひとつとして認識さ

れている．本症例においても同様であった．このため，治療の進行上，患者の歯周病，歯の喪失，咬合関係など十分な患者教育を行うことで，治療の円滑な進行，治療効果の向上，維持安定を求めた．

2）上顎前歯部歯周外科処置

上顎前歯部は，慢性歯周炎の進行と臼歯部欠損による低位咬合によりフレアーアウト・挺出が認められた．このため，術後の歯周組織の長期安定のために Apically Positioned Flap を行った．また施術時には，3 2 1|に歯根端切除術を併用した（図6）．

3）上顎インプラント埋入

右側上顎洞底が低位にあり，インプラント埋入に際し十分な歯槽骨の量が得られなかったため，上顎臼歯部のインプラント埋入においてはオステオトームテクニックによる上顎洞底挙上術を行い，インプラント埋入を行った[2]（図7）．

4）インプラント二次手術

インプラント間の歯間乳頭の存在は，口腔衛生，発音などの機能面を向上させる．このためインプラント二次手術では，改変型パラッチテクニックを応用した[3]（図8）．

5）上顎前歯部矯正

インプラント支持のテンポラリーレストレーショ

【インプラント埋入手術】

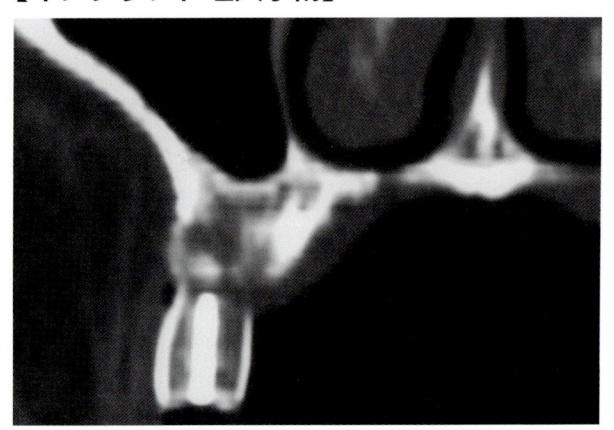

図7a　上顎臼歯部は,上顎洞の影響により十分な長さのフィクスチャーが埋入困難であった．しかし欠損部歯槽骨頂と上顎洞底間では10mm以上の距離があり,オステオトームテクニックにより上顎洞底挙上術を行うこととした．

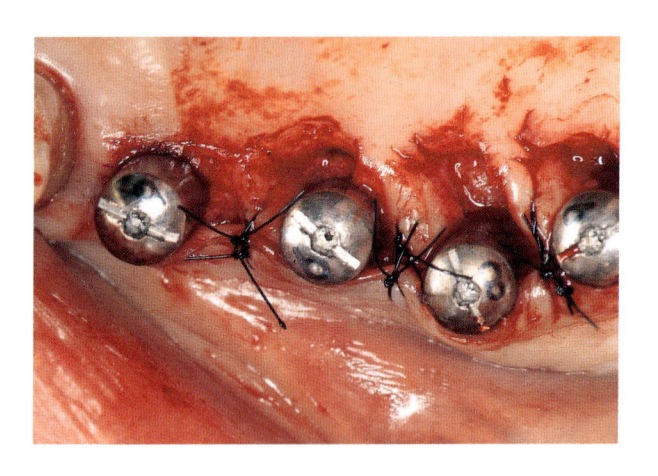

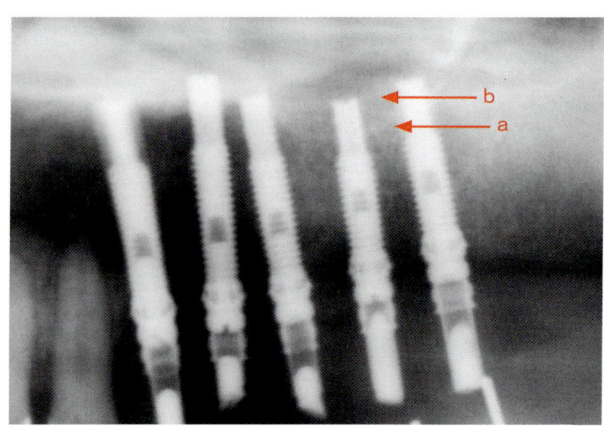

図7b　オステオトームテクニックにより2〜3mm上顎洞底を挙上しフィクスチャーを埋入した．これにより十分な長さのフィクスチャーを選択することが可能となった．この術後8か月のエックス線写真では,フィクスチャー先端周囲に歯槽骨が添加していることが確認される．a：術前の上顎洞底．b：術後の上顎洞底．骨の添加が確認される．

図8　インプラント二次手術は,改変型パラッチテクニックを応用した．インプラント間の歯間乳頭の再建には歯槽骨形態が特に重要になるが,軟組織に厚みのある上顎臼歯部などでは二次手術の術式と上部構造の形態により歯間乳頭を再建させやすい．

ンにより,臼歯部の垂直的咬合関係を再構成した後,インプラントを固定源とする部分矯正を行った．上顎前歯部は後に補綴処置を行うため,矯正は傾斜移動を主とし,適切なアンテリアガイダンスが得られるように歯根のポジショニングを行った[4](図9).

6) プロビジョナルレストレーション

上顎前歯部矯正治療終了後,全顎的なプロビジョナルレストレーションによる,咬合・発音・清掃性などの機能面,また審美性の確認を行った．特に咬合関係は,慎重に調整を行った．プロビジョナルレストレーションで調整された咬合関係は,最終補綴に的確に移行させる．プロビジョナルレストレーションで決定されたアンテリアガイダンスは,イン

サイザルテーブルを即時重合レジンなどでカスタマイズすることによって最終補綴へ移行することが可能である．また,本症例のように,インプラントに垂直的咬合支持を求めているケースは,作業模型にインプラントのプロビジョナルレストレーションを装着し上下顎を嵌合させた状態でマウントできるために,精度の高いマウントが可能になる(図10).

7) メインテナンス

定期的なメインテナンスにおいては,歯周病学的な配慮とともに,咬合関係,インプラント周囲の骨吸収などに関しても配慮する必要がある．また夜間の不随意な咬合悪習癖から,補綴物を防御するためにナイトガードを装着している(図11〜13).

【インプラントアンカーによる矯正治療】

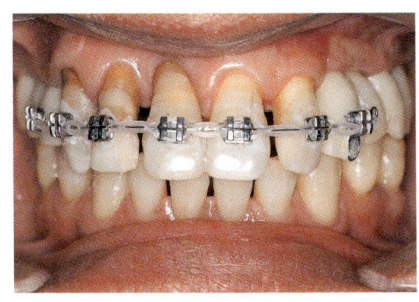

図9a 上顎前歯部は，臼歯部咬合崩壊によりフレアーアウトしていた．このため，適切なアンテリアガイダンスを付与するためには歯軸傾斜を修正する必要があった．オッセオインテグレーション獲得の後，インプラント支持のプロビジョナルレストレーションにて咬合支持を求めた．インプラントにより垂直的な咬合支持が安定し，上顎前歯部の矯正処置が可能となった．ここでインプラント支持の矯正治療を開始した．

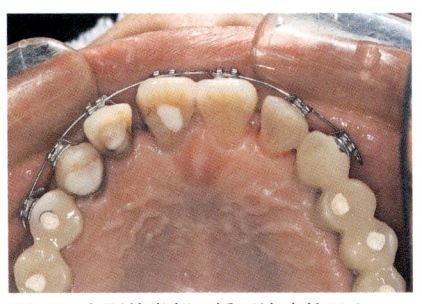

図9b 上顎前歯部の矯正治療終了までは適切なアンテリアガイダンスが確立されていないため，インプラント支持のプロビジョナルレストレーションに下顎側方運動時の側方圧が生じる．このため矯正期間中は，矯正処置部位の調整だけではなく，インプラント部のプロビジョナルレストレーションの調整も必要となる．

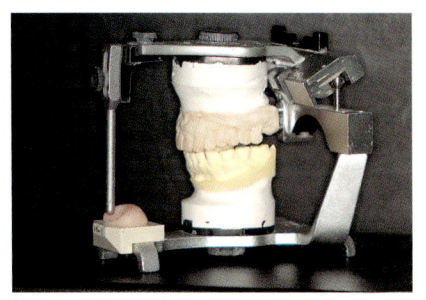

【機能性・審美性の調整】

図10 プロビジョナルレストレーションを装着し，咬合の再確認，審美性，発音，清掃性の確認を行った．プロビジョナルレストレーションで決定した咬合関係を最終補綴へ正確に移行させる．

| 治療終了時の状態――1 |

図11a 最終補綴装着後2年経過時の口腔内状況．上顎前歯切縁は顔貌や口唇などを参考に決定した．上顎前歯部の舌面形態は，患者特有の適切なアンテリアガイダンスが得られるようにプロビジョナルレストレーションと同様の形態を付与してある．上顎前歯部の歯肉縁形態が左右不均等であるが，患者がローリップラインであり，ブラッシングなど機能面でも問題を生じないため，あえて左右のスキャロップ形態をそろえる術式は行わなかった．

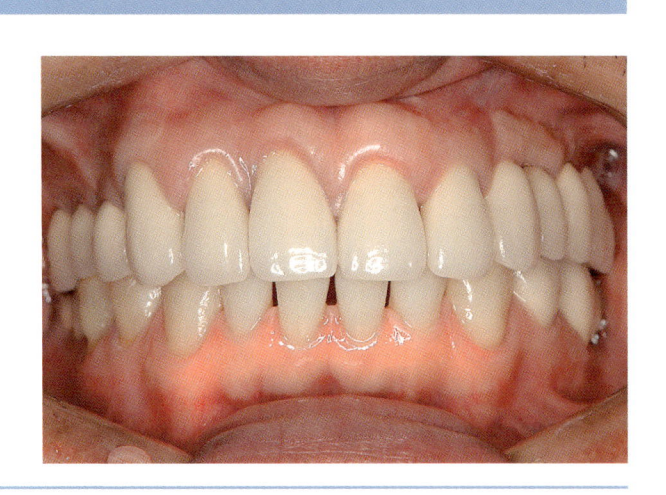

本症例の考察

治療成功のキーはどこにあるか

本症例においては，初期治療時における患者教育がすべての治療経過に良好な結果をもたらしたといえる．患者教育なくしては，ブラッシングなどのホームケアはもちろん，治療にともなう痛み，腫れなどの不快症状にも患者が積極的に治療に望む姿勢が得られなかったと考える．1本のう蝕処置でも同様だが，本症例のようにフルマウス・リコンストラクションになると患者の協力なくしては治療の遂行は不可能である．

また治療内容では，Eichnerの分類 B3 から B4 の咬合支持が欠如し咬合崩壊をきたしている患者にインプラントという強固な咬合支持を与え，またフレアーアウトした前歯部にインプラントを固定源とした矯正を行うことにより，歯根を理想的な位置にリポジショニングし，適切なアンテリアガイダンスを回復したことと，これにより前歯部歯根膜の感覚受

21世紀の歯科臨床を読む
若手臨床家ケースプレゼンテーション 30

治療終了時の状態──2

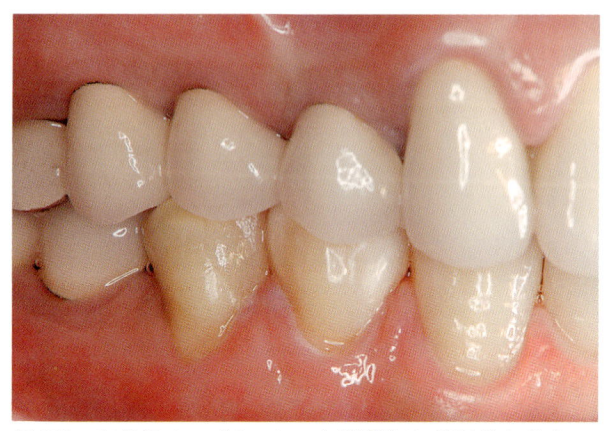

図11b 臼歯部インプラントの上部構造は，清掃性を考慮し，歯間乳頭を再現する隣接面形態を付与した．歯間鼓形空隙が開いた状態は一見歯間ブラシなどが使用しやすい状態で清掃性が良好と考えられるが，患者側とすれば食事のたびに隣接面に食片が入り込み不満が募るものである．食片の停滞や煩雑な口腔清掃の必要性は患者QOLを低下させると考える．

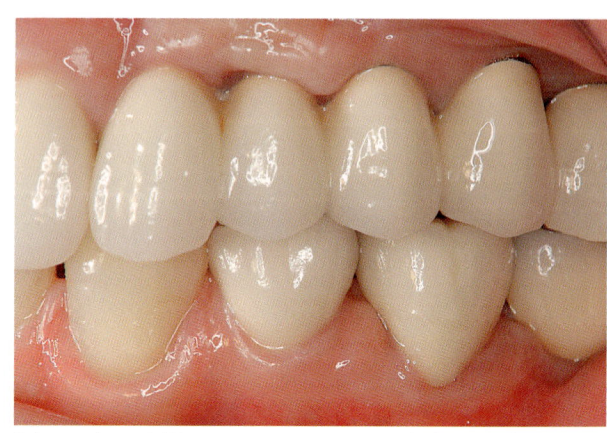

図11c 3̲が欠損していたため，下顎左側側方運動時の誘導はインプラントが負担することとなる．このため左側臼歯には，グループファンクションドオクルージョンを付与した．インプラント間の歯間乳頭もほぼ再建されている．

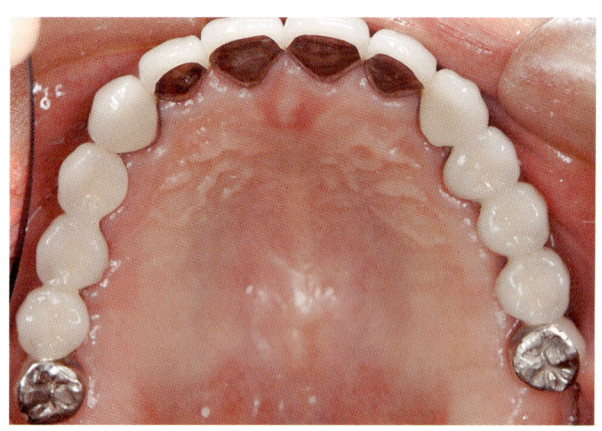

図11d 上顎上部構造の咬合面は，審美的要求から最後方臼歯と，側切歯から側切歯まで以外はポーセレンで修復した．また臼歯は，フィクスチャーにかかる咬合負担を考慮し頬舌的歯冠幅径を縮小させている．

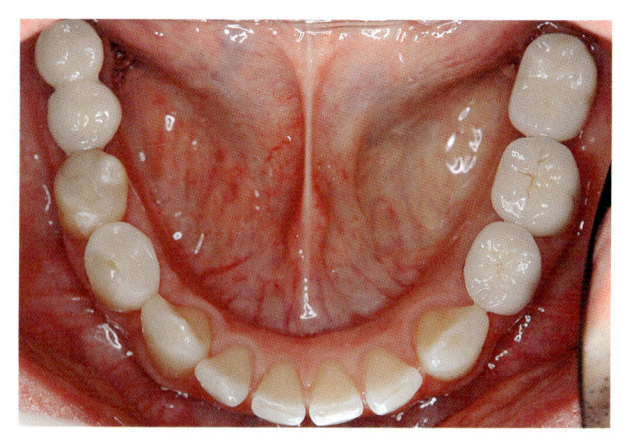

図11e 下顎は，強い審美的要求より最後方臼歯も咬合面をポーセレンで修復した．このためメインテナンス期間の咬合面ポーセレン破折などを考慮し，夜間はソフトタイプのナイトガードの装着を行っている．

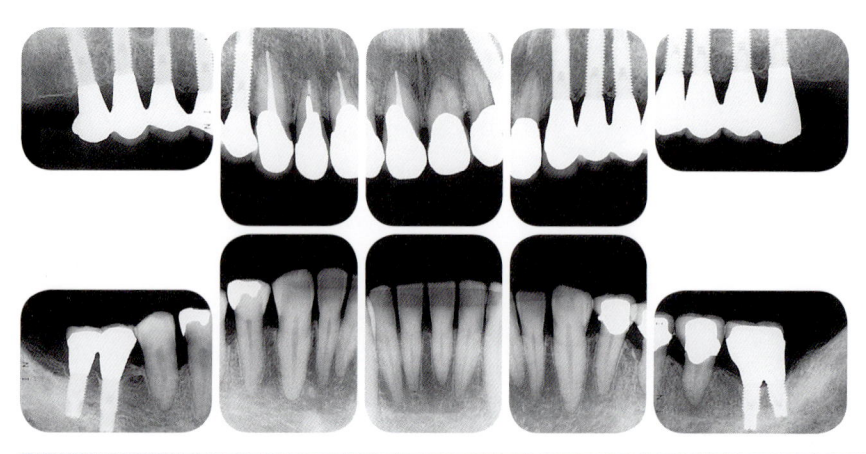

図12 治療終了時のデンタルエックス線写真では，残存歯列の辺縁歯槽骨の安定，インプラント部の安定した生理的骨吸収が存在する．健康的な天然歯とインプラント歯列が確認される．

治療終了時の状態——3

動揺度								0		0							
BOP																	
ポケット B						2	2	2	3	2	2	2	2	2	2	2	1	2	2	2
ポケット P						3	2	3	3	3	2	3	3	2	2	2	3	3	3	2	2
	8	7	6	5	4	3	2	1	1	2	3	4	5	6	7	8
ポケット L				3	3	4	3	2	3	3	4	3	2	3	3	2	3	3	2	3	3	2	3	3	3	3	4	3	3
ポケット B				3	2	3	4	2	3	3	2	2	3	2	2	2	2	2	2	2	2	2	2	3	2	3	2	2	2	3	2	2
BOP																	
動揺度				0								0					

図13 治療終了時の歯周チャート.

容器に適切な方向で咬合力が加わり，顎運動も適切な状態に回復できたことが成功のキーといえる．つまり，炎症のコントロールと力のコントロールが重要と考える．

本症例における課題

歯周初期治療から，歯周外科処置，インプラント補綴，矯正と治療期間が長くなってしまうことが課題としてあげられる．昨今インプラント補綴では，抜歯即時埋入，即時荷重，即時修復または早期荷重と治療期間を短くする傾向にある．しかしながら本症例のようにフルマウス・リコンストラクションとなると，各治療過程をひとつずつていねいに仕上げていかなければ良好な結果に結びつかない．患者にとって長期に及ぶ治療期間はQOLを低下させるものでもあり，経済的にもマイナス要因となる．

今後の課題は，本症例のようにフルマウス・リコンストラクションの必要な症例を，いかに短期間で最高の治療結果を得られるようにすることである．

またわれわれ歯科医療従事者は，生涯研修・各種学会などに積極的に参加して日進月歩の歯科医療を習熟するとともに，正確な歯科医療情報を患者に伝え，適切な診断のもと，十分なインフォームドコンセントと最良の治療を行うことが重要である．さらに1歯単位の治療から脱却し，1口腔単位・1個人に対する治療に留意し，患者の全身的な健康，生活の質の向上に努めるとともに，国民医療の観点から歯科医療水準をより向上させる必要があると考える．

謝辞

稿を終えるにあたり，終始かわらぬご指導とご校閲を賜りました明海大学歯学部教授・河津寛先生，ならびにCT撮影に協力くださっている医療法人永仁会・入間ハート病院・永田雅良病院長，野矢久美子副病院長，亀山晃放射線科長，スタッフの皆様に心から感謝いたします．

参考文献

1. 松田哲, 河津寛, 荒木久生. インプラント術前診査における3Dシミュレーションの応用. 第1報オルソパントモグラフィーとの比較. 日本顎咬合学会会誌 2000；21：196-200.
2. Summers RB. A new concept in maxillary implant surgery: the osteotome technique. Compendium 1994；15(2)：152, 154-156.
3. Palacci P. Optimal Implant Positioning and Soft Tissue Management for Bråemark system. Chicago：Quintessence, 1994.
4. Celenza F. A case for absolute anchorage. J Calif Dent Assoc 2004；32(12)：979-982.

21世紀の歯科臨床を読む
若手臨床家ケースプレゼンテーション 30

骨欠損における前歯部審美修復
ブラックトライアングルへの挑戦

渡辺昌孝
二ツ木歯科医院

[著者紹介]
　歯科医師として14年，開業から11年経とうとしている．診療理念として，補綴・インプラントにかかわらず，機能・審美・力・炎症のコントロールされた天然歯形態をつくることを最終目標としている．1992年，日本歯科大学卒業．

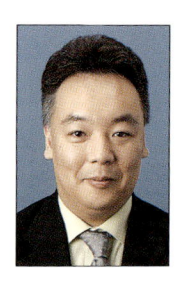

はじめに

　近年，一般の患者の間でも審美歯科についての関心が高まってきている．インターネットなどを使い，審美歯科情報を検索し，専門用語(オールセラミックス，メタルボンドだけではなくブラックライン，ブラックトライアングルなど)を問診のときに口にする患者がいることも事実である(検索用語も審美歯科で入力するそうである)．このような患者のニーズに対応するわれわれ歯科医師としては，機能はもちろん，ブラックトライアングル，歯頸部ブラックライン，レッドバンドのない，きれいで清掃しやすい補綴物を製作することが目標になると考える．

連絡先：〒270-0026 千葉県松戸市三ヶ月1319

患者の基本データ

　歯面の清掃状態は，歯冠・歯頸部に少量のプラークが沈着している状態であった．前歯部補綴は10年以上前に処置，6|6 も10年以上前に抜歯されていた．他の処置も5年以上経過していた．

本症例の着眼点

本症例の問題点と理想的な治療目標

　本症例の問題点としては，以下の4点があげられる．
- 6|6 が欠損しているため，咬合崩壊(低位咬合)が起こっている．
- 上記の結果，前歯の突き上げが生じ，口が閉じにくい状態である．
- 前歯部の露出が多く，歯周病に罹患しやすい状態である．
- 3| 近心には垂直性の骨欠損がある．これは開口時

初診時の状態

初診時の患者プロファイル

初診日：2005年3月
初診年齢，性別：39歳，女性．
主訴：歯肉の腫れおよび出血，前歯部審美障害を主訴として来院．
全身的既往症：特記事項なし．

初診時の所見：歯周病に罹患しているため，正面観において歯頸部のブラックラインがみられる．6|6の欠損のため咬合崩壊が起きており，交叉咬合の部位などもあり歯列不正である．

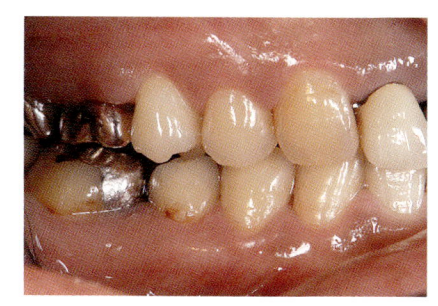

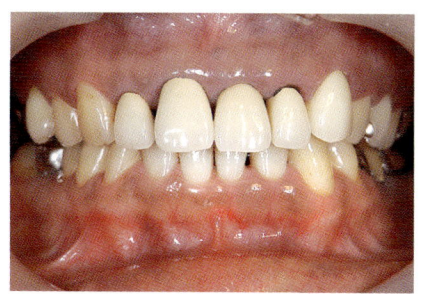

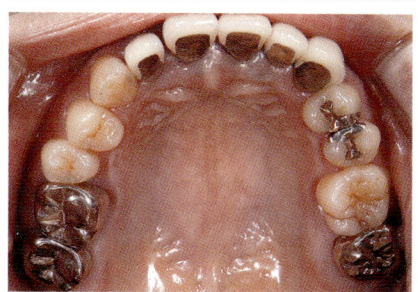

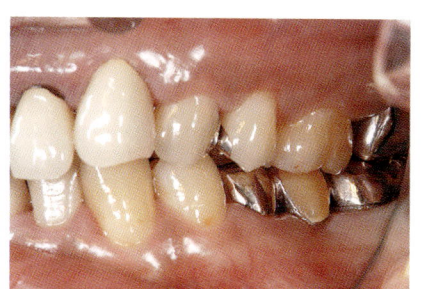

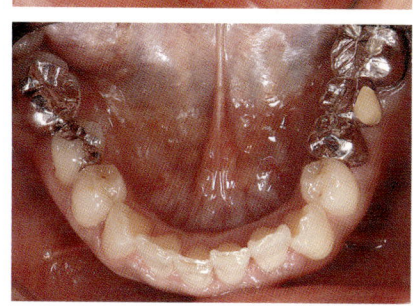

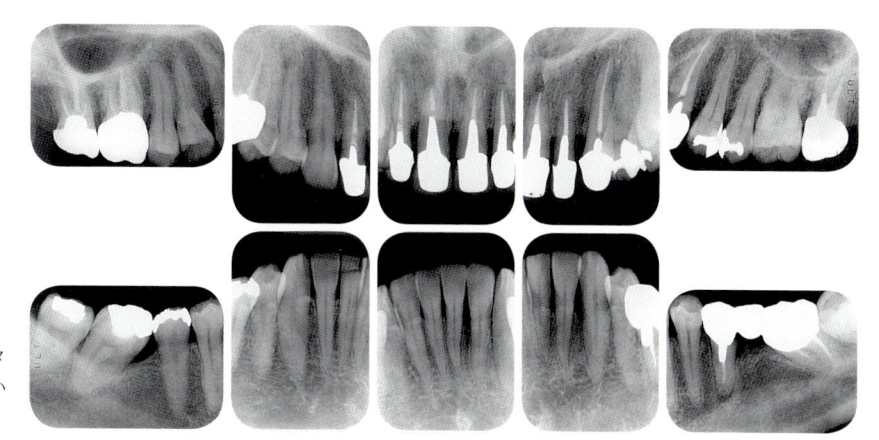

| 図 1a | 図 1b | 図 1c |
| 図 1d | 図 1e |

図 1a～e 初診時口腔内写真．

図2 初診時エックス線写真．|5のメタルコアの方向にかなり問題を抱えている．

図3 初診時ペリオチャート．エックス線写真のとおり，上顎前歯部，|7，|2 3 に重度の歯周疾患がみられる．7|7は近心傾斜，|2 3は筋の緊張，その他臼歯部は口呼吸による口腔内乾燥およびブラッシング不足によるものと考える．

【開口時】

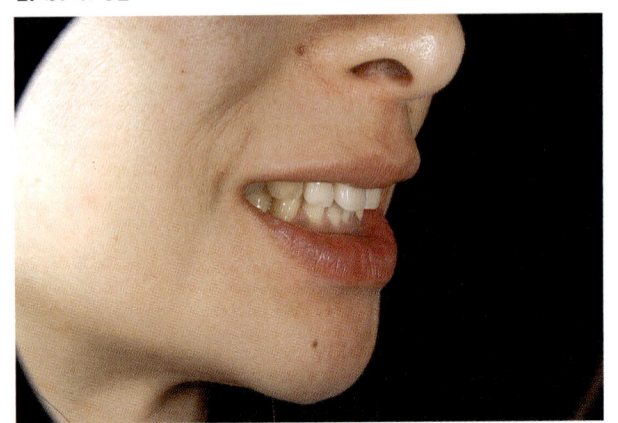

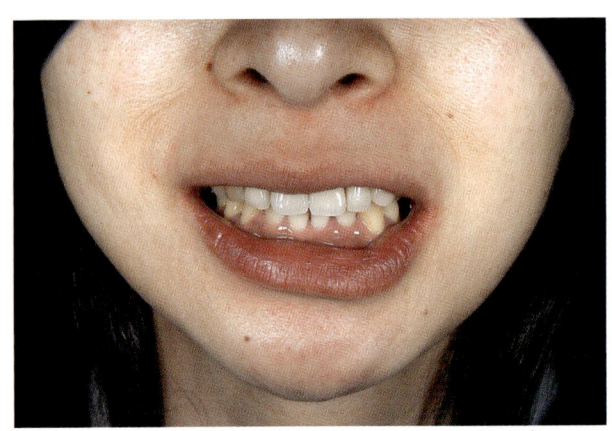

図 4a, b　開口時に口輪筋が不自然に曲がっている.

図 4a｜図 4b

に口輪筋が不自然に曲がる(図4a, b)ため起こるものと考えられる.

次に理想的な治療目標と計画を述べる.
①前歯部歯周治療後,咬合と全身疾患予防も兼ね備えたテンプレート療法[1]による咬合挙上.
②顎位(下顎頭)の安定を確認し,矯正治療を行う.
③ 5̅ の根管治療.
④ 6̅ へのインプラント埋入.
⑤矯正終了後,前歯／インプラント補綴治療.

患者の選択した治療とそれに応じた治療目標・治療計画

患者の希望として,「子どもが2人いるので通院回数を少なくしたい.また時間・費用の問題から,今回矯正治療・テンプレート療法は見送りたい」とのことであった.結果,前歯部の審美障害と, 3̅ 近心骨欠損の治療を選択された.

上記の患者の希望を考慮に入れ,以下の治療計画を立てた.
①主訴である上顎前歯部および 3̅ 近心が重度の歯周病に罹患しており,骨欠損を補う目的でのエムドゲイン®使用[2]による歯周外科(図5〜11).
②上顎前歯部プロビジョナルレストレーションによる歯肉形態修正[3](図12〜15).
③最終補綴.
④ 5̅ の根管治療.

治療過程における処置のポイント

上顎前歯部においては,歯冠‐歯根比を回復し,残存骨を削合することなく軟組織のみの対応で,天然形態に近い歯間乳頭を再生することがポイントである.また歯周組織に関連して,補綴物を(歯にかかる重量を軽くするため)メタルフリーとした.

下顎前歯(犬歯)の近心骨の欠損は,エックス線写真より歯石が原因と診断している.治癒過程における上皮の進入を遅らせる効果に期待し,骨補填材[4]を使用した.

5̅ の根尖病巣はメタルコアの方向にかなりの問題を抱えている.メタルコア撤去を慎重に行うのは当然であるが,根尖病巣が治癒したとしても歯根破折の危険性除去にはならない.この歯を治療するのは賛否両論だと考える.

本症例の考察

症例の考察として,骨を削り,歯間乳頭をつくる技術は習得しているが,本症例の場合,もともとの骨の絶対量が不足しており,骨を削る余裕はほとんどなかった.このようなケースに対し,歯冠‐歯根比を悪化させてまで骨を削って歯間乳頭をつくる必要性は感じない.そこで,プロビジョナルレストレー

【上顎前歯部への歯肉剥離掻爬術】

図5　歯肉剥離掻爬術．エムドゲイン®塗布前．

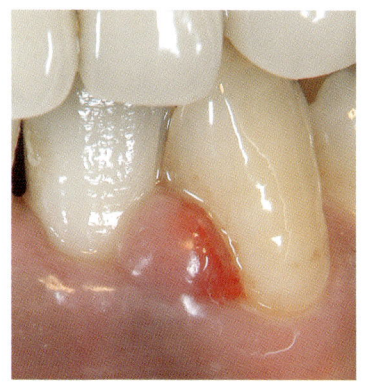

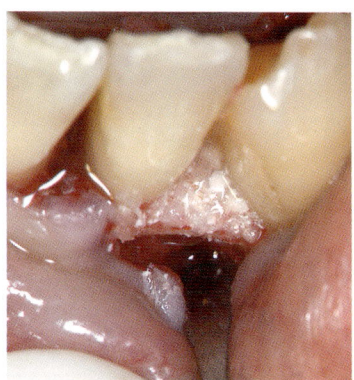

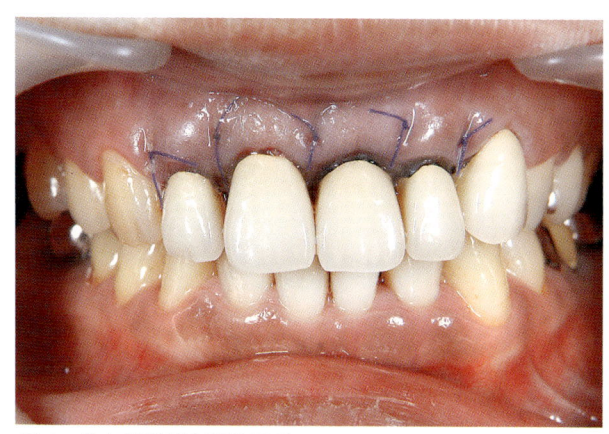

図6　歯肉剥離掻爬術終了時．

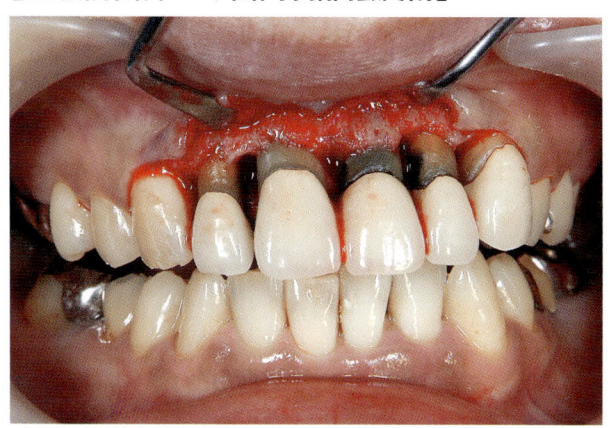

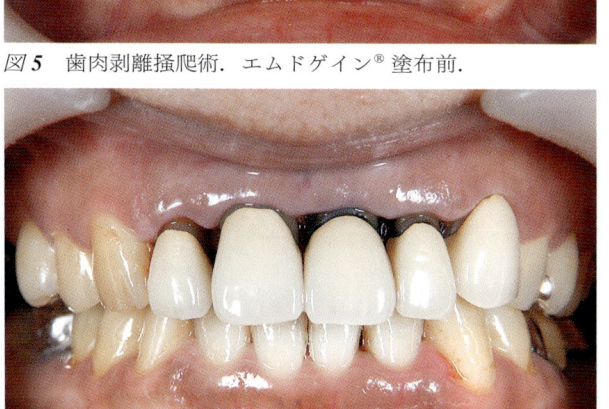

図7　1週間後．

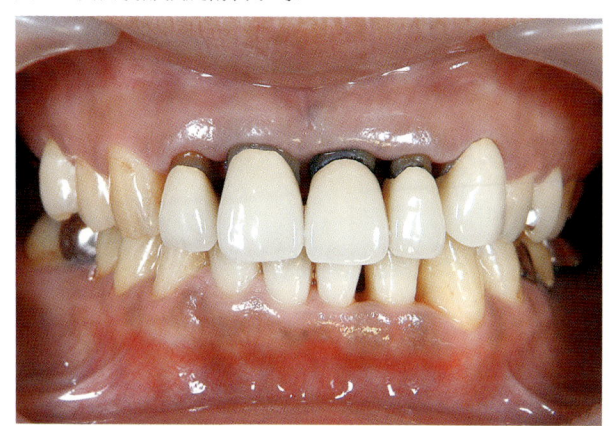

図8　3か月後．

【3̅部への歯周外科処置】

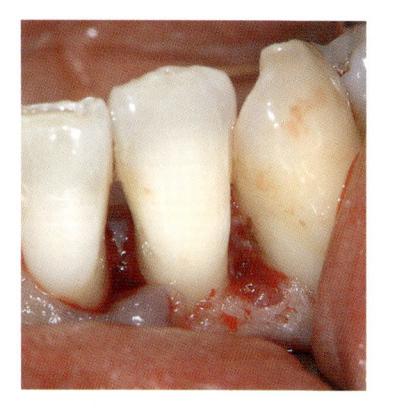

図9 ｜ 図10a ｜ 図10b
図11

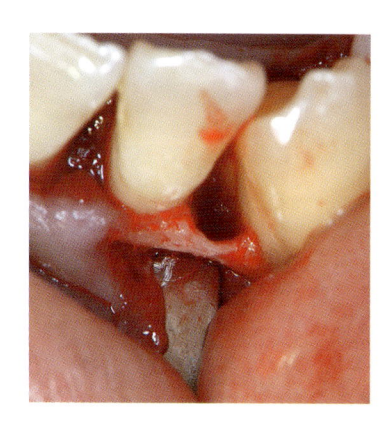

図9　来院から1か月後，3̅部腫脹．
図10a, b　歯石沈着による近心骨の欠損．
図11　エムドゲイン®＋骨補填材．上皮の進入を遅らせる効果を期待し，骨補填材[4]を使用した．

【ビスケットベイク試適】

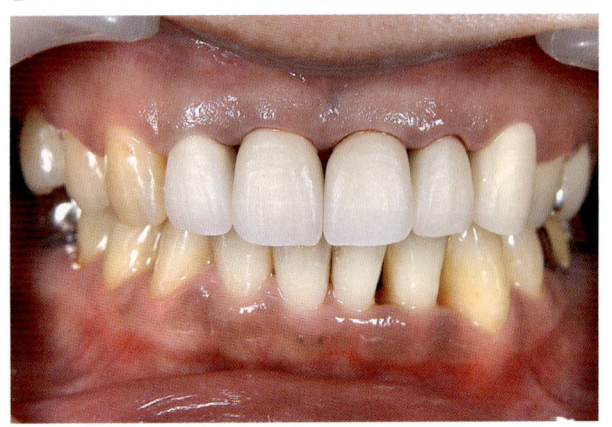

図12 4か月後，補綴ビスケットベイク試適．ブラックトライアングルがみられる．

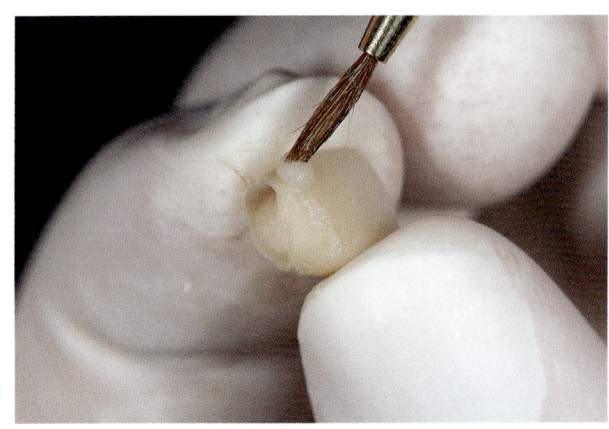

図13 歯科技工士に状態を伝えるため，レジンにてサブジンジバルカウンターを付与する．そうすることで，写真では伝えられないことが伝えられる．

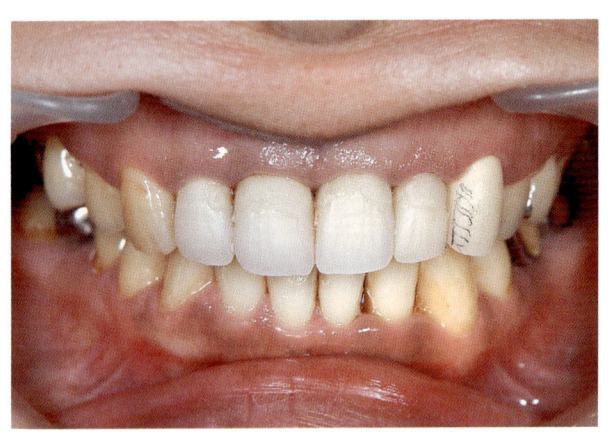

図14 サブジンジバルカウンター付与後．

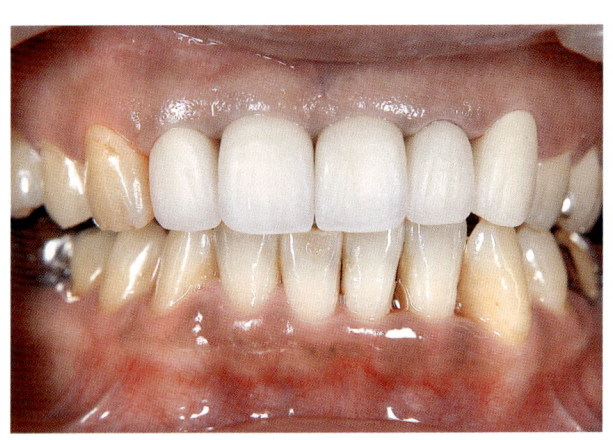

図15 再ビスケットベイク試適．

ションによって歯間乳頭をある程度つくりあげる治療[3]を行った．しかし，セメント-エナメル境より形成が根尖寄りのため，隣在歯間の距離が長く歯間乳頭をつくるのが困難となり，理想よりも審美的ではない形となってしまった．その天然歯間に，骨補填材を盛り上げて充填しても吸収してしまうのは周知のとおりであり（|3 も同様），歯間乳頭／歯槽骨再生の難しさを痛感した症例である．

次に補綴物を連結しない理由としては，今回の症例では正中口蓋縫合がエックス線写真上ではっきりと確認できる．そのため，正中口蓋縫合部の変位が起こりやすい骨格であり，連結冠は骨変位により双方どちらかのクラウンが歯より離脱（脱離）し，二次う蝕を引き起こすと診断した．これらのことを考慮し，補綴物は単冠とした．単冠にすることによって骨・歯の移動が起こると考えられるが，取り返しのつかない二次う蝕よりは歯の温存になることを伝え，患者にインフォームドチョイスをしてもらった．

おわりに

近年，歯（口腔）と全身疾患の関連が取り上げられている．代表的なものとして重度歯周病が心臓病のリスクファクターであること，咬合の不具合によっ

骨欠損における前歯部審美修復

治療終了時の状態——1

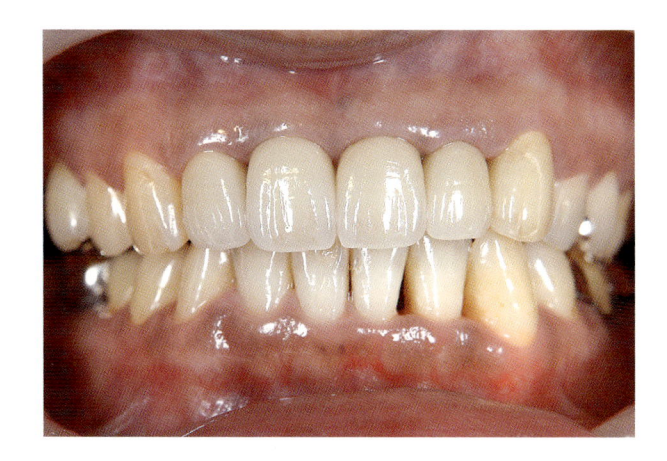

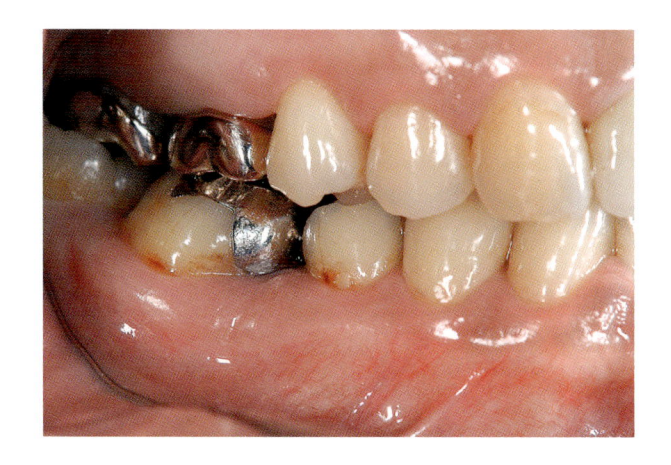

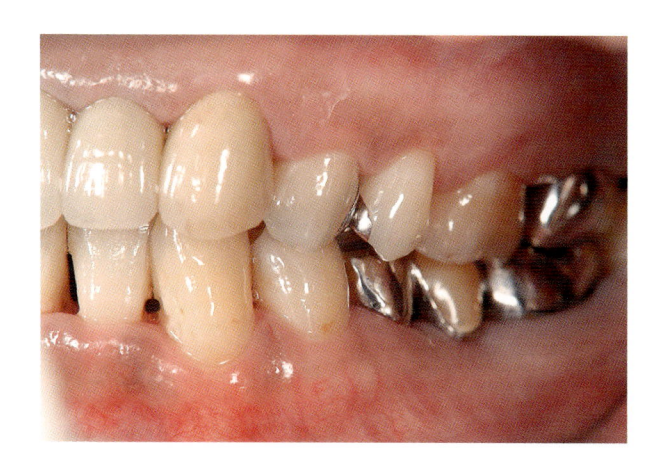

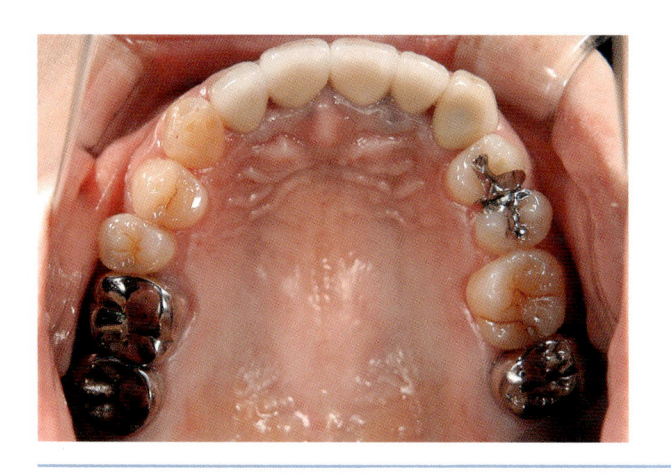

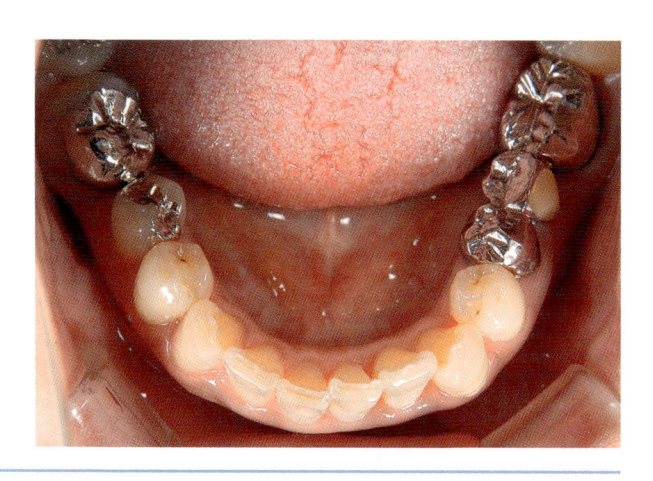

図 16a
図 16b | 図 16c
図 16d | 図 16e

図 16a〜e　最終補綴物装着．正面観の写真が曲がって見えるのは，患者自身かなり右肩が下がっているためである（患者の希望によりモアレ写真[1]は掲載していない）．

て，頭頸部周辺筋肉群の疲労疼痛や慢性的な頭痛が引き起こされることがあげられる．これらを踏まえ，筆者が最近力を入れている治療として，テンプレート療法[1]がある．テンプレートを用いることで，脳梗塞の患者からテンプレートセット後1週間で，「介助なしで階段を1人で降りることができた」との報告があった．咬合の改善はもちろん，それに付随して肩こりや頭痛が軽減したと，患者から喜ばれる

治療終了時の状態——2

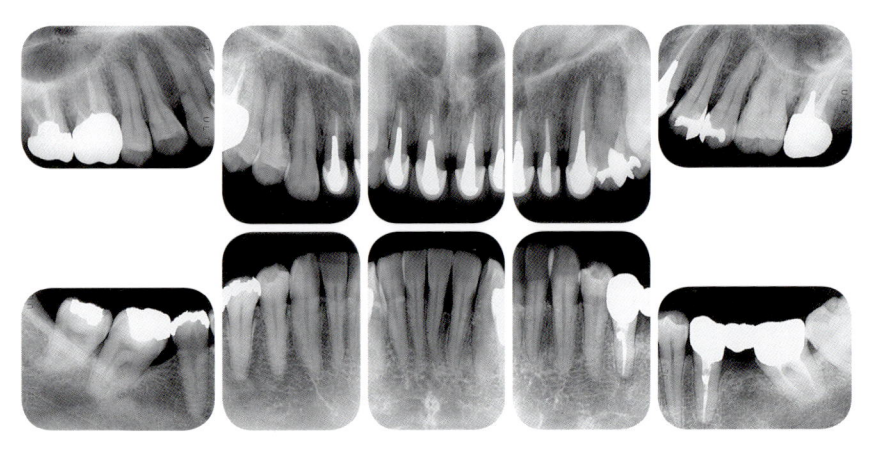

図17 治療終了時のエックス線写真．術前に比べ，上顎前歯部の歯冠-歯根比の改善がみられる．下顎前歯部垂直性骨欠損は，エックス線写真上問題はない．5⏌の根尖病巣は治癒傾向にある．

図18 終了時ペリオチャート．歯周外科を行った部位に関しては改善がみられるが，⏌23に関しては歯肉退縮を示す数値となっている．引き続きメインテナンスが必要な状態である．

ことを多々経験している．「歯は臓器」と叫ばれて久しくなるが，まさに口腔は生命を支える食事の入り口，健康の玄関としての機能をもち合わせていると思う．口腔一単位でなく，全身の中の一臓器として口腔を診る眼をもち，全身疾患予防に繋がる診療を行うことが，歯科医師増加と口腔疾患数減少に対抗できる策と考える．

謝辞

本稿執筆の機会，および自分の歯科医療に対する考えを検証する機会を与えていただいた水上哲也先生に感謝申し上げます．

参考文献

1. 前原潔，鶴原常雄，髙田富三男，深水晧三，玉置敬一．テンプレート療法— Quadrant Theorem を基本として．東京：歯界広報社，1997.
2. Wilson TG Jr. 歯周組織再生の向上—エナメル基質タンパクの臨床応用．東京：クインテッセンス出版，1999.
3. 大村祐進．審美補綴におけるブラックトライアングルへの対応．日本歯科評論 2003；63(12)：79-94.
4. 糸瀬正通，山道信之，林佳明，水上哲也，牧瀬新蔵，河原三明．インプラントイマジネーション．さらなる適応症拡大への技．東京：クインテッセンス出版，2004.

著者略歴

(五十音順・敬称略)

藍　浩之(あい　ひろゆき)
- 1988年　大阪歯科大学卒業
    　　　 大阪府内の歯科医院に勤務
- 1993年　愛知県内の歯科医院に勤務
- 2000年　愛知県東海市にて，あい歯科開業
- 2001年　小野善弘先生，船登彰芳先生に師事，現在に至る

JIADS Study Club Tokyo 会員，日本臨床歯周病学会会員．

相原　英信(あいはら　ひでのぶ)
- 1992年　日本歯科大学卒業
    　　　 同大学歯科保存学教室第二講座入局
- 1997年　医療法人社団英知会設立，現在に至る

東京 SJCD 理事，日本歯科大学生命歯学部歯科保存学教室特別研究生，日本歯科保存学会会員，日本顎咬合学会認定医，東京 SJCD ベーシックコースメンター，ノーベル・バイオケア・ジャパン公認メンター，アメリカ審美歯科学会会員，アメリカマイクロスコープ学会会員．

青井　良太(あおい　りょうた)
- 1994年　朝日大学歯学部卒業
    　　　 松田歯科医院勤務
- 1999年　貴和会歯科新大阪診療所勤務
- 2003年　貴和会歯科銀座ペリオインプラントセンター勤務，現在に至る

JIADS 常任講師，3i インプラント認定インストラクター，Osseointegration Study Club of Japan 会員，JIADS Study Club Tokyo 会員．

秋山　勝彦(あきやま　かつひこ)
- 1985年　東京歯科大学卒業
    　　　 千葉県浦安市の歯科医院に勤務
    　　　 サーフィンのライダーとして全日本選手権大会に4回出場
- 1986年　歯科医師休業
- 1989年　オガサカ，サロモンのメーカー選手として第26回全日本スキー技術選手権大会出場
- 1990年　第27回全日本スキー技術選手権大会出場
    　　　 第6回全日本グラススキー選手権大会 GS 2位
- 1991年　徐々に歯科に復帰
- 2001年　山梨県南巨摩郡鰍沢町にて，秋山歯科医院開院，現在に至る

American Academy of Periodontology 会員，日本歯周病学会会員，日本臨床歯周病学会会員，日本顕微鏡歯科研究会会員，ITI ハーバード大学共催のケースプレゼンテーションにてハーバード大学よりアワードを受賞(2005年)．

飯沼　学(いいぬま　まなぶ)
- 1992年　北海道大学歯学部卒業
- 1995年　寺西歯科医院勤務
- 1998年　東京都豊島区にて，北大塚歯科開院，現在に至る

スタディーグループ赤坂会員，O.S.I 東京インストラクター，日本顎咬合学会認定医，日本補綴歯科学会会員，日本歯周病学会会員．

伊古野　良一(いこの　りょういち)
- 1989年　九州大学歯学部卒業
    　　　 同大学補綴学教室第一入局
- 1991年　山内歯科医院勤務
- 1993年　福岡県北九州市門司区にて，いこの歯科クリニック開業，現在に至る

日本補綴歯科学会会員，日本顎咬合学会会員，日本審美歯科協会会員，日本臨床歯周病学会会員，北九州歯学研究会会員，経基臨塾会員．

石井　肖得（いしい　たかのり）

- 1994年　長崎大学歯学部卒業
- 1999年　ハーバード大学(ボストン)研修
- 2000年　山口県宇部市にて，AQUA石井歯科開院，現在に至る

日本臨床歯周病学会会員，日本口腔インプラント学会会員，日本歯科審美学会会員，Osseointegration Study Club of Japan会員，JIADS Study Club of OSAKA会員，日本歯周病学会会員，American Academy of Periodontology会員，日本臨床歯周病学会認定医．

小川　洋一（おがわ　よういち）

- 1990年　明海大学歯学部卒業
  - 河津歯科医院勤務，河津寛(現明海大学臨床教授)先生に師事
- 1997年　東京都中央区にて，小川歯科医院開業，現在に至る

日本顎咬合学会理事，Osseointegration Study Club of Japan理事，American Academy of Periodontology会員，European Association of Osseointegration会員．

梅原　一浩（うめはら　かずひろ）

- 1988年　東京歯科大学卒業
- 1993年　東京歯科大学大学院歯学研究科(歯科補綴学講座)修了
  - ペンシルベニア大学歯学部歯周補綴学講座留学
- 1994年　梅原歯科医院勤務
- 1995年　東京歯科大学第二専修科(歯周病学講座)入学
- 2000年　東京歯科大学第二専修科(歯周病学講座)修了
- 2002年　弘前大学医学部附属病院歯科口腔外科学講座研修登録医，現在に至る

日本口腔インプラント学会認定医，日本歯周病学会専門医，日本補綴学会認定医，American Academy of Periodontology会員，Academy of Osseointegration会員．

甲斐　康晴（かい　やすはる）

- 1990年　九州歯科大学卒業
- 1994年　福岡県北九州市八幡西区にて，かい歯科医院開業
- 2004年　同区にて移転開業，現在に至る

北九州歯学研究会会員，日本審美歯科協会会員，日本臨床歯周病学会会員，日本顎咬合学会会員．

浦川　剛（うらかわ　つよし）

- 1988年　九州歯科大学卒業
  - 滝部歯科医院勤務
- 1991年　かとう歯科クリニック勤務
- 1993年　ミネ歯科勤務
  - 福岡県福岡市にて，うらかわ歯科医院開業，現在に至る

JACD会員，日本口腔外科学会会員．

久保田　敦（くぼた　あつし）

- 1991年　東京歯科大学卒業
- 1995年　同大学院卒業
- 1997年　ハーバード大学大学院修了インプラント学専攻
  - 久保田歯科医院勤務
- 2001年　愛媛県松山市にて，クボタ歯科・インプラントセンター開業，現在に至る

歯学博士，日本歯科麻酔学会認定医．

小松　智成（こまつ　ともなり）
1991年　九州歯科大卒業
　　　　玉置歯科医院勤務
1993年　須藤歯科医院勤務
1996年　山口県下関市にて，小松歯科医院開業，現在に至る

北九州歯学研究会会員，JACD 会員，日本審美歯科協会会員，日本臨床歯周病学会会員，北九州インプラント研究会会員，日本顎咬合学会会員．

菅野　宏（すがの　ひろし）
1995年　新潟大学歯学部卒業
　　　　日吉歯科診療所勤務
2002年　富山県砺波市にて，となみ野歯科診療所開設，現在に至る

澤田　雅仁（さわだ　まさひと）
1989年　明海大学歯学部卒業
　　　　新潟大学歯学部大学院歯学研究科入学（歯科補綴学第2講座）
1993年　同修了（歯学博士）
　　　　同講座助手
1997年　新潟県新潟市にて，澤田歯科医院開業，現在に至る

新潟再生歯学研究会会員，臨床歯科を語る会会員．

鈴木　玲爾（すずき　れいじ）
1996年　明海大学歯学部卒業
　　　　明海大学 PDI 埼玉歯科診療所に研修医として入局
1998年　2年間の研修終了
　　　　明海大学歯学部附属明海大学病院 PDI 診療センター入局
2003年　機能保存回復学講座オーラル・リハビリテーション学分野助手
　　　　PDI 診療センター医局長
2005年　明海大学生涯研修インストラクター，現在に至る

American Academy of Periodontology 会員，日本歯周病学会会員，日本顎咬合学会会員．

重田　幸司郎（しげた　こうしろう）
1991年　大阪歯科大学卒業
　　　　洗心会玉置歯科診療所勤務
1996年　山口県下関市にて，重田歯科医院を継承，現在に至る

北九州歯学研究会会員，日本審美歯科協会会員，JACD 会員，日本臨床歯周病学会会員，日本顎咬合学会会員，MJ 会員．

添島　義樹（そえじま　よしき）
1992年　東京歯科大学卒業
　　　　財団法人日本歯科研究研修協会
1994年　医療法人社団至福会添島歯科医院，現在に至る

日本口腔インプラント学会認定医，日本歯周病学会会員，熊本歯科三水会会員，熊本 SJCD 会員．

高井　基普（たかい　もとひろ）
- 1998年　岡山大学歯学部卒業
  ナディアパークデンタルセンター勤務
- 2000年　アン歯科医院勤務
- 2002年　本多歯科医院勤務，現在に至る

大阪SJCD会員，大阪SJCDレギュラーコースインストラクター．

栃原　秀紀（とちはら　ひでのり）
- 1984年　松本歯科大学卒業
  添島歯科医院勤務
- 1989年　栃原歯科医院継承，現在に至る

日本歯周病学会会員，日本口腔インプラント学会会員，熊本デンティストミーティング所属，臨床歯科を語る会会員．

高橋　徹次（たかはし　てつじ）
- 1987年　明海大学歯学部卒業
  大利根歯科医院勤務
- 1989年　大澤一茂歯科医院勤務
- 1992年　武藤忠歯科診療室勤務
- 1993年　北海道釧路市にて，高橋徹次歯科診療室開業，現在に至る

日本顎咬合学会認定医，International Congress of Oral Implantologists認定医，日本口腔インプラント学会認定医，IPOI臨床研究会北海道支部支部長，釧路デンタルスタディークラブ会員，北日本インプラント研究会会員，スタディーグループSAEY会員．

殿塚　量平（とのつか　りょうへい）
- 1994年　昭和大学歯学部卒業
  同歯内療法学教室入局
- 1997年　昭和大学退職
  三木歯科医院勤務
- 1998年　東京都大田区にて，とのつか歯科開業
  小野善弘，中村公雄両氏に師事，現在に至る

American Academy of Periodontology会員，Osseo-integration Study Club of Japan会員，JIADSペリオコース講師，3iインプラント認定インストラクター．

谷　昌樹（たに　まさき）
- 1988年　朝日大学歯学部卒業
  一般開業医に勤務
- 1993年　大阪府枚方市にて，谷歯科医院開業，現在に至る
- 1995年　筒井塾入門．以来，筒井昌秀先生，筒井照子先生に師事

日本歯科審美学会，European Association for Osseo-integration会員，International Association of Dental Traumatology会員，JACD会員，日本咬合育成研究会会員，筒井塾咬合療法研究会副会長．

豊田　真基（とよだ　まさもと）
- 1987年　神奈川歯科大学卒業
  医療法人社団歯周会　西堀歯科勤務
- 1991年　西堀歯科六本木分院　分院長
- 1994年　日本歯周病学会認定医取得
- 2001年　医療法人社団歯周会豊田歯科　院長
- 2004年　日本歯周病学会指導医取得，歯周病専門医，現在に至る．

林　美穂（はやし　みほ）
1992年　日本歯科大学卒業
　　　　九州大学歯学部附属病院第一補綴科勤務
1994年　ゲン歯科クリニック勤務
1998年　福岡県福岡市にて，歯科・林美穂医院開業，現在に至る
日本歯周病学会，日本補綴歯科学会，日本口腔インプラント学会，American Academy of Periodontology 会員，日本顎咬合学会認定医，International Congress of Oral Implantologists 認定医，Japan Medical Material 公認 POI インストラクター．

桝屋　順一（ますや　じゅんいち）
1990年　九州歯科大学卒業
　　　　医療法人浩生会　山田歯科医院勤務
2002年　長崎県長崎市にて，桝屋歯科医院開設，現在に至る
Zimmer dental カルシテックインプラント公認インストラクター，福岡歯科大学咬合修復学講座口腔インプラント学分野研究生．

藤井　秀朋（ふじい　しゅうほう）
1997年　朝日大学歯学部卒業
2002年　同大学院歯学研究科修了
　　　　河津歯科医院勤務，現在に至る
歯学博士，明海大学歯学部口腔外科学第1講座非常勤講師，日本口腔インプラント学会認定医．

松田　哲（まつだ　さとる）
1994年　明海大学歯学部卒業
2005年　明海大学歯学部機能保存回復学講座オーラル・リハビリテーション学分野講師
2006年　同PDI東京歯科診療所所長，現在に至る
歯学博士，日本顎咬合学会認定医・指導医，日本歯周病学会認定医，日本口腔診断学会認定医，American Academy of Periodontology 会員．

藤本　博（ふじもと　ひろし）
1988年　九州大学歯学部卒業
　　　　医療法人恵歯会勤務
1992年　熊本県荒尾市にて，ふじもと歯科医院開業，現在に至る
日本口腔インプラント学会会員，日本歯周病学会会員，日本臨床歯周病学会会員，日本顎咬合学会会員，日本ヘルスケア歯科研究会会員，デンタルコンセプト21会員，萌歯会会員，21デンタルクラブ会員，大阪 SJCD 会員．

渡辺　昌孝（わたなべ　まさたか）
1992年　日本歯科大学卒業
1995年　千葉県松戸市にて，二ツ木歯科医院開業，現在に至る
International Congress of Oral Implantologists 認定医，American Academy of Periodontology 会員，IPOI 臨床研究会関東支部副支部長，経基臨塾会員，NPO 日本テンプレート研究会会員，日本顎咬合学会会員，日本臨床歯周病学会会員．

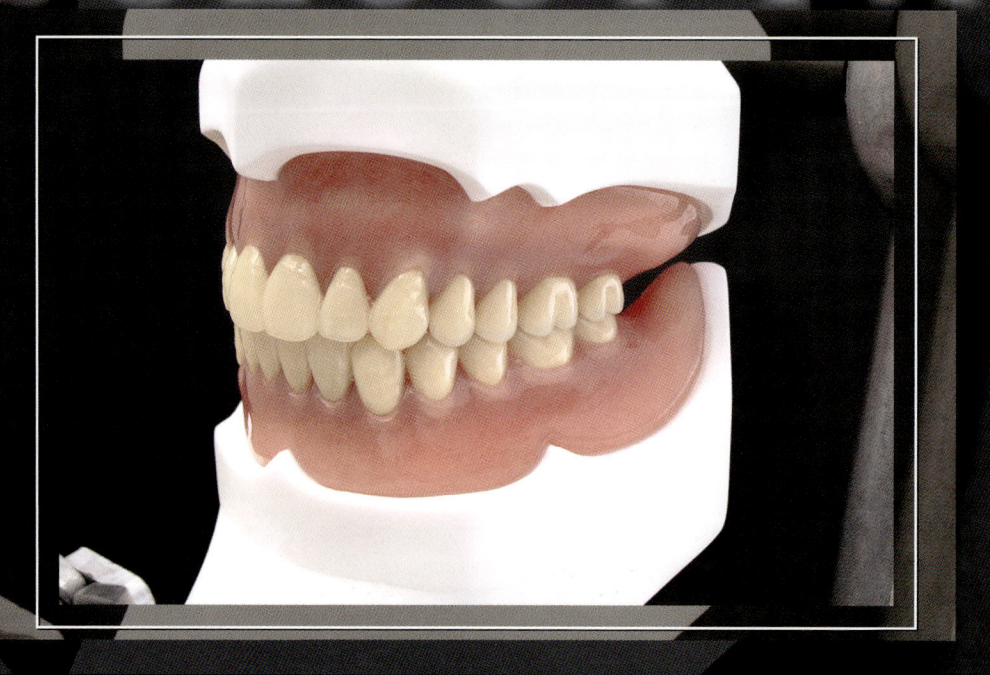

健保適用硬質レジン歯
医療用具承認番号 21300BZZ00223000

高硬度、超低変色。
SOLUUT PX

**硬質レジン歯の変色もソリュートPXなら大丈夫！！
変色しにくい人工歯です。**

◆設計者から…
日本人に適した配列のしやすさを重視し、前歯では被蓋の各ケースにあった配列が可能です。臼歯では配列後の削合量を少なくし、上顎頬側咬頭の内斜面の接触域を広くする事により咀嚼効率の向上、義歯の安定を図りました。

◆ドクター・技工士様から…
◇第1に変色が少ない事を実感出来た。患者さんも満足そう。
◇前歯部は患者さんの口腔内に装着した時、歯面の凹凸が光の乱反射を起こしとても綺麗です。
◇前臼歯全ての部位が単品販売されているからとても良い。今までのプレート購入では犬歯と小臼歯がいつも残って勿体なかったけど、これなら無駄がないね。

■パッケージスタイル
※価格、包装、規格等は予告なく変更する場合がございます。

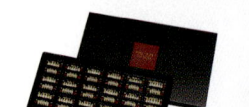

ANTERIOR
色調 A2・A3・A3.5・B2 B3・104・108・112
形態／上下顎 48組 S:4・5・6・7 T:4・5・6・7 O:4・5・6・7 SS:4・5・6・7 C:4・5・6・7 CSP:4・5・6・7

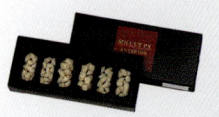

6歯揃／バー 標準価格 **720円**
6歯揃×48組（288歯）／箱 標準価格 **34,560円**
※単品部位ケース、トータルケースの色調はA2・A3・A3.5・B2・B3のみ

トータルケース
各部位12歯（72歯）／箱 標準価格 **8,640円**

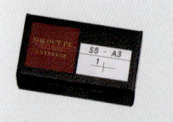

単品部位ケース（補充用）
12歯入／箱 標準価格 **1,440円**

POSTERIOR
色調 A2・A3・A3.5・B2 B3
形態 M28・M30・M32

8歯揃／バー 標準価格 **960円**
8歯揃×12組（96歯）／箱セット 上顎・下顎 標準価格 **11,520円**
※単品部位ケース、トータルケースの色調はA2・A3・A3.5のみ

トータルケース
16部位×20歯（320歯）／箱 標準価格 **38,400円**

単品部位ケース（補充用）
20歯入／箱 標準価格 **2,400円**

◆発売元
YAMAHACHI 山八歯材工業株式会社
〒443-0105 愛知県蒲郡市西浦町大知柄54-1
TEL〈0533〉57-7121 FAX〈0533〉57-1764
E-mail box@yamahachi-dental.co.jp
HP http://www.yamahachi-dental.co.jp/

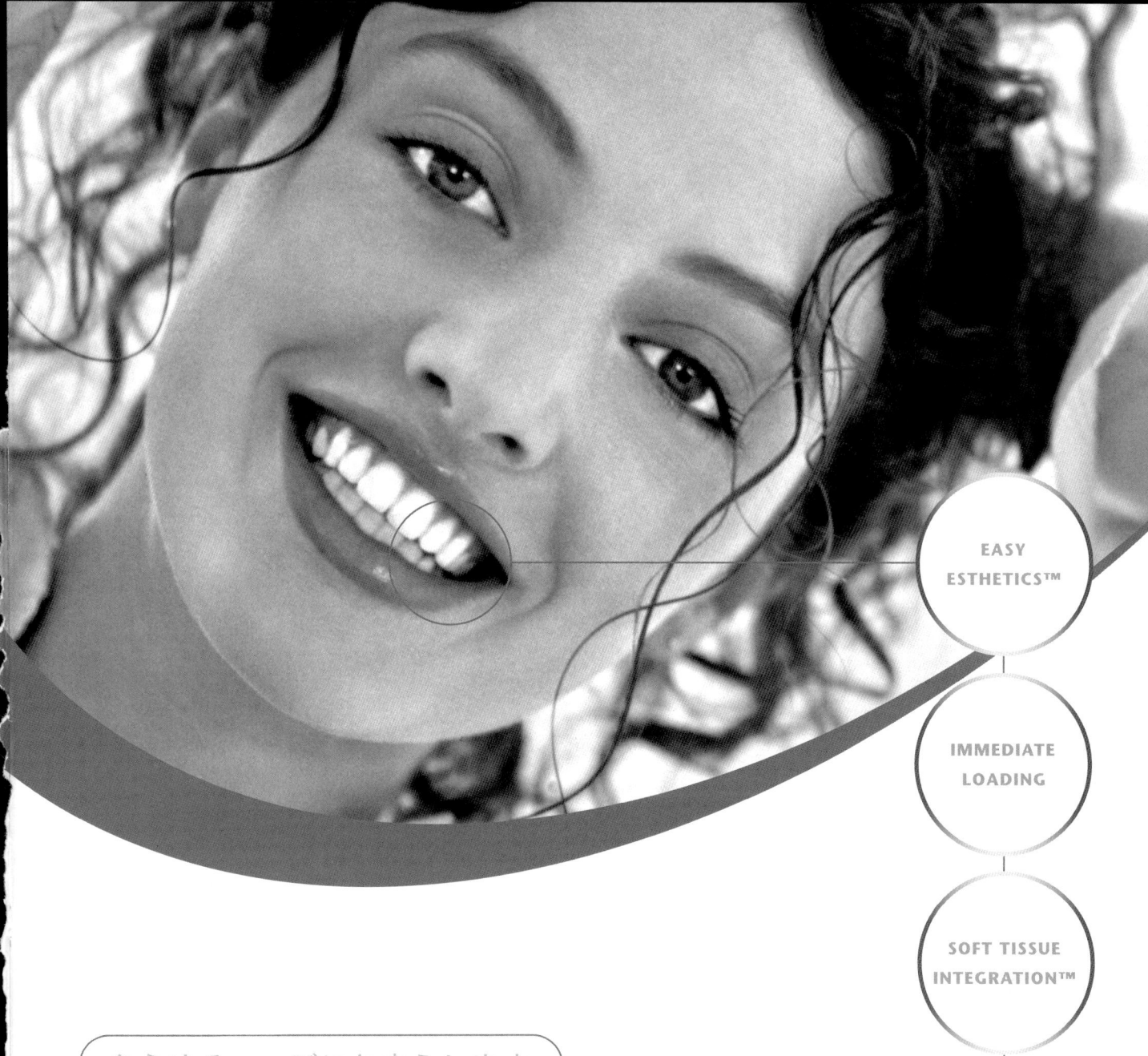

EASY
ESTHETICS™

IMMEDIATE
LOADING

SOFT TISSUE
INTEGRATION™

あらゆるニーズにお応えします。

beautiful teeth now™

自然な美しさと機能性を備えたナチュラルな歯 － それはすべての人が望むものです。
ノーベルバイオケアは、患者のニーズに応えるさまざまなツールをご用意しております。たとえば、歯根から歯冠まで、幅広く適用できるシームレスソリューションを新たに開発しました。
また、独自のプロセラ・システムによるトータルなC&B&Iソリューションもご提案します。
ノーベルバイオケアは、皆さまのご要望にお応えします－you decide - we provide.

詳細については、ノーベルバイオケアにお問い合わせいただくか、
ウェブサイトwww.nobelbiocare.co.jpをご覧ください。

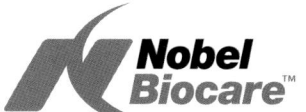

ノーベル・バイオケア・ジャパン株式会社　〒108-0075東京都港区港南2-16-4　品川三菱ビル 8F
Phone: 03-6717-6191　Fax: 03-6717-6176

© Nobel Biocare AB 2005

Nobel Biocare™

QDT

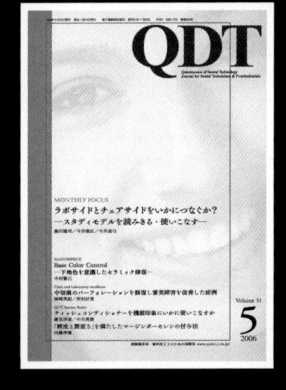

本年から歯科医師の先生方も読者です。

補綴治療には医療の自由化が真っ先にやってくることでしょう。患者さん本位の、満足度の高い治療結果が歯科医院の未来を作る時代。歯科医師と歯科技工士の新しいチーム医療が始まります。

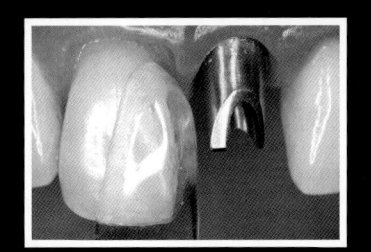

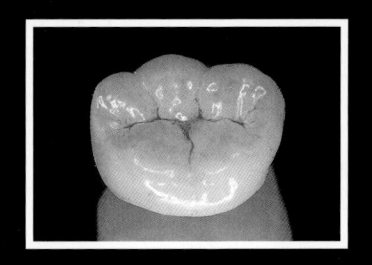

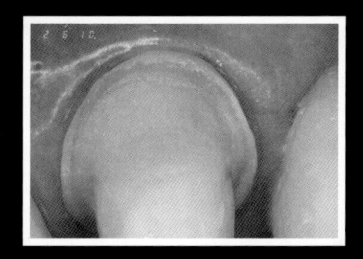

MASTERPIECE

本誌QDTが補綴臨床専門誌として最も注目されているページ。本年から一流の歯科技工士による究極の治療結果とともに、使用材料、製作のポイントなどその製作の記録をお届けしています。究極の補綴物の舞台裏までもがわかる魅力のページです。

Chair and Laboratory excellence

補綴治療のバリエーションは、患者さんの数だけあると言っても過言ではありません。
本欄では、毎号様々なタイプの症例に実際に行われた治療の治療計画、臨床プロセスを写真と図説で展開します。最終頁「本症例を振り返る」では、提示症例の治療期間、難易度、苦労点と力点、反省点なども歯科医師、歯科技工士の立場から同時掲載。誌面上でいろいろな症例のシミュレーションが体験できます。

MONTHLY FOCUS

新しく生まれ変わったQDTの特集頁。患者さんに満足してもらえる質の高い治療結果を出すためには、
①歯科医師&歯科技工士が互いの責任範囲を知り合うこと
②補綴物製作にあたって必要な情報を共有しあうこと
③治療および技工の各段階で互いがやるべきことをこなしあうこと
などが必要です。QDTでは、補綴物製作のための相互理解からインプラント、審美などの高次元の連係プレーまで、歯科医師&歯科技工士のチームプレーに欠かせない情報をお届けします。

Author's CHOICE！
使用器材・お勧め材料一覧

掲載記事で筆者が使用した器具、器材を各記事最終ページの表でチェックできます。QDTで見たテクニック、術式をすぐに採用したい読者の要望にお応えします。執筆者が自ら使用する補綴物製作にかかわる器材を紹介する補綴臨床専門誌は〈QDT〉だけです。

「Procera セラミックアバットメント」(ノーベル・バイオケア・ジャパン：03-6717-6191)。ベニアプレップアバットメント(左)と支台歯形状のアバットメント(右)。

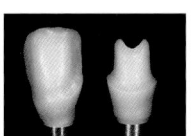

「OLYMPUS E-1 MD-SYSTEM」(AVS社製，アイラック：082-545-8035)は、色調再現上も有益な情報である目視に近い画像を得ることが、だれにでも可能である。ダストリダクションシステムはCCDへの塵の付着を防いでくれる。

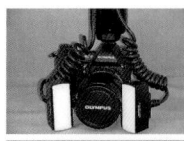

アルミナ陶材「Cerabien」(ノリタケ社製，モリタ：06-6380-2525)。オペーシャスボディ、ボディ、マメロン陶材、透明陶材(Tx)。ベニアプレップアバットメントの術式では、積極的な下地の調整を行うための必須アイテムである。

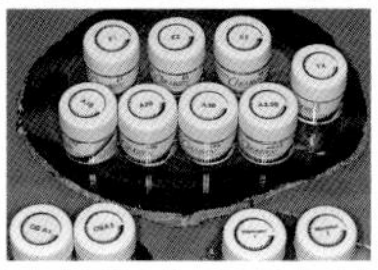

「EVE ダイヤボル」(EVE社製，フィード：045-662-4505)。主にサブジンジバルカントゥアの修正・研磨に使用しているアルミナ調整用ダイヤモンドシリコーンホイール。非常に調整のしやすいポイントである。

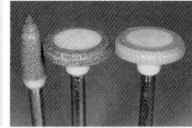

「Cerabien」(ノリタケ社製，モリタ)、内部ステイン材。

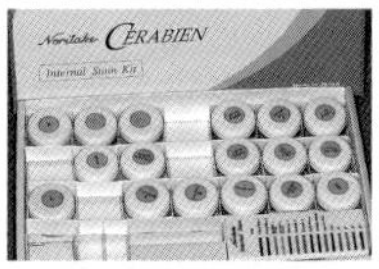

「ダイヤマスダイヤモンドバー」(Diaswiss社製，フィード)。形態修正・表面性状付与に使用しているバー。ポイント全体が焼結ダイヤモンドであり、ポイント部が完全に摩耗するまで同様の切削力で使用することが可能。

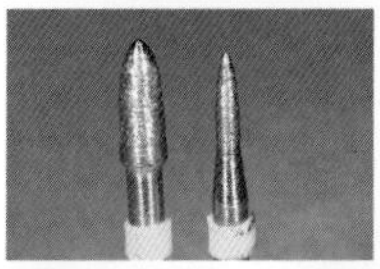

「Cerabien」(ノリタケ社製，モリタ)、ラスター陶材。

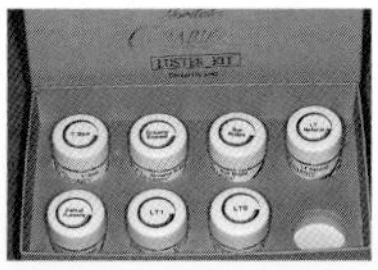

「セラモホイール」(井上アタッチメント：03-5688-8725)。金属焼付陶材冠用とあるが、アルミナ陶材の研磨にも使用可能である。非常に緻密な面を作りやすい。症例3の歯冠表面の光沢度は、このポイントによるものである。

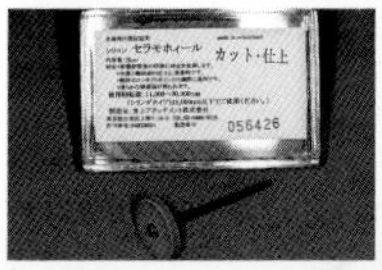

●毎月10日発売　●サイズ：A4判　●定価本体：1,800円（税別）　●年間購読料・定価本体：21,600円（税別）

クインテッセンス出版株式会社

〒113-0033　東京都文京区本郷3丁目2番6号　クイントハウスビル
TEL. 03-5842-2272（営業）　FAX. 03-5800-7592　http://www.quint-j.co.jp/　e-mail mb@quint-j.co.jp

骨造成の世界的権威がまとめたPRPの臨床応用の成書

多血小板血漿(PRP)の口腔への応用

本書は、ティッシュエンジニアリングの第一人者であり、その臨床の第一線にいるRobert E.MarxとArun K.Gargによる多血小板血漿(PRP)の成書である。SECTION1では、PRPの作用機序、臨床的効果および製造法が、SECTION2では歯科手術における骨再生の促進、軟組織再生、SECTION3では、PRPの頭蓋顔面への応用が解説されている。スタンダードな構成ではあるが、PRPをよりアカデミックに、かつ網羅的に理解できる。

Robert E. Marx, DDS
Arun K. Garg, DMD

監訳　香月　武
　　　林　佳明
翻訳　糸瀬辰昌

CONTENTS

SECTION 1　多血小板血漿(PRP)の科学
第1章　血小板の生物学と多血小板血漿(PRP)のメカニズム
第2章　多血小板血漿(PRP)の製造と臨床上の重要性

SECTION 2　PRPの歯科への応用
第3章　歯科手術における骨再生の促進
第4章　歯科治療時の軟組織再生

SECTION 3　PRPの頭蓋顔面への応用
第5章　大きな腫瘍と外傷に関連した欠損の再建
第6章　軟組織、頭蓋側面への応用

付録　静脈注射法とPRP製造のための同意書

●サイズ:A4判変型　●168ページ　●定価:12,600円（本体12,000円・税5%）

クインテッセンス出版株式会社
〒113-0033　東京都文京区本郷3丁目2番6号　クイントハウスビル
TEL. 03-5842-2272(営業)　FAX. 03-5800-7592　http://www.quint-j.co.jp/　e-mail mb@quint-j.co.jp

別冊 the Quintessence
21世紀の歯科臨床を読む　若手臨床家ケースプレゼンテーション30

2006年6月10日　第1版第1刷発行

編　　集　ザ・クインテッセンス編集部

発 行 人　佐々木　一高

発 行 所　クインテッセンス出版株式会社
　　　　　東京都文京区本郷3丁目2番6号　〒113-0033
　　　　　クイントハウスビル　電話 (03)5842-2270(代表)
　　　　　　　　　　　　　　　　 (03)5842-2272(営業部)
　　　　　　　　　　　　　　　　 (03)5842-2275(編集部)
　　　　　web page address　http://www.quint-j.co.jp/

印刷・製本　サン美術印刷株式会社

©2006　クインテッセンス出版株式会社　　　　禁無断転載・複写
Printed in Japan　　　　　　　　　　落丁本・乱丁本はお取り替えします
　　　　　　　　　　　　　　　　　ISBN4-87417-912-6　C3047

定価は表紙に表示してあります